TRAITÉ

DES TUMEURS

II

Corbeil. — Imprimerie de Crété et Fils.

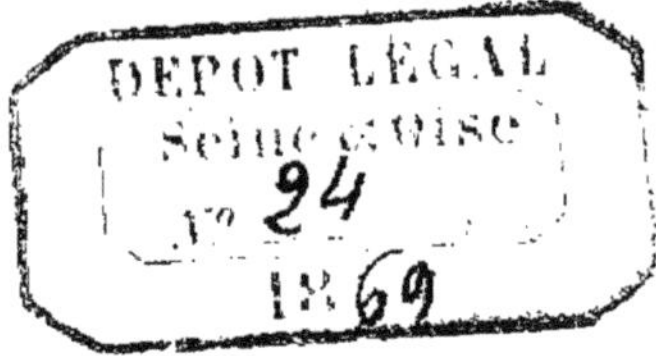

TRAITÉ
DES TUMEURS

PAR

PAUL BROCA

PROFESSEUR DE CLINIQUE CHIRURGICALE A LA FACULTÉ DE MÉDECINE DE PARIS,
CHIRURGIEN DE L'HOPITAL DE LA PITIÉ
MEMBRE DE L'ACADÉMIE DE MÉDECINE

TOME DEUXIÈME

DES TUMEURS EN PARTICULIER

PARIS
P. ASSELIN, SUCCESSEUR DE BÉCHET JEUNE ET LABÉ
LIBRAIRE DE LA FACULTÉ DE MÉDECINE
Place de l'École de Médecine

1869

SECONDE PARTIE

DES

TUMEURS EN PARTICULIER

CHAPITRE PREMIER

REMARQUES PRÉLIMINAIRES

Nous avons dû, dans les premiers chapitres de cet ouvrage, étudier d'une manière générale l'origine, la formation et le développement des productions accidentelles, sans tenir compte de leur forme ou de leur volume, sans nous préoccuper de savoir si elles rentrent ou non dans la catégorie de celles qu'on est convenu de désigner sous le nom de *tumeurs*, — et nous avons dès lors fait figurer dans notre classification un grand nombre de néoplasmes dont la description particulière ne doit pas trouver place ici. (Voyez t. I, p. 138 et 140.)

Cette seconde partie, consacrée à l'étude particulière des principales espèces de tumeurs, conservera cependant un caractère général, en ce sens que nous décrirons les tumeurs par espèces, et non par organes. Toutes les fois qu'il y aura lieu de présenter des considérations sur le siége des tumeurs d'une certaine espèce, toutes les fois que ce siége sera de nature à modifier d'une manière notable la marche ou les caractères du mal, nous n'hésiterons pas à entrer dans des détails spéciaux, et, par exemple, nous distinguerons avec soin l'épithéliôme cutané de l'épithéliôme des muqueuses; mais nous ne pourrions, sans sortir du cadre que nous nous sommes tracé, étudier séparément et successivement l'épithéliôme de la lèvre, ceux de la joue, du nez, des paupières, du prépuce, de la langue, de la vulve, de l'utérus. En un mot, nous nous proposons de faire connaître l'épithéliôme *en général*. Et de même pour les cancers, les fibrômes, les lipômes, etc. La description de chaque tumeur dans chaque organe en particulier exigerait plusieurs volumes, et d'ailleurs ne remplirait pas notre but, qui est de fixer l'attention du lecteur sur la distinction et la comparaison des espèces morbides, et non de la disséminer dans les détails.

Nous ne nous astreindrons pas à suivre rigoureusement ici l'ordre suivant lequel les tumeurs se succèdent sur notre tableau de classification. Il nous a paru commode, pour la facilité des descriptions, de rapprocher, de grouper ensemble certaines tumeurs différentes par leur texture et par leurs propriétés, mais analogues par leurs éléments microscopiques. L'étude de ces séries partielles aura en outre l'avantage de faire mieux ressortir la relation qui existe entre la structure des tumeurs et leur gravité. Lorsqu'on verra des éléments identiques ou semblables, mais diversement agencés, donner lieu à des tumeurs très-différentes par leur marche et par leurs symptômes, lorsqu'on verra la gravité, locale ou générale, s'accroître d'autant plus que le *tissu* morbide s'écarte davantage de la constitution des tissus normaux qui sont composés des mêmes *éléments*, on comprendra toute l'importance des caractères anatomo-pathologiques, et on reconnaîtra qu'il n'y a pas lieu de rejeter les tumeurs, comme on a tenté de le faire, hors de la classe des maladies qui sont caractérisées par leurs lésions.

Une tumeur est toujours le résultat d'un trouble de nutrition dont l'intensité est révélée par la distance qui existe entre la production accidentelle et les productions normales. L'écart le plus grave est celui qu'on observe dans les tumeurs à éléments hétéromorphes (voy. t. I, p. 79-83). Quant aux tumeurs dont les éléments sont homœomorphes, elles sont le résultat d'une déviation nutritive d'autant plus prononcée que la disposition de leurs éléments est plus différente de celle qui appartient aux tissus physiologiques. Ce qui caractérise ces derniers, c'est l'agencement régulier de leurs éléments anatomiques, ou, si l'on veut, la fixité de leur structure. Ainsi les cellules de l'épithélium normal sont disposées en couches simples ou superposées, elles ont des connexions déterminées et sont toujours, en un point donné, placées dans le même ordre. Les cellules épithéliales de l'épithéliôme, au contraire, sont infiltrées au hasard, dispersées et entassées très-irrégulièrement dans la trame de la tumeur ; la disposition qu'elles affectent ne se retrouve dans aucun tissu normal, car nulle part les cellules élémentaires, épithéliales ou autres, ne sont ainsi privées de toute connexion et de toute régularité. La substance de l'épithéliôme constitue donc un amas confus d'éléments anatomiques, plutôt qu'un tissu proprement dit, et cette structure désordonnée est l'indice d'un trouble de nutrition très-grave. — Les autres tumeurs homœomorphes et hétérologues sont plus ou moins dans le même cas. Bien moindre est l'écart de nutrition qui donne lieu aux tumeurs homologues. Leurs éléments ne sont pas seulement homœomorphes, ils sont en outre agencés, disposés en un tissu qui, à l'œil nu comme au microscope, diffère peu ou point du tissu normal correspondant. Mais l'homologie qui résulte de cette disposition régulière des éléments n'a pas toujours la même signification, et n'implique pas toujours au même degré l'idée que la formation accidentelle soit la conséquence d'une déviation nutritive légère. Par exemple, il y a sous ce rapport une différence notable entre le lipôme, dont le tissu est *identique* avec le tissu adipeux, — à tel point qu'on a pu songer à ranger cette tumeur parmi les hypertrophies, — et le fibrôme, dont le tissu est seulement très-semblable à celui du tissu fibreux normal. Il est donc naturel de penser que, dans la formation du lipôme, les phénomènes d'organisation diffèrent moins de l'état normal qu'ils n'en diffèrent dans la formation du fibrôme.

Il y a une autre circonstance qui dépose dans le même sens. Les éléments *autogènes* de ces deux tumeurs sont également simples ; mais le fibrôme est exclusivement composé de fibres de tissu fibreux, qui sont ses éléments autogènes ; tandis que, dans le lipôme, les vésicules adipeuses, éléments autogènes, sont supportées et assemblées par une trame de tissu conjonctif adventice. Supprimez cette trame adventice, et il restera un amas de vésicules adipeuses ; la production accidentelle n'aura plus de forme définie ; elle sera comparable à l'infiltration graisseuse des organes ; ce ne sera plus un lipôme véritable. Le tissu du lipôme est donc un tissu complexe, formé par l'agencement, par le mélange régulier de deux ordres d'éléments, les uns autogènes, les autres adventices ; et c'est parce que ces deux ordres d'éléments sont identiquement disposés comme dans le tissu adipeux normal, que le lipôme est cité comme un prototype des tumeurs homologues. Comparons maintenant la formation du lipôme et celle du fibrôme. Dans ce dernier cas, il suffit qu'un seul élément se développe, qu'un seul tissu se forme, et cela paraîtrait possible, alors même que les lois de la nutrition auraient subi une atteinte assez grave ; — tandis que le second cas exige la genèse simultanée et harmonique de deux tissus différents, qui doivent se développer sur un plan déterminé, s'agencer dans un ordre régulier, et, pour qu'un pareil résultat se produise, il faut que les conditions nutritives soient très-voisines de l'état normal.

Il est superflu sans doute de faire remarquer combien ces considérations sur l'intensité du trouble de nutrition qui produit les tumeurs s'accordent avec ce que l'observation clinique a établi relativement à la gravité des tumeurs elles-mêmes.

On comprendra aisément, d'après cela, pourquoi, dans le tableau de classification (t. I, p. 140), nous avons placé les tumeurs à *éléments composés* (1) avant les tumeurs à éléments simples. Les tumeurs à éléments composés sont très-diverses non-seulement par leur structure, mais encore par la nature du travail pathologique qui leur donne naissance et par la nature des caractères anatomiques qui les distinguent des tumeurs à éléments simples. Ce qu'il y a de commun entre elles, c'est qu'elles ne sont pas constituées par la répétition pure et simple d'une cellule ou d'une fibre élémentaire. Ainsi, les tumeurs *érectiles* sont formées de vaisseaux ou de cavités sanguines dont les parois sont semblables à celles des vaisseaux ; leurs éléments constituants sont donc des éléments composés. Les *hystérômes* sont formés d'un tissu semblable au tissu de la paroi musculeuse de l'utérus, où deux éléments différents, l'élément fibreux et l'élément musculaire de la vie organique, sont étroitement combinés ; il y a donc là deux éléments distincts qui, *au même titre*, font essentiellement partie de la tumeur. Les *odontômes* sont plus complexes encore; ils sont formés des éléments multiples dont l'agencement constitue l'appareil générateur de la dent aux diverses époques de son évolution, et ces éléments divers, bien que pouvant être plus ou moins altérés, plus ou moins développés les uns par rapport aux autres, conservent cependant entre eux des connexions déterminées, des rapports de subordination, de succession et de

(1) L'expression d'*éléments composés*, prise au pied de la lettre, implique contradiction, car il est clair qu'une partie composée de plusieurs autres n'est pas un élément. Mais on est convenu, dans le langage anatomique, de donner ce nom à des particules d'une structure déterminée, qui, par leur répétition, constituent certains organes complexes, et qui, par conséquent, se comportent, par rapport à ces organes, comme les éléments proprement dits se comportent par rapport aux tissus simples. Ainsi, les glandes conglobées sont constituées par la répétition d'un nombre immense de culs-de-sac glandulaires ou *acini ;* on dit donc que les acini sont les éléments de ces organes ; mais ce sont des éléments composés, chacun d'eux étant formé d'une paroi tapissée d'une couche d'éléments épithéliaux.

développement, jusques et y compris la propriété de produire de l'ivoire et de l'émail. Les *kystes* enfin diffèrent bien plus encore des tumeurs à éléments simples. Sans parler de la couche épithéliale qui tapisse souvent leur surface interne et des poils nombreux et de formation nouvelle qui s'y implantent quelquefois, leur paroi est constituée par une membrane continue et close de toutes parts, qui est due tantôt à l'ampliation d'une cavité préexistante, tantôt à une formation nouvelle. Dans l'un et l'autre cas, cette paroi se compose exclusivement ou presque exclusivement de tissu conjonctif ou fibreux plus ou moins serré; elle est donc réductible à un élément simple, semblable à celui qui constitue les fibrômes; mais cet élément n'est pas assujetti seulement à l'évolution simple qui produit le tissu fibreux; il est assujetti encore à la nécessité de revêtir une forme figurée, de se disposer en paroi membraneuse, régulière, uniforme, douée de la propriété d'absorption et de sécrétion, et comparable sous ce rapport aux membranes naturelles, séreuses, muqueuses ou cutanées.

Les quatre espèces de tumeurs dont nous venons de parler, quelque diverses qu'elles soient, ont donc cela de commun, que leur structure est complexe, que leur développement est complexe aussi: leur formation exige autre chose que l'organisation d'un tissu simple. On est tenté de croire au premier abord que cette complexité doit être l'indice d'un trouble nutritif plus grave. Il semble, par exemple, que la naissance simultanée des deux éléments constitutifs de l'hystérôme nécessite un double travail pathologique, une déviation nutritive deux fois plus intense que celle qui produit l'élément unique du fibrôme. Mais il suffit d'un peu de réflexion pour reconnaître, tout au contraire, que, plus l'organe ou le tissu dont une tumeur reproduit la structure est compliqué, plus il est nécessaire que le développement de cette tumeur soit régularisé par l'action permanente des lois organogéniques. Nous pouvons répéter à ce propos ce que nous avons dit tout à l'heure, en faisant le parallèle du lipôme et du fibrôme, avec ceci de plus que les deux éléments du lipôme ne forment pas un composé défini, que le tissu conjonctif adventice peut être plus ou moins abondant par rapport au tissu adipeux proprement dit, que la combinaison de ces deux tissus peut se faire d'un nombre infini de manières, et que le développement du lipôme comporte, par conséquent, un certain degré d'irrégularité, — tandis que les hystérômes ont une structure plus fixe, et que les oscillations morphologiques de leur tissu sont comprises dans des limites plus restreintes. Il est permis de croire dès lors que leur formation est due à une cause relativement légère, à une perturbation nutritive peu intense, et, lorsqu'on compare ces tumeurs avec l'ensemble des autres productions accidentelles, lorsqu'on cherche à leur assigner une place dans la série, en se basant exclusivement sur des considérations histogéniques, on ne trouve que les productions hypertrophiques qui soient sous ce rapport plus rapprochées qu'elles des productions physiologiques.

L'expérience clinique s'accorde parfaitement avec les remarques précédentes. Elle nous apprend en effet que nos tumeurs à éléments composés jouissent d'une bénignité plus constante que les tumeurs homologues à éléments simples. Et nous prions le lecteur de ne pas confondre ici l'idée de bénignité avec l'idée d'innocuité. Nous ne prétendons pas que les tumeurs à éléments complexes ne puissent pas devenir dangereuses par leur action locale. Nous disons seulement que, considérées dans leurs rapports avec l'ensemble de l'organisme, elles ne feront jamais naître l'idée de ce que les cliniciens appellent la malignité. Il y a des fibrômes malins, des chondrômes, des ostéochondrômes, peut-être même des ostéômes malins, et c'est pour cela que plusieurs auteurs admettent encore des cancers fibreux, cartilagineux, ostéoïdes, — tandis que les kystes, les tumeurs érectiles, les corps fibreux de l'utérus, ou hystérômes, sont universellement rangés parmi les tumeurs qui n'ont aucun rapport avec la classe des cancers.

Le point de vue que nous développons ici, et qui tend à établir un parallélisme exact entre l'induction anatomique et l'observation clinique, permettra peut-être de concevoir pourquoi certaines tumeurs habituellement bénignes peuvent revêtir, par exception, les caractères de la malignité. Ces tumeurs, comme nous l'avons déjà dit, sont celles qui sont à la fois homœomorphes, homologues et formées d'éléments simples. Parmi elles nous prendrons pour exemple le fibrôme qui, plus souvent que les autres tumeurs du même groupe, est disposé à se comporter comme une tumeur maligne.

Demandons-nous ce qu'un anatomo-pathologiste, étranger aux études cliniques, pourrait penser de la marche de cette tumeur d'après l'étude de son tissu, et d'après la nature du trouble de nutrition qui l'a enfantée.

Il dirait d'abord :

« Le fibrôme est homœomorphe ; il se compose d'éléments anatomiques exactement semblables à des fibres normales très-répandues dans l'organisme. La formation de ces éléments n'implique donc pas l'idée que les lois qui président à l'organisation des matériaux nutritifs aient été entièrement perverties. Cette première induction est favorable au pronostic.

« En outre, le tissu du fibrôme est homologue. Ses fibres ne sont pas seulement homœomorphes, elles sont en outre disposées en un tissu qui ressemble plus ou moins à certains tissus normaux. Il est difficile sans doute de trouver dans l'économie une partie fibreuse qui, par ses caractères externes, soit exactement semblable à la substance de ce fibrôme, mais sous le microscope l'agencement, le feutrage des fibres, leur disposition parallèle ou entre-croisée, reproduisent très-exactement l'aspect que donneraient certaines préparations de tissu fibreux normal. Il est donc probable que le trouble nutritif a été peu intense, puisqu'il n'a pas suffi à empêcher la substance organisable de revêtir la forme d'un tissu normal, et de subir une évolution à peu près régulière, sans s'arrêter par exemple à ces formes inachevées qui donnent lieu aux tumeurs fibro-plastiques (ou fibroïdes). Cette seconde induction est plus favorable encore au pronostic que ne l'était la première, et fait espérer que le fibrôme doit prendre place parmi les tumeurs bénignes.

« Mais, d'un autre côté, il faut avouer que le tissu du fibrôme est bien simple. Étant données un grand nombre de fibres serrées dans un petit espace, il faut bien qu'elles s'agencent d'une manière quelconque. Sont-elles entre-croisées? sont-elles parallèles? sont-elles droites? sont-elles ondulées? forment-elles des écheveaux ou des réseaux ? De quelque manière qu'elles s'arrangent, elles constituent un tissu homologue, car toutes ces variétés de texture existent à l'état normal dans le tissu conjonctif ou dans le tissu fibreux. L'homologie du fibrôme n'implique donc pas nécessairement l'idée d'un développement morbide régi de près par les lois physiologiques, et on concevrait sans difficulté qu'un trouble nutritif très-grave, équivalent en intensité à celui qui donne naissance à certaines tumeurs homœomorphes et hétérologues, pût donner lieu dans quelques cas à la formation d'un fibrôme. On est donc autorisé à faire quelques réserves sur la bénignité de cette dernière tumeur.

« Ainsi la structure homologue du fibrôme permet de croire qu'il doit être habituellement bénin ; mais s'il se comportait quelquefois à la manière des tumeurs réputées plus ou moins malignes, il n'y aurait pas lieu de s'en étonner. »

Tel est le raisonnement théorique que pourrait faire un anatomo-pathologiste qui chercherait à deviner les propriétés cliniques du fibrôme, en se basant à la fois sur la structure de cette tumeur, et sur l'étude de sa formation. Appliquant aux autres productions accidentelles des raisonnements analogues, notre théoricien pourrait être conduit de la même manière à reconnaître que les chondrômes, comme les fibrômes, sont des tumeurs habituellement bénignes, mais qu'ils peuvent cependant, par exception, se comporter d'une manière plus fâcheuse. Si maintenant on lui demandait d'établir sous ce rapport un parallèle entre le chondrôme et le fibrôme, il pourrait procéder de la manière suivante :

« La formation d'une tumeur est subordonnée à deux influences, l'une physiologique, l'autre pathologique. D'une part, les lois histogéniques tendent à donner au blastème une organisation homœomorphe et homologue, c'est-à-dire à produire un tissu semblable à l'un de ceux qui se forment dans le développement régulier. Mais, d'une autre part, le blastème né sous une influence morbide possède des propriétés particulières, qui peuvent contrarier l'action de ces lois. La structure de la tumeur est en quelque sorte la résultante de ces deux influences, et, suivant que l'une ou l'autre l'emporte, le pronostic est plus ou moins fâcheux. Lorsqu'on cherche à déterminer le degré de bénignité ou de gravité relative de deux espèces de tumeurs, on doit se demander quelle est celle des deux espèces dont la formation exige, de la part des lois physiologiques, l'intervention la plus efficace et la plus continue : c'est celle-là qui offre le moins de gravité ; c'est elle qui accuse la perturbation la moins profonde. Or, plus un tissu est simple, c'est-à-dire, plus il est facile à former, et moins cette intervention paraît indispensable. Par conséquent, de ce qu'une tumeur est homologue, il n'en résulte pas nécessairement qu'elle soit née sous l'influence d'une cause morbide peu intense. Si le tissu de cette tumeur est très-simple, il est possible à la rigueur qu'il se soit formé en vertu des propriétés particulières du blastème, sans que les lois physiologiques aient eu à intervenir. C'est une éventualité peu probable ; il y a les plus grandes chances pour que le mal soit sans malignité ; mais il reste cependant une petite chance pour que le pronostic soit plus fâcheux. C'est ainsi que le fibrôme et le chondrôme, dont le tissu est fort simple, peuvent être quelquefois enfantés par une cause morbide très-intense. Maintenant, quelle est, de ces deux tumeurs, celle qui a le plus de chances de se former dans de pareilles conditions ? C'est celle dont le tissu offre à la fois le plus de simplicité et le moins de fixité. Le tissu cartilagineux, où des éléments globulaires sont distribués avec une certaine régularité au sein d'une gangue amorphe qui les cimente, présente une structure plus définie que le tissu fibreux; celui-ci en effet est exclusivement composé de fibres, dont la disposition est bien plus variable. En outre, la gangue du cartilage possède une composition chimique différente de celle des corpuscules. La formation du tissu cartilagineux exige donc le concours, la séparation et la répartition régulière de deux espèces de matériaux, — tandis que toutes les molécules du tissu fibreux ont la même composition, comme toutes ses parties constituantes ont la même structure anatomique. Le tissu cartilagineux est donc moins simple que le tissu fibreux, et par conséquent moins facile à former. Aussi, voit-on les plaies des cartilages se réunir, non par du tissu cartilagineux, mais par du tissu fibreux; et de même, dans les fractures non consolidées, à défaut du cartilage, qui constitue le premier degré de l'organisation du cal, c'est une substance fibreuse qui se produit entre les fragments. Il est donc permis de croire que le tissu des chondrômes a moins de chances que celui des fibrômes de se former d'une manière fortuite, c'est-à-dire sous l'influence d'une cause morbide assez intense pour surmonter l'influence des lois physiologiques. Et il résulte de ce parallèle que les chondrômes malins doivent être relativement plus rares que les fibrômes malins. — Quant aux ostéômes et aux ostéo-chondrômes, qui forment avec les chondrômes une famille naturelle, il y a moins de chances encore pour qu'ils soient dus à une cause maligne et à une action fortuite, car le tissu osseux, étant le dernier terme d'une évolution morphologique dont le tissu cartilagineux n'est qu'une phase, est à la fois plus défini et plus compliqué que ce dernier tissu. »

Si j'ai mis les raisonnements qui précèdent dans la bouche d'un théoricien imaginaire, c'est parce que, développant un point de vue quelque peu subtil, qui n'a pas encore été mis en discussion, je n'ai pas voulu donner à des idées de cet ordre la forme d'une exposition didactique. Je n'ai pas voulu non plus les supprimer entièrement, parce qu'elles peuvent servir sinon à expliquer, du moins à préparer l'explication d'un fait d'observation qui se dégage de l'étude comparative des tumeurs *homologues*, savoir : que ces tumeurs ont d'autant plus de chances d'être bénignes que leur structure fondamentale est plus compliquée. Cette proposition a été entièrement méconnue jusqu'ici, elle est même jusqu'à un certain point en opposition avec l'opinion qui s'est naturellement répandue dans l'esprit des chirurgiens, depuis que Laennec a établi la distinction des tumeurs homologues et des tumeurs hétérologues. Il ne pouvait échapper à aucun observateur que les premières sont *en général* moins graves que les dernières. Les discussions qui se sont élevées à ce sujet ont prouvé que, contrairement à des inductions prématurées, l'homologie du tissu n'excluait pas nécessairement la malignité, mais on ne peut nier que les tumeurs hétérologues ne soient ordinairement plus graves que les tumeurs homologues. Ce premier point une fois constaté, il était naturel de supposer que la bénignité devait croître ou décroître avec l'homologie, qu'en d'autres termes elle devait être d'autant plus grande que le tissu pathologique ressemblait davantage au tissu normal correspondant.

De là était venue l'idée que les chondrômes et les fibrômes, tumeurs très-homologues, devaient jouir d'une bénignité constante; or l'expérience a prouvé qu'il n'en était rien. — La relation que l'on avait cru pouvoir établir entre la structure des tumeurs et leur gravité n'est donc pas exacte, mais elle le devient, si l'on tient compte à la fois du caractère de l'homologie et de la nature simple ou complexe du tissu pathologique. C'est ce que nous avons essayé de faire. — Pour cela, nous avons considéré d'une part le degré de gravité des tumeurs homologues, tel qu'il se dégage de l'observation clinique, d'une autre part le degré de complication de leur tissu, et nous avons ainsi reconnu que les tumeurs homologues dont la structure est la plus simple sont plus exposées que les autres à revêtir le caractère de la malignité. Cette proposition nous paraît en harmonie avec tous les faits connus jusqu'à ce jour; nous espérons qu'elle sera confirmée par les observations ultérieures.

Nous avons déjà dit que le désir de simplifier les descriptions, d'éviter des répétitions anatomiques et de faciliter les comparaisons, nous a conduit plusieurs fois à grouper dans le même chapitre des espèces très-inégales en gravité. Ainsi il nous a paru avantageux d'étudier de front les adénômes, les polyadénômes et les hétéradénômes; les chondrômes, les ostéo-chondrômes et les ostéômes; les fibrômes et les fibroïdes. Cela a eu pour conséquence d'intervertir l'ordre naturel de la classification; toutefois nous nous y sommes conformé d'une manière assez générale, en commençant par les espèces constamment bénignes, et en arrivant peu à peu aux plus malignes, c'est-à-dire aux cancers. Mais les productions tuberculeuses ne pouvaient trouver place dans cette série. Privées de vaisseaux, n'ayant point de trame propre, ne s'accroissant pas par elles-mêmes, possédant à peine le degré le plus inférieur de l'organisation et de la vitalité, elles diffèrent tellement de toutes les autres productions accidentelles, qu'elles forment vraiment une classe à part : nous les avons donc reléguées dans le dernier chapitre de cet ouvrage.

L'espace que nous avons accordé à l'étude des différentes espèces de tumeurs est loin d'être en rapport avec leur importance respective. Quelques-unes de nos descriptions, en effet, sont très-abrégées, d'autres pourront au contraire paraître d'une longueur exagérée ; et ce serait sans doute un grave défaut dans un traité général de chirurgie. Mais une monographie comme celle-ci échappe aux règles ordinaires des ouvrages purement didactiques. Le vaste sujet que nous traitons comprend des questions très-diverses, dont les unes sont depuis longtemps résolues et réduites à des formules classiques, tandis que d'autres beaucoup plus modernes, ou tout à fait récentes, sont encore en litige. Si celles-là se prêtent à une exposition sommaire, celles-ci au contraire exigent l'intervention continuelle de la discussion et de la critique, quand elles n'exigent pas, en outre, la revue et l'analyse des faits particuliers. Nous n'avons donc pas hésité à présenter avec tous les développements qu'ils réclament les résultats des recherches de nos contemporains, et ceux de nos propres recherches. Si notre ouvrage y a perdu quelque chose sous le rapport de la symétrie classique, nous espérons qu'il y a gagné du moins sous le rapport de l'utilité.

CHAPITRE II

DES KYSTES EN GÉNÉRAL

§ 1. — Définition.

Les kystes (κύστις, vessie, bourse) sont des tumeurs chroniques constituées par des cavités closes, anormales ou anormalement développées, dont les parois sont en rapport de *continuité* par leur surface extérieure avec les tissus vasculaires environnants, et en rapport de simple *contiguïté* par leur surface interne avec une substance le plus souvent liquide ou molle, rarement solide, quelquefois organisée et vivante, mais toujours indépendante de la circulation générale.

Lorsque le contenu est une substance organisée et continue par ses vaisseaux avec la paroi, la production accidentelle n'est plus un kyste, mais une *tumeur enkystée*. Nous n'avons pas à nous occuper ici de ces tumeurs enkystées, qui ne constituent pas une espèce particulière de tumeurs, et qui peuvent être des cancers encéphaloïdes, des adénômes, des lipômes, etc.

La définition un peu longue que nous avons adoptée comprend tous les kystes proprement dits, mais elle s'applique également à certaines collections liquides qu'on est convenu de distinguer des kystes, quoiqu'elles n'en diffèrent par aucun caractère essentiel. Tels sont les épanchements qui s'effectuent dans les articulations, dans les séreuses, dans certaines cavités muqueuses, et qu'on désigne sous les noms particuliers d'ascite, d'hydrocèle, d'hydarthrose, d'hydrothorax, d'hydropéricarde, d'hydrorachis, d'hydrocéphale, d'hydrométrie, d'hydronéphrose, d'hydropisie du sinus maxillaire, etc. Ces épanchements ne diffèrent des kystes les plus ordinaires que par l'étendue plus considérable de la cavité préexistante dans laquelle le liquide s'accumule. Mais ils font évidemment partie du même groupe naturel, et rentrent, quoi qu'on fasse, dans la même définition.

La distinction des hydropisies et des kystes remonte à une époque où l'on n'avait aucune notion anatomique sur l'origine et la formation des kystes, et où l'on ignorait l'existence des cavités microscopiques qui en sont le point de départ le plus habituel. Elle était donc alors en parfait accord avec l'état de la science. Il n'en est plus de même aujourd'hui. Nous n'essayerons pourtant pas de nous élever contre l'usage. Si cet usage s'est maintenu, c'est qu'il a une raison d'être, sinon dans la théorie, du moins dans la pratique. Les tumeurs qui rentrent dans la définition des kystes, et qu'on distingue néanmoins des kystes, peuvent être divisées en deux catégories : les unes ont leur siége dans des cavités closes, séreuses ou synoviales ; les autres, dans des cavités muqueuses naturellement ouvertes, mais fermées par suite d'un accident pathologique. Dans l'un et l'autre cas, la distinction établie entre ces tumeurs et les kystes proprement dits repose sur le degré d'importance de la cavité malade, et des organes avec lesquels elle est en rapport immédiat. Lorsqu'une grande cavité, comme la plèvre ou le péritoine, devient le siége d'une collection de liquide, il en résulte dès le début des signes physiques et fonctionnels bien différents de ceux qui accompagnent la dilatation graduelle d'une petite utricule insignifiante. De même, il n'y a aucune parité à établir entre l'oblitération de l'uretère, qui donne lieu à l'hydronéphrose, et qui supprime entièrement les fonctions du rein, et celle d'un conduit galactophore de troisième ou de quatrième ordre, qui ne fait subir dans l'origine aux fonctions de la mamelle aucune modification appréciable. En tenant compte de ces considérations, qui n'ont rien de rigoureux, on arrive à séparer des kystes les épanchements qui occupent toute l'étendue d'une membrane séreuse ou d'une synoviale, mais on y conserve sous les noms de kystes de la plèvre, du péritoine, des synoviales, du péricarde, etc., les collections de liquides circonscrites par des adhérences et n'occupant qu'une partie de l'étendue de ces cavités, ou contenues dans de petits diverticules naturels qui ont cessé de communiquer avec elles. Ainsi, l'ascite et l'hydrocèle ne sont pas des kystes ; mais lorsqu'une partie du goulot péritonéal qui faisait communiquer dans l'origine la séreuse abdominale avec la séreuse testiculaire, échappe à l'oblitération physiologique et devient le siége d'une exhalation de sérosité, elle donne lieu à une variété de kystes du cordon ; et de même, l'hydropisie d'un sac herniaire dont le collet est oblitéré constitue un véritable kyste. Les *ganglions*, nés dans les follicules des membranes synoviales, sont des kystes, tandis que les hydarthroses ne sont pas des kystes.

La tumeur du *spina bifida* s'appelle hydrorachis, lorsqu'elle communique avec la cavité rachidienne ; ce n'est plus qu'un kyste lorsque l'ouverture de communication est refermée. L'hydropisie des grands ventricules cérébraux, portant atteinte à la constitution générale du cerveau, déplissant les deux hémisphères, dilatant la boîte crânienne et modifiant toute la forme de la tête, est désignée sous le nom d'hydrocéphale ; mais lorsque le petit ventricule de la cloison, ou cinquième ventricule, devient le siége d'une collection de liquide, cette tumeur circonscrite, dont la sphère d'action est infiniment plus restreinte, prend le nom de kyste du cinquième ventricule. Il est inutile de multiplier les exemples.

On sépare également de la classe des kystes les collections de liquide emprisonnées, par suite d'une obstruction, dans des cavités muqueuses d'une notable étendue, telles que la cavité utérine, celle du bassinet rénal, de la vessie (chez quelques nouveau-nés), de la vésicule du fiel, du sinus maxillaire, etc. La plus petite des cavités dont nous parlons ici est celle du sac lacrymal. L'accumulation d'un liquide séreux dans l'intérieur de ce sac, par suite de l'obstruction du canal nasal et des conduits lacrymaux, est désignée par quelques auteurs sous le nom d'*hydropisie*, par d'autres sous le nom de *kystes*. Toutes les fois qu'une cavité muqueuse plus petite devient le siége d'une altération analogue, le nom de kyste est généralement employé.

Nous ne pousserons pas plus loin ces remarques, et nous n'en discuterons pas la valeur. Notre but est seulement de montrer en quoi consiste la démarcation établie entre les hydropisies et les kystes. Elle est vague et arbitraire sans aucun doute. Les hydropisies et les kystes forment une série naturelle, où l'on trouve toutes les transitions, depuis l'ascite jusqu'au kyste miliaire de l'écorce du rein, et depuis la dilatation d'un acinus microscopique dont le goulot est obstrué, jusqu'à celle du réservoir de l'urine chez les fœtus dont l'urèthre est imperforé. Mais lorsqu'on compare les termes extrêmes de cette série compliquée, on trouve entre eux de si grandes différences qu'on recule devant l'idée de les soumettre à une description commune. On a donc jugé utile de couper la série en deux, et on est convenu d'adopter une ligne de démarcation qui n'est nullement rigoureuse, mais qui a l'avantage de coïncider assez exactement avec la distinction établie autrefois entre les hydropisies, dont on déterminait le siége, et les kystes, dont l'origine anatomique était encore inconnue.

Les anciens au surplus n'avaient aucune notion de l'existence du groupe pathologique que nous désignons aujourd'hui sous le nom de kystes. Ils décrivaient séparément le ganglion, l'hydatide des paupières, l'athérôme, le méliceris, etc., sans saisir les rapports qui existaient entre ces diverses affections. Le nom de kyste paraît avoir été employé pour la première fois par Arétée, qui d'ailleurs n'en fit pas le nom d'une maladie, et s'en servit comme d'un terme purement descriptif, pour désigner « des vésicules nombreuses, petites, pleines d'eau », qui constituaient une espèce d'hydropisie du ventre très-différente de l'hydropisie ordinaire (1). La description d'Arétée se rapporte manifestement aux kystes multiples de l'ovaire. Il faut venir jusqu'au dix-huitième siècle pour retrouver ce nom de kyste, employé cette fois dans un sens général et désignant toute poche membraneuse qui enveloppe un liquide, une tumeur, ou un corps étranger; et l'article ENKYSTÉ (2) du *Dictionnaire de chirurgie* de Louis (1772), quelque court et quelque incomplet qu'il soit, est le premier écrit où l'on puisse, en y mettant un peu de complaisance, trouver le germe d'une description générale des kystes. Ajoutons pourtant que les prédécesseurs de Louis avaient préparé ce travail de généralisation, en réunissant sous le nom collectif d'*hydatides* tous les kystes remplis d'un liquide transparent. Ce nom d'hydatide a eu une singulière destinée. Employé par Galien et Paul d'Egine pour désigner une variété de kystes des paupières, puis appliqué par les auteurs de la Renaissance et par leurs successeurs jusqu'à Morgagni inclusivement (3), pour désigner tous les kystes séreux sans exception, il ne s'applique plus maintenant qu'aux kystes renfermant des vers vésiculaires. Celui qui ne connaîtrait pas ces diverses acceptions commettrait des erreurs continuelles en interprétant les observations des anciens auteurs.

§ 2. — Origine et formation des Kystes.

Les anciens rangeaient les kystes dans la classe des tumeurs formées par l'accumulation de la pituite. La découverte des vaisseaux lymphatiques, faite en 1651 par Olaüs Rudbeck, ruina pour toujours

(1) Arétée, *De signis et causis diuturnorum morborum*, lib. II, cap. I. Édit. latine des *Artis medicæ principes*, d'Henri Estienne, Paris, 1567, in-fol., p. 39, B. Le traducteur a employé le mot *vesiculæ*, mais le texte grec porte κύστιες.

(2) Le mot *enkysté* était déjà usité avant Louis. Astruc s'en était servi pour désigner les loupes, qu'il appelait tumeurs *enquystées*.

(3) Hunter lui-même désignait encore tous les kystes séreux sous le nom d'*hydatides*. (*Œuvres de John Hunter*, trad. franç., Paris, 1843, in-8°, t. I, p. 634 et p. 511, en note.)

cette théorie ; mais la lymphe et ses vaisseaux héritèrent naturellement du rôle qu'on avait fait jusqu'alors jouer à la pituite. Dès 1654 Thomas Wharton attribua la formation des *hydatides* du mésentère à l'obstruction des veines lymphatiques. La lymphe, continuellement apportée par le vaisseau, est arrêtée par l'obstruction, elle ne peut rétrograder à cause des valvules, elle s'accumule donc entre le point obstrué et la valvule la plus prochaine (1).

Cette opinion, reproduite dans le *Sepulchretum* de Bonet (2), et généralisée par Bidloo (3), fut reprise et développée par Astruc, qui expliqua ainsi la formation de tous les kystes séreux du ventre, de la poitrine et de la cavité crânienne (4), et celle des tumeurs enkystées, ou loupes, désignées sous les noms de *stéatôme*, d'*athérôme*, et de *mélicéris* (5). Tous les kystes étant ainsi ramenés à une commune origine, Astruc fit de grands efforts d'imagination pour expliquer comment cette même lymphe pouvait revêtir des formes si différentes, et comment les parois des lymphatiques dilatés pouvaient tantôt rester minces et transparentes, tantôt devenir épaisses, et donner implantation à des poils, des os, ou des dents. Il arriva ainsi, non sans peine, à ramener à l'unité toutes les formations kystiques, mais il ne paraît pas qu'il ait réussi à se convaincre lui-même, car, dans le chapitre spécial des *Loupes à la tête*, après avoir dit que ces sortes de loupes peuvent reconnaître les mêmes causes que les autres, il ajouta qu'il devait y avoir dans le cuir chevelu quelque cause particulière, et que cette cause était probablement l'obstruction des conduits excréteurs des glandes sébacées (6). Mais il y avait ceci de commun entre les deux théories d'Astruc, que l'une et l'autre

(1) Th. Wharton, *Adenographia*, cap. XI, Nimègue, 1664, in-12, p. 44. (La 1re édit. parut à Londres, en 1656.)

(2) Th. Bonet, *Sepulchretum*, édit. Manget, Genève, 1700, in-fol., t. II, p. 430-1.

(3) God. Bidloo, *Exercit. anatomico-chirurg. decades duæ*, decas I, exerc. II, de hydatidibus, Leyde, 1708, in-4°, p. 10-26.

(4) Astruc (anonyme), *Traité des tumeurs et des ulcères*, Paris, 1759, in-12, t. I, p. 468-472.

(5) *Loc. cit.*, t. II, p. 125-139 ; voy. surtout p. 134 et p. 138.

(6) *Loc. cit.*, t. II, p. 153. Ce passage est en contradiction formelle avec le précédent, car Astruc, en parlant des loupes en général, avait exposé sa théorie sous une forme absolue, qui n'admettait pas d'exception. De là est venue l'opinion généralement répandue que cet auteur attribuait la formation de tous les kystes à la dilatation des vaisseaux lymphatiques. J'ai reproduit cette opinion dans l'historique général des tumeurs (voy. 1re partie, p. 6) ; mais depuis j'ai reconnu avec surprise qu'Astruc avait, dans un autre chapitre, admis un mécanisme spécial pour certains kystes du cuir chevelu.

attribuaient la formation des kystes à la dilatation de cavités normales préexistantes.

Avec une théorie toute différente, Louis arriva à la même conclusion. Suivant lui, tout kyste avait pour point de départ l'une des cellules du tissu qu'il appelait *folléculeux*, que Bichat appela plus tard tissu cellulaire, et que nous nommons aujourd'hui tissu conjonctif. Lorsqu'une humeur quelconque venait à s'accumuler dans une de ces cellules, elle en distendait les parois, qui s'épaississaient, non par un travail d'hypertrophie, mais par la juxtaposition et l'agglutination des parois membraneuses des cellules environnantes. Le kyste était donc exclusivement « formé de la substance préexis« tante de la partie (1) ».

A cette opinion exclusive, Bichat en opposa une autre tout aussi exclusive. Il admit, comme Louis, que les kystes se formaient toujours en plein tissu cellulaire ; mais, au lieu de les faire naître dans les cellules, et de ne voir dans leurs parois que des tissus condensés, il les considéra comme des productions accidentelles de formation entièrement nouvelle. « Les kystes, dit-il, naissent et « croissent comme toutes les tumeurs que nous voyons végéter au « dehors, ou se manifester au dedans, car il n'y a, pour ainsi dire, « de différence entre ces deux sortes de productions contre nature « que dans la forme que chacune affecte. La plupart des tumeurs, « ajoute-t-il un peu légèrement, rejettent par leur surface extérieure « le fluide qui s'y sépare. Le kyste, au contraire, exhale ce fluide « par sa surface interne, et le conserve dans sa cavité (2). »

Je me borne à exposer ces théories, qu'il serait superflu de discuter aujourd'hui. En laissant de côté les détails des explications, nous y trouvons le point de départ de deux doctrines opposées, qui n'ont d'autre tort, l'une et l'autre, que d'être trop générales, et qui, admises sans preuves toutes deux avant qu'on eût étudié les faits, ont trouvé toutes deux confirmation dans les recherches des anatomo-pathologistes modernes. Il y a des kystes, et ce sont les plus nombreux, qui ont leur point de départ dans des cavités préexistantes ; mais il y en a d'autres dont l'origine est restée jusqu'ici tout à fait inconnue, et qu'on est bien obligé, dans l'état actuel des choses, de considérer comme des productions accidentelles de formation entièrement nouvelle. L'existence de ces deux catégories de kystes, généralement admise aujourd'hui, n'avait pas échappé à

(1) Louis, *Dict. de chirurgie*, article ENKYSTÉ, Paris, 1772, in-12, p. 293.

(2) Bichat, *Anatomie générale*, Paris, an X, in-8°, t. I, p. 107.

l'œil perçant de John Hunter, qui divisait les kystes en deux espèces, les *kystes naturels* et les *kystes accidentels*. A la première espèce il rattachait l'hydrocèle de la tunique vaginale, les kystes des trompes de Fallope, et ceux qui résultent de l'obstruction du conduit excréteur d'une glande. La seconde espèce comprenait, suivant lui, tous les autres kystes, et en particulier les kystes séreux, qu'il désignait encore sous le nom général d'hydatides (1). Les dénominations choisies par Hunter étaient fort défectueuses, et la répartition des diverses variétés de kystes dans l'une ou l'autre espèce était plus défectueuse encore, car la plupart des kystes rangés dans la seconde espèce appartenaient en réalité à la première. Mais Hunter ne pouvait pas deviner les faits qu'une investigation minutieuse a révélés à ses successeurs, et la distinction qu'il a établie n'en est pas moins parfaitement conforme à ce que nous savons aujourd'hui. Pour maintenir cette distinction dans la science, il suffit de substituer des dénominations plus correctes à celles que Hunter avait adoptées. C'est ce que je me suis efforcé de faire en donnant le nom de *kystes néogènes* à ceux qu'il appelait *accidentels*, et en désignant ses kystes *naturels* sous le nom de *kystes progènes*. Le premier mot n'a pas besoin d'être expliqué ; le second indique que les éléments essentiels du kyste existaient avant la circonstance pathologique qui a donné lieu à la formation de la tumeur.

Les noms de *kystes préexistants* et de *kystes non-préexistants*, adoptés depuis 1816 par M. Cruveilhier, correspondent à une distinction bien différente de celle qui précède. Ils ont eu pour point de départ l'argumentation dirigée par Bichat contre la théorie de Louis. Louis avait indiqué, comme le premier phénomène de la production des kystes « un amas contre nature d'une humeur quel« conque dans une des cellules du tissu folléculeux. » Bichat, qui n'avait pas lu ce passage avec beaucoup d'attention, en conclut que, d'après cette théorie, l'exhalation du liquide devait précéder la formation de la paroi, ce qui lui paraissait inadmissible. « S'il est « vrai, dit-il, comme on n'en peut douter, que le fluide des kystes « soit exhalé par eux, il faut donc dire que ce fluide préexiste à « l'organe qui le sépare du sang. J'aimerais presque autant assurer « que la salive préexiste à la parotide. » Cet argument lui parut triomphant, et le décida à substituer une autre théorie à celle de Louis. Nous savons aujourd'hui que le tissu conjonctif, appelé

(1) *Leçons sur les principes de la chirurgie* (1786-1787), dans *Œuvres complètes de John Hunter*, trad. française, Paris, 1843, in-8°, t. I, p. 634.

folléculeux par Louis, et cellulaire par Bichat, ne renferme pas de cavités naturelles; nous sommes donc en droit de rejeter comme entièrement illusoire une théorie que Louis avait basée sur une illusion anatomique; mais Bichat, admettant l'existence des cellules du tissu cellulaire, n'était pas autorisé à soutenir que la théorie de Louis impliquait la préexistence du liquide exhalé à l'organe exhalant. Louis avait dit, au contraire, que le liquide du kyste s'accumulait « dans une des cellules du tissu folléculeux, » c'est-à-dire dans une cavité préexistante.

L'objection de Bichat était donc presque puérile, et portait tout à fait à faux. Cette objection au surplus n'était qu'une partie de son argumentation. Son but était d'établir que les parois des kystes ne sont pas formées, comme l'avait dit Louis, « de la substance préexis- « tante de la partie », et qu'elles sont des productions entièrement nouvelles, au même titre que les tumeurs solides. En d'autres termes, Louis faisait rentrer tous les kystes dans la catégorie de ceux que nous venons d'appeler *progènes*, tandis que, pour Bichat, tous les kystes étaient *néogènes*. C'était là, et non ailleurs, que gisait l'opposition des deux doctrines. Mais ce ne fut pas ainsi que les successeurs immédiats de Bichat envisagèrent le débat. L'argument spécieux, mais saisissant, tiré de l'analogie de la sécrétion du kyste et de la sécrétion glandulaire, fit oublier le reste de l'argumentation. On crut qu'il s'agissait seulement de déterminer si le liquide du kyste préexistait à la paroi membraneuse, ou si la paroi préexistait au liquide. On crut que Louis avait professé la préexistence du liquide, et que Bichat avait professé au contraire la préexistence de la paroi ; et chacun de citer des faits à l'appui de l'une ou de l'autre doctrine, jusqu'à ce qu'enfin M. Cruveilhier, dans le premier travail d'ensemble qui ait été fait sur l'anatomie pathologique des kystes, résolut la question en établissant deux grandes catégories de kystes, les uns formés spontanément, les autres formés consécutivement autour d'un corps étranger, d'un liquide épanché, d'un fœtus dévoyé ou d'un animal parasite. Pour les premiers, M. Cruveilhier admit avec Bichat, que l'existence du contenu supposait la préexistence de la paroi; et il les désigna dès lors sous le nom de *kystes préexistants à la matière qu'ils contiennent* (1). Mais la théorie de Bichat, n'étant pas applicable aux autres kystes, cessait d'être générale, et M. Cruveilhier, dans le résumé de son remarquable travail, réduisit à sa

(1) Cruveilhier, *Essai sur l'anat. pathol. en général*, Paris, 1818, in-8°, t. I, p. 202 et 256.

juste valeur la fameuse objection de la salive et de la glande parotide (1).

Tel a été le point de départ de la distinction des kystes *préexistants* et des kystes *non-préexistants*. Cette distinction diffère essentiellement par sa base de celle que j'établis entre les *kystes progènes* et les *kystes néogènes*. L'opposition des mots préexistants et non-préexistants est relative à la paroi du kyste considérée par rapport à son contenu, tandis que celle des mots progènes et néogènes est relative à cette paroi considérée par rapport à la constitution normale de l'organe malade. En fait, tous les kystes non-préexistants sont néogènes, puisque leurs parois sont de nouvelle formation; mais il y a des kystes néogènes qui se forment spontanément, primitivement, et qui rentrent par conséquent dans la définition des kystes préexistants. Tels sont par exemple les kystes dermoïdes qui donnent implantation *à un grand nombre de poils*, et dont le contenu épithélial, manifestement sécrété par la paroi, a été nécessairement consécutif à la formation de cette paroi. La classe des kystes néogènes ne correspond donc pas exactement à celle des kystes non-préexistants. Et on ne peut pas même dire que tous les kystes progènes soient préexistants. En réalité, la plupart d'entre eux ne sont ni préexistants ni non-préexistants, attendu que l'accumulation du liquide et l'ampliation de la paroi sont deux phénomènes simultanés, dépendants d'une même cause. Ainsi, lorsqu'un petit bouchon de crasse obstrue l'orifice d'un follicule sébacé, et que la matière sébacée, retenue par cet obstacle, distend le follicule sous forme de poche, la paroi de cette poche n'est ni plus ni moins ancienne que son contenu, l'un et l'autre ayant préexisté à la formation du kyste ; si l'on voulait appliquer ici l'argument de Bichat, il faudrait remonter jusqu'à l'époque embryonnaire où le blastème générateur de la glande, avant d'acquérir la propriété de sécrétion, a dû commencer par acquérir l'organisation glandulaire. Mais ce n'était pas ainsi que l'entendait Bichat, puisque pour lui les kystes en question étaient de formation nouvelle. Ces remarques sont applicables aux autres kystes glandulaires, c'est-à-dire à la plupart des kystes progènes. Mais admettons, si l'on veut, quoiqu'on ne puisse le faire qu'à l'aide d'un raisonnement tant soit peu subtil, admettons que tous les kystes progènes soient réellement préexistants : il n'en restera pas moins certain que la classe des kystes néogènes ne coïncide nullement avec celle des kystes

(1) *Loc. cit.*, p. 326.

non-préexistants. Je n'en veux d'autre preuve que le titre de l'article consacré par M. Cruveilhier à l'étude des kystes que j'appelle néogènes. Cet article est intitulé : *Kystes formés de toutes pièces et préexistants à la matière qu'ils contiennent* (1). Les mots *formés de toutes pièces*, sont synonymes de *néogènes*, et c'est ce qui résulte d'ailleurs du texte de l'article, de telle sorte que le titre précédent pourrait être remplacé par celui-ci : *Kystes néogènes préexistants à la matière qu'ils contiennent*. En étudiant les kystes de cette catégorie, l'auteur arrive aux kystes séreux et s'exprime ainsi : « Indépendam-« ment des kystes séreux ayant pour siége une cavité close préexis-« tante, et dont il a été fait mention plus haut, il n'est pas douteux « que des kystes séreux ne puissent *se produire de toutes pièces* dans « tous les organes et dans tous les tissus..... » — L'auteur distingue avec soin des kystes acéphalocystes « ces kystes séreux primitifs, je « veux dire formés de toutes pièces indépendamment de toute ca-« vité préexistante; » et il ajoute : « Dans les kystes séreux, le kyste « préexiste bien certainement à la matière qu'il contient, tandis que « dans les acéphalocystes, la formation du kyste est consécutive » (2). Enfin, en terminant l'article relatif à ces kystes séreux néogènes, M. Cruveilhier ajoute : « Assurément, dans les kystes séreux, le kyste « préexiste au contenu, c'est au contraire le contenant qui préexiste « au contenu dans les kystes adventifs ou consécutifs (3). »

J'ai cru devoir donner ces explications, pour montrer que les dénominations nouvelles que j'ai adoptées dans mes cours depuis plus de douze ans, ne font pas double emploi avec celles qui ont été introduites dans la science par l'éminent professeur d'anatomie pathologique. Elles consacrent une distinction plus importante à mon avis que celle qui sert de fondement à la classification de M. Cruveilhier. Il me semble en effet plus utile de savoir si un kyste est néogène ou progène, que de savoir si sa paroi a préexisté ou non à son contenu. La première question est toujours essentielle, puisqu'elle a pour but de déterminer l'origine, le point de départ, le siége anatomique de la maladie ; la seconde question est souvent tout à fait accessoire, et même oiseuse, ainsi que le montre l'exemple déjà cité des kystes glandulaires. La première est importante par elle-même. L'autre a dû presque toute son importance au rôle qu'elle a joué dans l'argumentation surannée de Bichat ; c'est une

(1) Cruveilhier, *Traité d'anatomie pathologique générale*, t. III, p. 501, Paris, 1856, in-8°.

(2) *Loc. cit.*, p. 505.

(3) P. 508.

de ces questions passagères qui, après avoir préoccupé les esprits pendant quelque temps, retombent tôt ou tard dans un rang tout à fait secondaire, et si elle a paru survivre à sa chute, si elle a trouvé place dans les écrits modernes, c'est parce que le nom de *kyste préexistant* a été détourné de sa première et véritable acception. On a confondu l'idée de la préexistence de la paroi par rapport au contenu avec celle de la préexistence d'une cavité anatomique par rapport à la cause accidentelle qui a transformé en kyste cette cavité. Il en résulte que, pour les uns, le kyste préexistant est celui dont la paroi préexiste au contenu, tandis que pour les autres le kyste préexistant est celui dont la paroi est empruntée à une cavité préexistante, et ces deux idées sont tellement différentes, que l'on vient de voir M. Cruveilhier ranger, parmi les kystes *préexistant à leur contenu*, des kystes séreux *formés indépendamment de toute cavité préexistante*. Le seul moyen de faire disparaître cette confusion de langage et cette confusion de choses, consiste à régulariser la nomenclature, suivant le principe d'ordre scientifique qui exige autant de mots différents que d'idées différentes. Je maintiendrai donc la distinction établie par M. Cruveilhier et les dénominations qui la consacrent ; mais à côté et au-dessus de cette distinction je placerai celle des kystes progènes et des kystes néogènes, qui, en réalité, remonte à John Hunter, qui depuis lors a été sanctionnée et régularisée par l'anatomie pathologique, et qui mérite par conséquent d'être mise en relief par des dénominations particulières.

On a vu plus haut qu'Astruc et Louis avaient été conduits par des vues tout hypothétiques à considérer tous les kystes comme progènes ; et que pour Bichat, au contraire, tous les kystes étaient néogènes. Dans ce conflit d'hypothèses, celle qui s'abritait derrière le grand nom de Bichat devait naturellement prévaloir ; et, au commencement de ce siècle, on admettait généralement que la plupart des kystes étaient de formation nouvelle. Mais il faut bien dire que l'anatomie pathologique n'avait pas encore été interrogée d'une manière rigoureuse, et c'était elle seule pourtant qui pouvait conduire à des résultats positifs. Or, lorsque les recherches ont été faites dans cette direction, on a vu la classe des kystes progènes s'agrandir continuellement aux dépens de celle des kystes néogènes ; c'est-à-dire qu'on a découvert le siége et l'exacte provenance d'un très-grand nombre de kystes dont l'origine était autrefois tout à fait inconnue. Parmi les travaux qui ont le plus contribué à ces découvertes, je citerai en première ligne ceux de M. Cruveilhier qui, depuis près d'un demi-siècle, n'a pas cessé d'accorder à l'étude des kystes une prédilection bien légitime, et en quelque sorte paternelle ; car c'est lui, on peut le dire, qui a inauguré cette étude jusqu'alors purement hypothétique, et devenue scientifique seulement depuis 1818, époque où il publia son premier ouvrage. Je citerai ensuite les nombreuses recherches consignées dans la grande collection des *Bulletins de la société anatomique*. La physiologie pathologique des kystes s'est enrichie surtout depuis l'ère du microscope, grâce aux importantes recherches de MM. Lebert, Frerichs, Rokitansky, Paget, Robin, Follin, Verneuil, Corvisart, Gosselin, Giraldès, etc. Le microscope a révélé l'existence de cavités glandulaires préexistantes, invisibles à l'œil nu, dans un grand nombre d'organes où des kystes se développent fréquemment, et a permis de constater que le plus souvent la structure de ces kystes est fondamentalement la même que celle des parois de ces cavités, et que, dans beaucoup de cas, leur contenu renferme des éléments épithéliaux tout à fait semblables à ceux que produit normalement la membrane de la glandule ou du follicule en question. Grâce à ce moyen d'investigation, il est devenu possible d'étudier des kystes encore à l'état naissant, et de trouver tous les degrés intermédiaires entre l'état normal des cavités glandulaires, et le développement kystique le plus avancé. — Plus d'une fois enfin il est arrivé que, cherchant à expliquer la formation de certains kystes, on a été conduit à découvrir, dans l'organe ou dans la région qu'ils occupent, l'existence de glandules normales qui avaient jusqu'alors échappé à l'attention des anatomistes. La doctrine des kystes a acquis ainsi un degré de certitude et de précision qui contraste avec le caractère entièrement arbitraire des théories du dernier siècle.

A mesure que ces progrès se sont effectués, et que l'on a vu diminuer le nombre des kystes néogènes, on a conçu l'espoir de rattacher tous les kystes spontanés à la classe des kystes progènes. On ne pouvait espérer de ramener à l'unité des tumeurs dont les points de départ sont si différents, mais on espérait du moins établir entre elles quelque chose de commun au point de vue de leur mode de formation, et c'eût été pour la théorie une grande simplification, s'il eût été possible d'établir en principe que tous les kystes spontanés sont dus au développement d'une cavité préexistante naturelle ou accidentelle ; mais cette simplicité n'existe pas dans la nature. Des kystes uniques ou multiples se forment dans des organes où il est absolument certain qu'il n'y a aucun follicule, aucune glandule, aucune cavité ; tels sont par exemple les kystes des os (à l'exception de ceux des mâchoires qui sont dus au développement des follicules dentaires). On a cherché à ramener ces kystes à la loi commune en leur donnant pour point de départ une cellule élémentaire (Frerichs), ou un noyau de cellule (Rokitansky), hypothèses aussi ingénieuses que gratuites, peut-être vraies, peut-être fausses, et qui, si elles étaient exactes, loin de faire disparaître la distinction des kystes progènes et des kystes néogènes, ne ferait au contraire que la confirmer. Il est clair en effet qu'il faudrait toujours séparer les kystes dus à l'ampliation d'un *organe* creux, de ceux qui se formeraient aux dépens d'une cellule élémentaire ou d'un noyau de cellule. Dans le premier cas un organe tout formé, préexistant et permanent, devient malade et se dilate ; il n'y a pas à proprement parler de production accidentelle, il n'y en a pas du moins dans l'origine, car l'hypertrophie des parois, leur changement d'état sont des phénomènes consécutifs. Dans le deuxième cas au contraire, le kyste est une formation entièrement nouvelle ; il est dû à une aberration de nutrition ; qu'il naisse aux dépens d'une cellule, cela est possible ; il faut bien qu'il se forme d'une certaine manière ; mais le cancer, l'épithéliôme, le chondrôme, etc., naissent aussi de cellules, et n'en sont pas moins des néoplasmes. Le kyste en question est donc un néoplasme. Mais, dira-t-on, la cellule élémentaire qui s'est dilatée en kyste n'est peut-être pas de formation nouvelle ; c'est peut-être une des cellules normales du tissu au sein duquel le kyste s'est formé ? Oui, et le cancer aussi est peut-être *proliféré* par les célèbres *corpuscules du tissu conjonctif* de M. Virchow, ce qui ne l'empêche pas d'être le prototype des productions néogènes, même aux yeux de M. Virchow ; et un kyste qui serait proliféré par un de ces corpuscules, ou par tout autre élément de nature cellulaire, serait parfaitement néogène.

L'existence des kystes néogènes est d'ailleurs établie d'une manière irrécusable par un ordre de faits dont M. Lebert a donné la véritable interprétation dans son savant mémoire sur l'*Hétérotopie plastique* (1). Certains kystes dermoïdes de la peau sont dus à la dilatation de glandes sébacées dont le goulot est oblitéré ; ce fait, soupçonné par Astruc, admis par Girard (2), et définitivement

(1) Lebert, *Des kystes dermoïdes et de l'hétérotopie plastique, en général*, dans *Mémoires de la Société de biologie*, 1re série, t. IV, p. 203-273, Paris, 1852, grand in-8°.

(2) Girard, *Lupiologie*, Londres et Paris, 1775, in-12, p. 37.

démontré par Astley Cooper (1), ne peut être contesté. Certains kystes dermoïdes sont donc progènes, et lorsqu'on les dissèque, on trouve quelquefois, implanté sur leur paroi, le poil unique dont le follicule est associé à la glande sébacée malade. Mais d'autres kystes, semblables d'ailleurs aux précédents, donnent implantation à un grand nombre de poils; lorsqu'on étudie leur paroi au microscope, on y découvre pour chacun de ces poils un follicule complet, avec ses deux glandes sébacées ; ces parois ne sont donc émanées ni d'un follicule ni d'aucune autre cavité préexistante ; elles sont constituées par un tissu complexe, semblable à la peau, ou plutôt par une peau de formation nouvelle, avec son épiderme, ses poils et ses glandes ; en d'autres termes elles sont néogènes, et cela est bien plus évident encore lorsque le kyste dermoïde, au lieu d'être situé sous la peau, est enseveli au milieu des muscles, lorsqu'il est en contact avec le périoste, lorsqu'il est placé dans la cavité crânienne, entre la dure-mère et les os, ou dans l'épaisseur de la dure-mère, ou enfin dans la pie-mère et ses dépendances.

L'existence des kystes néogènes est donc hors de contestation. Mais on peut discuter, et on discutera sans doute longtemps encore sur la nature néogène ou progène de certains kystes. La classe des kystes progènes a peut-être pris trop d'extension. On y a rangé avec une complaisance bien naturelle tous les kystes développés dans des organes où existent des cavités naturelles plus ou moins microscopiques. En d'autres termes, on ne se croit autorisé à dire qu'un kyste est néogène que lorsqu'il est tout à fait impossible de faire autrement. En cela on a raison : c'est une règle de la logique universelle de n'admettre que ce qui est démontré, mais il faut appliquer aussi cette règle à la détermination des kystes progènes. Il ne suffit pas de savoir qu'il y a, dans l'organe où le kyste s'est formé, des cavités naturelles susceptibles de se développer en kyste; il faut en outre constater, par l'examen microscopique, que la membrane du kyste est bien telle qu'elle devrait être si elle provenait réellement de la paroi de cette cavité. Cette constatation serait souvent impossible, si l'on n'étudiait que les kystes parvenus à un grand développement; mais le plus souvent on peut arriver à une démonstration, en étudiant soit sur le même individu, soit sur des individus différents, des kystes sem-

(1) A. Cooper, *Mémoire sur les tumeurs enkystées*, dans ses *Œuvres complètes*, trad. française par Chassaignac et Richelot, Paris, 1837, in-8°, p. 589 et suiv. (Ce Mémoire a paru en 1818.)

blables par leur siége et par leur nature, et inégalement développés.

Il résulte de ce qui précède que la formation des kystes ne peut pas être ramenée à un seul et même mécanisme. Nous aurons donc à étudier successivement la formation des kystes progènes, et celle des kystes néogènes. Ce sera l'objet des chapitres suivants.

CHAPITRE III

KYSTES (SUITE). — DES KYSTES PROGÈNES.

Les cavités préexistantes qui peuvent se développer sous forme de kystes sont très-diverses. Les unes sont naturellement closes ; d'autres, ouvertes à l'état normal et parcourues par un produit de sécrétion, se dilatent par suite d'une occlusion ou d'une oblitération qui s'oppose à l'écoulement de ce produit ; d'autres sont des canaux vasculaires, sanguins ou lymphatiques, qui sont transformés en cavités closes par deux oblitérations superposées. Sous le rapport de leur origine on peut les diviser en deux catégories, suivant qu'elles sont naturelles ou accidentelles. Sous le rapport de leur fonction on peut distinguer celles qui sont naturellement vides, de celles qui sont le siége d'une sécrétion normale. Enfin, sous le rapport de leur nature anatomique, on peut les diviser en cavités glandulaires, synoviales, séreuses, vasculaires, etc. Toutes ces conditions influent sur le mécanisme de la formation des kystes. Ce mécanisme n'est point unique comme on pourrait être tenté de le croire ; il présente plusieurs types très-différents.

Les cas où la cavité préexistante est naturellement close, sont les plus simples, mais ne le sont pas tous également. Tantôt en effet cette cavité est remplie d'un liquide normal sécrété par sa paroi, et il suffit alors que *cette sécrétion soit exagérée* pour que le kyste prenne naissance. Tantôt au contraire cette cavité close est naturellement vide, et alors il faut qu'elle devienne le siége d'une *sécrétion anormale*, pour qu'elle puisse se développer sous forme de kyste.

Lorsque la cavité préexistante n'est pas naturellement close, la formation des kystes est plus compliquée. Il faut d'abord qu'un travail d'oblitération ou d'obstruction, simple ou double, suivant les cas, transforme cette cavité en cavité close. Le liquide qui s'y accumule ensuite est tantôt le produit d'une *sécrétion normale*, tantôt le produit d'une *sécrétion anormale ;* ce dernier cas a lieu lorsque la paroi de la cavité n'est, à l'état normal, le siége d'aucune sécrétion.

Ainsi, dans les cavités naturellement closes, aussi bien que dans les cavités closes accidentellement, le liquide qui s'accumule pour former le kyste peut être, et est fréquemment un produit de sécrétion naturelle. C'est ce qui a lieu du moins tout à fait au début. Mais bientôt la paroi de la cavité distendue par ce liquide peut être modifiée dans sa structure et dans ses fonctions. Elle devient le siége d'un double phénomène d'absorption et d'exhalation qui a le plus souvent pour conséquence de changer la nature du contenu, et ces changements peuvent être très-divers dans des cas parfaitement semblables sous tous les autres rapports. C'est ainsi que les kystes de l'ovaire, dus à l'ampliation des vésicules de Graaf, peuvent renfermer un liquide aussi fluide et aussi clair que l'eau de roche, ou un liquide visqueux et sirupeux de couleur très-variable, ou une substance gélatineuse. On voit d'après cela combien était défectueuse l'ancienne classification des kystes basée sur la nature de leur contenu. Si l'on ne savait pas que les liquides accumulés dans les kystes peuvent ainsi changer de nature, on méconnaîtrait l'origine d'un grand nombre de kystes progènes, dont le contenu diffère essentiellement du contenu normal des cavités préexistantes. Cette cause d'erreur a plus d'une fois donné le change, et c'est pour y échapper qu'il est nécessaire d'étudier les kystes le plus près possible de l'époque de leur formation.

Pour donner une idée de la rapidité avec laquelle ces modifications peuvent s'effectuer, je citerai une observation communiquée en 1847 par M. Corvisart à la Société anatomique. Une femme succomba, le 17 avril 1847, à un cancer de l'épiploon qui depuis trois ou quatre mois avait donné lieu à l'infection générale avec production de cancers secondaires dans l'appareil hépatique. Un de ces cancers avait amené l'oblitération du canal cholédoque ; la digestion n'avait été troublée que depuis les derniers jours de mars, il y avait donc au plus une vingtaine de jours que ce canal était devenu imperméable, lorsque la malade succomba. A l'autopsie on trouva la vésicule biliaire, le canal cystique, le conduit hépatique et ses ramifications, considérablement dilatés, et distendus par un liquide tellement limpide, qu'au moment où il s'écoula à travers une incision pratiquée dans le foie, M. Andral crut qu'on venait d'ouvrir un kyste hydatique. L'analyse chimique montra que ce liquide était beaucoup plus aqueux que la sérosité ordinaire des hydropisies, et, quoique l'oblitération des voies biliaires fût très-récente, la muqueuse de la vésicule et celle des conduits avaient déjà perdu l'apparence des membranes muqueuses pour revêtir celle des séreuses. Dans mon rapport sur cette intéressante observation, je fis remarquer que c'était là une représentation en grand de ce qui se passe au moment de la formation des plus petits kystes glandulaires (1). De même que la bile emprisonnée au-dessus des voies biliaires avait disparu par résorption pour faire place à un liquide bien différent; de même dans les mamelles, dans les glandes salivaires, lacrymales, labiales, etc., le produit de la sécrétion normale, emprisonné au-dessus d'une oblitération, ne tarde pas à perdre ses premiers caractères, et se transforme le plus souvent en une sérosité transparente. Ce phénomène toutefois n'est pas et ne peut pas être général. Il y a des produits de sécrétion qui renferment des corps solides, insolubles et rebelles à l'absorption. Telles sont les cellules épidermiques sécrétées par les parois des follicules sébacés. Les kystes qui se développent dans ces follicules, après l'oblitération ou l'obstruction de leurs conduits excréteurs, ne deviennent pas séreux; leur contenu conserve l'aspect et les caractères microscopiques de la matière sébacée ordinaire.

Les kystes à spermatozoaires du scrotum fournissent un exemple analogue au précédent. L'origine de ces kystes singuliers, ordinairement caractérisés par la couleur opaline du liquide qu'ils renferment, a donné lieu à des hypothèses très-diverses (2). Ce qu'il

(1) *Bull. de la Soc. anatomique*, janvier 1848, t. XXII, p. 41. Voy. aussi mon Rapport, à la suite de cette observation.

(2) Les kystes à spermatozoaires ont été découverts par Liston, qui en publia, en 1843, deux observations dans les *Medico-Chirurgical Transactions*, vol. XXVI, p. 216-222. (*A few Observations on Encysted Hydrocele*, lu le 23 mai 1843 à la Soc. méd.-chir. de Londres.) La première de ces deux observations avait été recueillie environ dix mois auparavant. De son côté, M. Lloyd avait fait la même découverte; mais sa première observation datait seulement de l'hiver de 1843, et son Mémoire ne fut communiqué à la Société médicale et chirurgicale de Londres que le 13 juin 1843; de sorte que l'antériorité d'observation et la priorité de publication appartiennent réellement à Liston. (Lloyd, *On the Presence of Spermatozoa in the Fluid of Hydrocele*, même volume, p. 368-373.) L'année suivante (1844), M. Velpeau mentionna ces faits dans un article de dictionnaire (*Dict.* en 30 vol., t. XXIX, p. 496, art. TESTICULE), en ajoutant que l'existence des spermatozoaires dans un kyste ou une hydrocèle avait été notée à sa clinique en 1840, *et publiée dans la thèse de M. Letellier*. Encore peu versé dans la pratique du microscope, M. Velpeau se demandait « s'il s'agis-« sait bien là de zoospermes véritables, plutôt que de monades ou autres corpus-« cules des liquides animaux. » D'après l'indication précédente, plusieurs auteurs français, entre autres Marcé (*Des kystes spermatiques*, th. inaug., Paris, 1856, in-4°, p. 7), ont attribué à M. Velpeau la découverte des kystes à spermatozoaires. Mais j'ai le regret de dire que le professeur de la Charité n'avait gardé qu'un souvenir très-inexact du fait qui s'était passé à sa clinique en 1840. Il s'agissait, non d'un kyste ni d'une hydrocèle, mais d'une orchite blennorrhagique, que M. Velpeau

importe de constater ici, c'est que les corps des zoospermes, une fois introduits dans un kyste, peuvent y séjourner très-longtemps sans altération. Ainsi il arrive quelquefois qu'un kyste de l'épidi-

avait traitée par des ponctions multiples. La pointe de la lancette ouvrit les voies spermatiques. « J'avais recueilli sur la lame d'une lancette, dit M. Letellier, quel- « ques gouttes de sang sorties d'une des petites plaies. J'ai pu constater, le soir, la « présence d'animalcules spermatiques, en délayant avec de l'eau pure la tache « qui s'était desséchée sur l'instrument. » (Félix Letellier, *Thèse inaugurale sur divers sujets*, p. 34, prop. v, en note; Thèses de Paris, 5 juin 1840, n° 154.) M. Letellier fit part de cette observation à M. Velpeau, et celui-ci, quatre ans plus tard, ayant eu connaissance des kystes à spermatozoaires de Liston et de Lloyd, crut se souvenir que son fait de 1840 était relatif à un cas de même nature. Mais ce n'était qu'un *lapsus memoriæ*, et il est clair que la priorité de la découverte appartient aux chirurgiens de Londres.

Liston était porté à croire que les kystes à spermatozoaires étaient dus à la dilatation de certaines parties de l'épididyme et du canal déférent (*loc. cit.*, p. 221). M. Lloyd ne fit aucune hypothèse, mais il réfuta d'avance l'opinion de ceux qui supposaient que la présence des zoospermes dans le liquide extrait par ponction pouvait être attribuée à une lésion des voies spermatiques par la pointe du trocart. Il fit remarquer que l'un de ces kystes à spermatozoaires renfermait une quantité d'animalcules infiniment supérieure à celle qui peut exister à un moment quelconque dans l'épididyme (*loc. cit.*, p. 372).

Le premier observateur qui ait eu l'occasion d'étudier l'anatomie pathologique des kystes en question est M. James Paget (*An Account of the Examination of a Cyst containing Seminal Fluid*, dans *Med. Chir. Transactions*, vol. XXVII, p. 398-404, 25 juin 1844). Sur le sujet dont il fit l'autopsie, il y avait un peu de liquide dans la tunique vaginale, un grand kyste et plusieurs petits kystes pleins d'un liquide transparent, et enfin un kyste globuleux, de $0^{m},02$ de diamètre, situé au milieu des autres, dont il différait par la teinte blanchâtre de son contenu. Ce dernier kyste renfermait seul des spermatozoaires, mais tous étaient tapissés d'épithélium. Ayant constaté que le kyste spermatique était tout à fait indépendant de l'appareil testiculaire, M. Paget en conclut qu'il s'agissait d'un kyste néogène doué de la propriété de sécréter un liquide semblable au produit de la glande voisine (p. 400), propriété que nous appellerions aujourd'hui hétérotopique.

En 1848, M. Gosselin, dans un mémoire important sur les kystes de l'appareil testiculaire, émit une troisième hypothèse. Il pensa que les kystes à spermatozoïdes étaient dus à la rupture d'un conduit efférent, ou à l'extravasation du sperme, qui s'enkystait ultérieurement dans le tissu conjonctif (*Archiv. générales de méd.*, 4e série, t. XVI, p. 178, février 1848). M. Verneuil, se rangeant à l'opinion de Liston, a invoqué contre celle de M. Gosselin des objections théoriques qui ne sont pas sans valeur (*Bull. de la Soc. de chirurgie*, t. VIII, p. 412, avril 1858), mais il a oublié l'argument anatomique qui est décisif : c'est que les kystes à spermatozoaires sont tapissés d'épithélium, qu'ils sont dus par conséquent à la dilatation d'une cavité préexistante, et non à l'enkystement consécutif d'un liquide extravasé. Quant à l'opinion de Liston, elle est en contradiction avec plusieurs faits : 1° On a trouvé des zoospermes dans des hydrocèles de la tunique vaginale, reconnues telles à l'autopsie (Curling, *Maladies du testicule*, trad. franç. par M. Gosselin, Paris, 1857, in-8°, p. 184). 2° Certains kystes très-anciens et très-volumineux ren-

dyme renferme des zoospermes, et qu'il n'y en a pourtant ni dans les testicules, ni dans les épididymes, ni dans les canaux déférents, ni dans les vésicules séminales. Ce fait a été constaté deux fois par

ferment des zoospermes *vivants*, qui, par conséquent, ont dû y être introduits depuis peu de temps. Or, si ces kystes étaient la conséquence d'une oblitération, la partie correspondante de la glande séminale aurait perdu ses fonctions, selon toutes probabilités, peu de temps après cet accident ; les zoospermes dateraient donc de l'époque du début de la tumeur, et on n'y pourrait trouver que leurs cadavres. En admettant même que la sécrétion du sperme eût continué pendant toute la durée de la maladie, il est clair que la plupart des zoospermes contenus dans un kyste ancien et volumineux devraient être morts depuis longtemps, et que les zoospermes vivants devraient être en très-petite minorité, tandis que, dans les cas dont nous parlons, ils sont tous ou presque tous agités de mouvements. 3° Les kystes à spermatozoïdes coexistent souvent avec d'autres kystes qui les entourent, qui ont des parois tapissées du même épithélium, *qui ont évidemment la même origine*, et qui, cependant, ne renferment pas de zoospermes. Témoin, la curieuse autopsie faite par M. Paget. Il est clair que si la présence des zoospermes n'était pas la conséquence d'un accident ultérieur, tous les kystes situés autour du kyste spermatique, étant nés et constitués de la même manière, renfermeraient, comme lui, le produit caractéristique de la glande séminale. 4° On ne trouve jamais de spermatozoaires dans les kystes très-petits, et ce sont ceux-là précisément qui, d'après la théorie de Liston, devraient en renfermer le plus fréquemment. Je pourrais aisément multiplier les arguments, et je renverrai, en particulier, au chapitre v, où le lecteur trouvera des raisons de mettre en doute jusqu'à l'existence des kystes produits par la dilatation des conduits excréteurs du sperme.

C'est M. Curling qui a fait connaître la véritable cause des kystes à spermatozoaires. Ces kystes, dans l'origine, ne diffèrent pas des autres kystes de l'épididyme. Ils ne renferment d'abord que de la sérosité, sans zoospermes. Ils se dilatent en refoulant l'épididyme et les conduits efférents, qui s'étalent à leur surface et qui rampent dans leurs parois. La pénétration des zoospermes est tout accidentelle; elle est due à la rupture de l'un des conduits spermatiques et à la formation d'une petite fistule intra-kystique, qui reste ouverte pendant quelque temps, et qui verse dans la cavité du kyste le sperme qui la traverse. Si la rupture est récente, les zoospermes sont vivants. Si elle est ancienne, l'ouverture peut se cicatriser, et on ne trouve plus que des zoospermes morts. La rupture peut être produite, soit par une contusion, un simple froissement, soit par une ponction antérieure, soit par la distension croissante des conduits où la pression exercée par la tumeur gêne le passage du sperme ; elle a d'autant plus de chance de se produire que le kyste est plus volumineux, et voilà pourquoi les kystes très-petits ne renferment jamais de spermatozoaires. Elle est indépendante de la nature de la poche aqueuse sur laquelle les conduits sont étalés, et voilà pourquoi les zoospermes peuvent s'épancher dans certaines hydrocèles de la tunique vaginale, comme dans les kystes proprement dits. Cette explication rend donc compte de toutes les particularités qui ont été constatées jusqu'ici, à l'exception d'une seule sur laquelle je vais revenir, et qui est très-exceptionnelle. Elle repose d'ailleurs sur une démonstration anatomique directe. Dans un cas où il y avait sur chaque testicule un kyste à spermatozoaires, M. Curling eut l'occasion de pratiquer l'autopsie, et pria M. John Quekett d'injecter les voies spermatiques. Le mercure, après avoir rempli les épididymes, tomba

M. Gosselin (1). Les zoospermes enkystés dataient donc d'une époque déjà éloignée. Le double phénomène d'exhalation et d'absorption avait continuellement renouvelé le liquide du kyste ; mais les

librement dans les deux kystes, à travers une ouverture ovale, à bords lisses et arrondis, unique pour chaque kyste. L'une des pièces est conservée dans le Musée de Hunter; une soie de sanglier a été introduite à travers l'orifice de communication jusque dans le conduit efférent déchiré (Curling, *loc. cit.*, p. 181). M. Luschka a d'ailleurs réussi plusieurs fois à faire pénétrer dans le petit kyste connu sous le nom d'*hydatide de Morgagni*, les injections mercurielles poussées dans le canal déférent (*Die appendiculargebilde des Hoden*, dans Virchow's *Archiv für path. Anat. und Physiol.*, 1854, Bd VI, s. 313). Mais la communication d'un conduit presque capillaire, avec une poche volumineuse et distendue, doit se refermer fréquemment et promptement. M. Gosselin, à l'aide d'une injection de térébenthine, liqueur plus pénétrante que le mercure, a plusieurs fois constaté qu'il n'y avait aucune communication actuelle entre le kyste à spermatozoaires et les voies spermatiques, et Marcé, dans un cas aussi concluant que possible, a répété la même expérience avec le même résultat (Marcé, *Thèse citée*, p. 12). Citons, en terminant, un fait qui est inconciliable avec toute explication autre que celle de M. Curling. Il s'agit d'un malade atteint de kyste de l'épididyme. Deux ponctions, pratiquées à un mois d'intervalle, donnèrent un liquide sans spermatozoïdes, et une troisième ponction, faite quelques semaines plus tard, fournit un liquide à spermatozoïdes (Curling, *loc. cit.*, p. 183-184). Ici, la cause de la rupture est évidente ; c'est l'action du trocart qui, dans la deuxième ponction, avait divisé l'un des conduits spermatiques étalés à la surface du kyste.

Je crois donc devoir admettre avec M. Curling que la pénétration des spermatozoaires dans les kystes de l'épididyme est un phénomène accidentel et consécutif, au moins dans l'immense majorité des cas.

Je ferai cependant quelques réserves relativement à l'hypothèse de M. Paget. Cette hypothèse, faisant intervenir un phénomène aussi insolite que celui de l'hétérotopie physiologique, pour une sécrétion qui peut être considérée comme la plus compliquée de toutes, est de celles que l'on ne peut admettre que s'il est impossible d'expliquer autrement la présence des spermatozoaires dans un kyste. Elle est donc généralement rejetée, pour ce qui concerne au moins les kystes spermatiques de la région testiculaire. — Mais les kystes spermatiques peuvent naître à une distance notable du testicule. J'ai vu dans le service de M. Laugier un kyste de la partie *supérieure* du cordon, qui était situé au niveau de l'anneau inguinal, et qui était séparé du testicule et de l'épididyme par un intervalle considérable. Le liquide qu'on en retira renfermait des milliers de zoospermes. On a pu se demander si ce kyste n'avait pas son siége dans le *vas aberrans* d'Haller, chose infiniment peu probable, car on concevrait, à la rigueur, que le sperme, par erreur de lieu, remontât dans ce vaisseau, mais on ne comprendrait pas qu'il y restât, et encore moins qu'il distendît exclusivement l'extrémité supérieure, reportée, on ne sait pourquoi, jusqu'au niveau de l'anneau inguinal. Ce fait, dont j'ai été témoin, a été rapporté dans l'intéressante thèse de Marcé (p. 10), et la théorie de M. Paget est la seule qui puisse en donner l'explication.

(1) Gosselin, *Recherches sur les kystes de l'épididyme, du testicule et de l'appendice testiculaire*, dans *Archives générales de médecine*, 1818, 4e série, t. XVI, p. 170 et p. 173.

spermatozoaires, n'ayant pu être résorbés, étaient restés dans la poche, et le contenu des kystes avait définitivement conservé ses premiers caractères, comme cela a lieu dans les cas des kystes sébacés dont nous venons de parler.

Somme toute, cependant, les cas où le contenu des kystes conserve définitivement les caractères spéciaux du liquide normalement sécrété par la cavité préexistante, sont assez exceptionnels. Le plus souvent ce liquide, normal dans l'origine, est très-promptement remplacé par un liquide tout différent, et qui n'a plus rien d'absolument caractéristique. C'est parce que la surface sécrétante se trouve modifiée dans ses propriétés. Tantôt cette modification est le premier phénomène de la formation des kystes, et précède ou plutôt produit l'accumulation du liquide; tantôt elle est consécutive à l'accumulation de ce liquide. — Rappelons enfin que, dans beaucoup de cas, l'origine du contenu est entièrement pathologique, la membrane préexistante étant devenue le siége d'une sécrétion ou plutôt d'une exhalation qui ne s'y observe pas à l'état normal.

Les variétés de kystes progènes sont trop nombreuses pour que nous puissions songer à les passer tous en revue ; et nous ne pourrions le faire d'ailleurs sans nous exposer à des redites continuelles. Il nous suffira donc de faire connaître par quelques exemples les principaux types que nous venons de signaler.

PREMIER TYPE. *Cavité préexistante close, et naturellement pleine.* — Les kystes de l'ovaire nous fournissent un exemple de ce cas, le plus simple de tous, et le moins éloigné de l'état normal. Rien, au premier abord, ne semble plus pathologique que ces immenses kystes, qui remplissent et distendent l'abdomen, et qui renferment souvent, dans leurs cavités multiloculaires, des substances de toute consistance et de toute couleur. Mais, si l'on considère à leur origine ces kystes simples ou multiples, on trouve qu'ils ne sont que l'exagération de l'évolution naturelle des follicules clos connus sous le nom de vésicules de Graaf. La glande ovarique renferme à l'état normal des myriades de petites vésicules microscopiques, avec une paroi tapissée d'épithélium, et un contenu liquide et transparent. Il est dans l'ordre régulier des choses que ces vésicules soient appelées l'une après l'autre à se développer, à devenir visibles à l'œil nu, puis à faire à la surface de l'ovaire une saillie de quelques millimètres; ce sont en quelque sorte des kystes naturels qui se forment ainsi continuellement. A chaque époque menstruelle une de ces vésicules, parvenue à maturité, se rompt, épanche son contenu dans la trompe ou dans le péritoine, et se transforme en corps jaune. Que faut-il maintenant pour que ce kyste naturel se change en kyste pathologique? Il suffit que la vésicule, au lieu de se rompre, continue à se distendre, et il me paraît fort probable que beaucoup de kystes simples de l'ovaire reconnaissent cette origine; mais d'autres sans doute, et surtout les kystes multiloculaires, sont dus à l'évolution anormale de vésicules qui se développent avant leur tour, par une sorte d'hétérochronie. En tout cas, le trouble nutritif qui amène la formation de ces kystes est vraiment minime, eu égard aux résultats qu'il produit.

Les autres follicules clos de l'économie, n'étant pas appelés comme les vésicules de Graaf à subir tôt ou tard une ampliation physiologique, le travail qui les transforme en kystes ne se réduit plus seulement à une évolution prématurée et intempestive; mais ce travail, quoique plus anormal par sa cause, est sous tous les autres rapports semblable au précédent, et peut comme lui être ramené aux deux termes suivants: 1° Exagération de la sécrétion normale, 2° dilatation simultanée du follicule. Il est bien entendu qu'ici nous parlons seulement du début: plus tard la sécrétion peut être altérée et même entièrement pervertie, et la paroi dilatée peut subir diverses modifications de structure; mais on retrouve presque toujours sur sa surface interne, jusqu'à une époque avancée, le revêtement épithélial du follicule dilaté.

Les kystes de la substance corticale des reins proviennent ainsi des glomérules de Malpighi. Comme ils sont presque toujours multiples et inégalement développés, on trouve souvent sur la même pièce toutes les transitions entre ces glomérules microscopiques et les kystes les plus avancés dans leur développement.

Les kystes du corps thyroïde ont également leur siége dans les follicules clos de cet organe. Ces follicules, à l'état normal, sont visibles à la loupe et même à l'œil nu, et il est aisé de suivre, sur la même pièce, tous les degrés de leur transformation kystique.

M. Lucien Corvisart a démontré, dans un intéressant mémoire, que les glandules péricardiques indiquées en 1669 par Lower, et niées depuis lors par la plupart des anatomistes, existent réellement autour de la base du cœur, mais qu'elles ne communiquent pas avec la cavité du péricarde, et qu'elles doivent prendre place parmi les follicules clos (1). J'ai trouvé une fois en ce point, dans l'épais-

(1) L. Corvisart, *Recherches sur des vésicules closes, probablement glanduleuses du péricarde*, dans *Bull. de la Soc. anatomique*, 1851, t. XXVI, p. 273-291.

seur de la séreuse, plusieurs petits kystes dont le plus gros ne dépassait pas le volume d'un pois, et qui m'ont paru avoir leur siége dans les follicules clos de M. Corvisart. Je n'oserai cependant pas l'affirmer.

Il est au contraire parfaitement démontré que la très-grande majorité des kystes des mâchoires, abstraction faite de ceux qui naissent dans le sinus maxillaire, ont leur point de départ dans les follicules dentaires. Nous donnons en note quelques détails sur l'origine et la formation de ces kystes qui ont été décrits sous le nom de *kystes alvéolo-dentaires* (1). Il n'y a pas de raison pour que le

(1) Les follicules dentaires, à l'état normal, sont parfaitement clos et le sont dès l'origine, quoi qu'on en ait dit; mais ils ne renferment pas une cavité véritable. L'intervalle compris entre leur paroi et la surface extérieure du bulbe dentaire est rempli par l'organe de l'émail, substance organisée, mais très-molle, comme gélatineuse, privée de vaisseaux, susceptible de se ramollir, de se dissocier sous l'influence des causes morbides, et laissant alors dans le follicule une cavité qui ne tarde pas à se transformer en kyste. Les kystes des follicules dentaires sont donc comparables de tous points à ceux qui se développent dans les cavités closes. Les kystes dentaires peuvent avoir pour point de départ, soit les follicules de la première dentition, soit ceux de la seconde, soit enfin les follicules de dents surnuméraires. Leur contenu est ordinairement une sérosité limpide, quelquefois un liquide sanguinolent, quelquefois une substance filante ou même gélatineuse, d'autres fois enfin, mais plus rarement, une matière comme sébacée, qui peut acquérir la consistance du mastic, et qui est constituée principalement par un amas de cellules épithéliales [1]. Celles-ci proviennent de la paroi du follicule, dont la surface interne est revêtue, à l'état normal, d'une couche épithéliale qui la sépare de l'organe proprement dit de l'émail.

L'accumulation du liquide dans le follicule dentaire produit des conséquences qui varient suivant l'époque où elle survient. Si le kyste se forme pendant la période que j'appelle *embryoplastique* [2], le bulbe, atrophié par la pression du liquide, s'aplatit, s'étale sur la paroi du kyste, avec laquelle il peut même se confondre entièrement, et, à l'ouverture de la tumeur, on n'y trouve ni dent ni rudiment de dent.

Lorsque le début n'a lieu que pendant la seconde période, ou période *odontoplastique*, le bulbe, dont la dentification n'est pas encore commencée, et dont le tissu est mou et dépressible, se laisse encore refouler, aplatir par le liquide du kyste; il s'étale plus ou moins dans l'épaisseur de la paroi du follicule, et il peut se faire sans doute qu'il finisse par s'atrophier, comme dans le cas précédent; mais il peut arriver aussi que les éléments odontoplastiques qui constituent sa couche corticale conservent la propriété de produire de l'ivoire. Lorsqu'il en est ainsi, aucune dent ne fait saillie dans l'intérieur du kyste, mais on trouve dans l'épaisseur de sa paroi une masse indurée, ossiforme, qui, mise à nu par la dissection, apparaît sous la forme d'une couronne dentaire, plus ou moins rudimentaire, et plus ou moins irrégulière. Ces dents interstitielles, ou plutôt ces rudiments de dents, peuvent acquérir

[1] Voy., en particulier, l'obs. de M. Eug. Nélaton, dans *Bull. de la Soc. anatomique*, décembre 1856, 2e série, t. I, p. 490.

[2] La détermination des diverses périodes de l'évolution des follicules dentaires sera exposée plus loin dans le chapitre des odontômes.

tissu spongieux des mâchoires soit à l'abri du développement des kystes osseux proprement dits, qui sont néogènes, comme on le

une longueur supérieure à leur largeur, et se terminer même en une extrémité conique et allongée qui simule une racine; mais ce n'est qu'une apparence, et les conditions anatomiques qui caractérisent les racines dentaires ne s'y rencontrent pas; la partie la plus volumineuse ne présente même pas la structure d'une véritable couronne; elle n'est pas recouverte d'émail; elle n'est pas creusée d'une cavité remplie de pulpe; elle consiste purement et simplement en un amas d'ivoire. L'absence de l'émail ne saurait nous surprendre, puisque le kyste a pris naissance avant l'époque où l'émail se développe, et que la cause de sa formation a été précisément la dissolution et la destruction de l'organe de l'émail. Je possède une pièce qui ne rentre pas dans la description précédente, quoiqu'elle soit certainement relative à un kyste dentaire développé pendant la période odontoplastique. Elle provient d'une dame qui était atteinte d'un kyste du follicule de l'une des incisives latérales inférieures, et qui fut opérée en ma présence par M. Nélaton. Après avoir excisé la paroi antérieure de la coque osseuse du maxillaire, M. Nélaton enleva avec une rugine la partie postérieure de la paroi membraneuse du kyste. La surface interne de cette membrane était lisse; mais en un point où la paroi était notablement épaissie, nous reconnûmes au palper la présence d'une masse interstitielle, de consistance minérale. C'était le rudiment très-déformé de l'incisive. Ayant mis à nu par la dissection cette masse ossiforme, je reconnus qu'elle avait une consistance bien inférieure à celle de l'ivoire, et même à celle du tissu osseux. Je pus ainsi aisément pratiquer plusieurs préparations microscopiques, et, à ma grande surprise, je n'y trouvai aucune trace d'ivoire. Cette production dentaire était constituée exclusivement par l'accumulation d'un très-grand nombre de ces petits corps globuleux très-réfringents, que l'on aperçoit çà et là dans l'épaisseur de la pulpe dentaire, à partir du début de la dentification, et qui seront décrits, dans le chapitre des odontômes, sous le nom de *grains dentinaires*. Dans ce cas, la présence du kyste avait amené l'atrophie de la couche corticale du bulbe, et empêché par là la formation de l'ivoire; mais la pulpe avait conservé sa structure à un degré suffisant pour devenir le siége de la formation des grains dentinaires. Ceux-ci, en s'accumulant, avaient constitué une masse dure qui simulait une couronne dentaire.

Le début des kystes dentaires peut avoir lieu à une époque plus avancée, lorsque le bulbe est déjà en voie de dentification, ou même lorsque la couronne est déjà complète. Il y a alors une dent bien formée, qui fait saillie dans la cavité du kyste et qui s'implante sur sa paroi. Cette dent peut avoir une racine presque achevée, mais d'autres fois elle se réduit à une couronne à large base. Une couche d'émail, plus ou moins épaisse, mais bien régulière, tapisse la couronne en totalité ou en partie, et prouve que l'organe de l'émail avait déjà pris part au travail de dentification lorsqu'il s'est ramolli, dissocié, et qu'il a ainsi produit la cavité où s'est développé le kyste. Ce travail de ramollissement et de dissolution de l'organe de l'émail est un phénomène normal; il s'effectue constamment quelque temps avant l'éruption de la dent; c'est toujours ainsi que disparaissent, après l'achèvement de la couronne, les restes de cet organe transitoire, et il suffit que cela ait lieu un peu plus tôt pour que le follicule dentaire puisse se transformer en kyste.

Il est clair, d'après ce qui précède, que les dents rudimentaires des kystes nés avant le début de la dentification du bulbe, ne peuvent, en aucun cas, faire leur éruption. Les dents plus complètes des kystes plus tardifs ne peuvent pas non plus prendre rang sur l'arcade dentaire, car la présence du kyste les refoule vers le fond

verra plus loin; mais l'existence de cette espèce de kystes dans les os maxillaires n'est pas encore démontrée.

de la cavité alvéolaire, et leur fait subir d'ailleurs une déviation qui ne leur permet pas d'atteindre la gencive. De là résulte un signe sur lequel M. Nélaton surtout a attiré l'attention : en examinant l'arcade dentaire, on trouve que l'une des dents de la région où existe la tumeur fait défaut, et a toujours fait défaut. Ce signe est fort important pour le diagnostic; mais il n'est pourtant pas absolu. Ainsi que l'a fait remarquer avec raison M. Trélat (*Bull. de la Soc. de chirurgie*, 2e série, t. III, p. 356 [1862]), les kystes dentaires peuvent se développer dans les follicules de dents surnuméraires, et, en pareil cas, l'arcade dentaire peut être au complet. J'en ai vu cette année (1866) un exemple dans mon service à l'hôpital Saint-Antoine, sur un jeune homme qui m'avait été adressé par M. le docteur Duché. D'un autre côté, l'absence d'une dent, coïncidant avec l'existence d'une tumeur maxillaire, n'est pas un caractère exclusivement propre aux kystes dentaires. Certains odontômes peuvent donner lieu à la même disposition. Le diagnostic de ces cas sera donné avec quelques détails dans le chapitre où nous traiterons des odontômes.

Les kystes dentaires étant toujours entourés d'une coque osseuse plus ou moins complète, qui résulte de la dilatation de l'os maxillaire correspondant, ne se prêtent pas au traitement ordinaire des kystes. Les ponctions avec ou sans injection seraient toujours insuffisantes. Il est nécessaire d'exciser la paroi osseuse dans une étendue considérable, et cela même ne suffirait pas toujours pour assurer la guérison, si l'on n'avait soin d'extirper entièrement, comme le fait M. Nélaton, la paroi membraneuse qui tapisse la surface interne du kyste osseux.

On a cité quelques cas où plusieurs dents plus ou moins complètes existaient à la fois dans le même kyste dentaire. Ainsi il y en avait deux dans un cas qui a été présenté à la Société de chirurgie par M. Legouest (*Bull. de la Soc. de chirurgie*, 1862, 2e série, t. III, p. 345). Pour expliquer ces faits, d'ailleurs très-rares, on peut supposer que deux kystes développés dans les follicules de deux dents voisines se sont mis de très-bonne heure en communication, et ont fini par ne plus constituer qu'un seul et unique kyste. Mais il est plus probable que les deux dents proviennent d'un seul follicule dont le bulbe aplati et étalé sur la paroi s'est divisé en deux parties, lesquelles se sont ensuite dentifiées isolément. A l'appui de cette hypothèse, on peut invoquer un cas où M. Eugène Nélaton trouva dans l'épaisseur de la paroi d'un kyste dentaire un bulbe divisé en plusieurs cordons distincts. Ce fait sera exposé et discuté en détail dans le chapitre des odontômes, où nous prouverons la réalité du phénomène de la multiplication des bulbes dentaires.

On trouve quelquefois dans les os maxillaires des kystes à 2 ou 3 loges qui paraissent dues à la réunion de plusieurs kystes dentaires ouverts consécutivement les uns dans les autres. Telle était probablement l'origine du kyste du maxillaire inférieur, qui fut présenté en 1847 à la Société anatomique, par M. Guibout, et qui fut décrit plus amplement par cet auteur dans l'*Union médicale*.

On consultera sur les kystes dentaires les ouvrages suivants : Am. Forget, *Recherches sur les kystes des os maxillaires et leur traitement*, Paris, 1840, in-4°. Th. inaug. — Le même, *Mém. sur les kystes des os maxillaires*, dans *Mém. de la Soc. de chirurgie*, t. III, p. 229, Paris, 1853, in-4°. — Paget, *Lectures on Tumours*, London, 1853, in-8°, p. 90 (*Dentigenous Cysts*). — Duchaussoy, *Des kystes des mâchoires*, Th. de concours, Paris, 1857, in-4°. — Guibout, *Mémoire sur les kystes séreux des os maxillaires*, dans l'*Union médicale*, 1847, p. 449, 454, 458 et 469. — L.-Henr. Runge avait déjà publié en 1750 une très-curieuse, mais malheureusement trop

Il est possible que les kystes du corps pituitaire, affection très-rare, que j'ai pourtant observée une fois, aient leur origine dans les follicules clos de cet organe, que les recherches d'Ecker et de M. Luys tendent à faire ranger parmi les glandes sanguines (1). Mais cette vue est encore hypothétique : lorsque j'ai recueilli mon observation, en 1845, sur un épileptique de Bicêtre, on ignorait encore l'existence des follicules clos du corps pituitaire. Ce kyste avait le volume d'une noisette et remplissait entièrement la selle turcique. M. Zencker, de Dresde, à l'autopsie d'une petite fille réputée hydrocéphale, a trouvé dans le crâne un énorme kyste qui, d'après sa position et ses connexions, lui a paru développé dans le corps pituitaire. Il a rapproché de ce cas deux autres faits empruntés à Bonnet et à Abercrombie. Il n'a du reste émis aucune hypothèse sur le point de départ anatomique de ces kystes (2).

Les kystes placentaires multiples connus sous le nom de *môles hydatiques* doivent être rapprochés de ceux qui naissent dans les follicules clos. Les recherches de M. Robin, consignées dans l'importante thèse de M. Cayla (3), ont démontré qu'ils ont leur siége dans la cavité des villosités du chorion. Ces villosités diffèrent certainement beaucoup des follicules clos ; leurs cavités, d'abord tubuleuses, puis plusieurs fois ramifiées, ne jouent nullement le rôle des cavités glandulaires. Le liquide qu'elles renferment n'est point sécrété par leurs parois, qui ne sont pas vasculaires dans l'origine, et n'y pénètre que par imbibition. Lorsque les vaisseaux allantoïdiens gagnent la partie du chorion qui formera le placenta, les anses vasculaires s'insinuent dans la cavité des villosités, la remplissent et l'effacent, de telle sorte qu'en devenant des organes vasculaires, les villosités choriales cessent d'être des organes creux ; et quant à celles qui ne prennent pas part à la formation du placenta, elles s'atrophient et disparaissent de très-bonne heure. On ne peut donc éta-

courte observation de kyste dentaire du maxillaire inférieur (Runge, *De morbis sinuum ossis frontis et maxillæ superioris, et quibusdam maxillæ inferioris*, Rinteln, 1750, in-4°). Dans Haller, *Disput. chirurgicæ*, Lausanne, 1755, in-4°, t. I, p. 216.

(1) Liégeois, *Anat. et physiologie des glandes vasculaires sanguines*, Th. de concours, Paris, 1860, in-4°, p. 11, pl. II, fig. 1 à 11, et pl. III, fig. 1 à 4.

(2) Zencker, *Enorme Cystenbildung im Gehirn, vom Hirnanhang ausgehend*, dans *Virchow's Archiv für pathol. Anat. und Physiologie*, Bd. XII, s. 454 (1857).

(3) Fr.-Alexis Cayla, *De l'hydropisie des villosités choriales* (*Môles hydatiques des auteurs*), Th. inaug., Paris, 29 août 1849, in-4°. M. Robin avait déjà exposé ces idées dans un court passage de son *Traité du microscope et des injections*, Paris, 1849, in-8°, 1re partie, p. 31. Cet ouvrage a paru quelques mois avant la thèse de M. Cayla.

blir aucun rapprochement entre ces cavités transitoires, très-passagères, et les follicules glandulaires. Mais, malgré les différences essentielles que nous venons de signaler, elles ont cela de commun que les unes et les autres peuvent être distendues par le liquide intérieur, et se dilater en kystes. Les kystes dus à l'hydropisie des villosités choriales sont ordinairement extrêmement nombreux; ils sont disposés en forme de grappes; la plupart sont sphériques ou ovoïdes, variant du volume d'un grain de mil au volume d'une noisette; mais il en est de fusiformes, de piriformes, de tubuleux, il en est même de rameux, et l'on conçoit ainsi que l'idée d'attribuer la formation de ces kystes à la dilatation des vaisseaux lymphatiques ou sanguins du placenta, se soit présentée tout naturellement à l'esprit des observateurs. L'hypothèse des vaisseaux lymphatiques, énoncée par Vallisneri en 1690, dans une lettre adressée à Malpighi (1) fut adoptée quelques années après par Bidloo (2), et a trouvé des adhérents jusque dans notre siècle, quoique les anatomistes aient démontré depuis longtemps qu'il n'y a pas de vaisseaux lymphatiques dans les enveloppes du fœtus. Mais l'hypothèse de Ruysch, qui plaçait dans les vaisseaux sanguins du placenta l'origine des kystes placentaires (3), a plus de consistance, surtout depuis que M. Cruveilhier, étudiant avec le plus grand soin les formes multiples et les connexions de ces kystes, a démontré d'une manière incontestable qu'ils sont dus à la dilatation d'un système de canaux tubuleux et ramifiés (4). Il est d'ailleurs prouvé, comme on le verra plus loin, que les vaisseaux de certaines tumeurs sanguines peuvent quelquefois se transformer en kystes. On peut donc invoquer aujourd'hui, à l'appui de l'hypothèse de Ruysch, des arguments fort sérieux, et il eût été fort difficile de la réfuter si l'examen microsco-

(1) Ant. Vallisneri, *Opere fisico-mediche,* Venise, 1733, in-fol., t. II, p. 52, et tab. III.

(2) God. Bidloo, *Exercitationum anatomico-chirurgicarum decades duæ*, decas I, exercit. II, p. 18, et tab. II, Leyde, 1708, in-4°.

(3) Fred. Ruysch, *Thesaurus anatomicus*, VI, n° 104, et tab. V, fig. 6. Amsterdam, 1705, in-4°, p. 71 et 91; et, pour plus de détails, *Observ. anatomico-chirurgicarum centuria*, Amsterdam, 1691, in-4°, p. 44, fig. 34 et 35.

(4) Cruveilhier, *Anatomie pathologique du corps humain*, avec planches, 1re livraison, Paris, 1829, in-folio, pl. I et II, et *Anatomie pathologique générale*, t. III, p. 481-487, Paris, 1856, in-8°. G.-C. Gregorini, à la fin du dernier siècle, avait invoqué à l'appui de la même opinion ce fait qu'une injection fine, poussée dans les vaisseaux sanguins d'une môle hydatique, avait pu pénétrer dans quelques vésicules. Mais je pense, avec M. Cruveilhier, que cette pénétration était le résultat d'une rupture (Gregorini, *De hydrope uteri et de hydatidibus in utero visis aut ab eo exclusis*, Hale, 1795, in-4°, 2 pl.).

pique n'avait établi d'une manière évidente l'identité de structure des villosités choriales et des kystes des môles hydatiques.

Deuxième type. *Cavité préexistante close, et naturellement vide.*— Les kystes de cette catégorie sont d'abord ceux qui se développent dans les bourses muqueuses et dans la cavité des synoviales tendineuses. On doit y joindre les kystes du cinquième ventricule cérébral, ceux des anciens sacs herniaires dont le collet est depuis longtemps oblitéré, certains kystes du cordon spermatique, les kystes du canal de Nuck connus sous le nom d'*hydrocèle de la femme;* et enfin on y joindrait encore l'hydarthrose, l'hydrocèle de la tunique vaginale, les hydropisies des séreuses et des grands ventricules cérébraux, si l'on n'était convenu, comme je l'ai déjà dit (p. 12-14), de distraire ces diverses affections de la classe des kystes pour les ranger dans la classe des hydropisies.

Parmi les cavités préexistantes que nous venons d'énumérer, il en est qui sont essentiellement closes; telles sont les bourses muqueuses et les synoviales tendineuses. D'autres communiquent normalement avec des cavités plus grandes, mais en ont été séparées par une oblitération plus ou moins ancienne; c'est ainsi que les vieux sacs herniaires peuvent être transformés en cavités closes par l'oblitération de leur collet; que le prolongement péritonéal connu sous le nom de canal de Nuck peut être séparé de la cavité péritonéale par suite de l'occlusion de son goulot ; et qu'une partie du conduit vagino-péritonéal du cordon spermatique peut échapper à l'oblitération physiologique et rester perméable, tout en ayant cessé de communiquer avec le péritoine et avec la tunique vaginale. Toutes ces cavités accidentellement closes sont des diverticules de cavités plus grandes, et ont comme celles-ci pour paroi une membrane naturelle tapissée d'épithélium. Les synoviales tendineuses possèdent également une paroi membraneuse à revêtement épithélial, mais il n'en est pas de même des bourses muqueuses qui, à proprement parler, n'ont pas de véritable paroi. Tantôt normales, ou plutôt produites par des mouvements physiologiques, tantôt accidentelles, c'est-à-dire développées par suite d'habitudes professionnelles, d'attitudes pathologiques, ou de pressions anormales (1), et dues, dans tous les cas, à des actions méca-

(1) Je ne crois pas devoir donner ici l'énumération des bourses muqueuses normales ou pathologiques. Je renverrai pour cela aux traités généraux de chirurgie. Voyez surtout : Bérard et Denonvilliers, *Compendium de chirurgie,* t. II, p. 21, Paris, 1851, grand in-8° ; — Follin, *Traité de pathologie externe*, t. II, p. 116, Paris, 1863, grand in-8°.

niques, qui ont pour conséquence de dépasser les limites de la laxité du tissu conjonctif, et d'y produire des ruptures ou des écartements de fibres, elles n'ont d'autre paroi que ce tissu même, irrégulièrement refoulé, inégalement condensé, et leur surface interne est par conséquent privée d'épithélium.

Les cavités closes que nous considérons sont donc extrêmement diverses par leur nature, leur origine, leur ancienneté et leur constitution anatomique, mais elles ont toutes cela de commun qu'elles existent à l'état de cavités closes plus ou moins longtemps avant de se transformer en kystes, et qu'elles sont naturellement vides, c'est-à-dire, ou bien qu'elles ne sont le siége d'aucune sécrétion, ou bien qu'elles exhalent seulement une très-minime quantité d'humeur qui lubrifie leur paroi sans former collection dans leur intérieur. Il faut donc, pour qu'elles se remplissent de liquide, qu'elles deviennent le siége d'une maladie capable d'y faire naître une sécrétion anormale. Cette maladie est le plus souvent une inflammation, soit aiguë, soit chronique; mais quelquefois on ne constate ni les causes, ni les symptômes, ni les lésions de l'inflammation, et la formation du kyste paraît due alors à une simple anomalie de sécrétion; il est clair toutefois que cette sécrétion anormale ne peut être autre chose qu'un effet, et qu'elle est la conséquence d'un état morbide de la membrane qui limite la cavité ou des tissus qui la circonscrivent.

L'inflammation aiguë est rarement la cause de ces kystes : si elle est suppurative, elle produit un abcès, non un kyste; et celle qui, moins intense, se borne à faire exhaler un liquide séreux, donne lieu à une hydropisie aiguë, ou *hygroma aigu*, qui se résorbe presque toujours spontanément au bout de quelques jours ou de quelques semaines. Il peut se faire cependant que la résorption fasse défaut, ou soit incomplète, et que la cavité se trouve définitivement transformée en kyste, mais cela est assez exceptionnel, et, loin que l'inflammation aiguë des cavités closes doive faire craindre la formation d'un kyste, c'est au contraire un des moyens que l'art emploie avec le plus d'efficacité pour amener la guérison des kystes développés dans ces cavités.

Les kystes des bourses muqueuses portent le nom de kystes hygromateux, d'*hygromas chroniques*, ou simplement d'*hygromas*. L'absence de qualificatif suffit pour indiquer que l'affection est chronique.

Toutes les bourses muqueuses, normales ou accidentelles, peuvent devenir le siége d'hygromas. L'épanchement de liquide qui les transforme en kystes a souvent pour cause l'inflammation ou l'irritation chronique provoquée par des frottements répétés : c'est ainsi que l'hygroma des bourses muqueuses prérotuliennes s'observe principalement chez les individus qui travaillent à genoux, ou chez les religieux qui passent leur temps en génuflexions.

Je signalerai une variété particulière d'hygroma qui se produit fréquemment dans des bourses muqueuses accidentelles développées entre les divers lobes d'une même tumeur. Ces kystes, appelés *lacuneux* par M. Lebert, s'observent souvent dans les grands adénômes de la mamelle.

Les kystes des synoviales tendineuses doivent être désignés sous le nom de *kystes péritendineux*. Le nom de *kystes synoviaux* qu'on leur a quelquefois donné doit être réservé pour désigner des kystes d'une tout autre nature.

Les kystes développés dans le conduit vagino-péritonéal du cordon spermatique, ont reçu le nom d'*hydrocèles enkystées du cordon*. On a élevé des doutes sur la nature de ces kystes (1), depuis qu'une étude plus complète du *vas aberrans* et la découverte des *débris du corps de Wolff* ont permis de rattacher à une origine glandulaire certains kystes du cordon, sur lesquels nous ne tarderons pas à revenir. Mais l'existence de l'hydrocèle enkystée péritonéale du cordon est démontrée d'une manière incontestable. Rappelons d'abord qu'à tous les âges de la vie, et jusque dans la vieillesse avancée, quelques sujets conservent, dans le cordon spermatique, le long du canal déférent, une cavité séreuse allongée, qui provient évidemment du conduit vagino-péritonéal, incomplétement oblitéré. M. Cloquet a fait représenter une pièce sur laquelle trois de ces cavités séreuses, communiquant entre elles par des ouvertures très-étroites, étaient superposées le long du cordon, et ce qui prouvait bien leur origine péritonéale, c'est que l'une d'elles, la plus inférieure, communiquait encore avec la tunique vaginale par

(1) Dans sa communication à la Société de chirurgie, le 7 avril 1858, M. Giraldès s'était borné à dire qu'*une grande partie* des kystes du cordon spermatique provenaient des débris du corps de Wolff. (*Bulletins de la Soc. de chirurgie*, t. VIII, p. 409.) Il avait ajouté, p. 412, que les kystes du conduit péritonéal étaient plus rares qu'on ne l'avait supposé. Mais, dans un travail ultérieur, publié en 1861, il a été plus exclusif, et la quatrième et dernière conclusion de son Mémoire est « que « l'organe tubuleux formé par les rudiments du corps de Wolff est le point de départ, l'origine des tumeurs du cordon connues sous le nom de *kystes*, d'*hydro-* « *cèles enkystées*. » (*Journal de physiologie*, de Brown-Séquard, janvier 1861, t. IV, p. 7.)

une ouverture un peu plus large (1). Pour le dire en passant cette disposition explique très-bien la formation des kystes multiples en forme de chapelet, dont Ledran a cité un exemple remarquable : « J'ai conservé, dit-il, une pièce anatomique dans « laquelle on voit quatre petites tumeurs aqueuses, rondes et « grosses comme des noisettes, lesquelles, formées entre les feuillets « du péritoine, se montraient en dehors par-dessous le ligament de « Fallope. » Le sujet avait en même temps une hydrocèle de la tunique vaginale (2). — Dès le moment qu'une cavité séreuse close, provenant du conduit péritonéal, persiste jusqu'à un âge avancé chez un certain nombre d'individus, il devient extrêmement probable que cette cavité est exposée, comme les autres séreuses, grandes ou petites, à devenir quelquefois le siége d'une hydropisie, et à se transformer en kyste. Les faits consignés dans le livre de M. Curling changent cette probabilité en certitude. Les pièces figurées et décrites par cet auteur prouvent que l'hydrocèle enkystée du cordon coïncide assez souvent avec l'oblitération incomplète des autres parties du conduit péritonéal. Tantôt la partie inférieure de ce conduit est restée perméable au-dessous du kyste, sous la forme d'un canal séreux qui va s'ouvrir dans la tunique vaginale ; tantôt c'est au-dessus du kyste qu'on trouve un conduit séreux prolongé le long du canal déférent jusqu'au niveau de l'anneau inguinal interne, où il s'ouvre dans le péritoine (3). Ajoutons que l'hydrocèle enkystée se développe quelquefois dans le canal inguinal, à une distance considérable des organes glandulaires qui donnent lieu à la formation des kystes non-péritonéaux du cordon (4).

Les kystes connus sous le nom d'*hydrocèles de la femme* sont tout à fait comparables aux précédents. L'histoire de ces tumeurs est beaucoup moins avancée que celle des hydrocèles enkystées du cordon spermatique. Toutefois les points suivants sont parfaitement établis : 1° Le prolongement péritonéal, nommé canal de Nuck, peut rester perméable dans toute sa longueur longtemps après la naissance; Camper en a plusieurs fois retrouvé le vestige chez des

(1) J. Cloquet, *Recherches anatomiques sur les hernies de l'abdomen*, Th. inaug., Paris, 1817, in-4°, p. 40, en note, et pl. IV, fig. 3.

(2) Ledran, *Traité des opérations de chirurgie*, Paris, 1742, in-8°, p. 178.

(3) Curling, *Maladies du testicule*, trad. franç., Paris, 1857, in-8°, p. 201-206.

(4) Voyez encore, pour l'histoire de l'hydrocèle enkystée du cordon, le Mémoire d'A. Cooper dans son *Traité des maladies du testicule* (*Œuvres complètes*, trad. franç., Paris, 1837, grand in-8°, p. 486); — et Malgaigne, *Des tumeurs du cordon spermatique*, Th. de concours, Paris, 1848, in-4°, p. 8.

femmes mortes en couches. 2° Ce canal peut, chez la femme adulte, devenir le siége d'un épanchement absolument semblable à celui qui constitue l'hydrocèle congénitale chez l'homme. Dans un cas observé par Lecat, chez une femme de quarante-six ans, un conduit séreux émané du péritoine et gros comme une plume d'oie, se prolongeait dans toute la longueur du canal inguinal et venait former, au-dessous de l'anneau externe, une vésicule grosse comme le doigt et pleine de sérosité (1). 3° L'hydrocèle de la femme occupe exactement la région qui correspond au trajet du canal de Nuck ; ce canal, comme on sait, se prolonge dans l'origine jusqu'au-dessous de l'anneau inguinal externe. 4° L'hydrocèle de la femme présente, dans sa forme et dans ses rapports, autant de fixité que l'hydrocèle de la tunique vaginale de l'homme, ce qui permet de considérer comme probable que cette tumeur a son siége dans une cavité préexistante naturelle dont les rapports sont constants. On conçoit d'après cela que Monteggia, Palletta, Sacchi et Regnoli, aient été conduits à considérer l'hydrocèle de la femme comme un kyste du canal de Nuck, transformé en cavité close par l'oblitération de son goulot (2). Plusieurs observations, et en particulier celles de Palletta et de Sacchi, tendent à confirmer cette opinion, qui me paraît probable, mais qui cependant ne peut être considérée comme rigoureusement démontrée. Ainsi que M. Morpain l'a dit avec juste raison dans son intéressante thèse inaugurale : « Personne « n'a prouvé jusqu'ici que l'oblitération du canal de Nuck puisse « se faire d'une manière incomplète, en laissant persister une cavité « distincte, semblable à la tunique vaginale (3). » Pour ma part, dans mes recherches sur le sac dartoïque et sur la terminaison du ligament rond, j'ai constaté plusieurs fois, sur des petites filles, la persistance du canal de Nuck, mais je n'ai jamais trouvé le moindre

(1) Camper, *Acad. de Haarlem*, t. VII, et Lecat, *Philosoph. Transactions*, volume XLVII, cités l'un et l'autre par Rougemont dans sa traduction française du *Traité des hernies*, de Richter, Bonn, 1788, in-4°, p. 266 (note).

(2) Monteggia, *Instituzioni chirurgiche*, part. 3, cap. XIV, § 1660 (édit. Caimi, Milan, 1841, grand in-8°, t. II, p. 476). — Palletta, *Sull' idrocele delle donne*, dans *Mem. dell' Instit. Ital.*, t. II, p. 101. — Carlo Sacchi, dans *Annali universali di Medicina*, vol. XLVII, p. 437 (1831), trad. dans *Archiv. générales de médecine*, 1re sér., t. XXVI, p. 374-388 (1831). — G. Regnoli, *Intorno l'idrocele delle donne*, Pise, 1832, in-8°, fig., traduit dans *Arch. génér. de méd.*, 2e série, t. V, p. 126 (1832). Ce dernier auteur admet plusieurs variétés d'hydrocèles de la femme; l'hydropisie du canal de Nuck constitue l'une de ces variétés.

(3) Morpain, *Études anatomiques et pathologiques sur les grandes lèvres*, Thèse inaug., Paris, 1852, in-4°, p. 46.

vestige de ce canal dans le cas où son orifice péritonéal était refermé. — Ainsi, quelque séduisante, et j'ajoute même, quelque vraisemblable que soit la doctrine émise par les éminents chirurgiens italiens que je viens de nommer, elle est encore hypothétique, et elle le sera jusqu'à ce qu'on ait eu l'occasion d'observer à l'état de vacuité la cavité séreuse close préexistante qui est le siége présumé de l'hydrocèle de la femme.

Ce qui rend cette détermination fort douteuse, c'est la difficulté, je dirai même l'impossibilité d'établir, dans certains cas, une distinction entre les kystes qui se formeraient dans le canal de Nuck, et ceux qui se forment quelquefois (la chose est cliniquement démontrée) dans les anciens sacs des hernies inguinales. On s'accorde généralement à admettre que les hernies congénitales des petites filles ont leur siége dans le canal de Nuck; un kyste qui se développerait dans le sac d'une de ces hernies, après l'oblitération du collet, pourrait et devrait être légitimement considéré comme une hydrocèle. Mais les hernies inguinales qui se forment après les trois ou quatre premières années de la vie sont presque toujours entourées d'un sac accidentel, émané du péritoine de la région inguino-iliaque, et non du canal de Nuck, depuis longtemps oblitéré; et lorsque ces hernies viennent à guérir, ce qui peut être dû soit à l'oblitération, soit au simple rétrécissement de leur collet, rien, pas même la dissection la plus attentive, ne permet de reconnaître si la cavité séreuse contenue dans le canal inguinal, et continue ou non avec le péritoine, provient du canal de Nuck, ou d'une hernie accidentelle. On ne peut établir à cet égard que des probabilités basées sur les commémoratifs, c'est-à-dire sur l'âge où la hernie s'est montrée pour la première fois. Cette incertitude est bien plus grande encore lorsque, au lieu d'une simple cavité séreuse, c'est un kyste que l'on étudie, et peut-être vaudrait-il mieux, à l'exemple de M. Cruveilhier, désigner sous le nom de *kystes séreux du ligament rond*, qui a l'avantage de ne pas trancher une question encore indécise, tous les kystes péritonéaux de la région inguinale de la femme (1).

Quant aux kystes des sacs herniaires, dont nous venons de dire quelques mots par anticipation, ils sont connus et admis depuis longtemps. Ils se forment dans les sacs dont le collet est oblitéré et ne paraissent quelquefois qu'un grand nombre d'années après la guérison des hernies. On les a observés chez l'homme plus souvent

(1) Cruveilhier, *Anat. path. générale*, t. III, p. 150, Paris, 1856, in-8°.

que chez la femme. Dans les deux sexes, ils succèdent presque exclusivement à la hernie inguinale. Ceux qu'on observe dans la région crurale sont presque toujours des hygromas, et ont leur siége dans une bourse muqueuse formée sous la pression d'un bandage; en d'autres termes ce sont des *kystes pré-herniaires*, et non des *kystes herniaires*.

TROISIÈME TYPE. *Cavité préexistante provenant d'un organe embryonnaire, incomplétement atrophié.* — Les kystes de cette catégorie participent à la fois, par certains caractères, de ceux que nous venons d'étudier, et, par d'autres caractères, de ceux qui figureront dans notre quatrième groupe. Considérées au point de vue de leur nature, les cavités préexistantes dont nous parlons ici sont des cavités glandulaires. Elles proviennent d'organes transitoires, qui, à une certaine époque de la vie embryonnaire, ont la structure et les fonctions des glandes, mais qui, s'atrophiant bien longtemps avant la naissance, perdent leurs fonctions, cessent de sécréter un liquide, et ne persistent plus qu'à l'état de vestiges. Ces vestiges consistent en quelques tubes simples ou ramifiés, et terminés en cul-de-sac. Quoique souvent oblitérés sur plusieurs points de leur trajet, ils sont encore perméables sur d'autres points, mais ils sont vides à l'état normal et constituent des cavités closes, le conduit excréteur où ils se rendaient dans l'origine ayant cessé de communiquer avec l'extérieur, ou ayant même quelquefois entièrement disparu par atrophie. Par leur état de vacuité, ces cavités closes se rapprochent des cavités de notre second type; mais elles en diffèrent en cela qu'elles sont d'origine glandulaire, qu'elles ont autrefois été le siége d'une sécrétion normale, et que leur transformation en kyste est le résultat, non d'une sécrétion vraiment pathologique, mais du réveil intempestif de la propriété de sécrétion qu'elles ont possédée à une autre époque de la vie.

Ce groupe de kystes, qu'on pourrait peut-être appeler embryogéniques, ne comprend jusqu'ici qu'une seule variété, désignée par M. Verneuil sous le nom de *kystes de l'organe de Wolff* (1). On les observe dans les deux sexes : chez l'homme, au voisinage de l'appareil testiculaire; chez la femme, au voisinage de la trompe et de l'ovaire. Ils ont été découverts par M. Follin, ou plutôt on les connaissait avant lui, mais c'est lui qui en a le premier découvert l'ori-

(1) Verneuil, *Recherches sur les kystes de l'organe de Wolff dans les deux sexes*, dans *Mémoires de la Société de chirurgie*, t. IV, p. 58-84. Le volume porte le millésime de 1857 ; mais le travail de M. Verneuil a été lu à la Société dans la séance du 3 nov. 1852 (voy. *Bull. de la Soc. de chir.*, t. III, p. 218).

gine. Dans sa remarquable thèse inaugurale, dont je ne saurais trop recommander la lecture (1), mon savant collègue et ami a démontré : 1° que les débris du corps de Wolff persistent dans les deux sexes pendant toute la vie, sous forme de canalicules tapissés d'épithélium; 2° que l'appareil décrit par Rosenmüller, entre la trompe et l'ovaire, est le vestige du corps de Wolff de la femme (2); 3° que chez l'homme les débris du corps de Wolff sont constitués par le *vas aberrans* de Haller, par quelques canalicules situés près de la tête de l'épididyme, et par le petit appendice testiculaire connu sous le nom d'*hydatide de Morgagni*. Je passe sous silence un grand nombre d'autres faits nouveaux et importants qui ne se rattachent pas directement à la question des kystes.

Depuis longtemps les anatomo-pathologistes avaient décrit, sous des noms divers, les kystes, en général assez petits et presque toujours multiples, qui se développent très-fréquemment dans le voisinage de l'ovaire, et qui n'ont aucune connexion avec cette glande ; ils avaient eu soin de les distinguer des kystes ovariques proprement dits, mais n'avaient pu en indiquer l'origine. Après avoir étudié avec le plus grand soin, non-seulement les canalicules décrits par Rosenmüller, mais encore d'autres canalicules de même nature, perdus dans l'aileron moyen du ligament large, ou appendus à l'extrémité de la trompe, M. Follin a pu s'assurer que les kystes péri-ovariens sont dus à l'accumulation d'un liquide de sécrétion dans les cavités du corps de Wolff, et l'étude microscopique de l'épithélium qui tapisse la surface interne de ces kystes a rendu cette opinion tout à fait incontestable. Mais l'examen microscopique n'est même pas nécessaire; il suffit d'étudier certaines pièces à l'œil nu pour obtenir une démonstration complète (3). Ces kystes sont très-communs ; ils se rencontrent surtout chez les femmes qui ont atteint ou dépassé l'âge mûr et, chose très-remarquable, ils sont presque toujours très-petits : ils excèdent rarement le volume d'un pois, souvent même ils sont moins gros que des grains de chènevis. Il est clair, par conséquent, qu'à l'inverse de la plu-

(1) Eug. Follin, *Recherches sur les corps de Wolff*, Th. inaug., Paris, 1850, in-4°, avec planches.

(2) Rosenmüller avait décrit ce petit organe sans en indiquer l'origine. Bischoff avait dit que *probablement* les canalicules de l'organe de Rosenmüller étaient les débris du corps de Wolff (*Traité du développement de l'homme et des mammifères*, dans *Encyclopédie anatomique*, t. VIII, trad. franç., Paris, 1843, in-8°, p. 348). Les recherches de M. Follin ont changé cette probabilité en certitude.

(3) Voy. ma communication à la Société anatomique, *Bull. de la Soc. anat.*, 1851, t. XXVI, p. 45.

part des autres kystes, ils tendent à rester stationnaires. On conçoit d'ailleurs qu'ils aient moins de tendance à s'accroître que les kystes des glandes en activité, puisque celles-ci sont naturellement le siége d'une sécrétion, tandis que les kystes de l'organe de Rosenmüller sont le résultat d'une sécrétion en quelque sorte posthume. Mais cette immunité n'est cependant pas absolue; quoique généralement très-petits et stationnaires, les kystes développés dans les débris du corps de Wolff de la femme peuvent par exception prendre un plus grand accroissement; ils peuvent acquérir le volume d'une noisette, celui d'un œuf de poule, et au delà, se mettre en contact avec l'ovaire, contracter avec cette glande des adhérences plus ou moins intimes, et constituer ce qu'on a appelé les *kystes para-ovariens.*

Chez l'homme, les débris du corps de Wolff sont plus difficiles à découvrir que chez la femme. On est obligé, pour les démontrer, de recourir à des préparations spéciales et à l'usage du microscope. En outre, le voisinage immédiat des conduits excréteurs du sperme est propre à donner le change sur l'origine des kystes qu'on observe si fréquemment au niveau de l'épididyme. M. Gosselin, dans ses importantes recherches sur les kystes de l'appareil testiculaire (1) a divisé les kystes de l'épididyme en deux classes, *les grands* et *les petits*, distinction importante au point de vue chirurgical, mais qui n'est peut-être pas suffisamment justifiée par l'anatomie pathologique. Pour échapper à l'objection de M. Curling, que les petits kystes ne sont que le premier degré du développement des grands (2), il faudrait que M. Gosselin démontrât de deux choses l'une : ou bien qu'il y a deux espèces de petits kystes, les uns destinés à rester petits, les autres destinés à devenir grands, et différant déjà dès leur origine par des caractères anatomiques appréciables, — ou bien, à défaut de cette preuve directe, rendue difficile par la rareté relative de la seconde espèce, que les parois des grands kystes et celles des petits kystes, diffèrent essentiellement par leur constitution fondamentale. C'est ce qu'il n'a point fait, que je sache. Pour ma part, j'ai étudié comparativement un grand nombre de petits kystes : je les ai toujours trouvés semblables entre eux. J'ai comparé les petits kystes avec les grands : les uns et les autres sont tapissés d'épithélium ; ils ont des parois d'inégale épaisseur,

(1) Gosselin, *Recherches sur les kystes de l'épididyme, du testicule et de l'appendice testiculaire,* dans *Archives générales*, 1848, 4e série, t. XVI, p. 24 et p. 163.

(2) Curling, *Malad. des testicules*, trad. franç., Paris, 1857, in-8°, p. 173, en note.

mais composées des mêmes éléments anatomiques, et il n'y a pas plus de différence entre eux qu'entre les grands et les petits kystes glandulaires de la mamelle, qu'entre les grands et les petits kystes de l'ovaire. Les grands kystes, il est vrai, renferment quelquefois des animalcules spermatiques qu'on ne trouve jamais dans les petits ; mais cela prouve simplement que la présence des zoospermes n'est pas primitive, qu'elle est la conséquence d'un accident survenu dans des kystes déjà grands. — M. Gosselin ajoute que les grands kystes naissent spécialement sous la tête de l'épididyme, et que les petits kystes sont ordinairement situés ailleurs. C'est ce qui est loin d'être démontré. Lorsqu'un kyste a acquis un certain volume, il est en rapport avec la queue aussi bien qu'avec la tête de l'épididyme, il adhère à cet organe dans toute son étendue, il adhère au testicule, à la tunique vaginale, et un kyste né sur n'importe quel point de la surface de l'épididyme finirait, en s'accroissant, par présenter ces connexions aussi bien qu'un kyste né dans le point spécial indiqué par M. Gosselin. La question restera douteuse, par conséquent, jusqu'à ce qu'on ait eu l'occasion d'observer toutes les phases de l'évolution des grands kystes, mais je ne cache pas que je suis disposé à admettre avec M. Curling, que les petits kystes sont de même nature et de même origine que les grands.

On trouve ces petits kystes chez un très-grand nombre de sujets, et à tous les âges. Ils sont souvent multiples, quelquefois pédiculés, rarement plus gros que des grains de groseille, et leur fréquence, comparée à la rareté des grands kystes, prouve qu'ils restent le plus ordinairement stationnaires jusqu'à la fin de la vie. Cette circonstance, qui leur est commune avec les kystes pisiformes du corps de Wolff chez la femme, est déjà de nature à faire soupçonner qu'ils ont une origine analogue. Comme ces derniers toutefois, ils peuvent, par exception, cesser d'être stationnaires, et leur accroissement alors s'effectue pour ainsi dire sans limites. En passant ainsi à l'état de grands kystes, ils deviennent apparents, ils altèrent la forme et les fonctions de l'appareil testiculaire, ils refoulent, compriment les conduits excréteurs du sperme, qui peuvent même, comme on l'a déjà vu (p. 30-32, *note*), se rompre dans leur cavité et y épancher des animalcules spermatiques ; ils portent alors une atteinte sérieuse aux fonctions du testicule, et constituent une affection chirurgicale importante. La distinction établie par M. Gosselin conserve donc toute sa valeur pratique, bien qu'elle soit au moins contestable au point de vue théorique.

Convaincu que les grands et les petits kystes ne pouvaient avoir la même origine, et croyant trouver dans les voies spermatiques le point de départ des premiers, M. Gosselin a supposé que les petits kystes se formaient de toutes pièces sous la tunique vaginale, qu'en d'autres termes ils étaient néogènes.

Lorsque j'étudierai les kystes des conduits excréteurs des glandes, j'aurai l'occasion de chercher jusqu'à quel point l'oblitération de l'épididyme ou des conduits efférents peut donner lieu à la formation d'un kyste. Je me bornerai donc ici à examiner l'opinion de M. Gosselin sur l'origine des petits kystes. Ces kystes sont tapissés d'épithélium, ils présentent la même structure que les kystes du corps de Wolff chez la femme, et l'étude des débris du corps de Wolff chez l'homme a permis à M. Follin de constater qu'ils ont pour point de départ soit le *vas aberrans* de Haller, soit les autres canalicules plus petits qui, comme le *vas aberrans*, survivent au corps de Wolff (1). Cette opinion a été plus amplement développée par M. Verneuil dans son mémoire déjà cité *sur les kystes de l'organe de Wolff* (2). Les études plus récentes de M. Giraldès ont fait faire un nouveau pas à la question. Cet habile anatomiste a reconnu que les débris du corps de Wolff, chez l'homme, ne sont pas exclusivement limités au voisinage immédiat de l'épididyme. En faisant macérer des pièces dans l'acide tartrique, qui a la propriété de rendre opaques les tubes glandulaires sans altérer la transparence des tissus environnants, il a pu voir tantôt à deux ou trois millimètres, tantôt à un, deux et même *trois centimètres* au-dessus de l'épididyme, des tubes flexueux, pelotonnés, clos de toutes parts, tantôt cylindriques, tantôt variqueux ou vésiculeux, quelquefois surmontés de petites digitations, et ne pouvant, d'après leur texture microscopique, d'après leur structure glandulaire, être considérés que comme les débris du corps de Wolff (3). C'est cette partie supérieure ou funiculaire de l'organe de Wolff que M. Giraldès a désignée sous le nom de *corps innominé*, et je saisis d'autant moins le but de cette dénomination nouvelle que M. Giraldès a parfaitement démontré l'identité de ce corps prétendu innominé avec l'organe depuis longtemps connu sous le nom de Wolff. La partie supérieure décrite par M. Giraldès n'avait pas plus besoin d'être baptisée que la

(1) Follin, *Thèse inaugurale*, p. 37-47; voyez surtout p. 45.

(2) *Mémoires de la Société de chirurgie*, t. IV, p. 73 et suiv.

(3) Giraldès, *Recherches anatomiques sur le corps innominé*, dans *Journal de physiologie*, de Brown-Séquard, t. IV, p. 1-7, Paris, 1861, grand in-8°, avec 5 planches. M. Giraldès avait déjà communiqué une courte note sur ce sujet à la Société de chirurgie, dans la séance du 7 avril 1858 (*Bull. de la Soc. de chir.*, t. VIII, p. 407).

partie inférieure décrite par M. Follin. Mais je n'y insisterai pas plus longtemps. De même que M. Follin a complété la description de Rosenmüller en démontrant l'existence de conduits tubuleux disséminés dans le ligament large, et sans connexion avec le conduit principal de l'organe de Rosenmüller, de même M. Giraldès a complété les recherches de M. Follin sur le corps de Wolff de l'homme, en découvrant au-dessus de l'épididyme des tubes wolffiens dispersés dans le tissu conjonctif de la partie inférieure du cordon. Cela lui a permis d'avancer et de prouver que certains kystes du cordon, désignés jusqu'alors sous le nom d'hydrocèles enkystées, et considérés comme d'origine péritonéale, sont réellement d'origine glandulaire; mais, ainsi que je l'ai dit plus haut (1), il est allé trop loin en attribuant tous les kystes et hydrocèles enkystées du cordon à la dilatation des tubes supérieurs du corps de Wolff.

Les causes qui, soit chez l'homme, soit chez la femme, réveillent la fonction sécrétoire dans les tubes atrophiés et vides qui ont survécu au reste du corps de Wolff, sont le plus souvent inconnues. M. Follin a reconnu toutefois que, chez les femmes mortes en couches, l'organe de Rosenmüller est rouge et tuméfié, qu'il participe par conséquent au travail de développement que subit l'utérus pendant la grossesse (2). On conçoit que ce travail d'hypertrophie puisse avoir pour conséquence de susciter une sécrétion dans quelques-uns des tubes glandulaires du corps de Wolff. D'un autre côté, M. Verneuil et M. Huguier ont trouvé, dans les ligaments larges de plusieurs femmes atteintes de kystes multiples de l'organe de Rosenmüller, des traces de phlegmasie ancienne ou récente (3). On conçoit encore que l'inflammation puisse, comme l'hypertrophie, ranimer une fonction de sécrétion éteinte depuis longtemps. Mais, il faut bien le dire, l'intervention de la grossesse et celle de l'inflammation sont loin de rendre compte de tous les faits connus. J'ai trouvé des kystes de l'organe de Rosenmüller chez de petites filles, en l'absence de toute lésion inflammatoire, et il est digne de remarque que ces kystes sont plus fréquents chez les vieilles femmes que chez les femmes en âge d'avoir des enfants. Je répète donc que la cause des kystes de Wolff chez la femme est très-souvent inconnue, et j'ajoute que chez l'homme elle l'est toujours.

QUATRIÈME TYPE. *Cavité préexistante accidentellement close, et naturellement douée de la propriété de sécrétion.* — Les kystes de cette

(1) Voy. plus haut, p. 42.

(2) Follin, *Th. citée*, p. 34.

(3) Verneuil, *Mém. cité*, p. 75.

catégorie sont ceux qui se développent dans les glandes excrétoires et dans les follicules synovipares. On peut y joindre certaines accumulations de mucus dans des cavités tapissées d'une membrane muqueuse, et transformées en une cavité close où s'accumule le liquide sécrété par cette membrane. Cette dernière variété est représentée par les kystes de la trompe de Fallope, ou kystes tubaires ; et aussi, d'après l'opinion générale, par l'hydropisie enkystée des sinus maxillaires, affection dont la nature a été récemment contestée.

Les kystes de notre quatrième type peuvent être désignés sous le nom de kystes par rétention. Ils sont très-nombreux, très-divers par leur siége ; beaucoup d'entre eux ont donné lieu à des interprétations contradictoires, et il sera nécessaire de les soumettre à une étude minutieuse, où la critique tiendra une large place. — Il m'a donc paru opportun de leur consacrer un chapitre spécial, qui suivra immédiatement celui-ci.

Cinquième type. *Cavité préexistante accidentellement close, et naturellement privée de la propriété de sécrétion.* — Ce type comprend les kystes développés dans la cavité des vaisseaux sanguins ou lymphatiques, entre deux oblitérations superposées.

Le liquide qui distend les kystes n'est ni du sang ni de la lymphe ; il est le résultat d'une sécrétion pathologique fournie par la membrane interne du vaisseau oblitéré ; cela est évident pour les vaisseaux sanguins, et quant à la lymphe primitivement emprisonnée dans les kystes lymphatiques, il est clair qu'elle doit être rapidement résorbée, et remplacée par de la sérosité.

On n'a pas oublié que Wharton considérait les kystes du mésentère comme des dilatations des vaisseaux lymphatiques, que Vallisneri et Bidloo attribuaient la même origine aux kystes multiples du placenta, et qu'Astruc, généralisant cette théorie, l'appliquait à la formation de tous les kystes (1). Tout cela était purement hypothétique, et il est naturel qu'en réagissant contre de pareilles doctrines, on ait été conduit à mettre en doute l'existence même des kystes lymphatiques. Ces kystes existent cependant, non-seulement dans les ganglions, mais encore sur le trajet même des vaisseaux lymphatiques.

J'ai présenté en 1852 à la Société anatomique un membre supérieur sur lequel on voyait quatre petits renflements en forme de chapelet, situés sous la peau, sur le trajet du long supinateur.

Ils contenaient un liquide parfaitement transparent. Ils ne com-

(1) Voy. plus haut, p. 16 et 39.

muniquaient pas ensemble, mais ils étaient unis bout à bout par de petits cordons pleins. Trois d'entre eux étaient à peu près globuleux; le quatrième, situé au-dessus des autres, se présentait sous la forme d'un boudin flexueux, long de quinze millimètres, large de trois à quatre millimètres seulement; et il paraissait dès lors extrêmement probable que tous ces kystes s'étaient formés dans la cavité d'un tube, segmenté par plusieurs oblitérations superposées. J'émis la pensée qu'il s'agissait d'un vaisseau lymphatique, et M. Verneuil, qui avait eu l'occasion d'observer à la racine du gland des varices lymphatiques, à renflements successifs en forme de chapelet, trouva que la disposition des parties était très-semblable dans les deux cas (1). Les observations de Beau sur les varices lymphatiques du prépuce permettent de comprendre comment ces varices peuvent se transformer en kystes. La présence des valvules leur donne une disposition moniliforme, et les ampoules successives communiquent par des orifices tellement étroits que *la pression exercée sur ces tumeurs ne les affaisse pas d'une manière notable*, et que l'une d'elles peut être vidée par une piqûre d'aiguille, sans que celles qui sont situées *au-dessus*, c'est-à-dire plus loin du réseau capillaire, se vident en même temps (2). Ces caractères sont loin d'être constants, ils ne s'observent probablement que dans la variété décrite par M. Follin sous le nom de varices *ampullaires* (3), mais il est clair que, lorsqu'ils existent, ils sont l'indice de rétrécissements très-étroits, qui expliquent la possibilité d'une oblitération complète.

En 1858, M. Costilhes me pria de voir avec lui une dame d'une cinquantaine d'années, qui avait à la face externe et un peu postérieure de l'avant-bras sept à huit kystes sous-cutanés, peu consistants, dont le plus gros avait le volume d'une grosse noisette. Tous étaient parfaitement circonscrits; les uns étaient globuleux, plusieurs étaient allongés dans le sens de l'axe du membre, et l'un d'eux présentait la forme d'un boudin flexueux qui me rappela aussitôt mon observation de 1852. Ces tumeurs étaient disposées en série

(1) *Bull. de la Soc. anat.*, t. XXVII, p. 256 (1852). La rédaction trop concise du texte pourrait laisser supposer que les kystes communiquaient encore avec les lymphatiques. Mais ils étaient parfaitement clos.

(2) Beau, *Note sur la dilatation variqueuse des vaisseaux lymphatiques du prépuce*, dans *Revue médico-chirurgicale* de Malgaigne, 1851, t. IX, p. 23.

(3) Follin, *Traité de pathologie externe*, t. II, p. 577, Paris, 1863, in-8°. Voyez aussi sur les varices lymphatiques et sur les accidents qu'elles peuvent produire, une observation très-importante de M. Trélat, dans les *Bulletins de la Société de chirurgie*, 2e série, t. V, p. 306 et 433 (1864).

sur le trajet du long supinateur, à peu de distance les unes des autres, mais à des intervalles inégaux; la plus inférieure correspondait à peu près au milieu de l'avant-bras. A part le nombre et le volume plus considérable des kystes, il y avait une telle analogie entre ce fait et le précédent, que je n'hésitai pas à diagnostiquer des kystes lymphatiques. L'affection remontait à une dizaine d'années; tous les kystes s'étaient développés en quelques mois, sans aucune douleur, puis ils étaient restés complétement stationnaires. Je pensai qu'il n'y avait rien à faire pour le moment, et M. Costilhes m'a dit plusieurs fois depuis lors qu'il n'était survenu aucun changement dans l'état de sa cliente.

Si les troncs lymphatiques peuvent dans leur trajet devenir le siége d'oblitérations suivies de dilatations kystiques, il doit paraître probable que leurs ramifications ganglionnaires sont exposées au même accident. On sait combien sont fréquents les kystes des ganglions lymphatiques, et on sait en outre qu'ils coïncident souvent avec des engorgements chroniques capables de déterminer des oblitérations dans les vaisseaux afférents ou efférents de ces ganglions. Je suis donc disposé à admettre que les kystes ganglionnaires ont leur siége dans la cavité des lymphatiques; mais les recherches de M. Robin ayant établi l'existence de vésicules closes dans les ganglions (1), il y a lieu de se demander si ce ne serait pas là le point de départ des kystes ganglionnaires.

Parlons maintenant des kystes des vaisseaux sanguins. L'existence de ces kystes est rendue certaine par l'étude des transformations que l'inflammation amène dans certaines tumeurs érectiles. Nous n'y insisterons pas ici; nous renverrons le lecteur au chapitre des Tumeurs érectiles où cette question est traitée avec quelques détails.

Il semble au premier abord que ce qui est possible dans les vaisseaux des tumeurs érectiles doive être possible également dans les autres vaisseaux; mais cet argument par analogie ne doit être invoqué qu'avec beaucoup de réserve, parce que les vaisseaux des tumeurs érectiles présentent des conditions toutes spéciales. Ils joignent à la structure et aux propriétés des capillaires, un calibre égal à celui de beaucoup de vaisseaux artériels ou veineux. De ce que deux oblitérations superposées dans un vaisseau large d'un demi-millimètre, par exemple, donnent lieu à la formation d'un

(1) Liégeois, *Anat. et phys. des glandes vasculaires sanguines*, Th. de concours, Paris, 1860, in-4°, p. 10, et *passim*.

kyste intermédiaire, il ne résulte pas que la même chose doive ou puisse se reproduire sur un capillaire ordinaire de 40 à 50 fois plus petit; — et de ce qu'un vaisseau à *parois simples*, comme les capillaires dilatés des tumeurs érectiles, ne s'efface pas lorsqu'il cesse d'être traversé par le sang, il ne résulte pas qu'un vaisseau artériel ou veineux de même calibre, à parois complexes, contractiles, ou au moins rétractiles, puisse rester creux entre deux oblitérations. La question des kystes vasculaires sanguins *en général* n'est donc pas résolue par l'exemple des kystes des tumeurs érectiles.

Après cette remarque, nous allons passer en revue les principales espèces de kystes que l'on a attribués à la dilatation des vaisseaux sanguins.

Ce sont d'abord les kystes placentaires, ou môles hydatiques, dont il a été question plus haut (page 38). On a vu que ces kystes, malgré l'apparence tubuleuse et rameuse de quelques-uns d'entre eux, n'ont pas leur siége dans les vaisseaux sanguins, et qu'ils sont dus à la dilatation des villosités du placenta. Voilà un premier exemple à supprimer.

Baillie pensait que les kystes des plexus choroïdes avaient leur siége dans la veine principale de ce plexus, et il ajoutait, à l'appui de son opinion, que l'air insufflé dans la veine pénétrait dans les kystes (1). L'argument est au moins singulier, car il est clair qu'une cavité communiquant avec une veine doit être pleine de sang; si Baillie y avait songé, il aurait compris que son insufflation avait produit des ruptures. Cet exemple peut être considéré comme non avenu.

M. Cruveilhier, se basant surtout sur la comparaison des kystes placentaires avec les kystes *aréolaires* de l'ovaire, a supposé que ceux-ci, comme ceux-là, naissaient dans le réseau des capillaires veineux (2); mais cette induction n'est plus légitime depuis que l'examen microscopique a fait connaître le siége des kystes placentaires dans les villosités du placenta.

M. Cruveilhier est également disposé à ranger parmi les kystes vasculaires les kystes multiloculaires congénitaux du cou, affection rare et curieuse décrite pour la première fois par M. Cæsar Hawkins (3). Le cou est le siége de prédilection des kystes multiples congénitaux, mais ils peuvent aussi se montrer ailleurs. M. Guersant a enlevé en 1854 une de ces tumeurs, qui était grosse comme une

(1) Baillie, *Traité d'anatomie pathologique*, trad. franç., Paris, 1803, in-8°, p. 437.

(2) Cruveilhier, *Anat. pathol. générale*, t. III, p. 493, Paris, 1856, in-8°.

(3) Cæsar Hawkins, *On a Peculiar Form of Congenial Tumours of the Neck*, dans *Med. Chir. Transactions*, 2e sér., vol. IV, p. 231, Lond., 1839, in-8°.

pomme de reinette, et qui était située sur la paroi thoracique, vers l'aisselle, chez un enfant de trois ans. La pièce fut présentée à la Société anatomique par M. Verneuil (1). M. Lawrence en a opéré une autre qui était située « sur le côté d'un enfant » (*from a boy's side*) (2). La remarquable tumeur de la paroi abdominale présentée à la Société de chirurgie par M. Deguise fils, le 28 avril 1858, était de même nature que les précédentes, car elle en avait exactement la structure. Le malade avait 18 ans ; il est dit dans l'observation que la tumeur « était déjà fort ancienne (3). » Je me suis demandé, d'après cela, si elle n'était pas congénitale, et j'ai prié tout récemment M. Deguise de prendre des informations à cet égard. Le père de son opéré lui a répondu que la tumeur existait déjà, quoique peu volumineuse, au moment de la naissance. Les kystes multiples congénitaux n'affectent donc pas exclusivement la région du cou. Ils sont ordinairement extrêmement nombreux ; quelques-uns ont les dimensions d'une noix ou davantage encore ; mais la plupart sont très-petits, variant entre le volume d'une noisette et celui d'une tête d'épingle. Dans le cas de M. Deguise, des myriades de kystes, tout à fait semblables à des œufs de poisson, formaient la plus grande partie de la tumeur. Il est arrivé plusieurs fois qu'on a trouvé, dans la même pièce, des kystes très-divers par leur contenu. Les uns renfermaient un liquide parfaitement transparent, d'autres un liquide rougeâtre, d'autres enfin du sang véritable. D'après cela, M. Cruveilhier pense, ainsi que M. Verneuil, que ces kystes ont leur point de départ dans la cavité des vaisseaux (4). Cette interprétation, qui m'a paru assez probable dans le cas de M. Verneuil, est corroborée par une observation remarquable de tumeur congénitale du cou, recueillie en 1849 par M. Coote à la clinique de Lawrence (St. Bartholomew's Hospital). Le sujet était une petite fille de 3 ans 1/2. La tumeur, molle et obscurément fluctuante, avait depuis peu fait de grands progrès ; elle fut extirpée et parut d'abord composée uniquement d'un amas de kystes ; mais on trouva en outre à sa partie supérieure une masse constituée par des vaisseaux dilatés et flexueux, et M. Coote, qui examina la pièce

(1) *Bull. de la Soc. anat.*, 1854, t. XXIX, p. 301. Il est dit par erreur dans le Bulletin que l'enfant avait six à sept ans. L'observation a été publiée *in extenso* par MM. Warmont et Verneuil dans la *Gazette hebdomadaire*, t. II, 1er juin 1855.

(2) Paget, *On Tumours*, Lond., 1853, in-8°, p. 285.

(3) *Bull. de la Soc. de chirurgie*, 1re série, t. VIII, p. 459.

(4) Cruveilhier, *Anat. path. générale*, t. III, p. 496 (1856).

avec soin, constata qu'il s'agissait d'une tumeur érectile ayant subi la transformation kystique (1).

On peut donc considérer comme probable que certaines tumeurs congénitales polykystiques ont eu pour point de départ des tumeurs érectiles, et que les kystes dont elles sont formées ont leur siége dans la cavité des vaisseaux. Mais tous les kystes congénitaux sous-cutanés ont-ils cette origine? Il est au moins permis d'en douter. On peut invoquer, il est vrai, cet argument que, dans le cas de Coote, où l'origine vasculaire des kystes a été à peu près démontrée, la tumeur présentait la plus grande ressemblance avec les tumeurs congénitales polykystiques qui ont été observées par les autres auteurs. Elle n'en différait que par l'existence des débris de la tumeur érectile primitive, et l'on conçoit très-bien que ce dernier caractère aurait pu disparaître si la tumeur avait été enlevée un peu plus tard; mais l'argument qui précède perd une grande partie de sa valeur, si l'on tient compte d'une importante observation de M. Wutzer. Ce chirurgien, qui avait déjà eu l'occasion d'extirper une tumeur polykystique du cou, diagnostiqua la même affection et pratiqua la même opération chez un enfant de 20 mois. Seulement, comme la tumeur était très-volumineuse, il résolut de l'enlever en plusieurs fois. La première fois, il en extirpa à peu près la moitié, et ne rencontra que des kystes séreux très-inégaux en volume. Jusque-là tout paraissait indiquer qu'il s'agissait d'une tumeur polykystique congénitale ordinaire. Mais, dans les opérations suivantes, au milieu d'un grand nombre de kystes séreux de toutes dimensions, M. Wutzer trouva plusieurs kystes renfermant des os irréguliers et un assez grand nombre de dents (2). La tumeur n'était donc pas une tumeur érectile transformée, mais une de ces productions singulières que l'on a attribuées à des inclusions fœtales, et sur lesquelles nous reviendrons dans le chapitre des Kystes néogènes.

Ainsi, les kystes congénitaux ordinaires du cou ou des autres régions ressemblent beaucoup, d'une part, aux kystes d'origine vas-

(1) Lawrence, *On Cystic Tumours. Their frequent Connexion with diseased Vessels and Development from Congenital Nævi* (case 2), dans *Medical Times*, new series, vol. I, p. 559 (30 nov. 1850).

(2) Gilles, *De hygromaticis cysticis congenitis, deque novis eorum exemplis quæ in collo et in regione sacrali observata sunt*, Bonn, 1852. Je n'ai pu me procurer ce travail, mais on en trouve une analyse détaillée dans la thèse de M. Virlet, qui a traduit textuellement l'observation de Wutzer. (Nic.-Fr. Virlet, *Des kystes congénitaux du cou*, Th. inaug., Paris, 1854, in-4°, p. 15-21.)

culaire, décrits par M. Coote ; mais, d'une autre part, ils ressemblent tout autant aux kystes multiples qui peuvent se former autour des kystes fœtaux ostéo-dentaires, et qui n'ont évidemment pas leur point de départ dans une tumeur érectile. Cela prouve que la similitude des symptômes et la similitude des lésions ne peuvent être invoquées comme un argument décisif, et que des causes très-différentes peuvent donner lieu à la formation des tumeurs congénitales polykystiques. — Il est permis, d'après cela, de se demander si celles-ci ne seraient pas, dans beaucoup de cas, formées de kystes néogènes. Cette question est encore à l'étude.

Quoi qu'il en soit, on peut considérer comme très-probable que certains kystes sous-cutanés multiples et congénitaux sont des kystes vasculaires. Mais, s'il en est ainsi, on doit ajouter que la transformation kystique des vaisseaux a, selon toute probabilité, été précédée de leur état érectile. On conçoit que l'altération qui, après la naissance, amène la transformation kystique des tumeurs érectiles, puisse survenir également pendant la vie intra-utérine. Ce mode de formation des tumeurs congénitales polykystiques, s'il était confirmé par des recherches ultérieures, ne serait qu'un cas particulier de l'altération kystique des vaisseaux des tumeurs érectiles, et il n'en résulterait nullement qu'un vaisseau capillaire ordinaire pût se dilater en kyste entre deux oblitérations (1).

Ainsi, en écartant les cas hypothétiques et en ne tenant compte que des faits, nous dirons qu'il n'existe aucune preuve que les capillaires sanguins puissent se transformer en kystes, sans avoir été préalablement dilatés sous forme de tumeurs érectiles.

Tout ce que l'on sait sur la physiologie et sur la pathologie des artères concourt à faire considérer comme fort invraisemblable la formation de kystes dans la cavité de ces vaisseaux, dont les parois, contractiles et rétractiles, reviennent sur elles-mêmes dès qu'elles ne sont plus traversées par le sang, de manière à remplir aussitôt le vide laissé par la rétraction et la résorption partielle des caillots. Les prétendus exemples de kystes artériels que l'on a cités ne peu-

(1) Voyez encore sur les kystes congénitaux du cou : Lorain, *Comptes rendus de la Soc. de biologie*, 1re série, t. V, p. 62 (1853). — Broca, *Bull. de la Soc. anat.*, 1855, t. XXX, p. 240, et *Bull. de la Soc. de chirurgie*, 1re série, t. X, p. 223 (1859). — Sédillot, dans *Bull. de la Soc. de chirurgie*, 2e série, t. I, p. 107 (1860). — Gurlt, *Ueber die Cystengeschwülste des Halses*, Berlin, 1855, 1 vol. in-8°. Il y a dans cet ouvrage un chapitre étendu sur l'*Hygroma kystique congénital du cou*. — Vernher, *Die angeboren Kysten Hygroma und die ihnen verwandten Geschwülste*, Giessen, 1843, in-4°, avec pl. Je n'ai pu consulter cette dissertation, qui est citée dans l'importante thèse de M. Virlet, *Des kystes congénitaux du cou*, Paris, 1851, in-4°.

vent supporter le plus léger examen. Ils sont relatifs à des cas où, après avoir diagnostiqué un kyste, on a vu du sang artériel s'échapper à travers une ponction ou une incision. De deux choses l'une, par conséquent : ou bien la poche était produite par la dilatation d'une artère, et n'était autre chose qu'un anévrysme méconnu ; ou bien c'était un kyste, développé dans l'origine en dehors des artères, et mis en communication, par suite d'une rupture ultérieure, avec une ou plusieurs artères. Ce dernier cas s'est présenté dans une observation de Dalrymphe, citée par M. Hawkins. Un kyste du cou donna lieu à des hémorrhagies répétées, et, à l'autopsie, on trouva que *plusieurs* des vaisseaux de l'isthme du corps thyroïde s'ouvraient dans l'intérieur du kyste (1). S'il n'y avait eu communication qu'avec un seul vaisseau, l'hypothèse d'une dilatation vasculaire pourrait à la rigueur se présenter à l'esprit ; mais l'existence de plusieurs ouvertures vasculaires prouvait évidemment qu'il y avait eu dans le kyste un travail d'ulcération par lequel les vaisseaux environnants avaient été atteints. Maintenant, en faisant toutes les concessions possibles, en admettant que les prétendus kystes artériels aient vraiment leur origine dans les artères, nous serons aussitôt obligé de déclarer que ces tumeurs ne sont pas des kystes. Un kyste est une cavité close ; et une cavité qui a toujours communiqué avec l'appareil circulatoire n'est pas, n'a jamais été un kyste.

J'en dirai autant des kystes qui communiquent avec la cavité des veines. Comme les précédents, ils ont été surtout observés dans la région du cou, qui n'en est pourtant pas le siége exclusif. La dilatation des veines revêt quelquefois une forme circonscrite et donne lieu à des poches latérales dont le fond peut devenir beaucoup plus large que le goulot. Ces anévrysmes veineux ont, dans certains cas, un orifice tellement étroit qu'il faut les soumettre à une pression longtemps prolongée pour les réduire d'une manière appréciable, et qu'on les prend très-aisément pour des kystes. M. R. Marjolin a montré, il y a quelques années, à la Société de chirurgie, un enfant qui présentait à la joue gauche, vers l'angle de la mâchoire, une tumeur irréductible. Cette tumeur fut examinée attentivement par plusieurs membres de la Société qui déclarèrent que c'était un kyste. M. Marjolin inclinait vers l'idée d'un lipôme. Une ponction fut pratiquée et donna du sang pur qui se coagula presque aussitôt.

(1) Cæsar Hawkins, *On Serous or Aqueous Encysted Tumours*, dans *Lond. Med. Gazette*, 1841, vol. XXVIII, p. 843.

On retira 40 grammes de ce liquide ; la tumeur était affaissée, mais au bout d'une heure elle avait repris son volume, et paraissait même plus ferme qu'auparavant (1). Depuis lors j'ai montré à la même Société une petite fille de 9 ans atteinte d'une affection tout à fait semblable. Je pensais que c'était une tumeur veineuse, mais plusieurs collègues pensèrent que c'était un kyste ou un lipôme (2). Je fis une ponction exploratrice, qui ne donna que du sang veineux, et au bout de quelques minutes la tumeur, d'abord affaissée, revint à son premier volume. Un cas bien autrement grave s'est présenté à la Charité, il y a quelques années, dans le service de M. Velpeau. Une tumeur du cou, prise pour un kyste du corps thyroïde, fut ponctionnée, et ne fournit que du sang ; on crut qu'il s'agissait d'un kyste primitivement simple, devenu sanguin par suite d'une exhalation, comme cela s'observe souvent dans cette région, et on pratiqua une injection iodée. Une demi-heure après, la malade était morte, et on trouva à l'autopsie que le prétendu kyste communiquait directement avec une veine thyroïdienne. Ces faits, que je pourrais multiplier, prouvent que des tumeurs produites par la dilatation des veines peuvent simuler des kystes; mais c'est par un abus singulier de langage qu'on les a désignées sous le nom de kystes veineux. Par cela seul qu'elles communiquent encore avec les veines, ne fût-ce que par un pertuis très-étroit, elles doivent être entièrement rejetées hors de la classe des kystes.

On conçoit cependant qu'un pertuis assez étroit pour rendre difficile la réduction de la tumeur puisse, en se rétrécissant davantage encore, finir par s'oblitérer (3), et que, l'oblitération une fois achevée, l'anévrysme veineux puisse se transformer en kyste. C'est ce qui avait eu lieu peut-être dans deux cas recueillis à la clinique de

(1) *Bull. de la Soc. de chirurgie*, 1re série, t. VIII, p. 111 et 117 (octobre 1857).

(2) *Bull. de la Soc. de chir.*, 2e série, t. II, p. 321 (1861).

(3) Le défaut de réductibilité de ces tumeurs n'implique pas nécessairement l'idée d'une communication très-étroite avec le système veineux. Il est possible que la pression exercée sur la tumeur se transmette en masse à la veine adjacente, l'aplatisse et empêche ainsi l'expulsion du sang. C'était, je pense, ce qui avait lieu sur la petite malade que j'ai présentée à la Société de chirurgie. La pression n'amenait qu'une réduction tellement minime que plusieurs collègues ne purent la constater. Mais lorsqu'on plaçait la tête dans une position déclive, la tumeur ne tardait pas à se distendre, pour redevenir plus petite et plus molle lorsqu'on remettait l'enfant dans la position verticale. Ainsi la réductibilité, presque nulle par la pression, était, au contraire, rendue très-nette par la position. On conçoit que la pression puisse aplatir la veine adjacente, qui reste, au contraire, parfaitement perméable dans les changements de position.

Lawrence. Deux tumeurs polykystiques, existant chez des enfants, l'une à la partie latérale du tronc, l'autre dans l'aine, présentaient chacune, au milieu des kystes qui les composaient, une cavité pleine de sang pur qui communiquait avec une grosse veine (1). On peut se demander toutefois s'il ne s'agissait pas de kystes extravasculaires, et si la communication avec les veines n'avait pas été la conséquence d'une ulcération ou d'une rupture consécutive.

On trouve quelquefois, dans les tumeurs hémorrhoïdales un peu anciennes, un ou plusieurs kystes, en général plusieurs, ordinairement assez petits, contenant les uns de la sérosité, les autres un liquide plus ou moins hématique, et il est très-probable, dans certains cas, que ces kystes, comme ceux des tumeurs érectiles, ont leur siége dans des vaisseaux. Il y a d'ailleurs entre les tumeurs érectiles et les tumeurs hémorrhoïdales une certaine analogie de structure qui permet d'attribuer dans les deux cas la formation des kystes à un commun mécanisme, c'est-à-dire à des oblitérations inflammatoires. L'inflammation des tumeurs hémorrhoïdales est extrêmement fréquente; elle occupe à la fois le stroma de ces tumeurs et les veines dilatées, où elle fait naître des oblitérations; et on conçoit qu'un tronçon de veine emprisonné entre deux oblitérations, ou une poche latérale, reposant sur une veine oblitérée, puisse subir la transformation kystique.

Nous concluons de cet exposé : 1° qu'il n'existe pas de kystes artériels; 2° qu'il existe des kystes nés dans les capillaires sanguins et des kystes nés dans les veines, mais que la transformation kystique de ces vaisseaux n'a été constatée jusqu'ici que dans les cas où ils avaient été le siége d'une dilatation préalable. Si l'on s'en tient aux faits actuellement connus, on est en droit de dire que les kystes des vaisseaux sanguins ne sont pas une lésion primitive, qu'ils sont toujours précédés d'une autre maladie, savoir, d'une tumeur érectile pour les capillaires, et pour les veines d'une dilatation variqueuse.

Il n'était pas inutile d'établir cette dernière proposition. Il y a des veines ou au moins des capillaires dans tous les organes où les kystes peuvent se former, et les auteurs qui sont disposés à nier l'existence des kystes néogènes auraient beau jeu, s'il était démontré que les vaisseaux peuvent se transformer directement en kystes. Tout kyste dont l'origine resterait inconnue serait ainsi classé parmi les kystes vasculaires, et, avec une pareille ressource, il n'y aurait plus de kystes néogènes essentiels. Mais l'étude des kystes vascu-

(1) Paget, *On Tumours*, p. 285.

laires met un terme à cette illusion, en montrant que l'état kystique des vaisseaux est une complication des tumeurs variqueuses ou érectiles. On n'est donc en droit d'attribuer un kyste, ou un groupe de kystes, à des dilatations de vaisseaux partiellement oblitérés, que lorsqu'on a constaté à une autre époque l'existence d'une de ces tumeurs, ou lorsqu'on trouve actuellement autour des kystes les traces bien évidentes de la tumeur sanguine au sein de laquelle ils se sont développés.

CHAPITRE IV

KYSTES PROGÈNES (SUITE). — DES KYSTES PAR RÉTENTION. — KYSTES GLANDULAIRES.

Dans le chapitre précédent, en étudiant la formation des kystes progènes, j'ai décrit cinq types principaux, dont le quatrième est caractérisé par une *cavité préexistante accidentellement close, et naturellement douée de la propriété de sécrétion* (voy. page 51). Les kystes de ce quatrième type n'ont été indiqués qu'en passant. Comme ils ont donné lieu à beaucoup de controverses, il me paraît utile de leur consacrer un chapitre spécial.

Je leur ai donné le nom de kystes par rétention. Ils ont en effet pour point de départ l'obstruction ou l'oblitération d'un conduit ou d'un orifice traversé par un produit de sécrétion. Par suite de cet accident, le produit de sécrétion, ne pouvant plus s'écouler, s'accumule au-dessus de l'obstacle et donne lieu à une dilatation. Tels sont les phénomènes initiaux de la formation des kystes par rétention. Plus tard la nature du contenu peut être modifiée par l'absorption et l'exhalation dont la paroi dilatée devient le siége. J'ai déjà parlé de ces changements et je n'y reviendrai pas (voy. plus haut, pages 28 et suiv.).

Les phénomènes que je viens d'indiquer n'aboutissent pas nécessairement à la formation d'un kyste. Il arrive fréquemment que la rétention des liquides provoque des accidents plus ou moins aigus ; la paroi trop rapidement distendue peut se rompre ; l'organe sécréteur dont le produit ne s'écoule plus peut s'engorger, s'enflammer, et des troubles généraux, quelquefois très-graves, peuvent être la conséquence de la réaction inflammatoire, de la suspension d'une sécrétion importante, ou de la résorption du liquide accumulé au-dessus de l'obstacle. Ces *accidents de rétention* ont été considérés comme le premier degré de la formation des kystes. C'est une erreur qu'il importe de signaler. Les vrais kystes débutent sans douleur, sans inflammation, sans réaction d'aucune sorte : ce sont des tumeurs essentiellement chroniques, dont rien n'annonce l'existence jusqu'au jour où elles ont acquis, par leur accroissement lent et graduel, un volume suffisant pour modifier la forme de la région, ou pour exercer une compression sur les organes voisins. Lorsqu'au contraire l'oblitération ou l'obstruction d'un conduit ou d'un orifice est accompagnée d'accidents de rétention, l'affection suit une marche toute différente, et rien ne prouve jusqu'ici qu'elle puisse donner lieu à la formation d'un kyste. On conçoit, il est vrai, que ces accidents puissent s'arrêter, que les canaux, quoique brusquement dilatés, puissent s'accoutumer à la distension, que la compression exercée sur le tissu glandulaire par le liquide accumulé au-dessus de l'obstacle, puisse en amener l'atrophie ; et qu'enfin, la sécrétion normale étant ainsi suspendue, la rupture des conduits dilatés puisse être évitée. Tout cela est admissible en théorie, quoiqu'il soit difficile peut-être d'en trouver des exemples dans la pratique. Ceux que l'on a cités sont relatifs à des cas d'obstruction incomplète ou passagère produite, soit par un rétrécissement, soit par la présence d'un corps étranger. Alors une partie du liquide accumulé peut de temps en temps s'écouler par regorgement ; ces petites évacuations suffisent pour empêcher la rupture, et n'empêchent pas cependant la distension de continuer ; la dilatation des conduits peut ainsi devenir très-considérable en même temps que la glande finit par s'atrophier, ce qui met un terme aux accidents de rétention (1). Mais lorsque l'oblitération est complète et permanente, l'issue est toute différente, et je serais embarrassé de citer un seul cas où les accidents de rétention aient définitivement disparu, après s'être manifestés même avec une intensité médiocre.

Supposons toutefois que dans de pareilles conditions le calme

(1) C'est ainsi, par exemple, que M. Cruveilhier a trouvé le canal de Wirsung extrêmement dilaté et rempli d'une sorte de mucus, quoique l'ouverture de ce canal dans le duodénum fût parfaitement perméable ; le tissu glandulaire du pancréas avait disparu par atrophie, le canal cholédoque était rempli de calculs, et M. Cruveilhier pensa avec raison que la maladie des voies pancréatiques avait dû être la conséquence du séjour temporaire d'un calcul dans l'ampoule de Water ; ce calcul, exerçant une compression sur l'ouverture du canal de Wirsung, avait amené d'abord la rétention du liquide pancréatique, puis la distension du canal et l'atrophie de la glande, le tout sans rupture, parce que, sans aucun doute, le calcul ne constituait pas un obstacle absolu, et laissait de temps en temps regorger quelque peu de liquide (Cruveilhier, *Anat. pathologique générale*, t. II, p. 834-835, Paris, 1852, in-8°). Des phénomènes analogues se passent lorsqu'un calcul salivaire obstrue le canal de Sténon ou le canal de Wharton ; mais on n'a jamais vu jusqu'ici la distension de ces conduits et de leurs ramifications poussée jusqu'au point d'amener l'atrophie des glandes correspondantes.

puisse se rétablir, et que l'affection puisse affecter une marche chronique et indolente, comme celle des kystes. L'appareil glandulaire ne sera pas pour cela transformé en kyste. Les ramifications du conduit excréteur, quoique plus ou moins dilatées, comme dans l'observation déjà citée de M. Corvisart (voy. plus haut, page 28), conserveront longtemps encore leur forme tubuleuse, leur disposition dichotomique ; la dilatation, après avoir débuté par le conduit principal, remontera de branche en branche, s'étendra aux conduits de deuxième, de troisième ordre, etc. ; elle pourra ainsi parvenir jusqu'aux conduits capillaires qui font suite aux acini, et gagner enfin les acini eux-mêmes. C'est alors seulement que commencera le déplissement de la glande, qui est le premier degré de la transformation kystique. C'est alors seulement que le système des conduits dilatés sera transformé en une cavité close, n'ayant d'autres limites que sa propre paroi ; jusqu'alors cette cavité, quoique ne communiquant plus avec l'extérieur, n'était pas close, dans le sens que l'on donne à ce mot lorsqu'on étudie les kystes, car elle communiquait par d'innombrables conduits avec des cavités glandulaires microscopiques qui ne faisaient pas partie de sa paroi, et qui conservaient la structure et les propriétés du tissu glandulaire. A partir du moment où la dilatation a gagné les culs-de-sac terminaux, la cavité est réellement close, et pourtant le kyste n'est pas formé encore. Un kyste est une cavité ampullaire, dont la surface interne est à peu près régulière; une cavité plusieurs fois ramifiée n'est pas un kyste, ce n'est qu'un kyste en voie de formation. La distension progressive d'une cavité à parois membraneuses tend à effacer les inégalités et les irrégularités qu'elle présente, et à lui donner une forme plus ou moins rapprochée de la forme globuleuse ; mais encore faut-il que cette distension soit poussée assez loin pour vaincre la résistance des membranes fibreuses qui limitent les conduits excréteurs, pour refouler les éperons qui existent au niveau de leurs bifurcations, pour déployer tous les replis de la membrane glandulaire, et pour transformer ce labyrinthe en une poche arrondie et régulière. Il faut que tout cela se produise pour que l'oblitération du conduit excréteur d'une glande soit suivie de la formation d'un kyste.

Ainsi, l'oblitération d'un conduit ou d'un orifice et la rétention d'un produit de sécrétion peuvent avoir des conséquences très-diverses. Le kyste par rétention est une de ces conséquences, mais la transformation kystique ne s'effectue pas nécessairement. Nous venons d'indiquer les conditions qui peuvent y mettre obstacle;

ce sont d'une part les accidents de réaction locale ou générale provoqués par la rétention de liquide; d'une autre part la résistance que la disposition anatomique des parties oppose à la dilatation ampullaire. Ces deux conditions se réduisent en réalité à une seule, car elles dépendent l'une et l'autre du volume et du degré de complication de la masse glandulaire qui correspond au conduit oblitéré. Plus cette masse est considérable, et moins il y a de chances pour qu'elle puisse se déplisser entièrement, et il est clair en outre que les accidents de rétention sont proportionnels à l'abondance du liquide qui devrait, dans un temps donné, s'écouler par le canal oblitéré. Ainsi une glande simple, ou peu volumineuse, ou une partie très-petite d'une glande compliquée, se transformera aisément en kyste, et les chances de la transformation kystique iront en décroissant à mesure que l'oblitération portera sur un conduit excréteur plus important.

En tenant compte de ces remarques préliminaires, nous allons étudier la formation des kystes par rétention dans les principales espèces de glandes ou de follicules. Quoique ces organes forment une série continue depuis le follicule le plus simple jusqu'à la glande la plus compliquée, on peut les diviser en trois groupes, que nous désignerons sous les noms de *follicules*, de *glandes simples*, et de *glandes compliquées*.

Il est bien entendu que cette division est faite exclusivement au point de vue de l'étiologie des kystes, et qu'elle n'a pas la prétention de servir de base à la classification *anatomique* des appareils glandulaires.

Nous réunirons sous le nom de follicules les petites cavités sécrétoires qui rejettent directement leur produit, sans l'intermédiaire d'un conduit excréteur. Les glandes simples sont celles qui possèdent un conduit excréteur tout à fait simple, c'est-à-dire sans aucune ramification, ou ne présentant que des ramifications rudimentaires, constituées par l'abouchement successif d'un certain nombre d'acini dans le conduit central qui parcourt toute la longueur de la glande. Les glandes compliquées enfin, sont celles dont le conduit excréteur se ramifie une ou plusieurs fois par voie dichotomique dans l'épaisseur de la glande, avant de se mettre en communication directe avec les acini.

Le testicule et surtout le rein sont deux glandes tout à fait spéciales qui rentreraient difficilement dans cette division, mais qui, au point de vue de la complication de leur structure, peuvent être rapprochées du dernier terme de notre série.

Quant aux glandes composées ou à conduits excréteurs multiples, comme la mamelle et la glande sublinguale, et aux glandes dites agrégées comme la glande lacrymale palpébrale, nous ne les considérerons pas comme organes d'ensemble. Elles sont formées par la réunion, ou par la simple juxtaposition de plusieurs glandes, dont le nombre est égal à celui des conduits excréteurs, et la place que nous leur donnerons dans notre division sera déterminée par le degré de complication de chacune de ces glandes partielles, considérée isolément. Ainsi la glande lacrymale palpébrale sera rangée dans le second groupe, parce que chacune des glandes qui la composent est une glande simple, tandis que la mamelle sera rangée dans le troisième groupe, parce que chacun de ses conduits excréteurs se ramifie plusieurs fois dans le lobe glandulaire correspondant.

1° *Kystes folliculeux.* Les follicules se présentent sous forme de tubes, ou sous forme de bourses.

Les follicules en tubes, aussi larges au niveau de leur ouverture que dans le reste de leur étendue, ont peu de tendance à se transformer en kystes ; cela s'explique assez bien, si l'on songe que leur calibre est uniforme et que, par conséquent, aucun point de leur trajet n'est plus que les autres disposé de manière à favoriser l'oblitération. Ainsi, je ne connais pas d'exemple de kystes de la muqueuse gastrique (on sait que toutes les glandes de l'estomac sont des follicules en tubes). M. Cruveilhier a fait représenter un cas où la muqueuse de l'intestin grêle et celle du gros intestin renfermaient une multitude innombrable de kystes gros comme des pois, mais rien ne prouve que ces kystes eussent leur siége dans les glandes tubuleuses de Lieberkuhn, et il est assez probable, d'après leur répartition, qu'ils s'étaient formés aux dépens des follicules clos de la muqueuse intestinale (1). Je pense toutefois que les kystes de la muqueuse rectale ont leur point de départ dans les follicules en tubes de cette membrane. Ces kystes ne sont pas très-rares ; ils sont ordinairement multiples, et forment quelquefois des masses polypiformes, d'apparence colloïde, que l'on a souvent confondues avec le cancer colloïde.

Les follicules en bourse sont bien plus fréquemment exposés à subir la transformation kystique, car leur goulot rétréci s'oblitère aisément. Comme exemples de cette variété de kystes, je citerai les

(1) Cruveilhier, *Anat. pathol.*, in-fol., livr. 34, pl. II et III. — *Traité d'anat. pathologique générale*, t. III, p. 356, Paris, 1856, in-8°.

prétendus *œufs de Naboth*, qui sont des kystes développés dans les follicules muqueux de la cavité du *col* de l'utérus, glandes en bourse qu'on ne confondra pas avec les glandes tubuleuses répandues dans toute l'étendue de la muqueuse utérine. Je citerai encore les kystes des follicules mucipares de la vulve; ils sont fréquents surtout autour du méat urinaire. La petite saillie connue sous le nom de tubercule uréthral renferme un grand nombre de ces follicules, et, dans un cas où elle avait acquis le volume d'une amande, je constatai, après l'excision, que la masse morbide était formée par la réunion d'une douzaine de kystes d'inégal volume.

Les *kystes des follicules synovipares* ou *kystes synoviaux* doivent être rapprochés des précédents. Les frères Weber ont décrit dans la synoviale du genou de petits prolongements en forme de bourses, qui s'ouvrent dans la cavité articulaire par des orifices en général assez petits, mais qui peuvent cependant quelquefois être remplis par les injections solidifiables poussées dans la cavité articulaire (1). Les mêmes observateurs ont signalé une disposition analogue dans l'articulation coxo-fémorale (2). Ces cavités accessoires des synoviales ont été désignées sous le nom de *cryptes* ou de *follicules synovipares* par M. Gosselin, qui a eu le double mérite de compléter la découverte des frères Weber en constatant l'existence de follicules synovipares dans plusieurs autres articulations, notamment dans l'articulation du poignet, et de démontrer que beaucoup de kystes péri-articulaires ont leur siége dans ces follicules (3). La surface des synoviales, dans toute son étendue, sécrète de la synovie, mais une partie de ce liquide est fournie par les follicules, qui versent leur produit dans l'articulation à travers un orifice plus ou moins rétréci, et qui, sous ce rapport, sont parfaitement comparables aux follicules des muqueuses. A la hanche, ils existent en grand nombre dans la partie de la synoviale qui tapisse le col du fémur; j'ai eu, plusieurs fois, avec M. Verneuil, l'occasion d'y étudier tous les degrés de la formation des kystes de ces follicules. Au poignet, ils occupent surtout la face dorsale des articulations; ils sont très-petits, et ne communiquent avec la cavité articulaire que par des orifices extrêmement étroits, visibles

(1) G. et E. Weber, *Traité de la mécanique des organes de la locomotion*, dans *Encyclopédie anatomique*, trad. fr., t. II, p. 361, et pl. VII, Paris, 1843, in-8°.

(2) *Loc. cit.*, p. 322.

(3) Gosselin, *Recherches sur les kystes synoviaux de la main et du poignet*, dans *Mém. de l'Acad. de médecine*, t. XVI, p. 393 et pl. II. Paris, 1851, in-4°.

tantôt à l'œil nu, tantôt seulement à la loupe ; quelquefois enfin la communication ne peut être constatée, mais on aperçoit toujours sous la synoviale de petits corpuscules, gros comme des grains de mil, désignés par M. Gosselin sous le nom de *corpuscules sous-synoviaux*, et évidemment de même nature que les follicules dont l'orifice est visible. M. Gosselin a observé tous les états intermédiaires entre la disposition normale de ces follicules et leur développement kystique. Après l'oblitération de leur goulot, les follicules synovipares, transformés en corpuscules sous-synoviaux, peuvent rester stationnaires ; ils peuvent se dilater en faisant saillie vers la cavité articulaire, dans laquelle alors ils finissent souvent par s'ouvrir ; d'autres fois enfin ils se portent vers l'extérieur, en écartant les fibres des ligaments dorsaux, et, pouvant alors se développer librement dans le tissu conjonctif péri-articulaire, ils vont former, à la face postérieure du poignet, ces kystes si fréquents et si célèbres, que les anciens ont désignés sous le nom de *ganglions*. Telle est la théorie du ganglion, et, après la démonstration décisive que l'on doit à M. Gosselin, il serait tout à fait superflu de passer en revue les diverses explications hypothétiques données par ses prédécesseurs.

Les kystes des follicules synovipares ne s'observent pas seulement au poignet et à la hanche. J'en ai vu au coude et à l'épaule. Ils ne sont pas rares au genou, où je les ai trouvés plusieurs fois, derrière la partie postérieure des condyles fémoraux, et au niveau des ligaments croisés. Ces kystes des follicules synovipares du genou ne doivent pas être confondus avec d'autres kystes, développés dans les bourses muqueuses, tendineuses ou musculaires, qui existent à la face postérieure de l'articulation. Cette distinction a été nettement établie par M. Foucher, dans un intéressant travail auquel je renvoie le lecteur (1).

J'ai déjà parlé des kystes développés dans les gaînes synoviales tendineuses, et je les ai désignés sous le nom de kystes *péritendineux* (voy. page 42). Nés dans une cavité close dont ils occupent toute l'étendue, ils ne rentrent pas dans la catégorie dont il est ici question, mais on trouve quelquefois, dans la région des doigts, de petits kystes adhérents à la face externe des gaînes tendineuses, et il y a lieu de se demander si ces kystes latéraux n'ont pas leur siége dans des follicules synovipares semblables à ceux qui sont situés autour des articulations. Les recherches de MM. Verneuil et Foucher

(1) *Revue médico-chirurgicale*, de Malgaigne, t. XV, p. 86, 1854.

rendent cette opinion assez probable. Dans l'observation de M. Verneuil, quatre kystes, situés au niveau de la face palmaire de la première phalange des quatre derniers doigts, étaient appliqués sur la face externe des gaînes tendineuses correspondantes; ils adhéraient à cette gaîne ; en les disséquant, on reconnut que l'adhérence était plus forte en un point très-limité, où la paroi de chaque kyste se confondait avec celle de la gaîne adjacente. Le liquide contenu dans ces kystes renfermait une grande quantité de cellules épithéliales, et leur surface interne était tapissée d'un épithélium pavimenteux fort régulier. Cette disposition prouvait que les kystes n'étaient pas néogènes, et il était fort probable dès lors qu'ils étaient émanés des synoviales tendineuses, quoiqu'ils eussent cessé de communiquer avec elles (1). M. Foucher a présenté à la Société anatomique une observation analogue, avec ceci de plus que les kystes digitaux, au nombre de trois, adhéraient à la paroi des gaînes tendineuses correspondantes par un pédicule étroit, qui pénétrait dans l'épaisseur de cette paroi et qui se continuait avec la synoviale tendineuse elle-même. Quoique ce pédicule fût imperforé, il était presque évident que c'était le vestige d'une ancienne communication entre le kyste et la synoviale tendineuse. M. Foucher, au surplus, dit avoir constaté à l'état normal, dans les gaînes synoviales des doigts, l'existence de petits follicules synovipares semblables à ceux des articulations (2). Cette découverte trancherait la question, mais elle a besoin d'être confirmée.

Pour distinguer les kystes que nous venons de décrire des kystes synoviaux péritendineux, M. Cruveilhier les a désignés sous le nom de *kystes synoviaux latéraux péritendineux* (3). Le nom de *kystes paratendineux* serait plus court, et tout aussi exact.

Je me hâte d'ajouter que les kystes profonds des doigts ne sont pas toujours sous la dépendance des gaînes tendineuses. Ils peuvent provenir également des follicules synovipares des articulations subjacentes. Il faut quelquefois beaucoup d'attention pour distinguer ces deux variétés de kystes. Dans un cas présenté également par M. Foucher, un kyste gros comme un pois, situé au niveau de l'articulation métatarso-phalangienne du quatrième orteil, reposait sur la gaîne tendineuse et paraissait en dépendre ; mais une

(1) Obs. de Verneuil, dans Michon, *Des tumeurs synoviales de la partie inférieure de l'avant-bras, de la main et du poignet*, Th. de concours, Paris, 1851, in-4°, p. 174, et dans Cruveilhier, *Anat. pathol.*, t. III, p. 467.

(2) *Bulletins de la Soc. anat.*, 1854, 1re série, t. XXIX, p. 305.

(3) Cruveilhier, *loc. cit.*, p. 466.

dissection plus complète prouva que le pédicule de ce kyste se continuait avec la synoviale de l'articulation métatarso-phalangienne (1).

2° *Kystes des glandes simples.* Je rappelle que j'ai réuni sous ce nom de glandes simples toutes les glandes à conduit excréteur non ramifié. Toutes ne sont pas également simples ; tantôt elles ne forment qu'un seul glomérule, d'où se détache un conduit excréteur microscopique ; tantôt elles sont composées de plusieurs glomérules , ou si l'on veut de plusieurs acini , qui viennent s'ouvrir successivement dans le conduit excréteur. Celui-ci pénètre donc dans la glande et la parcourt dans toute sa longueur, mais il ne se ramifie pas, ou ne présente que des ramifications tout à fait rudimentaires. Cette dernière disposition s'observe dans les glandes de Meibomius, les plus volumineuses et les plus compliquées de nos glandes simples.

Un autre caractère des glandes simples, c'est qu'elles sont toujours multiples, et souvent même innombrables.

Lorsque le conduit excréteur d'une glande simple vient à s'oblitérer, le produit de la sécrétion s'accumule au-dessus de l'obstacle sans donner lieu à aucun des phénomènes que nous avons décrits sous le nom d'*accidents de rétention.* Le déplissement de ce petit appareil glandulaire s'effectue rapidement, sans difficulté, sans douleur, sans rupture, et la glande ainsi transformée est aussitôt suppléée dans ses fonctions par ses nombreuses congénères. Il n'en résulte donc aucun trouble fonctionnel appréciable. A la faveur de ces diverses conditions, l'oblitération du conduit excréteur d'une glande simple est presque toujours suivie de la formation d'un kyste.

Les kystes de ce groupe sont très-nombreux. Nous ne pouvons songer à les énumérer tous, nous nous bornerons à en indiquer quelques-uns.

On trouve fréquemment à la face interne des lèvres de petits kystes transparents, dont le volume varie depuis celui d'une tête d'épingle jusqu'à celui d'un gros pois, et même au delà. Ils ont leur siége dans les *glandules labiales.* Les kystes de la pointe de la langue, beaucoup plus rares que les précédents, naissent dans les *glandes de Blandin* (ou de Nuhn), petites glandes agrégées, formées par l'agglomération d'un certain nombre de glandes simples. J'ai vu à la face antérieure du voile du palais un petit kyste pisiforme qui provenait sans doute d'une glande palatine. M. Cruveilhier a in-

(1) *Bull. de la Soc. anat., loc. cit.*, p. 304.

diqué les kystes développés dans les *glandules du pharynx et de l'œsophage*, et leur tendance à revêtir la forme de polypes vésiculeux. M. Verneuil a décrit une petite tumeur sous-cutanée du cou, qui renfermait un grand nombre de kystes transparents, développés dans les *glandes sudoripares*, etc. (1).

M. Giraldès, cherchant l'origine des kystes muqueux généralement multiples que l'on rencontre très-fréquemment dans le sinus maxillaire, a découvert que la membrane muqueuse de ce sinus renferme un grand nombre de *glandules à conduit excréteur simple*, et, après avoir étudié la structure de ces glandes, il a pu démontrer qu'elles sont le point de départ des kystes en question. Ceux-ci sont quelquefois assez nombreux et assez volumineux pour remplir presque entièrement la cavité du sinus maxillaire ; il est donc probable qu'en s'accroissant davantage encore, ils pourraient la remplir tout à fait, puis la distendre, et donner lieu à des phénomènes semblables à ceux qui ont été attribués à l'hydropisie du sinus maxillaire, affection rare, qui a été observée sur le vivant, mais dont l'anatomie pathologique est tout à fait inconnue, et dont le mécanisme, il faut bien l'avouer, est extrêmement obscur. Frappé de l'insuffisance des faits sur lesquels reposait la théorie classique, M. Giraldès a mis en doute la réalité de l'hydropisie du sinus maxillaire, et il a pensé que cette collection de liquide était constituée, non par un épanchement dans l'intérieur même du sinus, mais par un kyste développé dans l'une des glandules de la muqueuse (2). La question restera douteuse jusqu'à ce qu'on ait eu l'occasion de faire l'autopsie d'un individu ayant présenté pendant la vie les signes classiques de l'hydropisie du sinus, et n'ayant subi aucune opération chirurgicale. M. Giraldès a trouvé plusieurs fois le sinus plein de kystes. D'un autre côté, M. Verneuil a vu une fois ce même sinus plein d'un liquide visqueux et filant, qui était contenu dans la cavité même de la muqueuse (3). Mais dans tous ces cas le sinus avait conservé sa forme et ses dimensions normales ; il n'y avait eu aucune distension ; le fait de M. Verneuil présentait même ceci de particulier que l'ouverture naturelle du sinus n'était pas oblitérée, et que, si la quantité de liquide s'était accrue, le surplus se serait

(1) *Revue médico-chirurgicale*, de Malgaigne, t. XV, p. 104. (Paris, 1854, grand in-8°.

(2) Giraldès, *Des kystes muqueux du sinus maxillaire*, dans *Mémoires de la Soc. de chirurgie*, t. III, p. 479-491, avec 3 pl., Paris, 1853, in-4°. Voy. aussi *Bull. de la Soc. de chirurgie*, 1re série, t. II, p. 503, et t. III, p. 256.

(3) *Bull. de la Soc. de chirurgie*, 1re série, t. III, p. 261.

librement écoulé dans la fosse nasale. Ces faits anatomo-pathologiques ne sont donc pas démonstratifs. On a trouvé sur le cadavre deux lésions initiales essentiellement différentes, mais on ne peut dire avec certitude laquelle de ces deux lésions aurait, en se développant plus tard, constitué l'affection décrite par les chirurgiens sous le nom d'hydropisie du sinus maxillaire. J'ajoute toutefois que l'hypothèse de M. Giraldès a sur l'hypothèse ancienne l'avantage de simplifier beaucoup l'explication des phénomènes, d'être plus en harmonie avec l'état actuel de nos connaissances, et de reposer, à défaut de preuves directes, sur des analogies pressantes. Je suis donc disposé à lui donner la préférence.

De tous les kystes des glandes simples, les plus célèbres et les plus connus sont les kystes *dermoïdes* ou *kystes des glandes sébacées*, si communs dans la région du cuir chevelu, où ils portent le nom de *loupes*. Ces glandes, étroitement associées, comme on sait, aux follicules pileux, existent dans toute l'étendue de la peau, excepté à la paume des mains et à la plante des pieds, et, partout où elles existent, on peut voir naître dans la peau des kystes par rétention. La substance qu'elles sécrètent n'est pas un véritable liquide ; c'est une matière à demi concrète, qui renferme un grand nombre de cellules épithéliales et de granulations graisseuses. C'est elle qu'on expulse sous la forme de petits vers, lorsque l'on comprime entre les ongles la peau du lobule du nez. Les petits points noirs que l'on aperçoit si souvent à la surface de la peau, et qui résistent généralement au lavage, ne sont autre chose que de petits bouchons de matière sébacée, concrétée dans les conduits excréteurs. Cette obstruction est le premier degré de la formation des kystes sébacés, et Astley Cooper a reconnu que, lorsqu'ils ont acquis un certain volume, on aperçoit encore quelquefois sur la peau qui les recouvre un petit point noir central qui correspond à l'orifice de la glande dilatée (1). Chez les individus qui présentent plusieurs de ces kystes dans des régions qui ne sont pas entièrement couvertes de poils, on trouve souvent tous les degrés, depuis la glande simple-

(1) C'est A. Cooper qui a, le premier, signalé le fait ; il l'a découvert sur lui-même. Étant sur le point de se faire extirper une loupe du dos, il eut la curiosité d'examiner cette tumeur au moyen de deux miroirs. Ayant aperçu sur le point le plus saillant une petite tache noire, il la piqua avec une aiguille, et en retira un petit bouchon noir semblable à celui qui surmonte les vers du nez. Comprimant alors la tumeur, il put expulser toute la matière sébacée qui passa à la filière à travers cet étroit orifice. Le kyste, naturellement, ne tarda pas à se remplir de nouveau ; mais, en renouvelant fréquemment les pressions, A. Cooper parvint « à le maintenir vide » (A. Cooper, *Œuvres chir.*, trad. fr., Paris, 1837, grand in-8°, p. 391).

ment obstruée, que l'on vide aisément par la pression, jusqu'à la tumeur enkystée surmontée d'un point central, et depuis cette dernière jusqu'au kyste entièrement clos, dont l'ouverture est définitivement oblitérée. Il est difficile d'expliquer comment l'obstruction primitive, qui a été le point de départ du mal, fait place à une oblitération véritable; il est probable que cette oblitération procède de la profondeur vers la surface; qu'elle est la conséquence de l'hypertrophie dermique et épidermique dont la membrane interne devient le siége; que le petit goulot glandulaire, ayant ainsi cessé de communiquer avec la glande, s'atrophie, se resserre; que le petit bouchon de crasse qui l'obstruait, n'étant plus renouvelé par la matière sébacée intérieure, tombe molécule à molécule, et que l'ouverture extérieure finit ainsi par se fermer entièrement. Quoi qu'il en soit de cette explication, il est constant qu'on trouve quelquefois sur le même individu des kystes sébacés avec un goulot encore perméable, et d'autres kystes, entièrement clos, qui, sous tous les autres rapports, sont exactement semblables aux autres. L'étiologie des kystes sébacés de la peau ne peut donc donner lieu à aucune contestation, et leur siége dans les glandes sébacées ne peut être mis en doute, alors même que le point noir central indiqué par A. Cooper aurait cessé d'exister. L'examen microscopique fournit une autre preuve tout aussi concluante, en établissant d'une part l'identité de structure des parois des kystes sébacés cutanés avec les glandes sébacées, et d'une autre part l'identité de leur contenu avec la matière sébacée normale. Ces observations sont d'autant plus évidentes que le kyste que l'on étudie est plus petit. Les petites tumeurs sébacées multiples de la région vulvo-anale, si bien étudiées par M. Huguier, avec le concours de M. Robin, se prêtent merveilleusement à la démonstration (1).

Dans les régions où la peau est mince et extensible, les kystes sébacés tendent en général à faire vers l'extérieur une saillie nettement limitée; mais, lorsque le derme est plus résistant, ils se développent en partie vers l'extérieur, en partie vers l'intérieur, et peuvent revêtir l'apparence de tumeurs sous-cutanées. Cela a contribué à faire méconnaître l'origine des kystes sébacés, et surtout de ceux du cuir chevelu. Il y a au cuir chevelu une autre condition trompeuse. Les poils volumineux de cette région enfoncent profondément leurs racines. Les glandes sébacées annexées aux follicules

(1) Huguier, *Mémoire sur les maladies des appareils sécréteurs des organes génitaux externes de la femme*, dans *Mém. de l'Acad. de médecine*, t. XV, p. 587, p. 595 et suiv. et pl. IV et V.

pileux pénètrent avec eux jusques au-dessous du derme proprement dit. Il en résulte que, lorsque le conduit excréteur d'une de ces glandes est obstrué, la dilatation kystique s'effectue, le plus souvent, non pas dans l'épaisseur même du derme, mais dans le tissu conjonctif sous-dermique, et que la tumeur peut paraître indépendante de la membrane tégumentaire qui la recouvre. Ce n'est point tout : les glandes sébacées du cuir chevelu ne s'ouvrent pas directement à l'extérieur ; leurs conduits excréteurs viennent s'aboucher dans les follicules pileux à une distance assez notable de la surface du derme, de sorte que les kystes consécutifs à l'obstruction de ces conduits ne sont pas surmontés du petit point central signalé par A. Cooper. Ces kystes enfin sont ordinairement remarquables par l'épaisseur et la densité de leur paroi ; sous ce rapport ils diffèrent notablement de la plupart des autres kystes sébacés, et l'on ne devra pas s'en étonner beaucoup, si l'on songe que les glandes sébacées du cuir chevelu, comme les poils qu'elles accompagnent, présentent, à l'état normal, un volume exceptionnel, et qu'en se dilatant sous forme de kystes elles se trouvent placées dans des conditions anatomiques toutes particulières, étant comprimées sur un plan osseux par une peau très-épaisse et très-résistante. — Quoi qu'il en soit, les caractères extérieurs qui rendent évidente l'origine des autres kystes sébacés font ici très-souvent défaut, c'est-à-dire que la tumeur ne présente pas de tache centrale, qu'elle est sous-cutanée au lieu d'être cutanée, et qu'enfin elle est plus dure, plus élastique que ne le sont les kystes sébacés des autres régions. On a donc pu se demander si les kystes sébacés du cuir chevelu avaient réellement leur siége dans les glandes sébacées. — Mais lorsqu'on étudie le développement de ces tumeurs et leur structure, on arrive à se convaincre qu'elles sont bien d'origine glandulaire. Elles sont très-souvent multiples, et alors, sur le nombre, on en trouve quelquefois une ou deux qui font encore corps avec la peau ; d'autres fois, à côté de tumeurs dures et sphériques, on en trouve qui sont molles et fluctuantes ; enfin, chez les individus atteints de calvitie générale ou partielle, la tache centrale peut devenir apparente. On a donc quelquefois l'occasion d'observer sur les kystes sébacés de la voûte du crâne tous les caractères qui ont révélé l'origine glandulaire des autres kystes sébacés. — Lorsqu'on voit, chez le même individu, des kystes multiples dont les uns présentent ces caractères, tandis que les autres ne les présentent pas, puis lorsqu'on constate après l'opération que toutes ces tumeurs, nées dans une même région, renferment la même substance, il est impossible de ne pas reconnaître qu'elles sont bien de même nature, et que, si les unes sont glandulaires, les autres le sont également. L'examen microscopique, enfin, confirme pleinement cette étiologie. La substance contenue dans les kystes sébacés de la tête est une masse plus ou moins grumeleuse, où l'on trouve toujours, comme dans les kystes sébacés de la face, du cou, du tronc et des membres, et comme dans la matière sébacée normale, un nombre immense de cellules épithéliales, mêlées à une quantité variable de granulations graisseuses. La paroi de ces kystes est revêtue d'un pavé épithélial parfaitement régulier; enfin, il n'est pas très-rare de trouver un poil implanté sur un point de cette paroi, ce qui prouve que la cavité préexistante où le kyste s'est formé était en communication directe avec un follicule pileux. De tout cela nous pouvons conclure que les kystes sébacés ordinaires du cuir chevelu ont bien positivement leur siége dans les glandes sébacées.

J'ai dû multiplier les preuves parce qu'un éminent observateur, M. Paget, sans nier l'existence des kystes dus à la dilatation des glandes sébacées, a avancé que la plupart des kystes sébacés étaient de formation nouvelle, c'est-à-dire néogènes (1). Je pense qu'il s'est entièrement trompé relativement au degré de fréquence des kystes sébacés néogènes, et je n'hésite pas à dire que l'immense majorité des kystes sébacés cutanés ou sous-cutanés sont des kystes progènes. Mais j'ai eu l'occasion d'étudier avec M. Lebert une pièce sur laquelle il y avait évidemment un grand nombre de glandes sébacées de formation nouvelle. Des kystes sébacés de toutes les dimensions couvraient une grande partie de la voûte du crâne ; autour d'eux, dans le tissu conjonctif sous-cutané, et jusque sous l'aponévrose épicrânienne, existait un véritable semis de granulations jaunâtres, indépendantes les unes des autres, et on suivait toutes les gradations intermédiaires entre ces granulations miliaires et les kystes proprement dits. Au microscope, les granulations présentaient la structure à demi acineuse des glandes sébacées; et nous restâmes convaincus qu'il y avait eu chez ce sujet une formation hétérotopique de glandes sébacées qui, nées en plein tissu conjonctif, n'ayant pas de communication avec l'extérieur, ne tardaient pas à se développer sous forme de kystes. Voilà donc, je pense, un cas de kystes sébacés néogènes; mais le cas est évidemment très-exceptionnel, et la marche de l'affection n'avait pas été moins exceptionnelle que sa nature. Elle avait présenté la plus

(1) Paget, *Lect. on Tumours*, Lond., 18[illegible]9, in-8°, p. 85-86.

grande analogie avec celle des *polyadénômes* que nous décrirons dans un autre chapitre. La tumeur s'était ulcérée, l'ulcération s'était propagée au loin, le péricrâne, les os du crâne eux-mêmes avaient été attaqués, et le chirurgien qui avait observé le malade pendant sa vie avait admis qu'il s'agissait d'un cas de loupes cancéreuses.

L'existence des kystes sébacés néogènes est d'ailleurs démontrée par les observations, rares il est vrai, où ces kystes ont été trouvés sous les couches musculaires, au contact des os, et jusque dans la profondeur des cavités splanchniques, dans les méninges, dans le cerveau, dans le poumon, dans le mésentère, etc. (Je ne parle pas de ceux de l'ovaire et de la région péri-ovarique, parce qu'on les a attribués à des conceptions imparfaites, ou avortées.) Dans ces divers cas, le kyste renferme ordinairement un grand nombre de poils, implantés sur sa paroi, et accompagnés de glandes sébacées; Mohr et Kolliker ont même trouvé une fois des glandes sudoripares et des papilles dermiques dans un kyste sébacé ou plutôt dermoïde du poumon (1). Ce n'est donc pas seulement une glande sébacée qui se forme par hétérotopie, mais un vrai sac cutané, dont la paroi renferme tous les éléments de la peau; et, si une formation aussi complexe est possible, la formation d'une simple glande sébacée est possible à plus forte raison.

M. Lebert, se basant sur ces faits et sur plusieurs autres considérations, a admis l'existence des kystes dermoïdes néogènes. Mais M. Verneuil a autrement interprété ces faits, et a invoqué à son tour des arguments d'une grande valeur. Je reviendrai sur ce débat lorsque je parlerai des kystes compliqués qui renferment non-seulement des poils, mais encore des os, des dents, et des ébauches de viscères, et qui ont été désignés sous le nom de kystes fœtaux; je ne parlerai ici que des kystes sébacés pilifères. Les kystes progènes nés dans les glandes sébacées renferment quelquefois, comme je l'ai déjà dit, un poil unique, implanté sur un point de leur paroi. Mais lorsque, au lieu d'un poil, il y en a un grand nombre, c'est-à-dire lorsque le kyste est pilifère, il faut admettre ou bien que des poils néogènes se sont formés dans la paroi d'un kyste progène, par un travail d'hétérotopie, ou bien que le point de départ du kyste a été un petit sac cutané clos de toutes parts, et enseveli dans l'épaisseur des tissus. M. Lebert et M. Verneuil adoptent tous deux cette dernière hypothèse pour expliquer la formation des kystes pilifères,

(1) Cités par Lebert dans son *Mémoire sur les kystes dermoïdes et sur l'hétérotopie plastique* (*Mém. de la Soc. de biologie*, 1852, 1re série, t. IV, p. 221).

mais M. Lebert pense que ce sac cutané est toujours une production nouvelle hétérotopique, tandis que M. Verneuil, sans rejeter absolument la doctrine de l'hétérotopie, pense que la plupart des kystes pilifères ont pour point de départ un sac de peau normale, anormalement emprisonné dans les tissus par suite d'un accident de l'évolution embryonnaire. Il se base sur deux arguments d'une très-grande valeur. En premier lieu, la plupart des kystes pilifères assez superficiels pour être observés sur le vivant, sont congénitaux, et il est probable dès lors que les kystes plus profonds, reconnus seulement au moment de l'autopsie, datent également de l'époque intra-utérine. En second lieu, la très-grande majorité des kystes pilifères superficiels, chez l'homme du moins, ont leur siége au niveau du sourcil, spécialement dans la moitié externe de la région sourcilière ; ils sont fréquemments placés sous le muscle orbiculaire, et sont même quelquefois adhérents au squelette. Cette singulière prédilection de siége avait frappé tous les chirurgiens, mais personne n'avait même essayé d'en donner l'explication, lorsque M. Verneuil a eu l'idée de l'attribuer à une aberration de développement. On sait que la face et la région antéro-latérale du cou se forment aux dépens de quatre bourgeons latéraux connus sous les noms impropres d'*arcs branchiaux*, ou d'*arcs viscéraux*, et séparés les uns des autres par des fentes transversales, dites *branchiales* ou *viscérales*. La fente branchiale supérieure est comprise entre la vertèbre cérébrale antérieure, qui deviendra le front, et le premier arc branchial, qui donnera les mâchoires, le nez, les joues, les lèvres et le palais. Or, l'extrémité postérieure de cette fente correspond précisément à la partie externe de l'orbite, c'est-à-dire au niveau du point où les kystes sébacés pilifères ont leur siége de prédilection. M. Verneuil a donc supposé que ces kystes ont pour point de départ une partie du petit repli cutané qui tapisse les bords de la fente : au lieu de se fusionner entièrement, les deux bords de la fente ne se fusionneraient qu'en partie, en laissant entre eux un petit sac cutané (1).

On peut expliquer de la même manière la formation des kystes pilifères de la partie interne du sourcil, car, à ce niveau, la partie interne de la première fente branchiale est comblée par le développement du bourgeon frontal ou incisif, qui descend en dedans de l'œil pour se fusionner avec le premier arc branchial.

(1) Verneuil, *Mémoire sur l'inclusion scrotale et testiculaire*, dans *Archives générales de médecine*, 1855, 5e série, t. VI, p. 302. — *Bulletins de la Société anatomique*, 1852, t. XXVII, p. 300.

On a observé plusieurs fois, principalement chez les herbivores domestiques, des kystes pilifères à la partie supérieure du cou, immédiatement au-dessous de la mâchoire inférieure, c'est-à-dire au niveau de la deuxième fente branchiale.

Enfin, j'ai eu deux fois l'occasion d'opérer des kystes sébacés profonds du cou, qui correspondaient anatomiquement au siége de la troisième fente branchiale. Ces deux kystes étaient situés sur la ligne médiane, immédiatement au-dessous de l'os hyoïde ; ils reposaient directement sur la membrane thyro-hyoïdienne, et étaient recouverts par les muscles thyro-hyoïdiens. L'un d'eux a été extirpé, et j'ai trouvé plusieurs poils au milieu de la masse de matière sébacée qui le remplissait (1). L'autre n'a pas été traité par l'extirpation, son contenu n'a pas pu être étudié convenablement; je n'y ai pas constaté la présence des poils, mais rien ne prouve qu'il n'y en eût pas (2). En tout cas, on peut dire que la plupart des kystes pilifères extérieurs ont leur siége dans des points qui correspondent

(1) Je ne puis songer sans une pénible émotion à ce cas malheureux. L'opéré était un jeune homme de dix-sept ans. La tumeur, qui était grosse comme un œuf de poule, fut disséquée et extirpée sous l'influence du chloroforme. Il fallut lier une grosse veine. Il y avait déjà plusieurs minutes que l'opération était terminée, et que l'inhalation du chloroforme était suspendue, lorsqu'un aide qui avait tenu constamment le pouls sur l'artère radiale, s'écria tout à coup que le pouls venait de s'arrêter. La respiration continuait toujours, mais elle s'affaiblit bientôt. Malgré les soins les plus énergiques et les plus persistants, mon malheureux opéré ne put être rappelé à la vie. C'est le seul cas de mort par le chloroforme dont j'aie été témoin. Ce fait s'est passé le 31 octobre 1865, à l'hôpital Saint-Antoine.

(2) Cette observation a été recueillie sur une petite fille de dix ans, que j'ai traitée en 1863 à la consultation de la Salpêtrière. C'était le premier cas de ce genre que j'observais, et je crus qu'il s'agissait d'un kyste séreux. J'essayai donc de le traiter par le séton filiforme. Lorsque le séton fut enlevé, je fis sortir par la pression une petite quantité de matière grumeleuse semblable à celle des kystes sébacés ordinaires. Malgré l'emploi prolongé des injections d'iode, et malgré plusieurs cautérisations avec le nitrate d'argent et avec le fil galvano-caustique, le kyste a récidivé. Les parents n'ont voulu consentir ni à l'incision ni à l'extirpation, et j'ai perdu l'enfant de vue. C'était vers l'âge de six ans que la présence de cette tumeur avait été reconnue ; elle était alors grosse comme un haricot, et elle s'accrut si lentement que, lorsque je la vis quatre ans plus tard, elle n'avait que le volume d'une noisette. On ne repoussera pas d'une manière absolue l'idée que ce kyste fût congénital, si l'on songe que, profondément caché sous les muscles thyro-hyoïdiens, entre la saillie de l'os hyoïde et celle du cartilage thyroïde, il a pu exister longtemps avant d'attirer l'attention des parents de l'enfant. Toutefois, il est fort possible, il est même probable que le kyste n'existait pas au moment de la naissance, mais seulement la cavité dermoïde où il s'est développé plus tard, par suite de l'accumulation des produits épithéliaux sécrétés par la membrane dermoïde. C'est ainsi que les kystes pilifères du sourcil ne paraissent souvent que plusieurs années après la nais-

à la position des fentes branchiales. Cela ajoute une grande probabilité à l'hypothèse de M. Verneuil.

Mais les kystes pilifères intra-crâniens, intra-thoraciques, ceux qui sont situés sous la peau des membres, ceux qu'on trouve quelquefois chez les animaux, au milieu des muscles de la nuque, n'ont aucun rapport avec les fentes branchiales, et il est impossible de les attribuer à des diverticules cutanés. On est bien obligé alors d'admettre l'explication de M. Lebert, c'est-à-dire la théorie de l'hétérotopie, en se réservant toutefois de chercher, dans chaque cas particulier, si cette hétérotopie est primordiale, contemporaine de l'époque des formations embryonnaires, ou si elle est pathologique et postérieure à la naissance.

En résumé, je pense que les kystes sébacés simples, cutanés ou sous-cutanés, ceux du cuir chevelu aussi bien que les autres, ont leur siége dans des glandes sébacées préexistantes. C'est une loi générale qui ne souffre que de très-rares exceptions. Mais il y a en outre quelques exemples de kystes sébacés néogènes, qui ont leur siége dans des glandes sébacées néogènes, ou hétérotopiques.

Quant aux kystes sébacés pilifères, il me paraît très-probable qu'ils peuvent reconnaître trois origines différentes : 1° un kyste sébacé simple dans l'origine, et devenu pilifère ultérieurement par suite d'une formation de follicules pileux dans sa paroi (1); 2° un sac cutané emprisonné dans une fente branchiale par suite d'un accident embryonnaire (Verneuil); 3° un sac cutané formé dans l'épaisseur des tissus par suite d'un travail d'hétérotopie.

Je n'ai pu décrire les kystes des glandes sébacées sans parler en même temps des kystes sébacés hétérotopiques. Mais ce n'est pas ici le lieu d'exposer la théorie des kystes hétérotopiques. Elle trouvera sa place dans le chapitre des kystes néogènes.

Revenons maintenant aux kystes des glandes simples. Je ne chercherai pas à en compléter l'énumération. Je me bornerai à mentionner un cas particulier qui établit une transition entre ce groupe et le suivant, c'est celui des kystes séreux des paupières. Ils ont leur siége le plus souvent dans les glandes de Meibom, et quelquefois aussi dans les petites glandes lacrymales palpébrales, qui sont groupées autour des orifices des conduits excréteurs de la glande lacrymale supérieure. Ces deux espèces de glandes pal-

sance. Chez l'opéré de l'hôpital Saint-Antoine, qui est mort des suites de l'inhalation du chloroforme, la tumeur sous-hyoïdienne ne s'était manifestée que vers l'âge de treize ans.

(1) Voy. plus haut, 1re partie, p. 112.

pébrales, bien distinctes par leur siége et par leurs fonctions, ont cela de commun que chacune d'elles se compose de plusieurs acini ou grains glanduleux, groupés autour d'un conduit excréteur qui les reçoit successivement. Cette disposition, qui constitue le passage du type des glandes simples au type des glandes compliquées, est manifeste surtout dans les glandes de Meibom. On conçoit d'après cela que la transformation kystique puisse être la conséquence d'une oblitération survenue soit au niveau de l'ouverture du conduit excréteur, soit sur le trajet de ce conduit dans la longueur de la glande, soit enfin au niveau du petit conduit excréteur partiel de l'un des grains glanduleux ; dans le premier cas elle occupe toute la glande; dans le deuxième cas elle épargne les grains glanduleux les plus rapprochés de l'ouverture extérieure; dans le troisième cas enfin elle n'atteint qu'un seul grain glanduleux. Il est souvent difficile de rapporter les kystes des glandes de Meibom à l'une ou l'autre de ces trois variétés. La troisième est la seule qui soit rigoureusement démontrée ; elle paraît en outre de beaucoup la plus fréquente. On sait que la longueur des glandes de Meibom est égale à la hauteur des cartilages tarses; celles de la paupière supérieure, par exemple, commencent à 12 ou 15 millimètres au-dessus du bord ciliaire. Par conséquent l'oblitération du conduit excréteur au niveau de son ouverture donnerait une dilatation kystique considérable, et cette tumeur occuperait toute la hauteur de la paupière correspondante. L'oblitération de la partie moyenne du conduit donnerait lieu également à un kyste assez volumineux qui s'étendrait, comme le précédent, jusqu'au niveau du bord adhérent de la paupière. Or, les cas où les kystes des glandes de Meibom présentent une semblable disposition sont très-exceptionnels. Le plus souvent ils débutent sous la forme d'une toute petite tumeur parfaitement sphérique, située à une certaine distance du bord adhérent de la paupière, ou même tout près de son bord libre; et il est évident alors qu'ils ont leur siége dans un seul grain glanduleux. Cette variété est donc tout à fait incontestable. Je n'en dirai pas de même des deux autres. On voit, il est vrai, quelquefois des kystes plus grands qui occupent toute la hauteur de la paupière, mais rien ne prouve que ce ne soient pas des kystes nés dans un seul acinus, et dilatés ensuite outre mesure, et on peut même presque toujours obtenir du malade des renseignements qui rendent la chose évidente. En tout cas, il est parfaitement certain que les kystes des glandes de Meibom sont rarement dus à l'oblitération de leur conduit central.

Ces glandes, comme je l'ai déjà dit, sont situées sur la limite des glandes simples et des glandes compliquées, et il est bon de constater déjà que l'oblitération des canaux excréteurs proprement dits est beaucoup plus rare que celle des petits conduits microscopiques qui font communiquer les acini avec ces canaux excréteurs. Cela, du reste, se conçoit aisément, car il est tout naturel que les conduits les plus petits soient plus particulièrement exposés à l'oblitération.

Je ne parlerai pas ici des kystes des glandes lacrymales palpébrales, j'aurai l'occasion d'y revenir tout à l'heure.

Il est superflu sans doute de faire remarquer que les paupières peuvent en outre être le siége de kystes sébacés. Ceux qui se forment aux dépens des glandes sébacées annexées aux cils sont situées à quelques millimètres seulement du bord libre des paupières, et ressemblent beaucoup aux kystes des glandes de Meibom. Mais ils s'en distinguent par la nature de leur contenu.

Je passe maintenant aux kystes des glandes compliquées.

3° *Kystes des glandes compliquées.* Ce qui distingue ces glandes des précédentes, c'est le nombre plus considérable des cavités sécrétoires qui versent leur produit dans un même canal excréteur. Si l'on fait abstraction du testicule et surtout du rein, dont la structure est toute spéciale, on trouve que les glandes compliquées sont traversées par des conduits dont les ramifications, superposées et de plus en plus ténues, aboutissent finalement, par une dernière subdivision, aux acini glandulaires (1). Suivant que la glande est plus ou moins compliquée, le nombre des bifurcations successives est plus ou moins considérable. Le canal principal est le conduit de premier ordre; les conduits qui s'y rendent directement sont de deuxième ordre; ceux qui aboutissent à ceux-ci sont de troisième ordre, etc. Enfin les conduits initiaux microscopiques qui émanent directement des acini, et qu'on peut appeler conduits acinaires, constituent le dernier terme de cette série décroissante.

Cela posé, il y a lieu de se demander quels sont les conduits excréteurs dont l'oblitération peut donner lieu, dans une glande compliquée, à la formation d'un kyste. Cette question en comprend deux autres : 1° quels sont les conduits qui sont les plus exposés à

(1) Le foie lui-même, s'il m'est permis de m'en rapporter à mes propres recherches, rentre dans cette description. Les acini du foie ne diffèrent de ceux des glandes en grappes, que parce qu'ils sont privés d'enveloppe fibro-celluleuse, de sorte que leur surface extérieure est en continuité directe avec le stroma ou parenchyme dans lequel se ramifient les vaisseaux de la glande. Voy. Bonamy et Broca, *Atlas d'anatomie descriptive,* t. III, pl. XXX (*bis*).

l'oblitération ? 2° quels sont les conduits dont l'oblitération a le plus de chances d'être suivie de la formation d'un kyste ?

Sur le premier point, il est évident que les oblitérations doivent être d'autant plus fréquentes que les conduits que l'on considère sont plus petits. Le plus léger trouble local suffit pour intercepter le passage dans un conduit capillaire, tandis qu'il faut un travail pathologique beaucoup plus intense pour amener le même résultat sur un canal volumineux, non-seulement à cause de son volume même, mais encore à cause de la poussée plus considérable du liquide qui le traverse. Par conséquent, un conduit de troisième ou de quatrième ordre a plus de chances de s'oblitérer qu'un conduit de deuxième ordre, et à plus forte raison qu'un conduit de premier ordre ; d'où il résulte que les conduits acinaires, étant les plus petits de tous, sont ceux qui sont les plus exposés à l'oblitération. Or, il se trouve précisément, que les conduits les plus petits sont en même temps les plus nombreux. Telle glande qui ne possède qu'un seul conduit de premier ordre peut posséder 10 conduits de deuxième ordre, 100 de troisième ordre, etc., et enfin plusieurs milliers de conduits acinaires ; par conséquent les chances respectives de l'oblitération de chaque ordre de conduits seraient représentées par 1, 10, 100, et plusieurs milliers, alors même que les conduits les plus nombreux ne seraient pas plus exposés que les autres à l'oblitération. Ces remarques théoriques (abstraction faite des chiffres arbitraires dont nous nous sommes servi), permettent de prévoir que l'oblitération des conduits acinaires doit être infiniment plus fréquente que celle des conduits plus volumineux. Hâtons-nous d'ajouter toutefois qu'elles ne s'appliquent qu'aux conduits intra-glandulaires. Les conduits de premier ordre, dans leur partie extra-glandulaire, et surtout au niveau de leur embouchure, présentent des conditions anatomiques et des rapports spéciaux qui les exposent à des accidents particuliers d'inflammation, d'ulcération, de compression, d'obstruction, etc. ; ils sont donc moins rarement oblitérés que leurs premières ramifications dans l'intérieur de la glande, mais ils le sont beaucoup moins fréquemment que les petits conduits, et surtout que les conduits acinaires.

En second lieu, quels sont les conduits dont l'oblitération a le plus de chances d'être suivie de la formation d'un kyste ? Pour répondre à cette question, il suffira de rappeler ce que nous avons dit (p. 63) en parlant des accidents de rétention. Ces accidents mettent obstacle au travail de dilatation régulière, graduelle et tranquille qui amène la transformation kystique, et ils sont d'autant plus probables que le conduit oblitéré est plus volumineux, car leur intensité est proportionnelle à l'abondance du liquide dont l'écoulement est suspendu. D'après cela, on peut pressentir que les kystes des glandes compliquées auront rarement pour point de départ l'oblitération d'un conduit principal, et qu'ils seront presque toujours dus à l'oblitération d'un conduit acinaire, ou du moins d'un conduit de très-petit calibre.

Il s'agit maintenant de soumettre ces vues générales au contrôle des faits particuliers.

On a souvent, soit de propos délibéré, soit par suite d'erreurs de diagnostic, extirpé des tumeurs mammaires constituées par des kystes multiples. Plus souvent encore on a extirpé des adénômes de la mamelle, où des kystes se trouvaient en grand nombre au milieu des éléments glandulaires hypertrophiés. J'ai eu l'occasion de disséquer attentivement et d'étudier au microscope plusieurs de ces pièces. On y trouve en général des kystes de dimensions très-inégales, les uns déjà transformés, les autres à l'état naissant. Tous, les plus gros aussi bien que les plus petits, paraissent indépendants des conduits excréteurs visibles à l'œil nu, et il faut bien qu'il en soit ainsi, puisqu'on a méconnu, jusqu'à une époque presque récente, l'origine glandulaire de ces kystes. S'ils naissaient dans des conduits de quelque volume, les plus petits n'auraient pas une forme globuleuse, mais bien la forme d'un tube ou au moins celle d'un ellipsoïde allongé. Il n'en est rien, et ce sont précisément les plus petits, les plus jeunes, qui présentent la forme sphérique la plus régulière. Ils ont donc leur siége dans les acini eux-mêmes, et leur point de départ dans l'oblitération des conduits acinaires. Cette opinion est pleinement confirmée par l'examen microscopique. D'ailleurs le nombre des kystes est tellement considérable dans certains cas qu'il est difficile et même impossible de les attribuer à l'oblitération des conduits galactophores proprement dits. Cela prouve que la plupart des kystes mammaires sont acineux; mais je ne prétends pas qu'ils le soient tous. L'occlusion d'un conduit de troisième ou de quatrième ordre serait suivie très-probablement de la transformation kystique du lobule correspondant, et, quoique je n'en aie pas vu d'exemple probant, je suis très-loin d'élever à cet égard le moindre doute.

Quant aux conduits galactophores de premier ordre, qui viennent, au nombre de 10 à 15, s'ouvrir isolément au mamelon par un orifice rétréci, ils s'oblitèrent, s'obstruent ou se resserrent très-fréquemment pendant la lactation, au niveau de cet orifice. Presque toujours alors on voit survenir des accidents de rétention, des inflammations, des ruptures avec extravasation du lait, des abcès laiteux, etc. Ce n'est que dans des cas tout à fait exceptionnels que les accidents se calment et que la tumeur laiteuse passe à l'état chronique. Cette tumeur extrêmement rare, que M. Velpeau a bien décrite (1), et que M. Forget a désignée sous le nom de *galactocèle* (2), diffère à plusieurs égards des kystes ordinaires, non-seulement par son contenu, qui est tantôt du lait pur, tantôt une matière butyreuse, mais encore par la disposition de ses parois. M. Forget, qui a eu l'occasion de disséquer un triple galactocèle extirpé par M. Jobert, a constaté que la paroi d'une de ces poches était le siége de *deux larges ulcérations dont le fond était constitué par le tissu mammaire ramolli et purulent*. On apercevait en outre à la surface interne des trois poches un assez grand nombre d'orifices qui conduisaient le stylet dans des conduits excréteurs, et qui fournissaient du lait lorsque l'on comprimait les lobules mammaires environnants. Quelques-uns de ces conduits étaient notablement dilatés, on pouvait les fendre avec des ciseaux, et l'un d'eux présentait un renflement qui aurait pu recevoir une petite noisette (3). Il s'agissait donc bien réellement d'une dilatation des conduits galactophores, et non d'une extravasation de lait dans le tissu cellulaire de la glande, comme quelques auteurs l'ont supposé, et cette dilatation était très-considérable, puisqu'elle avait donné lieu à une tumeur grosse comme les deux poings. La tumeur aurait pu, sans doute, à la longue, passer à l'état de kyste; la dilatation, remontant de branche en branche jusqu'aux conduits acinaires, aurait pu finir par déplisser toute la partie correspondante de la glande, et par la transformer en cavité close; après quoi, la sécrétion du lait étant supprimée, les accidents de rupture étant ainsi conjurés, la paroi aurait pu devenir le siége d'une absorption et d'une exhalation qui auraient modifié la nature du liquide intérieur, et les trois poches auraient fini par devenir de véritables kystes. Mais, pour se faire une idée du volume immense qu'elles auraient dû acquérir auparavant, il suffira de citer l'observation de Scarpa. Cette fois la tumeur, formée d'une seule poche, était tellement grosse qu'elle avait 32 pouces de circonfé-

(1) Velpeau, art. MAMELLE du *Dict.* en 30 volumes, t. XIX, p. 80 et suiv., 1839. Le même, *Tumeurs laiteuses ou galactocèles*, dans *Gaz. hebdomadaire*, 1853, t. I, p. 72, 110 et 12?.

(2) A. Forget, *Considérations pratiques sur le galactocèle mammaire*, dans *Bull. de thérapeutique*, 1844, t. XXVII, p. 355, et *Gaz. hebdom.*, *loc. cit.*, p. 109.

(3) *Bull. de thérapeutique*, t XXVII, p. 361-362.

rence, et qu'elle retombait jusque sur la cuisse. Scarpa la vida entièrement en une seule ponction ; il en retira une énorme quantité de lait très-pur, qui fut analysé par Scopoli, et dont la composition chimique était exactement celle du lait de femme récent. C'était l'indice que la sécrétion lactée avait continué à s'effectuer dans les acini tributaires du conduit galactophore dilaté, et on ne tarda pas à en avoir la preuve, car Scarpa, ayant jugé convenable de pratiquer une incision d'un pouce avant de retirer la canule, vit, les jours suivants, s'écouler à travers cette ouverture une assez grande quantité de matière laiteuse (1). Ainsi, quoique la poche eût acquis un volume prodigieux, les acini n'étaient pas encore déplissés, et le kyste n'était pas encore formé. Or, la tumeur opérée par Scarpa était au moins dix fois plus grosse que le plus gros des autres galactocèles connus, et on peut juger d'après cela combien la tumeur décrite par M. Forget était loin d'être transformée en un véritable kyste. En résumé, l'oblitération des conduits galactophores *principaux* de la mamelle donne lieu à une accumulation de lait qui peut, en théorie, être considérée comme le premier degré de la formation d'un kyste, mais, en fait, il n'existe aucune observation démontrant que l'évolution du kyste ait pu se faire jusqu'au bout sans suppuration et sans rupture, et on remarquera que, chez la malade de M. Forget, l'une des poches, déjà ulcérée, était le siége d'un commencement de suppuration. En tout cas, si le galactocèle, affection déjà extrêmement rare, peut se transformer en kyste, on peut dire que cette terminaison est tout ce qu'il y a de plus exceptionnel.

Je viens de montrer, d'une part, que la plupart des kystes mammaires ont pour siége bien manifeste les acini glandulaires, et pour point de départ l'oblitération des conduits acinaires, ou de dernier ordre ; — d'une autre part, que l'oblitération des conduits de premier ordre n'a pour ainsi dire aucune chance d'aboutir à la formation d'un kyste. L'oblitération des conduits d'un volume intermédiaire, et surtout de ceux qui ne tiennent sous leur dépendance qu'un petit nombre d'acini, est très-probablement de nature à produire une dilatation kystique, mais cela doit être assez rare, car je n'en ai pas vu d'exemple probant, et je crois être en droit de répéter que presque tous les kystes de la glande mammaire sont des kystes acineux.

(1) Cette observation, rapportée par Volpi dans sa traduction italienne des *Œuvres de Richter*, a été reproduite par Boyer (*Malad. chirurgicales*, 1re édit., t. VII, p. 217, 1821), et par M. Forget, *loc. cit.*, p. 356. On devra comparer ces deux versions qui se complètent mutuellement.

Ce que je viens de dire des kystes de la mamelle est applicable à peu de chose près aux kystes de toutes les autres glandes compliquées. Presque tous ces kystes sont acineux. Quelques-uns, paraissant occuper toute l'étendue d'un petit lobule, peuvent être attribués à l'oblitération du petit conduit excréteur de ce lobule. Enfin, lorsque la glande, quoique pourvue d'un conduit ramifié, est très-petite, lorsque les acini qui la composent sont très-peu nombreux, et que son conduit principal ou de 1er ordre, équivaut à peine aux conduits de 3e et de 4e ordre des grosses glandes, l'oblitération de ce conduit dans sa partie extra-glandulaire peut ne pas provoquer les accidents de rétention, et donner lieu à un kyste occupant la totalité de la glande. Mais j'ai lieu de croire que la petite glande vulvo-vaginale (ou de Bartholin), est la plus volumineuse de celles qui peuvent subir cette transformation; et je ne connais aucun exemple de kyste consécutif à l'oblitération d'un conduit excréteur principal de quelque importance.

On peut objecter, il est vrai, contre cette manière de voir, deux cas où les dilatations kystiques ont évidemment leur siége dans des organes excréteurs volumineux. Ces deux exemples sont ceux des kystes tubaires et de l'hydronéphrose ; mais on va voir qu'ils ne prouvent absolument rien contre les principes de physiologie pathologique que nous venons d'exposer.

L'exemple des *kystes tubaires* doit d'abord être mis de côté. La trompe de Fallope ne peut être comparée aux conduits excréteurs des glandes ordinaires. Elle n'est pas traversée par un courant continu de liquide. L'ovule qu'elle reçoit à chaque époque menstruelle disparaît promptement. Lorsqu'une oblitération lui ferme le passage, et lorsque cette oblitération de l'orifice utérin de la trompe se complique d'un état inflammatoire qui amène l'adhérence du pavillon avec l'ovaire, ce n'est pas un liquide glandulaire, c'est le produit de la sécrétion de la trompe elle-même qui distend sous forme de tube, et plus tard sous forme d'ampoule, la cavité de cet organe. Ce fait ne peut jeter aucun jour sur la question qui nous occupe.

Quant aux *kystes tubo-ovariens* que M. Ad. Richard a décrits dans un mémoire spécial (1), ce sont des kystes de l'ovaire, mis en communication, par une rupture précoce ou tardive, avec la trompe, qui n'est pas oblitérée, et qui se dilate graduellement de haut en

(1) Ad. Richard, *Sur la communication de certains kystes de l'ovaire dans la trompe utérine* (*kystes tubo-ovariens*), dans *Mém. de la Soc. de chirurgie*, t. III, p. 121, et pl. II, Paris, 1853, in-4°.

bas ou plutôt de dehors en dedans. Lorsque la dilatation arrive jusqu'à l'orifice utérin de la trompe, le kyste se vide à l'extérieur par le vagin. Cet exemple est plus étranger encore que le précédent à l'histoire des kystes des conduits excréteurs.

L'exemple de l'hydronéphrose paraît au premier abord plus concluant. On sait que le bassinet du rein se développe quelquefois en une poche spacieuse au-dessus d'une oblitération congénitale ou acquise de l'uretère. On est convenu de désigner cette affection sous le nom d'*hydropisie*, et non sous le nom de *kyste*, mais c'est une pure distinction de mots, et je n'en profiterai pas pour invoquer une fin de non-recevoir. Je ferai remarquer seulement que les calices et le bassinet présentent, par rapport aux conduits glandulaires qui y aboutissent, une disposition spéciale, sans analogue dans l'économie. Ils constituent un réservoir plutôt qu'un conduit excréteur : les vrais conduits excréteurs du rein sont les nombreux tubes capillaires qui viennent s'ouvrir à la surface des mamelons. De cette vaste cavité aux conduits très-déliés qui y aboutissent, le passage se fait brusquement, tandis que, dans les autres glandes, le conduit excréteur terminal résulte de la convergence successive d'un grand nombre de conduits secondaires ou tertiaires, dont le calibre croît ou décroît *graduellement*. Voilà pourquoi les injections fines, poussées dans le conduit excréteur des glandes ordinaires, remontent aisément jusque dans les cavités glandulaires, tandis que tous les anatomistes savent combien il est difficile de faire pénétrer dans les tubes urinifères les injections rétrogrades poussées dans l'uretère. Lorsque l'uretère est oblitéré, l'urine s'accumule dans le bassinet et dans les cavités, et les distend en forme de poche ; ce liquide est en même temps retenu dans les tubes urinifères qui sans doute doivent, dans l'origine au moins, se dilater aussi un peu ; mais la pression que le liquide accumulé dans le bassinet exerce sur les mamelons, ne tarde pas à les atrophier, puis à les oblitérer ; la grande poche rénale se trouve ainsi transformée en une cavité close de toutes parts; et la substance propre du rein amincie, atrophiée, étalée à la surface du kyste, reste tout à fait étrangère à la formation de sa paroi proprement dite. Voilà donc un kyste consécutif à l'oblitération d'un appareil d'excrétion, mais ce résultat ne se produit qu'à la faveur d'une condition anatomique tout à fait spéciale. On remarquera d'ailleurs que les kystes du bassinet rénal sont très-souvent congénitaux, qu'ils se forment à une époque où la sécrétion glandulaire est encore tout à fait rudimentaire, et peut-être même avant que le tissu propre du rein soit réellement constitué.

Les kystes congénitaux sont même les seuls qu'on puisse considérer comme de véritables kystes, car l'oblitération accidentelle de l'uretère est généralement suivie de graves accidents de rétention, d'inflammation, de suppuration, etc.

Après avoir ainsi écarté les arguments par analogie que l'on pouvait emprunter aux exemples des kystes tubaires et des kystes du bassinet rénal, nous allons passer en revue les autres kystes que l'on a cru pouvoir attribuer à l'oblitération des conduits excréteurs principaux des glandes compliquées.

L'exemple le plus célèbre est celui de la *grenouillette*. Pendant longtemps, il a été considéré comme décisif. On pensait avec raison qu'un kyste aussi uniforme dans son siége et dans ses caractères, devait avoir pour point de départ une cavité préexistante, mais on supposait,à tort que cette cavité préexistante devait être le canal de Wharton. On aurait bien dû considérer que l'oblitération de l'ouverture buccale du conduit aurait amené la rétention de la salive, non-seulement dans le conduit lui-même, mais encore dans toute la glande ; que celle-ci aurait dû être en continuité avec la tumeur, et même confondue avec elle, et qu'elle aurait dû, en tout cas, être distendue et volumineuse, — tandis qu'en réalité, la glande sous-maxillaire, toujours facile à explorer, est tout à fait normale chez les individus atteints de grenouillette. Ces remarques sont bien simples, et il est au moins singulier qu'elles ne soient pas venues à l'esprit de ceux qui ont édifié la théorie de la grenouillette. Mais il y a un caractère négatif bien autrement concluant : c'est que les deux conduits de Wharton sont ouverts et perméables dans les cas de grenouillette. Ils laissent écouler la salive, qui s'échappe sous la forme de deux petits jets, lorsque, la bouche étant ouverte, on fait exécuter un mouvement de déglutition. Pour concilier autant que possible ce fait avec la théorie classique, on a supposé que la grenouillette était due à la rupture de l'un des conduits de Wharton et à l'extravasation de la salive dans le tissu conjonctif du plancher de la bouche. Je n'ose pas mettre en doute la possibilité de cette rupture et de cette extravasation, mais ce qui est bien certain, c'est que la vraie grenouillette, la grenouillette classique, est une cavité parfaitement close, et ne communique nullement avec le canal de Wharton. Le petit jet de salive dont je viens de parler se produit une ou deux fois de suite au commencement de l'exploration ; puis, lorsque la petite quantité de salive qui s'était accumulée dans le canal dévié et comprimé par la grenouillette, est expulsée, le phénomène ne se reproduit plus, alors même qu'on exercerait une forte pression sur le kyste. La grenouillette est donc tout à fait indépendante de la glande sous-maxillaire et de son conduit excréteur. Lorsque Fleischmann découvrit sous le frein de la langue, entre les muscles génio-glosses, la petite bourse muqueuse qui porte son nom (et dont on a eu tort de nier l'existence), on supposa aussitôt que la grenouillette était un hygroma de cette bourse muqueuse, hypothèse séduisante, qui a eu beaucoup de partisans, et que, pour ma part, j'ai autrefois acceptée. Mais M. Verneuil, ayant eu l'occasion d'examiner au microscope la surface interne de plusieurs grenouillettes traitées par l'excision, a constaté, de la manière la plus positive, l'existence d'une couche épithéliale parfaitement régulière, qui ne laissait aucun doute sur l'origine glandulaire du kyste. Quelle est donc la glande qui est le point de départ de la grenouillette ? Ce ne peut être que la sublinguale, glande agrégée, composée d'un grand nombre de granulations qui s'ouvrent pour la plupart dans les conduits excréteurs multiples de Rivinus, tandis que les granulations les plus superficielles s'ouvrent directement dans la bouche, par l'intermédiaire d'un conduit non ramifié. La sublinguale est donc formée par la réunion d'un certain nombre de glandes simples, et d'un certain nombre de petites glandes compliquées (mais peu compliquées). La grenouillette est-elle due à l'oblitération des conduits principaux, dits de Rivinus, ou seulement à celle des conduits acinaires, ou enfin tantôt à l'une, tantôt à l'autre de ces causes? C'est une question que je ne puis résoudre aujourd'hui. Il me paraît probable que dans la sublinguale, comme dans les autres glandes, les kystes acineux doivent être plus communs que les autres ; mais les conduits de Rivinus sont si petits, et la partie de la glande qui dépend de chacun d'eux est si peu volumineuse, que l'oblitération d'un de ces canaux pourrait donner lieu, selon toute probabilité, à la formation d'un véritable kyste.

En tout cas, il est certain que l'oblitération du canal de Wharton est tout à fait étrangère à la formation de la grenouillette. Quelques auteurs modernes, il est vrai, ont essayé d'invoquer certaines observations à l'appui de l'ancienne théorie, mais ils n'ont pu le faire qu'en équivoquant sur le sens du mot grenouillette, et en donnant ce nom à des affections qui en diffèrent essentiellement. La grenouillette classique est une tumeur chronique, circonscrite, indolente, demi-transparente, aussi constante dans sa situation et dans ses rapports que peut l'être l'hydrocèle de la tunique vaginale. C'est cette grenouillette-là qu'on a considérée comme une dilatation du canal de Wharton, et qui en est tout à fait indépendante. L'oblitération ou l'obstruction de ce canal par un corps étranger donne lieu sans doute à des accidents de dilatation et de rétention, mais cette affection est tout à fait différente de la grenouillette. Il suffira, pour s'en convaincre, de lire le mémoire de M. Jarjavay *sur la dilatation des conduits excréteurs des glandes* (1). Les trois observations qui y sont consignées sont relatives à des calculs salivaires arrêtés dans le canal de Wharton. Le premier fait, recueilli par l'auteur, est des plus curieux. Il n'y avait dans la bouche aucune tuméfaction, si ce n'est au moment des repas. Dès que la malade mettait des aliments dans sa bouche, elle éprouvait une *douleur pongitive* dans la glande sous-maxillaire, et bientôt une tuméfaction se produisait sur le trajet du canal de Wharton ; en comprimant cette petite tumeur, on faisait jaillir dans la bouche un liquide transparent, et les accidents cessaient jusqu'au prochain repas. Ces accidents, qui duraient depuis dix-sept ans, étaient dus à la présence d'un calcul salivaire gros comme un haricot, qui s'était arrêté au niveau de l'embouchure du canal de Wharton, et dont l'extraction, pratiquée par M. Jarjavay à travers une petite incision de la muqueuse, fut suivie d'une guérison complète. Le second fait, emprunté à M. Jobert, est relatif à un calcul salivaire au-dessus duquel s'était accumulée une quantité considérable de salive ; on ne donne aucun détail sur le siége et les symptômes de cette tumeur, mais on ajoute que le liquide évacué était de la salive véritable, *qui avait la propriété de transformer l'amidon en glycose.* Le troisième fait appartient à Robert qui, ayant extrait par incision un calcul salivaire du canal de Wharton, vit s'écouler aussitôt une assez grande quantité de salive, et constata que le canal, « énormément dilaté, avait au moins le calibre d'une forte plume d'oie ». Il n'y a rien dans tout cela qui ressemble de près ou de loin à la grenouillette. Vient une quatrième observation due à M. Doulens : tumeur molle, indolente, située à la partie interne et *postérieure* du maxillaire inférieur. La compression faisait sortir du pus mêlé de salive par le canal de Wharton. Il est impossible de voir dans cette tumeur autre chose qu'une suppuration chronique de la glande sous-maxillaire. Dans son rapport sur le travail de M. Jarjavay, M. Forget a cru pouvoir cependant invoquer ces faits pour prouver que la grenouillette avait, sinon toujours, du moins souvent son siége dans le canal de Wharton. Il y a joint une observation de M. Richet, qui lui a paru tout

(1) *Mém. de la Société de chirurgie*, t. III, p. 498.

à fait décisive, et qui mérite d'être rapportée. Un homme de vingt-sept ans est pris *tout à coup*, en mangeant, d'une *très-vive douleur dans la région sous-maxillaire*. Appelé immédiatement, M. Richet constate un *gonflement douloureux de cette région*, et trouve, en outre, sous la langue, *au niveau de la deuxième et de la troisième dent molaires*, c'est-à-dire bien en arrière du point où débute la grenouillette classique, une tumeur arrondie, grosse comme une petite noix. Cette tumeur, qui « gênait singulièrement la parole », venait de se produire à l'instant même, car le malade affirma « qu'il ne s'en était jamais aperçu auparavant. » Le lendemain, les accidents se sont aggravés. M. Richet vide la tumeur buccale par une petite ouverture où il introduit une mèche. Le gonflement de la région sous-maxillaire se dissipe promptement, et l'ouverture artificielle se referme au bout d'un mois. Un an après, les mêmes accidents reparurent tout à coup de la même manière. Cette fois, la tumeur devint si considérable que le malade craignait d'étouffer. M. Richet pratiqua immédiatement une nouvelle ponction qui dissipa encore les accidents, mais ceux-ci reparurent lorsque la nouvelle ouverture fut cicatrisée. Alors M. Richet se décida à recourir à un procédé de stomatoplastie. Ayant ouvert largement et vidé la tumeur buccale, il reconnut, et M. Follin reconnut avec lui, que le liquide continuait à couler dans le fond de la poche à travers un orifice béant : un stylet introduit dans cet orifice pénétra jusque dans la glande sous-maxillaire. L'ouverture artificielle resta fistuleuse, la salive coula librement dans la bouche et la guérison fut définitive (1). Cette observation importante montre jusqu'où peuvent aller les accidents produits par la rétention de la salive sous-maxillaire. Mais, quoiqu'elle soit intitulée : *Grenouillette*, elle n'a vraiment aucun rapport avec cette affection. A coup sûr, ni Munnicks, qui a le premier considéré la grenouillette comme une tumeur salivaire (2), ni Louis, qui fit adopter cette opinion par l'Académie de chirurgie (3), ni Boyer, ni aucun autre auteur classique, n'auraient, dans un cas semblable, diagnostiqué une grenouillette, et cela est tellement certain, pour ce qui concerne Boyer, que cet auteur a décrit, dans deux articles séparés, d'une part la *grenouillette ou ranule* (4), d'une autre part, la tumeur de la glande maxillaire pro-

(1) *Mém. de la Société de chirurgie*, t. III, p. 521.

(2) J. Munnicks, *Chirurgia ad praxin hodiernam adornata*, Utrecht, 1689, in-4°, p. 156.

(3) *Mémoires de l'Acad. de chirurgie*, t. III, p. 463 (1757), et t. V, p. 418 (1774).

(4) Boyer, *Malad. chirurg.*, t. VI, p. 286 (1re éd., Paris, 1818, in-8°).

duite par la rétention de la salive. « La salive, dit-il, ne pouvant couler librement dans la bouche, reflue vers la glande (1), » et il en cite un exemple très-semblable à celui qui a été observé par M. Jarjavay. On conçoit difficilement, d'après cela, que M. Forget se soit servi des faits relatifs à la rétention de la salive pour remettre en honneur la théorie de Munnicks, car ces faits, fort rares du reste, prouvent précisément que l'obstruction ou l'oblitération du canal de Wharton produit tout autre chose que la grenouillette (2).

M. Jarjavay a étudié aussi les accidents produits par la rétention de la salive dans la parotide, à la suite de l'oblitération ou de l'obstruction du canal de Stenon (3). Ces accidents sont exactement semblables à ceux qui viennent d'être décrits, savoir, le gonflement douloureux et l'inflammation de la glande. Jamais on n'a vu les conduits intra-glandulaires se déplisser, perdre leur forme tubuleuse, leur disposition rameuse, et donner lieu à la formation d'un kyste.

En théorie, cette transformation kystique de la totalité d'un appareil glandulaire aussi compliqué que la parotide ou la sous-maxillaire, ne peut être considérée comme impossible ; mais en fait on n'en a jamais cité d'exemple ; ceux qu'on a cru pouvoir invoquer sont relatifs à des affections d'une autre nature. La disposition spéciale que l'on observe dans le rein et qui, établissant une ligne de démarcation subite entre des conduits intra-glandulaires microscopiques et un énorme conduit extérieur, permet à celui-ci de se dilater isolément, cette disposition, dis-je, n'existe pas dans les autres glandes. Partout ailleurs, le conduit extérieur se continue insensiblement et directement avec les conduits intra-glandulaires de premier ordre ; ceux-ci, avec les conduits du deuxième, du troisième ordre, etc., et enfin avec les culs-de-sac glandulaires, — et le liquide sécrété ne peut s'accumuler dans le conduit sans refluer aussitôt dans toute la glande et sans la déployer en totalité. Imagine-t-on quel volume immense acquerrait une glande comme la sous-maxillaire si le liquide qu'elle sécrète la distendait en ampoule, depuis l'orifice du canal de Wharton jusqu'aux culs-de-sac glandulaires ? Une glande excrétoire peut être considérée comme une membrane sécrétante repliée sur elle-même, et d'autant plus repliée que la glande est

(1) *Loc. cit.*, p. 283.

(2) A. Forget, *Bulletins de la Soc. de chirurgie*, t. I, p. 446 (29 nov. 1849), et *Mémoires de la même Société*, t. III, p. 508.

(3) Jarjavay, *loc. cit.*, p. 492.

plus compliquée. Je ne rappellerai pas les calculs qu'on a hasardés pour évaluer en pieds carrés l'étendue de la surface interne des principales glandes ; tout le monde sait qu'elle est énorme eu égard au volume de ces glandes. Or, un kyste qui se formerait au-dessus de l'oblitération du conduit excréteur principal et qui déploierait ainsi la glande jusque dans ses acini, n'aurait pas seulement cette énorme surface; le liquide accumulé ne pourrait transformer la cavité de la glande en une cavité unique et circonscrite qu'en produisant une dilatation qui doublerait, qui triplerait, et au delà, l'étendue de la surface primitive ; il en résulterait une tumeur colossale, cent fois plus grosse peut-être que la glande normale ; mais bien longtemps avant qu'un pareil désordre pût se produire, la région correspondante, énormément et rapidement distendue, deviendrait le siége d'une inflammation grave ; la tumeur se romprait, le liquide s'extravaserait, les tissus environnants suppureraient ; et, pour montrer que ces prévisions ne sont pas imaginaires, il suffit de rappeler que des accidents déjà sérieux ont été observés à la suite de l'obstruction du canal de Stenon ou du canal de Wharton, avant même que la dilatation des conduits intra-glandulaires fût devenue considérable, et lorsque le volume des glandes correspondantes n'était pas même doublé.

Comme je l'ai dit plus haut, les chances de la formation d'un kyste augmentent à mesure que l'on considère des conduits excréteurs de moindre calibre, et par conséquent des glandes ou des portions de glandes moins volumineuses. Ainsi, l'oblitération du conduit de la petite glande vulvo-vaginale, ou glande de Bartholin, donne positivement lieu, dans certains cas, à la transformation kystique de la glande. M. Huguier, qui a publié une monographie si complète sur l'anatomie et la pathologie de ce petit organe, a démontré que beaucoup de kystes de la région vulvaire, considérés avant lui comme néogènes, ont leur point de départ soit dans les acini de la glande vulvo-vaginale soit dans son conduit excréteur (1). Ces kystes le plus souvent ne sont qu'acineux, et alors ils peuvent être multiples. Ceux qui sont dus à l'oblitération du conduit excréteur passent par trois états successifs : c'est d'abord le conduit seul qui est dilaté en dehors de la glande. Cet état dure peu. Bientôt le produit de sécrétion, « après avoir par son accumulation dilaté le « canal, agrandit de proche en proche ses diverses ramifications,

(1) Huguier, *Mémoire sur les maladies de l'appareil sécréteur des organes génitaux externes de la femme*, dans *Mémoires de l'Acad. de médecine*, t. XV, Paris, 1850, in-4°, p. 767 et suiv., et pl. III et V.

« puis les granulations qui y aboutissent, et l'on a affaire à un kyste « ramifié, appendiculé, et de la forme la plus bizarre (1). » C'est la deuxième période. Plus tard enfin, l'ampliation faisant des progrès, la poche devient globuleuse. Cette description, basée sur l'étude anatomique d'un grand nombre de pièces, est excellente, et si j'avais quelque chose à y reprendre, ce serait le nom de kyste donné par M. Huguier à l'état de dilatation tubuleuse et rameuse qui précède et prépare l'état définitif du kyste proprement dit; car ces cavités anfractueuses, irrégulières, « de la forme la plus bizarre, » ne sont pas encore des kystes; ce ne sont que des kystes en voie de formation. C'est seulement dans la troisième période que le kyste est constitué.

La glande lacrymale supérieure ou orbitaire est beaucoup plus volumineuse que la glande vulvo-vaginale; mais elle possède deux conduits excréteurs principaux et indépendants, et se trouve placée, par conséquent, sous le point de vue qui nous occupe, dans les mêmes conditions que si elle était deux fois plus petite. Il ne serait donc pas étonnant que l'oblitération d'un de ses conduits fût suivie de transformation kystique. Il n'est cependant pas démontré que cette cause puisse donner lieu à un véritable kyste. On a invoqué, il est vrai, l'exemple des kystes lacrymaux à l'appui de l'ancienne théorie de la grenouillette, et on va voir que le rapprochement est instructif; mais on verra en même temps qu'il est loin d'être favorable à cette théorie.

Les tumeurs fort rares que l'on a décrites sous le nom de kystes lacrymaux forment deux espèces bien distinctes. Les unes occupent la glande lacrymale supérieure ou orbitaire; nous allons y revenir. Les autres ont leur siége à la partie externe de la paupière supérieure, au voisinage de la conjonctive, qu'elles soulèvent comme la grenouillette soulève le plancher de la bouche. Ce sont ces dernières que l'on a comparées à la grenouillette; on les a attribuées à l'oblitération de l'un des deux conduits de la glande lacrymale supérieure. Schmidt les a désignées sous le nom de *dacryops* et en a distingué deux espèces : le *dacryops simplex* et le *dacryops fistulosus*. Le dacryops fistulosus paraît réellement en rapport avec l'un des deux conduits excréteurs de la glande lacrymale principale, ou supérieure, mais ce n'est évidemment pas un kyste : c'est une cavité qui communique avec l'extérieur par une ouverture muqueuse ou cutanée (2), qui laisse écouler les larmes, qui se vide sous la pression du doigt;

(1) *Loc. cit.*, p. 768.

(2) Jarjavay, *Mém. sur la dilatation des conduits excréteurs des glandes*, dans *Mém. de la Soc. de chirurgie*, t III, p. 501.

cette affection est ordinairement la conséquence d'une cause traumatique; le conduit lacrymal oblitéré se distend d'abord, puis se rompt, quelquefois même il est divisé au moment de l'accident; dans l'un et l'autre cas, la plaie reste fistuleuse, et si le conduit se dilate parfois au-dessus de cette fistule, c'est parce qu'alors celle-ci est trop étroite, et que le liquide lacrymal, ne trouvant pas un libre passage, ne s'écoule plus que par regorgement. Le dacryops fistulosus n'est donc pas un kyste. Le dacryops simplex, au contraire, est un véritable kyste. Mais ce kyste est étranger aux conduits excréteurs de la glande lacrymale proprement dite; il a son siége dans l'une des petites glandules qui sont groupées autour de l'ouverture des deux conduits lacrymaux, et dont l'ensemble constitue la petite glande lacrymale accessoire ou palpébrale. J'ai pu m'en assurer dans un cas fort curieux que j'ai étudié à Bicêtre, et que j'ai présenté à la Société de chirurgie. Le kyste, gros comme un œuf de pigeon, était exactement situé au niveau de l'ouverture des conduits lacrymaux; mais, lorsqu'on l'examinait avec soin, on apercevait à sa surface les orifices parfaitement perméables de ces deux conduits. Autour de ces deux orifices principaux il y avait plusieurs pertuis plus petits qui appartenaient aux glandules de la glande accessoire. Lorsqu'on exposait l'œil au soleil, pour activer la sécrétion des larmes, on voyait celles-ci sourdre en abondance par les deux orifices principaux, et en quantité moindre par les pertuis accessoires (1). Enfin la tumeur n'était nullement réductible; j'eus un jour la patience de la comprimer avec le doigt pendant un quart d'heure sans obtenir le moindre affaissement. Ayant pratiqué sans succès l'injection iodée, je me décidai quelque temps après à extirper la tumeur et je trouvai sur la face externe de la paroi du grand kyste trois ou quatre petits kystes naissants, développés, comme le premier, dans les granulations de la glande lacrymale accessoire ou palpébrale (2). L'analogie entre cette *grenouillette* de l'œil et la grenouillette de la bouche est frappante. L'une occupe les glandules groupées autour des conduits excréteurs de la

(1) *Bull. de la Soc. de chirurgie*, 2e série, t. II, p. 189 (1861). Voy. p. 237 pour l'analyse du liquide.

(2) Le malade était atteint d'un ectropion considérable de la paupière inférieure et de la commissure externe de l'œil, par suite d'une très-ancienne brûlure. Le kyste s'était formé seulement depuis huit mois. Après avoir enlevé la tumeur, je pratiquai immédiatement la blépharoplastie. Cette opération fut suivie d'un plein succès, et dix-huit mois après, lorsque je quittai l'hôpital de Bicêtre, le kyste n'avait pas récidivé.

glande lacrymale; l'autre occupe les glandules groupées autour du conduit excréteur de la glande sous-maxillaire.

Qu'arrivera-t-il maintenant lorsque les canaux lacrymaux proprement dits seront oblitérés ? De deux choses l'une : ou bien ces canaux se rompront et donneront lieu au dacryops fistulosus qui n'est pas en question ici ; ou bien ils résisteront, et alors le liquide, refluant vers la glande, provoquera des accidents analogues à ceux qui suivent l'obstruction du canal de Wharton, accidents rendus plus graves encore par le voisinage de l'œil et du cerveau. Ceci n'est pas une vaine supposition. On a décrit sous le nom d'*hydatide*, ou de *tumeur enkystée de la glande lacrymale*, une affection extrêmement rare, dont Mackensie a réuni trois observations empruntées l'une à Spry, les deux autres à Schmidt, affection dont la marche aiguë et inflammatoire contraste avec le développement lent et indolent des véritables kystes. L'un des malades de Schmidt succomba au bout d'un mois à des accidents cérébraux, après avoir éprouvé des douleurs « furieuses » qu'il n'avait pu calmer. Le globe de l'œil, rouge et sec, avait été complétement chassé de l'orbite. A l'autopsie on trouva que la glande lacrymale était le siége d'une tumeur fluctuante, qui avait environ un pouce de diamètre, et qui était pleine d'un liquide limpide. On retrouvait, sur le côté de cette tumeur, le tissu propre de la glande, qui se composait de deux parties : l'une distincte de la tumeur, et formée d'acini serrés et d'un volume ordinaire, l'autre confondue avec la paroi de la tumeur, et composée d'acini atrophiés et plus séparés les uns des autres qu'à l'état normal. Il était clair d'ailleurs qu'une partie notable de la glande avait fait place à la tumeur, puisque ce qui en restait était « plus petit que de coutume. » Il y avait enfin une dernière circonstance qui prouvait bien que la tumeur était comprise dans la glande, c'était l'existence d'une membrane extérieure qui entourait à la fois la tumeur et la glande, et qui provenait sans aucun doute de l'enveloppe fibreuse normale de cette dernière. Entre la membrane extérieure et la paroi propre du kyste, existait une couche de fluide interstitiel, provenant probablement d'une petite rupture (1). D'après les symptômes observés pendant la vie, et d'après les résultats de l'autopsie, je n'hésite pas à considérer ce

(1) Mackensie, *Maladies de l'œil*, trad. franç. par Warlomont et Testelin, Paris, 1856, in-8°, t. I, p. 133. Il y a dans l'édition française une faute d'impression qu'il est bon de signaler. Il est dit que le mal empira au commencement de la quatorzième semaine ; mais, en comparant les dates, on s'assurera qu'il s'agit seulement de la quatrième semaine.

fait comme un exemple de rétention des larmes par suite de l'oblitération de l'un des conduits principaux de la glande lacrymale orbitaire. La partie de la glande qui était indépendante de ce conduit avait conservé sa structure; l'autre avait été dilatée de bas en haut sous forme de poche, mais, quoique la tumeur eût déjà un volume considérable, les acini tributaires des conduits oblitérés n'étaient pas encore complétement déplissés; on les retrouvait isolés et espacés sur la paroi de la tumeur, dont on ne pouvait les séparer. La seconde observation de Schmidt n'a pas été complétée par l'autopsie, la malade ayant guéri à la suite d'une ponction rendue fistuleuse. Mais elle est d'ailleurs très-semblable à la précédente, si ce n'est que les accidents inflammatoires furent plus considérables : il y eut à la fois un phlegmon de l'œil et de l'orbite, et il en résulta une tumeur inflammatoire qui faisait au-devant de l'orbite une saillie grosse comme le poing d'un homme adulte. On pratiqua une ponction avec un petit trocart dirigé vers la fossette lacrymale : il s'écoula par la canule un peu plus d'une once d'un liquide extrêmement clair; les accidents se calmèrent aussitôt et l'inflammation entra promptement en résolution. Dans l'observation de Spry la marche du mal fut moins rapide, mais la douleur et l'inflammation furent encore très-intenses. La cornée devint opaque, et le chirurgien, croyant avoir affaire à un carcinôme, se décida à extirper l'œil; ce fut ainsi qu'il reconnut que les accidents étaient produits par l'accumulation d'une grande quantité de liquide transparent comme de la lymphe (1). Ce fait aurait peu de signification si on ne le rapprochait des deux autres. Mackensie ajoute que Beer a observé trois fois la même affection. L'un des malades mourut; l'autopsie prouva que la tumeur liquide occupait la glande lacrymale, que la paroi de l'orbite était désorganisée, et que le mal s'étendait jusqu'au cerveau. Dans le second cas, la tumeur ponctionnée fournit un liquide jaune et si âcre qu'appliqué sur la langue, il y produisit sur-le-champ une phlyctène. Le troisième cas est sans valeur, Beer n'ayant vu le malade qu'en passant (2).

On s'est étonné, à bon droit, de voir que les kystes, qui, partout ailleurs, se développent sans douleur, sans fièvre, sans inflammation, sans réaction, revêtaient au contraire une marche aiguë et terrible lorsqu'ils occupaient la glande lacrymale supérieure. Cela aurait dû

(1) *Loc. cit.*, p. 134 et 135.
(2) *Loc. cit.*, p. 131 et 132.

suffire pour faire comprendre que la prétendue tumeur enkystée de la glande lacrymale n'est pas un kyste. C'est une accumulation de liquide lacrymal, donnant lieu à des accidents de rétention, à une inflammation aiguë qui se propage à l'œil, à l'orbite, au cerveau, et qui dans aucun des cas connus jusqu'ici, n'a pu être tolérée par les tissus environnants. Cette affection est l'analogue de celle qui est produite par l'oblitération du canal de Wharton ou du canal de Stenon. La glande lacrymale est pourtant très-peu volumineuse, mais il faut ajouter qu'elle est le siége d'une sécrétion très-active et continuelle. Cela explique l'intensité des accidents de rétention. Cet exemple prouve en tout cas combien on doit hésiter avant d'attribuer la formation d'un kyste à l'oblitération du conduit principal d'une glande sécrétoire de quelque importance.

On admet pourtant que les grands kystes de l'épididyme sont dus à l'oblitération des voies spermatiques. Cette opinion, professée surtout par M. Gosselin, a été acceptée par MM. Follin et Verneuil (qui attribuent aux petits kystes de l'épididyme une tout autre origine), et elle est si généralement adoptée que j'ose à peine entreprendre de la critiquer. On a vu plus haut (p. 48), combien la distinction établie entre les grands et les petits kystes est loin d'être anatomiquement démontrée, et on a vu en même temps que les caractères propres aux grands kystes n'offrent rien qui ne puisse être la conséquence de l'ampliation des petits kystes. Ceux-ci ont leur siége dans les débris du corps de Wolff, et, dès le moment qu'ils ne diffèrent des grands kystes par aucun caractère essentiel, il est permis de supposer que les uns et les autres sont étrangers aux voies spermatiques. Les importantes recherches de M. Gosselin sur l'oblitération de l'épididyme fournissent à l'appui de cette opinion un argument presque décisif. Cette oblitération est extrêmement fréquente ; elle est la conséquence presque constante de l'épididymite, surtout de l'épididymite blennorrhagique, et, s'il est vrai qu'un traitement convenable (iodure de potassium) puisse dans beaucoup de cas amener la résorption des produits plastiques qui rendaient la queue de l'épididyme imperméable, il n'est pas moins vrai que le passage du sperme est toujours intercepté pendant plusieurs mois, et que, chez un grand nombre d'individus, l'oblitération est définitive ;— à tel point que l'épididymite double est considérée aujourd'hui, avec raison, non comme une cause inévitable, mais comme une cause fréquente de stérilité. Notez qu'il ne s'agit ici ni d'un simple rétrécissement, ni d'une obstruction incomplète. Les injections les plus fines, le mercure, la térébenthine, plus pénétrante que le mercure, le vernis à l'alcool, rien ne passe. Quelle est maintenant la conséquence matérielle de cette oblitération? M. Gosselin va nous l'apprendre. « J'ai démontré, dit-il, que dans « ces cas le sperme continuait à être sécrété, mais qu'il s'accumu- « lait dans l'épididyme sans le distendre considérablement, tant à « cause de la petite quantité du liquide sécrété, qu'à cause de sa « résorption facile (1). » Il est déjà intéressant de savoir que l'épididyme *n'est pas considérablement distendu*, mais cette locution laisserait supposer peut-être que le canal excréteur du sperme a acquis un diamètre de plusieurs millimètres. « J'ai souvent observé, dit « M. Curling dans le même ouvrage, que le conduit de l'épididyme « était non-seulement épaissi, mais encore très-dilaté ; de telle sorte « qu'on pouvait y introduire, sans difficulté, la *pointe d'un stylet fin*; « son calibre était quadruplé ou quintuplé. Cette dilatation remarqua- « ble est due à la distension du canal de l'épididyme par le liquide « séminal (2). » On a évalué la longueur du canal de l'épididyme à 10 mètres; et un tube de cette longueur dilaté au point de recevoir la pointe d'un stylet fin ne semble pas près de se transformer en kyste. Mais, dira-t-on, la dilatation une fois poussée jusque-là peut aller plus loin? Oui, et cela constitue le *spermatocèle*, affection extrêmement rare, dont l'existence n'a été, à ma connaissance, constatée qu'une seule fois par l'autopsie (3). Dans ce cas unique, le canal déférent était depuis fort longtemps oblitéré par un dépôt probablement tuberculeux; au-dessus de l'oblitération ce canal était, ainsi que l'épididyme, le siége de nombreuses dilatations moniliformes et renfermait un liquide opaque où l'on trouva, entre autres éléments, des filaments spermatiques et des débris de spermatozoaires ; quant au corps du testicule, il était un peu tuméfié, mais pâle, flasque, et nullement distendu par le sperme. Du reste, au-

(1) Gosselin, addition à sa traduction du *Traite des maladies du testicule*, de Curling, Paris, 1857, in-8°, p. 486.

(2) *Loc. cit.*, p. 284.

(3) Le spermatocèle n'a été mentionné que par un très-petit nombre d'auteurs. Ce mot a reçu deux acceptions bien différentes. Il sert à désigner, tantôt un engorgement du testicule survenant chez des individus trop continents, pouvant conduire à l'orchite aiguë, et disparaissant par l'emploi judicieux d'un coït modéré, — tantôt une dilatation des voies spermatiques au-dessous d'une oblitération de l'épididyme ou du canal déférent (comparez Velpeau, article TESTICULE du *Dict. en* 30 *volumes*, t. XXIX, p. 470, avec Curling, *Maladies du testicule*, trad. fr., p. 440). Je n'ai pas à m'expliquer ici sur le spermatocèle par continence, affection dont la réalité n'est nullement démontrée, et qui, en tout cas, ne se rattache par aucun côté à la question des kystes.

cun renseignement sur l'origine et les symptômes de la maladie ; on sait seulement que le sujet avait succombé à la phthisie (1). Voilà tout, et personne sans doute ne sera tenté de supposer que les grands kystes de l'épididyme aient un semblable point de départ. La sécrétion testiculaire, à moins d'excitations exceptionnelles, est de toutes les sécrétions la moins active, eu égard au volume de la glande ; des causes légères suffisent pour la suspendre, la diminuer ou la dénaturer, et on sait que, dans un grand nombre de maladies, le liquide séminal cesse de renfermer des spermatozoaires. Lorsqu'un obstacle matériel intercepte le cours du sperme, le testicule, au lieu de réagir fortement contre cet obstacle comme le ferait une autre glande, cesse de fonctionner ou du moins ne produit plus qu'une très-petite quantité de liquide. C'est ce que M. Gosselin a parfaitement bien constaté. Il aurait pu ajouter que ce liquide ne renferme plus de spermatozoaires : c'est ce qui a lieu du moins dans le plus grand nombre des cas, et alors l'oblitération des voies spermatiques ne donne lieu qu'à une dilatation très-faible de l'épididyme. Mettons qu'au lieu de recevoir « un stylet très-fin, » ce conduit devienne assez large pour recevoir un stylet ordinaire. C'est à cela que se borne ordinairement la réaction de la glande contre l'obstacle qui empêche l'excrétion. Mais très-exceptionnellement il peut se faire que le testicule réagisse davantage, qu'il fournisse une sécrétion plus abondante et qu'il continue à produire des animalcules : c'est le cas de ce spermatocèle, — *rara avis in cœlo* — dont nous venons de parler. Pour passer de ce cas à celui d'un kyste véritable, il faudrait supposer une sécrétion encore plus active, c'est-à-dire encore plus exceptionnelle, et cela entraînerait deux conséquences : 1° que le spermatocèle serait plus commun, ou au moins aussi commun que les grands kystes attribués à l'oblitération des voies spermatiques ; 2° que les grands kystes renfermeraient des zoospermes. Or le spermatocèle est infiniment plus rare que les grands kystes réputés spermatiques, et ceux-ci, *dans l'origine*, ne renferment pas de zoospermes. Ici je ne pourrai être contredit par personne, ni par M. Curling, qui a si bien étudié le mode de pénétration des spermatozoaires dans les kystes de l'épididyme, et même dans les hydrocèles, par suite d'une rupture accidentelle, et qui admet par conséquent que la présence des animalcules est consécutive, et non pas primitive ; — ni par M. Gosselin, qui considère

(1) Curling, *loc. cit.*, p. 441. L'auteur suppose que l'oblitération était d'origine inflammatoire ; mais, d'après sa description, il est extrêmement probable qu'elle était due à un dépôt de matière tuberculeuse.

les kystes à spermatozoaires comme des poches de formation nouvelle, organisées dans le tissu cellulaire autour d'une petite quantité de sperme extravasé, qui en fait une espèce tout à fait distincte des kystes par dilatation des voies spermatiques, et qui reconnaît par conséquent que ceux-ci ne renferment pas de zoospermes (1) ; — ni enfin par M. Paget, qui, avec une autre théorie, considère également les kystes à spermatozoaires comme des kystes néogènes (Voy. plus haut, p. 30, note). Tout le monde par conséquent s'accorde à reconnaître que les kystes par dilatation ou, si l'on veut, par rétention, renferment, au moins dans l'origine, un liquide sans zoospermes. De telle sorte que, si le spermatocèle était le premier degré de la formation des kystes par dilatation des voies spermatiques, il faudrait admettre que les zoospermes, présents dans le premier degré de l'évolution, disparaîtraient au second degré, lorsque le kyste serait plus avancé, — sauf à reparaître plus tard accidentellement par le mécanisme que M. Curling a indiqué. Mais des zoospermes, une fois emprisonnés dans un kyste, peuvent-ils disparaître, et le liquide où ils étaient suspendus peut-il devenir transparent? Il est permis d'en douter, si l'on songe que M. Curling a trouvé des animalcules dans un spermatocèle consécutif à une oblitération *ancienne*, et que M. Gosselin en a vu dans des kystes de l'épididyme chez des individus *dont le sperme n'en renfermait plus* (Voy. plus haut p. 32). Les zoospermes, étant des corps solides ne peuvent être résorbés à moins d'être préalablement détruits et dissous ; et les exemples précédents prouvent qu'ils résistent fort longtemps à la destruction lorsqu'ils nagent dans un liquide soustrait au contact de l'air.

Cette longue persistance des corps des zoospermes, est un argument très-fort contre l'origine spermatique des grands kystes de l'épididyme, car il n'est pas douteux que la plupart de ces kystes sont transparents et sans animalcules. S'ils étaient dus à la dilatation des conduits efférents du testicule, ils devraient toujours, dans l'origine au moins, renfermer des zoospermes, et il est probable dès lors qu'ils ne deviendraient jamais transparents. Dira-t-on que la transparence se manifeste ultérieurement, parce que, la tumeur s'accroissant, la proportion relative de la partie aqueuse devient plus considérable, et aussi parce que les corps des zoospermes finissent à la longue par se dissoudre? Si cette explication était exacte, ce seraient les kystes les moins grands, c'est-à-dire les moins anciens, qui

(1) En réfléchissant sur les curieuses observations de M. Curling, M. Gosselin s'est senti ébranlé dans ses premières convictions. Il hésite aujourd'hui entre sa propre théorie et celle du chirurgien de Londres (voy. sa trad. de Curling, p. 191-195).

devraient renfermer le plus grand nombre d'animalcules, et qui devraient en renfermer le plus souvent. Il n'en est rien; on a remarqué au contraire que plus les kystes de l'épididyme sont grands, plus il y a de chances d'y trouver des animalcules, fait dont la théorie de M. Curling fournit une explication satisfaisante. Et il reste toujours cette objection que personne jusqu'ici n'a vu sous la tête de l'épididyme, au niveau des conduits efférents, de petits kystes opaques renfermant des zoospermes : c'est ce qu'il faudrait trouver pour prouver l'existence des kystes par dilatation des conduits efférents. Les hypothèses que l'on a faites sur l'origine de certains kystes plus ou moins glandulaires sont quelquefois aussi difficiles à démontrer qu'à réfuter, parce que beaucoup de produits de sécrétion sont amorphes et que l'examen microscopique du contenu de ces kystes est sans signification précise. Mais le liquide spermatique, tel qu'il est constitué à sa sortie du testicule, présente des caractères microscopiques tout à fait décisifs, et, tant qu'on n'aura pas constaté la présence des zoospermes dans les petits kystes situés sous la tête de l'épididyme, au niveau des conduits efférents, on pourra élever des doutes sur la réalité des kystes que l'on attribue à la dilatation de ces conduits.

Je n'ajouterai pas aux remarques précédentes l'objection tirée de la position extra-glandulaire des kystes de l'épididyme. Cette objection, très-forte lorsqu'on considère les kystes attribués à la dilatation des conduits des glandes ordinaires, devient beaucoup moins sérieuse lorsqu'il s'agit des conduits efférents du testicule. Il est impossible d'admettre, par exemple, que le canal de Wharton se dilate exclusivement dans sa partie extra-glandulaire, sans que ses ramifications intra-glandulaires soient dilatées en même temps, et sans que la glande sous-maxillaire se confonde avec la tumeur; il n'y a en effet aucune raison anatomique ou physiologique pour que la dilatation du conduit s'arrête au point où il pénètre dans la glande. Mais les canaux efférents présentent une disposition toute spéciale; formant une spirale conique dont le sommet est dirigé vers le testicule, ils ne se continuent pas directement avec les tubes séminifères, ils en sont séparés par le réseau des canalicules droits (*rete* de Haller) qui est contenu dans un épaississement de la tunique albuginée (corps d'Highmore), et cette structure compliquée, entièrement différente de celle qui existe dans les autres glandes, permettrait à la rigueur de concevoir l'existence d'une ligne de démarcation brusque entre le corps du testicule et les kystes qui résulteraient de la dilatation des conduits efférents.

Malgré cette circonstance atténuante, je suis disposé à admettre qu'il n'y a dans l'épididyme qu'une seule espèce de kystes; que tous, grands ou petits, avec ou sans spermatozoaires, naissent dans des cavités indépendantes des voies spermatiques, et qu'ils ont leur siége dans les débris du corps de Wolff; — et je répète encore une fois que l'existence des kystes wolffiens est démontrée, tandis que celle des kystes par dilatation des conduits efférents est encore tout à fait hypothétique.

Quant aux kystes du testicule proprement dit, affection peu commune, mais dont j'ai cependant vu plusieurs exemples, A. Cooper les a attribués avec raison à l'oblitération et à la dilatation des tubes séminifères (1). Ces kystes sont en général multiples et quelquefois innombrables; ils sont tapissés d'épithélium, et leur origine glandulaire n'est pas douteuse (2). Mais, tandis que A. Cooper les fait naître dans les tubes sécréteurs, M. Curling suppose au contraire qu'ils ont leur siége dans l'appareil excréteur, qui occupe le corps d'Highmore, et qui est intermédiaire entre les lobules du testicule et les conduits efférents. Il se base sur ce fait, invoqué également par M. Robin (3), qu'on trouve toujours, autour de la masse polykystique ou sur l'une de ses faces, une couche de substance testiculaire formée de tubes séminifères sains ou paraissant tels (4). Je dirai d'abord, pour ce qui concerne M. Robin, qu'il a parlé des *sarcocèles kystiques*, et non de l'affection décrite par A. Cooper sous le nom de *maladie kystique* (*cystic disease*) du testicule. Les sarcocèles cancéreux, fibro-plastique, cartilagineux ou autres, sont fréquemment compliqués de la présence de kystes multiloculaires, qui peuvent quelquefois ressembler beaucoup, par leurs apparences extérieures, à ceux que nous étudions ici, mais qui en diffèrent essentiellement par leur cause, leur nature et leur évolution. Ce sont ces sarcocèles kystiques que M. Robin a décrits dans le paragraphe

(1) A. Cooper, *Œuvres chirurgicales*, traduction française, Paris, 1837, grand in-8°, p. 449.

(2) Dans un intéressant Mémoire sur les kystes du testicule, M. Trélat, après avoir élevé quelques objections contre l'origine glandulaire de ces kystes, a considéré comme plus probable que la maladie kystique du testicule était constituée par la formation de kystes néogènes (*Archives générales de médecine*, 5e sér., t. III, p. 24-26, 1854); mais ses objections ne sont applicables qu'à la théorie de Curling, que je combats moi-même, et ne portent aucune atteinte à celle d'A. Cooper.

(3) Robin, *Mémoire sur l'origine épididymaire des tumeurs dites sarcocèles encéphaloïde et kystique du testicule*, dans *Arch. générales de médecine*, mai 1856, 5e série, t. VII, p. 526.

(4) Curling, *loc. cit.*, p. 412-414.

intitulé : *Tumeurs en partie composées de kystes* (1), et qui, suivant lui, comme les autres sarcocèles, ont leur siége exclusivement dans l'épididyme. Mais nous ne nous occupons que des kystes essentiels du testicule, de ceux qui par eux-mêmes constituent toute la tumeur et toute la maladie : nous pouvons donc écarter de la discussion le travail de M. Robin, et nous borner à examiner l'argumentation de M. Curling. Il remarque d'abord qu'on trouve, autour des kystes testiculaires, des tubes séminifères étalés en couche plus ou moins épaisse, et il en conclut que l'affection n'a pas son siége dans les tubes séminifères, puisque ceux-ci sont conservés. Il prouverait tout aussi bien que les kystes multiples de la mamelle n'ont pas leur siége dans la glande, puisqu'on trouve toujours autour de ces kystes une grande quantité de lobules et d'acini glandulaires. La seule conclusion qu'on puisse tirer de ce fait, c'est que la maladie kystique, soit dans la mamelle, soit dans le testicule, n'occupe qu'une partie des éléments de la glande. Si la substance propre, ajoute M. Curling, était le siége de la maladie, les tubes restés sains, au lieu de former une couche périphérique, devraient se retrouver au milieu des kystes provenant des tubes altérés. Mais je rappellerai que le testicule se compose d'un très-grand nombre de lobules (au moins 250 d'après l'évaluation la plus modérée), et que chaque lobule, formé seulement de deux à cinq tubes pelotonnés (jusqu'à 6 ou 7 suivant Berres), est séparé de ses voisins par de petites cloisons, tandis que tous les canalicules d'un même lobule sont *anastomosés et solidaires les uns des autres ;* de telle sorte que, si la maladie kystique se manifeste dans un lobule, tous les tubes de ce lobule seront lésés à la fois et que tous les tubes inaltérés, appartenant aux lobules environnants, se trouveront étalés en dehors de la tumeur. M. Curling, au surplus, n'a pas songé que son objection s'appliquait à sa propre hypothèse, ni plus ni moins qu'à celle d'Astley Cooper, car le corps d'Highmore, où il place le siége de la maladie kystique, renferme tous les canalicules droits et tous les canalicules anastomosés du *rete* de Haller ; et, à moins de supposer que tous ces tubes soient altérés à la fois, on devrait en retrouver un certain nombre au milieu de la masse polykystique. Cette objection, en admettant qu'elle fût fondée sur un fait réel, c'est-à-dire

(1) Robin, *loc. cit.*, p. 536. M. Robin a parfaitement démontré qu'un grand nombre de sarcocèles, généralement rapportés au testicule proprement dit, ont leur siége dans l'épididyme. Mais il est allé trop loin en niant l'existence des sarcocèles de la glande séminale elle-même. Pour être plus rares que ceux de l'épididyme, ces sarcocèles n'en existent pas moins.

sur la non-existence de tubes séminaux dans les tumeurs kystiques du testicule, ne tournerait donc pas à l'avantage de l'opinion de M. Curling. Mais il est certain qu'on trouve fréquemment, au milieu des kystes, des tubes séminaux altérés sans doute, mais reconnaissables soit à l'œil nu, soit au microscope. Astley Cooper avait déjà constaté, par une dissection attentive, l'existence de tubes interposés entre les kystes, et M. Curling, avec le secours du microscope, a trouvé dans une tumeur kystique du testicule, indépendamment des kystes proprement dits, des tubes uniformément dilatés, remplis d'une matière granuleuse, et tapissés d'un épithélium semblable à celui des kystes. L'étude de la même pièce lui a montré une disposition qu'il a fait représenter et qui aurait dû, il me semble, le rallier immédiatement à l'opinion d'A. Cooper. Il s'agit d'un tube séminifère

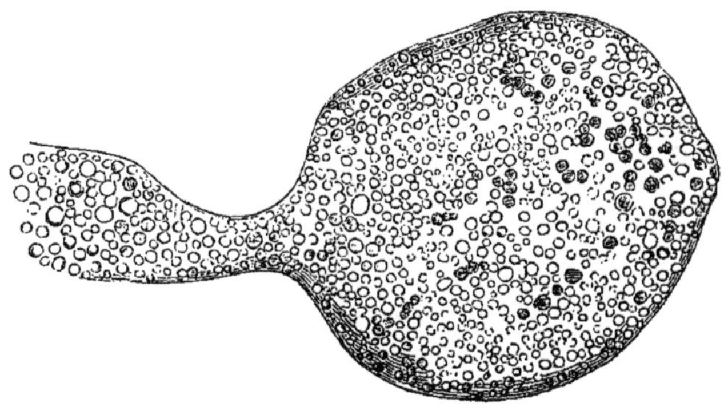

Fig. 1.

en cul-de-sac, dilaté en une grosse ampoule terminale, et l'auteur ajoute que cette disposition existait sur *quelques points* (1). Or, il n'y a pas de tubes en cul-de-sac dans le corps d'Highmore, il n'y en a que dans les lobules du testicule, à l'origine même des conduits séminifères. Un autre fait digne de remarque, c'est qu'il n'y a de zoospermes ni dans les kystes, ni dans les tubes dilatés. Or, les conduits contenus dans le corps d'Highmore charrient du sperme où les animalcules sont déjà formés, tandis que les tubes séminifères des lobules ne renferment que les cellules dans lesquelles les zoospermes doivent se développer plus tard. L'absence des zoospermes doit donc nous conduire à placer le siége du mal dans les tubes qui sécrètent le sperme et non dans ceux qui l'excrètent. L'opinion de M. Curling, enfin, est en contradiction avec le nombre immense de kystes que l'on observe dans certains cas. On peut en compter plu-

(1) Curling, *loc. cit.*, p. 413, fig. 33. Voy. aussi *Med. Chirurgical Transactions*, vol. XXXVI, p. 449.

sieurs centaines sur une seule coupe, ce qui suppose qu'il y en a plusieurs milliers dans toute la tumeur, et, si l'on songe au petit nombre et à la brièveté des conduits du corps d'Highmore, on trouve qu'il est tout à fait impossible qu'ils fournissent un aussi grand nombre de kystes. Il n'y a qu'une vingtaine de canalicules droits, résultant de la convergence des 600 à 900 tubes séminifères des lobules ; ces tubes droits, après un court trajet de 2 à 3 millimètres, s'anastomosent en un petit réseau d'où partent les conduits efférents au nombre d'une douzaine. Maintenant, qu'on place par la pensée, sur ces conduits si courts et si peu nombreux, le plus grand nombre possible d'oblitérations superposées, qu'on les espace seulement, chose à peine admissible, de millimètre en millimètre, puis, qu'on fasse naître un kyste dans chaque intervalle, et c'est tout au plus si l'on parviendra à trouver place pour une centaine de kystes dans les conduits du corps d'Highmore. De là à plusieurs milliers, il y a loin, — et notez que nous avons exagéré autant que possible notre évaluation, sans tenir compte des conduits simplement dilatés qui, à eux seuls, sont plus nombreux que les conduits du corps d'Highmore. Les tubes séminifères, au contraire, ont une longueur immense, évaluée en moyenne à plus de 500 mètres pour un seul testicule (Lauth), à plus d'un demi-mètre pour un seul canalicule ; ces mesures manquent certainement de rigueur, mais on peut les réduire tant qu'on voudra, et il restera toujours plus de place qu'il n'en faut pour loger dans une partie même peu étendue de la glande séminale les kystes innombrables de la tumeur kystique. Ajoutons que le diamètre des tubes séminifères est au moins deux fois plus petit que celui des canalicules droits du corps d'Highmore, et qu'ils sont enroulés et pelotonnés un grand nombre de fois sur eux-mêmes, double circonstance qui facilite beaucoup la production des oblitérations multiples et superposées à de courts intervalles.

Concluons donc avec A. Cooper que les kystes du testicule ont leur siége dans les tubes séminifères qui sont, dans le testicule, les analogues des acini des glandes en grappe (1).

(1) Tout le monde s'accorde à reconnaître que la maladie kystique du testicule est, dans la grande majorité des cas, parfaitement bénigne ; mais on cite quelques cas où les malades, après avoir été heureusement opérés de ces tumeurs, ont succombé à des récidives viscérales, évidemment cancéreuses. Tels sont les cas de Roux, de Cruveilhier, de Curling, de Cæsar Hawkins. L'explication de cette apparente contradiction est toute simple. Les oblitérations des tubes séminifères peuvent être la conséquence d'une affection idiopathique de ces conduits, ou d'une affection développée en dehors d'eux, dans le stroma de la glande. Dans le premier cas, les kystes constituent toute la maladie, qui est et reste entièrement locale,

Dans cette revue des principaux kystes des glandes excrétoires, j'ai été obligé de soumettre à une longue discussion beaucoup de

comme le sont toutes les espèces de kystes. Mais il n'en est plus de même dans le second cas. La maladie, modifiée seulement dans ses caractères locaux par la présence des kystes, se comporte, par rapport à l'état général, comme si les kystes n'existaient pas, et si cette maladie est un cancer, le malade est exposé à la récidive et à l'infection cancéreuse. Il ne viendra à l'idée de personne d'interpréter autrement les cas où une partie de la tumeur testiculaire est franchement encéphaloïde, comme cela a lieu sur la pièce n° 2416 du Musée Huntérien (Curling, *loc. cit.*, p. 418). La difficulté de l'explication ne se présente que lorsque toute la tumeur est, ou plutôt paraît, exclusivement kystique. Mais il peut se faire que la substance cancéreuse, réduite à de minces lames aplaties dans les cloisons qui séparent les kystes, ne forme nulle part une masse assez volumineuse pour pouvoir être caractérisée sans le secours du microscope. Ainsi M. Cæsar Hawkins montra à M. Curling deux pièces de testicules kystiques provenant de deux individus qui avaient succombé à des cancers internes deux ans après la castration. Quoique les pièces eussent séjourné longtemps dans un liquide conservateur, M. Curling put, avec le secours du microscope, y trouver encore des éléments cancéreux (p. 416). Si l'on objectait que l'ancienneté des pièces avait pu jeter quelque incertitude sur les résultats de l'examen microscopique, je pourrais répondre en citant un autre cas où le même observateur trouva des éléments cancéreux caractéristiques sur une tumeur kystique récemment enlevée, et où « l'aspect était tellement semblable à celui de la « forme bénigne, qu'il eût été impossible d'établir la différence sans le microscope » (p. 417). C'est plus qu'il n'en faut pour expliquer les faits d'infection cancéreuse consécutive à la maladie dite kystique du testicule. Lorsque les kystes sont idiopathiques, ce qui paraît être le cas le plus fréquent, la maladie est absolument bénigne ; et lorsqu'elle ne l'est pas, c'est parce que les kystes ne sont qu'une complication du cancer testiculaire. Il est vraisemblable qu'en examinant ultérieurement les pièces avec cette notion préalable, on découvrira entre les deux espèces de tumeurs kystiques du testicule des caractères distinctifs appréciables à l'œil nu. Mais le diagnostic pourra être, en tous cas, établi par l'examen microscopique.

Le cancer n'est pas la seule affection du testicule qui puisse revêtir la forme kystique, et simuler une tumeur kystique idiopathique. Il est arrivé plusieurs fois que des productions cartilagineuses plus ou moins volumineuses, reconnaissables soit à l'œil nu, soit au microscope, ont été trouvées dans la masse morbide. Les kystes, dans ces cas, ne sont probablement qu'une complication du chondrôme testiculaire.

Les kystes multiples du testicule présentent quelquefois un certain nombre, ou même un nombre très-considérable de petits amas arrondis, fermes et brillants, d'apparence perlée, constituant ce qu'on a appelé la *tumeur perlée du testicule.* J'ai eu l'occasion d'étudier cette matière perlée sur la pièce qui a été si bien décrite par M. Trélat, dans son Mémoire déjà cité sur les kystes du testicule. Elle constituait de petits globes blancs formés de couches concentriques qui se décomposaient elles-mêmes en écailles épithéliales. D'après cela, je suis porté à considérer les petits amas de matière perlée comme analogues aux globes épidermiques que l'on rencontre dans certaines glandes normales et dans certaines tumeurs épithéliales.

On trouvera plusieurs observations de testicule kystique dans une bonne thèse de M. Louis Boutin (*De la maladie kystique du testicule*, Paris, 1861, in-4°).

points qui, suivant moi, n'avaient pas subi jusqu'ici une critique suffisamment rigoureuse. On a attribué un grand nombre de kystes, depuis la grenouillette jusqu'à la maladie kystique du testicule, à l'oblitération et à la dilatation des conduits excréteurs principaux des glandes ; c'était l'extension et la généralisation de l'ancienne théorie de la grenouillette, et ceux même qui ont abandonné et réfuté cette théorie particulière, ont continué à l'appliquer à d'autres cas analogues. Mais plus j'ai étudié les éléments de la question, plus je suis resté convaincu qu'il y a à faire, dans la théorie générale des kystes par rétention, une réforme analogue à celle qu'on a faite pour la grenouillette, et qu'au lieu de chercher la cause de ces kystes dans les maladies des conduits excréteurs extra-glandulaires, il faut la chercher le plus souvent dans des conduits très-petits, ou dans les acini eux-mêmes. La glande vulvo-vaginale, si petite que, découverte au dix-septième siècle par Bartholin, elle n'a été retrouvée que de nos jours par M. Huguier, me paraît la plus volumineuse des glandes que l'on ait vues jusqu'ici se transformer en un véritable kyste, par suite de l'oblitération de leur conduit excréteur. Quant aux glandes en grappe plus volumineuses, c'est sur les dernières ramifications des conduits excréteurs, et spécialement sur les conduits accessoires, qu'il faut presque toujours placer le point de départ de leurs kystes ; et pour résumer cette opinion en une formule qui soit également applicable aux glandes tubuleuses, je dirai que les kystes des glandes excrétoires sont presque constamment des maladies de l'appareil de sécrétion, au lieu d'être le plus souvent, comme on l'admettait jusqu'ici, des maladies de l'appareil d'excrétion.

Les kystes des glandes compliquées se trouvent ainsi rapprochés des kystes des glandes simples. L'anatomie nous enseignait déjà que les glandes compliquées ne sont que des glandes simples réunies en grand nombre autour d'un appareil excréteur commun, et l'anatomie pathologique dépose dans le même sens en nous montrant que l'altération kystique des glandes compliquées a presque toujours son siége dans les glandes simples qui les composent.

CHAPITRE V

DES KYSTES NÉOGÈNES.

La classe des kystes néogènes comprend tous les kystes qui n'ont pas leur siége dans une cavité préexistante et dont la paroi par conséquent est de formation entièrement nouvelle.

Un kyste né dans une cavité préexistante anormale n'est pas plus néogène qu'un kyste né dans une cavité normale. Ainsi les kystes hygromateux, ou kystes des bourses muqueuses, sont progènes et non pas néogènes, alors même que les bourses muqueuses où ils se forment sont accidentelles ou pathologiques. Dans ce dernier cas, un premier accident donne lieu à la formation d'une cavité accidentelle, qui est vide, qui reste vide pendant un certain temps, qui le plus souvent même reste vide pendant toute la vie, et qui constitue en quelque sorte un organe nouveau. Un second accident peut transformer cette cavité en kyste, mais celui-ci est progène puisqu'il s'est formé dans une cavité préexistante. Ces remarques nous ont paru nécessaires parce que M. Cruveilhier a rangé les kystes hygromateux parmi les kystes *formés de toutes pièces*, qui correspondent à nos kystes néogènes.

Les kystes néogènes se divisent en deux catégories bien distinctes : tous ont cela de commun que leur paroi est de formation entièrement nouvelle; mais deux cas essentiellement différents peuvent se présenter, suivant que la formation de la paroi est un phénomène primitif, en quelque sorte idiopathique, ou un phénomène consécutif, provoqué par la présence d'un corps étranger à l'organisme.

Je désignerai les kystes néogènes de la première catégorie sous le nom de *kystes autogènes*, et les autres sous le nom de *kystes périgènes*. Ces derniers ont été désignés par M. Cruveilhier sous les noms de *kystes consécutifs* ou de *kystes adventifs*, noms très-exacts et que j'aurais conservés s'il ne m'avait paru utile de régulariser la nomenclature.

§ 1. Les *kystes périgènes* ne nous arrêteront pas longtemps, parce qu'ils sont bien connus, et parce que, malgré leur grande variété, ils peuvent se ramener à un commun mécanisme. Leur contenu préexiste à la paroi ; ils peuvent donc être considérés comme le type des kystes qui ont été désignés sous le nom de kystes non-préexistants. (Voy. plus haut, p. 20 et suiv.) Ils se forment par suite d'un travail qui porte le nom d'*enkystement*. Tout corps étranger à l'organisme et emprisonné dans les tissus peut s'enkyster, et s'enkyste même presque toujours lorsqu'il n'est pas rejeté à l'extérieur (1). L'inflammation qu'il provoque, ou, à défaut d'inflammation véritable, l'action irritante qu'il exerce sur les tissus, a pour conséquence la sécrétion d'une lymphe plastique qui s'infiltre jusqu'à une petite distance au sein des fibres adjacentes, et qui, s'organisant bientôt, constitue autour de lui une membrane isolante. La nature de cette membrane est indépendante de celle du corps étranger. Sa structure est celle des tissus inodulaires. On n'y trouve au microscope que des fibres de tissu fibreux ou de tissu conjonctif, plus ou moins mêlées quelquefois d'éléments fibro-plastiques. Par sa face externe, elle est en continuité de tissu avec les parties environnantes, dont on ne peut l'isoler que par la dissection. Sa face interne au contraire est libre d'adhérences. Toutefois lorsque le corps étranger est solide, la membrane du kyste est quelquefois appliquée si exactement à sa surface, et pénètre si bien dans toutes ses anfractuosités, qu'après l'incision du kyste il faut avoir recours, pour extraire ce corps étranger, à des tractions assez fortes et même à une sorte de dissection.

Lorsque le corps étranger qui s'enkyste, au lieu d'être situé dans l'épaisseur même des tissus, est placé dans une cavité naturelle, comme le péritoine, par exemple, le travail de l'enkystement est modifié, sinon dans sa nature, au moins dans sa forme. Des pseudomembranes s'organisent autour du corps étranger, mais ne l'entourent pas toujours complétement ; elles se bornent souvent à l'emprisonner dans un coin de la cavité séreuse, de telle sorte que tout d'abord la paroi du kyste est constituée en partie par la fausse mem-

(1) Cette règle souffre très-peu d'exceptions. Toutefois, certains corps étrangers métalliques peuvent séjourner dans les tissus sans être emprisonnés dans un kyste. J'ai trouvé une fois dans l'épaisseur du muscle carré pronateur un petit fragment de plomb irrégulier, large de $0^{m},004$ environ, et situé au milieu des fibres musculaires, qui n'en étaient séparées par aucune membrane, qui n'étaient le siége d'aucune induration. Le tissu conjonctif adjacent avait conservé sa transparence. On eût dit que le corps étranger venait d'être introduit dans le muscle; il y séjournait pourtant depuis vingt ans. Le malade avait reçu au siége d'Anvers un coup de feu dans la partie inférieure de l'avant-bras. (*Bull. de la Soc. anat.*, 1851, t. XXVI, p. 118.)

brane, en partie par la séreuse elle-même. Plus tard cette séreuse devient le plus souvent le siége d'une exhalation fibrineuse qui complète le sac pseudo-membraneux; mais lorsque la substance enkystée est un liquide peu irritant, comme un épanchement de sang, il peut se faire que la séreuse reste définitivement en contact avec le contenu du kyste.

La substance organisable qui donne lieu à l'enkystement des corps étrangers est sécrétée, je le répète, à la faveur de l'action irritante qu'ils exercent autour d'eux, et est de la nature des blastèmes traumatiques ou inflammatoires. Elle est la conséquence de ce qu'on appelle la réaction des tissus, mais il faut que cette réaction soit modérée, qu'elle ne dépasse pas la période plastique de l'inflammation, car si la suppuration se produit, le corps étranger, au lieu de s'enkyster, est presque nécessairement éliminé. Les corps étrangers ont donc d'autant moins de chance de s'enkyster qu'ils sont plus irritants, et que les parties avec lesquelles ils sont en contact sont dans des conditions plus favorables au développement de l'inflammation.

On comprend d'après cela que les corps étrangers introduits violemment dans les tissus ou formés à la suite d'une action traumatique doivent, toutes choses égales d'ailleurs, s'enkyster plus difficilement que les autres.

Les substances autour desquelles se forment les kystes périgènes sont très-variables. Elles viennent du dedans ou du dehors, elles sont solides ou liquides.

Elles sont le plus souvent privées de vie, mais quelquefois aussi ce sont des êtres vivants, introduits ou développés dans l'organisme, où ils se maintiennent par une nutrition parasitaire, à laquelle les vaisseaux de l'individu malade ne prennent aucune part directe.

Quant aux productions accidentelles organisées et vasculaires qui participent à la vie commune, comme les tumeurs cancéreuses, fibreuses, ou autres, elles peuvent s'entourer d'une membrane fibreuse ou cellulo-fibreuse qui les limite, mais qui ne les isole jamais complétement. On les a désignées pour cela sous le nom de *tumeurs enkystées*, et cette dénomination peut être conservée sans inconvénient, pourvu qu'on ne s'en serve pas pour établir une confusion, ou même un simple rapprochement, entre les tumeurs dites enkystées et les corps étrangers enkystés. Dans ce dernier cas la membrane du kyste est de formation nouvelle, elle est close de toutes parts, ne laisse passer aucun vaisseau, et ne présente avec le contenu que des rapports de contiguïté, tandis que le prétendu kyste des tumeurs dites enkystées est constitué tantôt par l'enveloppe fibreuse naturelle de l'organe malade, tantôt par la condensation du tissu conjonctif ambiant; il ne forme pas une cavité close, puisqu'il laisse passer les vaisseaux nutritifs de la tumeur; enfin il est en continuité de tissu avec cette dernière, et lui adhère même plus fortement qu'il n'adhère aux parties environnantes. On ne peut donc faire aucun rapprochement entre ce faux kyste et les kystes périgènes que nous étudions ici.

Les kystes périgènes peuvent se diviser en trois groupes, suivant qu'ils sont formés autour d'un corps organisé et vivant, autour d'un corps solide et inerte, ou autour d'un corps plus ou moins liquide.

1° *Kystes périgènes formés autour d'un être vivant.* Ce groupe se subdivise en deux catégories bien distinctes : les kystes à entozoaires et les kystes fœtaux.

Nous ne mentionnerons que pour mémoire les *kystes à entozoaires* ou *kystes hydatiques*, dont l'étude serait tout à fait étrangère à notre sujet. La présence d'animaux vivants, susceptibles de se reproduire, donne à ces kystes un caractère tellement spécial que nous ne pourrions nous en occuper sans sortir du cadre que nous nous sommes tracé. Le kyste qui entoure les entozoaires parenchymateux n'est qu'une lésion tout à fait accessoire. Le point essentiel c'est l'histoire de ces animaux mêmes, de leur origine, de leur migration, de leur reproduction, de leur vie et de leur mort, questions fort importantes sans aucun doute, et sur lesquelles les travaux modernes ont jeté une vive lumière, mais qui n'ont aucune connexion avec l'étude des productions accidentelles.

Les *kystes fœtaux* se rattachent au contraire à notre sujet, parce que d'une part ils sont un produit direct de l'organisme, parce que d'une autre part les êtres qu'ils renferment n'ont qu'une vie de courte durée, et qu'une fois morts ils constituent de véritables corps étrangers.

On a désigné sous ce nom de kystes fœtaux deux espèces de kystes, entièrement distincts par leur nature et surtout par leur origine. Les uns sont consécutifs à une grossesse extra-utérine; les autres sont désignés généralement sous le nom de *kystes par inclusion*, en vertu d'une théorie que nous examinerons amplement plus loin. Nous essayerons de démontrer que cette théorie est erronée, que les prétendus kystes par inclusion n'ont rien de commun avec les kystes consécutifs à des grossesses extra-utérines, et que ceux-ci seuls sont de véritables kystes fœtaux. Mais cette discussion trouvera mieux sa place dans le paragraphe des kystes autogènes, et, pour éviter des répétitions, nous renverrons à ce paragraphe ce que nous avons à dire des kystes fœtaux proprement dits, c'est-à-dire des kystes périgènes formés autour d'un produit de conception égaré.

2° *Kystes périgènes formés autour de corps inertes et solides.* L'origine de ces corps est très-variable. La plupart viennent du dehors et pénètrent violemment dans les tissus ; tels sont les balles, les éclats de verre, les projectiles de toutes sortes, etc. D'autres ont été introduits dans une plaie par la main du chirurgien et ensevelis sous la cicatrice ; exemple : les fils d'une suture profonde, ou d'une ligature perdue. D'autres sont des esquilles détachées du squelette par une action traumatique, et séparées de toutes leurs connexions. Enfin, des séquestres de nécrose peuvent s'enkyster au milieu des chairs ; j'en ai recueilli deux observations curieuses.

A l'exception des séquestres de nécrose, sur lesquels nous allons revenir, la plupart de ces corps étrangers produisent tout d'abord, dans l'épaisseur des tissus, une solution de continuité, et parcourent avant de s'arrêter un trajet d'une certaine étendue. La réaction traumatique, aggravée par leur présence, a toute chance d'aboutir à la suppuration, et alors ils ne s'enkystent presque jamais, parce que le pus se fraye une issue et les entraîne avec lui. La suppuration toutefois n'est pas un obstacle absolu à l'enkystement. Il peut se faire que le corps étranger, retenu par ses aspérités, ou fixé de toute autre manière (comme un fil à ligature entourant un vaisseau), reste en place pendant toute la durée de la suppuration, et qu'il soit ensuite enseveli sous les bourgeons charnus. Mais l'enkystement ne se produit en général que dans les cas où l'inflammation traumatique ne se termine pas par suppuration. Aussi remarque-t-on que ce sont les corps les moins irritants qui s'enkystent le plus souvent ; les corps métalliques et les corps à surface polie, comme le verre, ont plus de chances de s'enkyster que les autres.

Lorsque le corps étranger s'enkyste au milieu des chairs, la membrane qui l'isole est de la nature des cicatrices ordinaires. Mais lorsqu'il s'enkyste dans le foyer d'une fracture, le tissu cicatriciel fait partie du cal et s'ossifie comme lui. On dit alors que le corps étranger est *invaginé*. Il n'est pas très-rare par exemple, à la suite des fractures comminutives, de trouver de petites esquilles invaginées dans le cal.

L'enkystement des séquestres de nécrose est très-exceptionnel. J'en ai observé deux cas, et je n'en connais pas d'autre. La rareté du fait s'explique par cette circonstance que l'élimination des séquestres est toujours accompagnée de suppuration. Les séquestres dits invaginés ne sont pas enkystés; ils sont contenus dans des cavités purulentes, dans des abcès, qui ne peuvent être considérés comme des kystes, quoique leur membrane pyogénique soit de même origine et de même nature que celle des kystes périgènes. Mais lorsqu'un séquestre, invaginé ou non dans l'origine, s'isole de l'os et se porte au milieu des chairs, lorsqu'il est trop gros ou trop irrégulier pour s'échapper à l'extérieur à travers les trajets fistuleux, il peut arriver que la suppuration tarisse et que la cicatrisation se fasse autour de lui. Une fois enkysté, il peut séjourner dans les tissus un grand nombre d'années sans donner lieu à aucun accident. Dans l'un des deux cas que j'ai observés, un large et mince séquestre du tibia, détaché à la suite d'une brûlure, resta enkysté sous la peau de 1811 à 1854 sans que le malade s'en doutât, puis, au bout de quarante-trois ans, il donna lieu à la formation d'un ulcère. Dans l'autre cas, un long et gros séquestre du péroné séjourna dans les chairs de 1793 à 1844, et ce fut seulement au bout de cinquante et un ans qu'il manifesta sa présence, en donnant lieu à un ulcère à la suite d'une légère contusion. J'ai recueilli cette dernière observation à l'hôpital du Midi, pendant mon externat dans le service de M. Ricord (1).

On peut rapprocher des kystes précédents, mais sans les confondre avec eux, les kystes qui entourent quelquefois certaines concrétions formées dans les tissus et dues au dépôt d'une matière non organisée (tubercules crétacés, concrétions pierreuses, etc.). Ces concrétions, au surplus, se déposant toujours très-lentement, sont très-souvent privées d'enveloppe kystique, et sont en contact direct, ou même en continuité avec les tissus environnants; de là était venue l'ancienne idée qu'elles étaient dues à la pétrification de ces tissus.

Les phlébolithes, formées dans la cavité des veines dilatées, sont entourées d'un kyste qui est fourni par la paroi veineuse, et qui par conséquent n'est pas périgène.

Les concrétions qui se déposent dans les appareils excréteurs, et qui sont connues sous le nom de calculs peuvent, dans des cas fort rares à la vérité, s'enkyster par un mécanisme qui diffère probablement beaucoup de celui que nous étudions. Les calculs en-

(1) J'ai donné ces deux observations, avec quelques détails de plus, dans l'article Necrosis de *The Cyclopædia of Practical Surgery*, vol. III, p. 261, London, 1861, grand in-8°.

kystés des parois de la vessie sont peu connus parce qu'ils sont fort rares; il est probable toutefois que leur kyste n'est pas périgène et que la membrane qui les entoure n'est qu'un diverticulum de la muqueuse urinaire. On pense que ces calculs étaient d'abord contenus dans une cellule vésicale, dont l'orifice, de plus en plus rétréci, a fini par s'oblitérer; ou bien qu'ils se sont formés dans la partie inférieure de l'uretère, que, toujours coiffés par la muqueuse de ce conduit, ils se sont développés en séparant la tunique muqueuse de la vessie de la tunique musculeuse, et que, ne communiquant plus avec l'uretère que par une ouverture étroite, ils se sont enfin enkystés par suite de l'oblitération de cette ouverture. Dans l'un ou l'autre cas, le kyste est progène, puisqu'il a pour paroi une muqueuse préexistante. On a supposé qu'un calcul pouvait s'échapper hors de l'appareil excréteur, se porter dans les tissus environnants et s'y entourer d'un kyste périgène; mais cela est fort peu probable, au moins pour les calculs urinaires, car l'épanchement d'urine qui est la conséquence de la perforation provoque presque inévitablement une inflammation suppurative qui met obstacle à l'enkystement.

3° *Kystes périgènes formés autour d'un corps plus ou moins liquide.* Pour qu'une substance liquide ou presque liquide puisse s'enkyster au milieu des tissus, il faut qu'elle soit peu irritante. Ainsi l'urine, la bile, qui s'extravasent, ne s'enkystent pas. Mais les substances moins irritantes peuvent s'enkyster. Parmi elles nous citerons en première ligne le sang liquide ou coagulé, puis les épanchements traumatiques de sérosité, les tubercules ramollis et plus ou moins purulents, enfin le pus lui-même dans quelques cas très-exceptionnels.

Le sang extravasé, par suite d'une contusion ou de la rupture spontanée d'un vaisseau, en assez grande abondance pour constituer un *foyer sanguin*, peut se résorber entièrement, ou donner lieu à une inflammation suppurative (abcès sanguin). Mais il peut aussi s'enkyster, et cela a lieu lorsqu'il provoque seulement une inflammation modérée. Le blastème inflammatoire, se combinant aux tissus qui limitent le foyer, s'organise en une membrane plus ou moins épaisse, d'abord tomenteuse ou veloutée, et pouvant plus tard devenir tout à fait lisse. La matière contenue dans la cavité de ce kyste périgène présente de très-grandes variations. C'est quelquefois un caillot noirâtre et friable, pouvant se ramollir et former une masse plus ou moins gélatineuse, ou grumeleuse, dont la couleur est très-variable, tantôt brune, tantôt d'un jaune orangé, d'un rouge plus ou moins clair, etc. D'autres fois c'est une masse grumeleuse et friable, mais plus solide, renfermant peu de matière colorante, et présentant une grossière ressemblance avec la matière tuberculeuse. Cette masse est en grande partie composée de fibrine, mais ce n'est pas, comme on l'a admis sans réflexion, un caillot sanguin réduit à sa trame fibrineuse ; on n'a pas songé que le sang ne renferme que trois millièmes de fibrine tout au plus, qu'en d'autres termes une concrétion fibrineuse du poids de 3 grammes supposerait un épanchement de plus d'un kilogramme de sang. Les amas de fibrine qu'on trouve dans certains kystes hématiques ne proviennent donc du sang extravasé que pour une très-faible partie. Le reste a été fourni par la sécrétion dont la paroi du kyste est le siége, ou provient de la lymphe plastique qui a été exhalée dans la cavité du foyer pendant que la paroi s'organisait. — Les phénomènes qui précèdent s'observent lorsque le sang se coagule dans le foyer. Mais, sans qu'on sache pourquoi, il ne se coagule pas toujours ; il peut rester liquide pendant plusieurs mois, plusieurs années, en conservant sa couleur, et quelquefois même sans perdre la propriété de se coaguler dans le vase où on le reçoit après la ponction du kyste. Il est d'ailleurs assez rare que ces collections de sang se maintiennent ainsi sans altération. Le plus souvent, la paroi qui les entoure devient le siége d'un double mouvement d'absorption et d'exhalation. Les globules se fendillent en étoiles, puis se dissolvent ; la matière colorante disparaît peu à peu, le liquide devient ainsi de plus en plus séreux, de plus en plus transparent, et peut enfin devenir tout à fait limpide. Cette transformation au surplus est extrêmement lente. Dans un cas que j'ai communiqué à la Société anatomique, un vaste épanchement sanguin de la cuisse, ponctionné au bout de neuf mois, était encore très-coloré en rouge et renfermait une grande quantité de globules de sang. Le kyste contenait 450 grammes de liquide (1).

On a quelquefois l'occasion d'étudier toutes ces modifications des kystes hématiques chez les individus atteints de tumeurs molles et très-vasculaires, et surtout de tumeurs encéphaloïdes. J'ai parlé, dans la première partie de cet ouvrage, de la propagation des productions accidentelles aux parois des artères qui les traversent, et des extravasations qui en sont la conséquence et qui constituent l'*état hématode* (2). La rupture de vaisseaux plus petits donne lieu à des épanchements de sang moins considérables, qui cessent de

(1) *Bulletins de la Soc. anat.*, 2e série, t. I, p. 140 (1856).
(2) Voy. plus haut, t. I, p. 207.

communiquer avec les vaisseaux, et qui s'enkystent fréquemment au sein de la substance du pseudoplasme. Certaines tumeurs renferment ainsi un grand nombre de kystes, contenant les uns du sang liquide ou coagulé, les autres des grumeaux fibrineux ou une bouillie chocolat, d'autres un liquide plus ou moins décoloré, d'autres enfin, de la sérosité limpide. Je m'empresse d'ajouter que des kystes d'une tout autre nature peuvent se développer dans les tumeurs cancéreuses ou autres, mais il y a des cas où l'origine hématique est tout à fait évidente.

Le sang épanché dans la cavité des séreuses peut se concentrer en un foyer situé dans une partie déclive de cette cavité, et tend alors à s'entourer d'un kyste périgène dû à l'organisation des pseudo-membranes sécrétées par la séreuse. Ces fausses membranes ne forment pas seulement une cloison de séparation; elles forment autour du foyer sanguin un sac complet, quelquefois fort épais, qui semble, dans la plus grande partie de son étendue, se confondre avec la séreuse, mais qui lui est simplement accolé, au moins dans l'origine. Plus tard, des vaisseaux de formation nouvelle peuvent traverser la séreuse et se répandre sur les parois du kyste périgène.

Les parois des kystes hématiques sont rarement parfaitement lisses; elles ne le deviennent que lorsque leur contenu est tout à fait transparent. Le plus souvent elles sont tomenteuses, recouvertes de petites saillies fibrineuses, de telle sorte que, lorsqu'on évacue le contenu par une ponction, la pression exercée sur la paroi superficielle donne lieu à un frottement qui constitue quelquefois une sorte de crépitation tout à fait caractéristique, et qu'on a appelée le *cri de l'étain*.

Les *épanchements traumatiques de sérosité*, dont on doit la description à Morel-Lavallée (1), tendent, plus encore que les épanchements sanguins, à entrer en résolution, mais peuvent cependant s'enkyster quelquefois. On sait que ces épanchements se produisent sous la peau, à la suite de froissements ou de chocs obliques, qui, forçant la peau à glisser tout à coup sur le plan subjacent, amènent la déchirure du tissu conjonctif sous-cutané et donnent ainsi naissance à une cavité artificielle, quelquefois énorme, comprise entre

(1) Morel-Lavallée, *Épanchements traumatiques de sérosité*, premier Mémoire publié dans les *Archives générales de méd.*, 5e sér., t. I, p. 691 (1853). Le second Mémoire du même auteur a été publié dans le même recueil, 6e série, p. 20, 172 et 300, sous le titre de : *Décollements traumatiques de la peau et des couches subjacentes*.

la face profonde du derme, qui est à peu près intacte, et la face superficielle de l'aponévrose sous-cutanée. Cette déchirure n'atteint que des vaisseaux très-petits qui, en général, ne fournissent que très-peu de sang, qui quelquefois même n'en fournissent pas du tout : on ne s'en étonnera pas, si l'on songe que leur division es le résultat d'un allongement exagéré, comparable à l'arrachement, et que les artères divisées par arrachement ne saignent presque jamais. Morel-Lavallée a donc eu parfaitement raison d'établir une distinction entre ces déchirures sous-cutanées dues à des pressions obliques, et les foyers sanguins produits par des chocs directs, sans méconnaître pour cela l'existence de cas intermédiaires entre les deux types. Ce qui caractérise le type qu'il a si bien étudié, c'est l'absence d'hémorrhagie, ou du moins l'extravasation d'une quantité de sang bien inférieure à celle que pourrait contenir la cavité traumatique. Les premières heures se passent donc sans qu'on voie se manifester une tumeur appréciable ; mais, tantôt au bout de quelques heures, tantôt seulement au bout d'un à deux jours, ou même de trois à quatre jours, une exhalation de sérosité, fournie par les tissus déchirés (1), remplit peu à peu la poche, qui forme une tumeur croissante, d'abord flasque et ondulant sous le doigt, puis plus ferme et déjà fluctuante, et enfin distendue comme un kyste. La ponction pratiquée avec un trocart donne issue à un liquide transparent, quelquefois légèrement coloré en rouge, d'autres fois tout à fait limpide, qui se reproduit peu à peu les jours suivants, en conservant ses premiers caractères. Lorsque ces épanchements traumatiques de sérosité sont traités convenablement par des ponctions successives, suivies d'une compression méthodique, et plus tard par les vésicatoires volants, ils finissent le plus souvent par disparaître, et les parois opposées de la cavité s'agglutinent et

(1) Morel-Lavallée compare avec raison ce suintement de sérosité à celui qui se produit dans les moignons d'amputation après la suppression de l'hémorrhagie, et qui, après avoir duré deux ou trois jours, fait place insensiblement à la suppuration. Il est disposé à admettre que cette sérosité est une sorte d'hémorrhagie séreuse fournie par les vaisseaux capillaires divisés, dont les extrémités déchirées et froissées, refusant passage aux globules, ne laissent plus passer que la partie la plus ténue du sang. Mais ce qui prouve qu'il s'agit bien d'une sécrétion, c'est que, lorsqu'on pratique une ponction au bout de quelques jours, même au bout d'un mois et plus, une sérosité *exactement pareille à la première* se reproduit peu à peu et remplit de nouveau la cavité, sans qu'on puisse cette fois l'attribuer à une hémorrhagie séreuse. Au surplus, il serait facile de prouver, même pour les moignons d'amputés, que l'exhalation de sérosité dont les plaies sont le siége n'est que le premier degré du travail de sécrétion qui, lorsque la plaie ne se réunit pas, aboutit ensuite à la formation du pus.

se cicatrisent; cette heureuse terminaison peut même avoir lieu sans aucun traitement. Mais quelquefois l'affection abandonnée à elle-même ne rétrograde pas. L'épanchement ne se résorbe pas, le tissu conjonctif qui l'entoure sécrète une lymphe plastique qui s'organise en une membrane plus ou moins épaisse, et qui constitue un véritable kyste périgène. J'ai vu un de ces kystes qui existait déjà depuis six mois sans aucun changement, et que j'ai traité avec succès par l'injection iodée.

Les tubercules à l'état de crudité sont souvent entourés d'une membrane périgène qui n'est pas un véritable kyste, quoiqu'on les désigne alors sous le nom de *tubercules enkystés*. Lorsqu'ils sont ramollis et convertis en une bouillie diffluente plus ou moins mêlée de pus, deux cas peuvent se présenter : — ou bien cette collection s'accroît plus ou moins rapidement par l'addition continuelle des globules purulents que sécrète la membrane enveloppante; celle-ci joue le rôle de la membrane pyogénique, la tumeur se comporte comme un abcès froid ordinaire, et porte le nom d'*abcès tuberculeux;* — ou bien la poche, au lieu de s'amoindrir et de se distendre. va plutôt en s'épaississant, en se rétractant; la sécrétion purulente est à peu près nulle; le contenu de la poche, au lieu de se diluer, tend au contraire à se condenser de plus en plus, acquiert quelquefois la consistance du mastic de vitrier, et les choses peuvent rester dans cet état pendant un temps presque indéfini. Ces collections stationnaires ou décroissantes, entourées d'une membrane plus épaisse, portent le nom de *kystes tuberculeux*, et sont effectivement plus rapprochées du type des kystes que de celui des abcès. Mais, à vrai dire, on passe de l'un à l'autre type par des transitions insensibles. Il y a beaucoup de cas où l'on ne peut dire s'il s'agit d'un kyste ou d'un abcès. Un abcès tuberculeux, déjà parvenu à un certain volume, peut rétrograder et se transformer en kyste tuberculeux; réciproquement, un kyste tuberculeux depuis longtemps stationnaire peut devenir le siége d'une sécrétion purulente continue qui le transforme en abcès. Cette distinction est donc quelque peu arbitraire, puisqu'elle porte sur des caractères physiologiques plutôt que sur des caractères anatomiques.

J'en dirai autant de la distinction des abcès et des kystes purulents. Ce dernier nom a été employé dans deux acceptions différentes. Tout kyste qui s'enflamme peut sécréter du pus et devenir purulent. Mais les kystes purulents dont nous parlons ici sont ceux qui n'ont jamais renfermé que du pus.

Si l'on prenait les choses au pied de la lettre, on dirait que tout abcès, chaud ou froid, entouré d'une membrane dite pyogénique, est un kyste périgène. Le pus d'un abcès chaud, d'abord infiltré dans les tissus, ne tarde pas à se collecter, et, lorsque ce corps étranger ne trouve pas promptement une issue, il s'entoure d'une membrane périgène qui ne diffère par aucun caractère anatomique des kystes formés autour des autres corps étrangers, et qui s'en distingue seulement par la sécrétion purulente dont elle est le siége. La membrane qui entoure les abcès froids se rapproche davantage encore de celle des kystes périgènes. Mais, malgré ces incontestables analogies, tout le monde a compris la nécessité d'établir une distinction tranchée entre les abcès, qui tendent naturellement à s'ouvrir par ulcération, et les kystes, qui peuvent s'ouvrir, sans doute, qui s'ouvrent même quelquefois par ulcération, mais dont les parois acquièrent le plus souvent une résistance proportionnelle à la tension intérieure. La distinction des kystes purulents et des abcès est tout à fait indispensable dans la pratique, mais dans la théorie elle ne repose que sur des caractères de second ordre, qui ne sont même pas absolus. De même qu'il est impossible de tracer une ligne de démarcation entre les abcès chauds et les abcès froids, il est impossible de dire exactement où finissent les abcès froids, et où commencent les kystes purulents. Un kyste purulent est un abcès froid dont la membrane pyogénique a subi une modification favorable, et a cessé de sécréter des globules purulents. Cette cessation n'est pas instantanée; ce n'est d'abord qu'une diminution plus ou moins notable, à la faveur de laquelle l'absorption devient supérieure à l'exhalation. Cette diminution le plus souvent n'est que passagère; et l'abcès, après avoir rétrogradé pendant quelque temps, recommence ensuite à s'accroître; mais lorsque la sécrétion purulente, de plus en plus diminuée, finit par tarir peu à peu, la poche se rétracte en s'épaississant, et alors, plusieurs éventualités peuvent se présenter. Quelquefois le contenu de l'abcès se résorbe entièrement, et la membrane pyogénique finit par s'oblitérer tout à fait. D'autres fois la résorption n'enlève que le sérum du pus; les globules purulents, de plus en plus condensés, persistent dans la poche sous la forme d'une bouillie grumeleuse, épaisse, ou même d'une matière caséeuse difficile à distinguer de celle des kystes tuberculeux; cette collection petite, indolente, susceptible de rester indéfiniment stationnaire, et entourée d'une membrane parfaitement isolable, constitue ce qu'on appelle un *kyste purulent*. D'autres fois enfin, les globules de pus se dissolvent, disparaissent dans le sérum, et sont entièrement absorbés comme dans le premier cas ; mais la membrane pyogénique ne s'oblitère pas. Elle continue à sécréter un liquide séreux; le contenu, d'abord opaque, devient de plus en plus clair, puis de plus en plus transparent, et un véritable kyste séreux se trouve ainsi formé dans la cavité de l'abcès. Ce mécanisme de la guérison des abcès froids est extrêmement rare, mais il est rendu incontestable par une belle observation d'Aran. Un malade atteint d'hydro-pneumo-thorax avait en même temps des tubercules vertébraux qui avaient donné lieu à la formation de quatre abcès par congestion, parfaitement indépendants les uns des autres. Le plus grand de ces abcès descendait jusque dans la cuisse gauche; un second abcès occupait la fosse iliaque droite; tous deux avaient cessé de communiquer avec les os. Les deux derniers, beaucoup plus petits, étaient en communication avec les cavernes tuberculeuses des vertèbres. Le grand abcès du côté gauche fut ponctionné, sept mois avant la mort; on en retira 700 grammes de pus et on y poussa une injection iodée. La tumeur se reproduisit bientôt, puis elle rétrograda peu à peu. L'abcès de la fosse iliaque droite, qui n'avait pas été traité, diminua de la même manière, et tous deux disparurent presque entièrement dans les derniers temps de la vie. A l'autopsie, on trouva l'abcès du côté gauche converti en un « kyste à parois lisses, brillantes et polies « comme une membrane séreuse. Ce kyste contenait environ « 50 grammes d'un liquide parfaitement transparent. » L'abcès de la fosse iliaque droite était converti en un kyste plus petit, contenant également de la sérosité, mais de la sérosité moins transparente. Quant aux deux petits abcès, ils ne renfermaient que du pus. Ainsi, après la guérison de l'affection osseuse qui leur avait donné naissance, les deux grands abcès par congestion, ne communiquant plus avec les os, s'étaient transformés en kystes séreux. Ce changement avait pu être provoqué ou favorisé, du côté gauche, par l'injection iodée, mais il était survenu spontanément dans l'abcès du côté droit (1). Lorsque je remplaçais le professeur Laugier, à l'Hôtel-Dieu, en octobre 1854, j'ai observé un fait qui peut être, jusqu'à un certain point, rapproché du précédent. Un homme avait eu l'artère fémorale blessée par un coup de couteau-poignard porté obliquement. L'artère était sans doute entièrement coupée en travers, car l'hémorrhagie s'arrêta par la seule compression, et ne reparut plus. Le trajet de l'instrument s'enflamma, et suppura ; le pus fit

(1) Aran, *Sur un phénomène particulier produit par la toux dans l'hydro-pneumothorax et sur un mode peu connu de guérison des abcès par congestion*, dans *Archives générales de médecine*, 5e sér., t. VIII, p. 119 (1856).

des fusées profondes, mais il ne fut pas nécessaire de pratiquer des contre-ouvertures, et la plaie extérieure se cicatrisa enfin, après avoir suppuré deux mois. Quelques jours après, une tumeur fluctuante se montra à quelques centimètres de la cicatrice ; je crus que c'était un nouvel abcès, ou plutôt un abcès formé par l'accumulation du pus dans la partie profonde de l'ancien trajet, et je pratiquai une ouverture étroite qui donna issue à environ 30 grammes de *sérosité parfaitement transparente.* Il s'agissait donc d'un kyste séreux, formé dans l'ancien trajet purulent, que la cicatrisation de la peau avait transformé en cavité close. Ma petite incision se referma par première intention, et, grâce à une compression méthodique, le liquide ne se reproduisit pas; mais il est clair que si l'ouverture n'avait pas été pratiquée, ce kyste aurait pu persister et même s'accroître ultérieurement.

§ 2. *Kystes autogènes.* — Les kystes autogènes sont des kystes de formation entièrement nouvelle, qui ne doivent leur origine ni à la dilatation d'une cavité préexistante, ni à l'irritation produite par un corps étranger, et qui naissent de toutes pièces dans l'organisme, par suite d'un travail spontané, spécial, idiopathique.

Ces kystes, dont la nature est très-diverse, peuvent se former à toutes les époques de la vie, intra ou extra-utérine. Ils peuvent même dater de la première période des formations embryonnaires.

Au point de vue de la physiologie pathologique, les kystes autogènes ne se distinguent des autres que par des caractères négatifs. On admet qu'ils sont autogènes parce qu'on ne trouve, là où ils se développent, aucune condition anatomique capable d'en expliquer l'origine. Tel kyste, que l'on rangeait autrefois dans la classe de ceux que nous appelons autogènes, a pris place maintenant parmi les kystes progènes, parce qu'on a découvert la cavité, glandulaire ou autre, où il prend naissance. Par suite de ces découvertes, et surtout depuis l'ère du microscope, la classe des kystes autogènes a subi une réduction considérable, et nous n'y maintiendrons qu'un petit nombre de kystes ; mais nous y ajouterons des kystes qu'on a longtemps considérés comme périgènes, et que la plupart des auteurs considèrent encore comme tels, en vertu d'une théorie que nous aurons à réfuter.

Les kystes autogènes se divisent en deux catégories bien distinctes : les uns sont caractérisés par un contenu séreux, au moins dans l'origine, et par une paroi dont la structure est simple ; les autres renferment un contenu organisé et possèdent une paroi dont la structure complexe est plus ou moins analogue à celle de certains tissus ou de certains organes spéciaux. Dans le premier cas, la paroi ne se compose que de tissu conjonctif ou de tissu fibreux, c'est-à-dire d'éléments qu'on est habitué à voir se produire partout, sous l'influence des causes les plus diverses. Dans le second cas, les éléments de la paroi et de la partie solide du contenu sont groupés de manière à constituer des tissus spéciaux, plus ou moins complexes, et même des espèces d'organes analogues à des organes normaux, mais situés dans des régions où rien de pareil n'existe à l'état normal. Nous donnerons aux kystes du premier groupe le nom de *kystes séreux autogènes*, et aux kystes du deuxième groupe celui de *kystes hétérotopiques*, emprunté à la théorie de M. Lebert, que nous admettons en principe, en y apportant toutefois quelques modifications.

A. *Kystes séreux autogènes.* — L'existence de cette catégorie de kystes est établie par plusieurs ordres de faits qui ne sont pas susceptibles, dans l'état actuel de la science, de se prêter à une autre interprétation.

Nous citerons en premier lieu les kystes des os, — non pas ceux des os maxillaires qui sont, sinon toujours, du moins presque toujours des kystes progènes, développés dans les follicules dentaires, — mais ceux des autres os, longs ou plats, qui ne renferment à l'état normal aucune cavité préexistante.

Il y a une douzaine d'années, assistant, à l'hôpital Beaujon, à la visite du regrettable Robert, je vis cet habile chirurgien pratiquer une ponction dans une tumeur de la fosse sous-épineuse de l'omoplate, tumeur plus grosse que les deux poings, parfaitement arrondie, assez ferme mais dépressible, et qui avait évidemment son siége dans l'épaisseur même de l'os, car elle donnait lieu sous le doigt à la sensation de parchemin, caractéristique, comme on sait, des tumeurs entourées d'une coque osseuse amincie. Robert hésitait entre le diagnostic d'un kyste et celui d'un ostéosarcôme. La ponction donna issue à une grande quantité de liquide séreux parfaitement transparent; pour vider la poche il fallut exercer une pression assez forte sur la paroi superficielle, et on reconnut alors que le trocart était plongé dans une cavité creusée entre les deux lames compactes de l'omoplate. Voilà donc un kyste séreux, uniloculaire, développé dans l'épaisseur d'un os plat, dans une région où les deux tables de tissu compacte, à peine séparées par une très-mince couche de tissu spongieux très-dense, sont presque confondues en une seule. Il est extrêmement probable que ce kyste a pris naissance dans l'une des aréoles du tissu spongieux interposé;

mais celles-ci ne sont pas des cavités véritables; elles sont entièrement remplies de ce qu'on appelle à tort le suc médullaire, qui n'est point un suc, mais un tissu organisé et vasculaire. Ce n'est donc pas dans une cavité préexistante que le kyste s'est développé; car il n'existe dans le tissu osseux, aucune glande, aucun organe creux, et l'on est bien obligé d'admettre que le kyste en question est néogène.

Les kystes des os sont quelquefois multiples. Travers et Breschet en ont cité des exemples; le plus remarquable est celui que M. Nélaton a montré en 1844 à la Société de chirurgie, et qu'il a fait représenter dans ses *Eléments de pathologie chirurgicale* (1). La diaphyse du fémur, dans toute sa longueur, était transformée en une énorme tumeur, composée d'une innombrable quantité de kystes, les uns très-petits, les autres du volume d'une noix. Des cloisons osseuses irrégulières, incomplètes, entre-croisées, traversaient en tous sens cette tumeur, où l'on ne trouvait d'autres parties solides que ces cloisons et les parois membraneuses des kystes. Depuis que l'on connaît la transformation kystique des tumeurs érectiles des parties molles, on a pu se demander si les tumeurs polykystiques des os ne seraient pas des tumeurs érectiles transformées. S'il en était ainsi, les kystes multiples dont nous parlons seraient des kystes progènes, et non des kystes autogènes. Mais cette vue est entièrement hypothétique, et elle est en outre contraire à toutes les probabilités. La transformation kystique, en effet, n'est dans les tumeurs érectiles qu'un accident très-exceptionnel; pour une tumeur érectile qui a subi cette transformation, on en trouve mille peut-être qui n'en présentent aucune trace. D'où il suit que si les kystes des os reconnaissaient une semblable origine, ils devraient être infiniment plus rares que les tumeurs érectiles des os. Or, c'est précisément le contraire qui a lieu. Les kystes des os sont rares, sans doute, mais le sont beaucoup moins que les tumeurs érectiles des os, dont l'existence même a pu être mise en doute par plusieurs auteurs modernes. Supposera-t-on que celles-ci aient une tendance particulière à subir la transformation kystique? Ce serait oublier que la transformation kystique est rarement spontanée, qu'elle est presque toujours provoquée par des froissements, des pressions, des opérations, en un mot par des causes irritantes auxquelles une tumeur érectile contenue dans l'intérieur d'un os échappe presque entièrement. D'ailleurs les kystes multiples décrits

(1) T. II, p. 48, 1re édit., Paris, 1847, in-8°.

par M. Nélaton occupaient toute l'étendue de la diaphyse du fémur, à l'exclusion des épiphyses, et on ne connaît aucun exemple de tumeur érectile développée *dans la diaphyse* d'un os long. Il serait donc au moins étrange d'attribuer ces kystes à une cause dont la *possibilité* n'est pas encore établie. Ajoutons enfin que l'existence des kystes autogènes des os est démontrée par les cas où le kyste est unique. Alors, en effet, il n'y a pas moyen de recourir à l'hypothèse d'une tumeur érectile transformée. Il est possible, il est vrai, qu'un kyste unique se forme dans une tumeur érectile ; mais celle-ci persiste à l'état de tumeur érectile ; elle ne serait transformée que si d'innombrables kystes s'étaient développés dans toute son étendue, et si tous ses vaisseaux étaient ainsi oblitérés. Par conséquent, lorsqu'on trouve dans un os un kyste unique, autour duquel il n'y a aucune trace de tissu érectile, on est tout à fait certain qu'il ne s'agit pas d'une tumeur érectile transformée, et que le kyste est autogène. Dès lors il n'est plus nécessaire de recourir à une hypothèse tout à fait invraisemblable pour expliquer l'existence des tumeurs polykystiques des os. Rien ne nous autorise donc à considérer ces kystes multiples comme progènes ; tout nous permet, au contraire, de les ranger dans la catégorie des kystes autogènes.

Les kystes sous-péritonéaux du mésentère ou de la paroi abdominale me paraissent devoir rentrer dans le même groupe. J'ai eu l'occasion d'étudier à la Société anatomique deux kystes séreux du mésentère, présentés, l'un par M. Ducasset (1), l'autre par M. Mesnet (2) ; j'ai examiné avec soin cette dernière pièce, et je me suis convaincu que le kyste n'avait aucun rapport avec les ganglions mésentériques, et qu'il s'était formé de toutes pièces dans le tissu conjonctif qui sépare les deux feuillets du mésentère. Au surplus, l'hypothèse d'un kyste ganglionnaire n'est plus possible, lorsque le kyste sous-péritonéal occupe la paroi abdominale, comme cela avait lieu dans un cas présenté à la Société anatomique par Bauchet (3). On a supposé que les kystes sous-péritonéaux se formaient dans des bourses muqueuses sous-péritonéales, à la manière des hygromas ordinaires, qui sont des kystes progènes ; mais il aurait d'abord fallu établir l'existence des bourses muqueuses sous-péritonéales, et c'est ce qu'on n'a point fait.

(1) *Bull. de la Soc. anat.*, 1848, t. XXIII, p. 67.

(2) *Loc. cit.*, 1851, t. XXVI, p. 135.

(3) *Loc. cit.*, 1852, t. XXVII, p. 20. J'ai lieu de croire que c'est cette même pièce qui a été décrite par M. Cruveilhier (*Anat. path. générale*, t. III, p. 508, en note [1856].

Les kystes des plexus choroïdes, qui sont presque toujours multiples, et dont la fréquence est telle qu'on a été tenté de les considérer comme normaux, sont également des kystes autogènes, car il n'y a dans les plexus choroïdes aucune cavité normale. J'ai déjà réfuté (p. 55) l'opinion de Baillie qui supposait que ces kystes étaient dus à la dilatation des veines. J'ajoute qu'ils n'ont pas plus de rapports avec les capillaires qu'avec les veines. Lorsqu'on examine au microscope, sous des grossissements de 15 à 30 diamètres, un plexus choroïde qui renferme des kystes, on découvre presque toujours, à côté des kystes visibles à l'œil nu, d'autres kystes naissants qui peuvent n'avoir qu'un dixième ou un vingtième de millimètre de diamètre, et ces kystes microscopiques sont déjà parfaitement sphériques. Je n'en ai pas vu un seul qui eût une forme allongée et qui eût la moindre connexion avec les vaisseaux capillaires. Les kystes des plexus choroïdes sont donc autogènes.

On doit considérer également comme autogènes les kystes séreux multiples que M. Cruveilhier a observés chez les ruminants, et qui peuvent occuper à la fois un grand nombre d'organes. Ainsi, ce professeur a vu, sur le même mouton, des kystes séreux innombrables dans les poumons, le foie, les reins, et *jusque dans l'épaisseur des parois du cœur*. Il ajoute que ce n'étaient pas des kystes hydatiques, et l'affirmation d'un observateur aussi compétent ne peut être révoquée en doute. Tous ces kystes étaient semblables entre eux ; ils étaient séreux, à parois très-minces, et contenaient un liquide très-limpide. Ils s'étaient formés sous l'influence d'une diathèse particulière. Ceux du cœur n'étaient évidemment pas progènes ; et comme ils ne différaient en rien des autres, il est permis d'en conclure que tous ces kystes étaient autogènes.

L'existence des kystes séreux autogènes étant suffisamment établie par les exemples précédents, il y a lieu de se demander maintenant, si d'autres kystes, qu'on a pu, à la rigueur, à l'aide d'une hypothèse, rattacher à des cavités préexistantes, ne seraient pas plutôt des kystes autogènes. Je fais allusion surtout aux kystes congénitaux multiples dont j'ai déjà parlé à l'occasion des kystes vasculaires (voy. plus haut, p. 56-58).

Le mode de formation des kystes autogènes n'a pu être déterminé jusqu'ici. J'ai déjà dit (p. 24) que Frerichs et Rokitanskys assignent pour point de départ à ces kystes une cellule élémentaire ou un noyau de cellule; mais j'ai dit en même temps que ces vues sont encore hypothétiques.

B. *Kystes hétérotopiques.* — Les kystes que nous désignons sous ce nom ont été longtemps considérés comme des *kystes fœtaux*, c'est-à-dire, comme des kystes périgènes, développés autour d'un fœtus égaré ou d'un embryon monstrueux. On rangeait dans cette catégorie des kystes fœtaux non-seulement tous ceux qui renferment un fœtus complet ou les débris d'un fœtus complet, mais encore tous ceux où l'on trouve des organes à structure spéciale, comme des os, des dents, de la peau, ou seulement des poils multiples. Les recherches de M. Lebert sur *l'hétérotopie plastique* (1), ont porté un rude coup à cette théorie. L'existence des kystes fœtaux périgènes est et demeure incontestée ; mais la plupart des faits qu'on y rattache doivent être interprétés d'une tout autre manière, depuis surtout que les observations embryogéniques ont révélé la véritable cause des phénomènes généralement attribués à l'inclusion fœtale.

Avant de m'occuper des kystes hétérotopiques, je parlerai d'abord des kystes fœtaux proprement dits. Ce sera le meilleur moyen de mettre en relief la différence qui existe entre ces deux groupes.

Les vrais kystes fœtaux sont ceux qui succèdent à des grossesses extra-utérines. Ils ne peuvent exister, par conséquent, que chez les femmes qui ont atteint ou dépassé l'âge de la puberté. L'ovule fécondé qui n'exécute pas sa migration normale, et qui se fixe soit dans la trompe, soit dans le péritoine, soit sur l'ovaire même, se développe d'abord de la même manière que s'il était arrivé à bon port. L'évolution de l'embryon et de ses membranes est régulière. L'enveloppe la plus extérieure, qui remplace pour lui la paroi utérine, constitue dès l'origine une sorte de kyste ; toutefois on conçoit que cette poche, appelée à jouer, dans la nutrition du fœtus, le même rôle que la muqueuse utérine, doit présenter, pendant toute la vie de ce fœtus, des caractères tout à fait spéciaux. Quoiqu'elle ne soit pas en continuité de vaisseaux avec l'être qu'elle renferme, elle a avec le placenta fœtal des rapports de contiguïté tellement intimes et une telle solidarité de nutrition, qu'il n'y a dans cet état rien de comparable à la disposition des véritables kystes. Une grossesse extra-utérine n'est donc pas un kyste ; mais elle peut se transformer en kyste lorsque le fœtus meurt avant d'avoir atteint un grand volume, ce qui est le cas le plus ordinaire, et lorsque la mère échappe aux chances de rupture, de péritonite, de suppuration, d'infection putride, qui sont d'autant plus à craindre que le fœtus, au moment de la mort, est plus volumineux. Le placenta ne tarde

(1) Lebert, *Des kystes dermoïdes et de l'hétérotopie plastique en général*, dans *Mém. de la Soc. de biologie*, 1re série, t. V, p. 203-273 (1852).

pas à tomber en putrilage, ainsi que les membranes du fœtus; celui-ci dès lors n'a plus aucune connexion avec la paroi de la poche qui le renferme, et le kyste fœtal se trouve constitué. La paroi de ces kystes, plus ou moins épaisse et toujours fibreuse, se rétracte le plus souvent, en même temps que la plupart de ses vaisseaux s'atrophient. Le liquide où le fœtus, devenu corps étranger, flotte librement, subit diverses modifications, et se résorbe le plus souvent en grande partie. Quant au fœtus, il devient quelquefois le siége d'une sorte de momification ou d'une transformation en gras de cadavre, mais en général il se décompose; ses chairs putréfiées se réduisent en une espèce de bouillie, qui peut ultérieurement disparaître plus ou moins complétement par résorption; mais ses os restent dans le kyste, où l'on peut les retrouver au bout de plusieurs années, quelquefois au bout de vingt et trente ans. On conçoit au surplus que ces corps étrangers multiples, irréguliers, flottants, continuellement ballottés dans les efforts ou dans les mouvements de la défécation, puissent produire à la surface interne du kyste une irritation suivie de suppuration, que cet abcès intra-kystique puisse s'ouvrir soit à l'extérieur, soit dans la vessie, le vagin ou le rectum, et guérir après l'expulsion totale de son contenu. C'est ce qui a lieu quelquefois ; mais quelquefois aussi le liquide du kyste se résorbe graduellement, la poche se rétracte sur les débris osseux du fœtus, les étreint, les immobilise, et les choses, parvenues à cet état, peuvent persister sans changement notable pendant un très-grand nombre d'années. A l'autopsie, on trouve dans la poche une petite quantité de matière grumeleuse, jaunâtre ou brunâtre, avec des restes osseux provenant surtout du squelette de la tête, et présentant des formes et un état de développement en rapport avec l'âge où le fœtus a succombé. Ces débris de squelette sont libres dans la cavité du kyste; s'ils sont fixés quelquefois, c'est par une agglutination pure et simple sans adhérence organique. Tels sont les véritables kystes fœtaux consécutifs à des grossesses extra-utérines. Ils ne se rencontrent que chez la femme, qu'après l'âge de la puberté, et que dans la moitié inférieure de la cavité abdominale. Leur histoire n'a donné lieu à aucune contestation.

Il n'en est pas de même d'une autre catégorie de kystes, qui a été rapprochée de la précédente, et qui en diffère cependant par plusieurs caractères essentiels. Je veux parler des kystes ovariques qui renferment des dents, des os, des fragments de peau, de la graisse, des poils, et où l'on rencontre, par conséquent, des parties organisées qui paraissent provenir d'un produit de conception, mais où l'on trouve cependant, avec un peu d'attention, la preuve que ces parties organisées ne sont pas, ne peuvent pas être les restes d'un véritable fœtus.

Ainsi, les os, les dents, les poils, sont souvent implantés sur la paroi du kyste, à laquelle ils sont fixés par des liens organiques. Lorsque cette implantation existe, il est impossible de songer à l'hypothèse d'une grossesse extra-utérine, car jamais un fœtus ne peut, pendant sa vie, entrer en fusion avec la poche qui le renferme, et encore moins après sa mort. Il arrive souvent, il est vrai, que quelques-uns de ces prétendus organes embryonnaires deviennent libres au milieu de la bouillie graisseuse qui remplit le kyste, mais il suffit qu'un seul d'entre eux soit réellement implanté sur la paroi, il suffit que celle-ci supporte un seul bulbe pileux, pour qu'il soit certain qu'elle a produit également les autres organes. Quelquefois enfin tous les organes sont libres, et c'est alors seulement que l'hypothèse d'une grossesse extra-utérine pourrait se présenter à l'esprit, mais l'état même de ces organes prouve qu'ils ne peuvent pas être des débris de fœtus.

En effet, s'ils provenaient d'un fœtus, ils devraient avoir tout au plus le volume, la forme, la structure, qu'ils présentaient lorsque le fœtus a péri, puisque tout développement est impossible après la mort. Les poils ne devraient pas dépasser la longueur et la grosseur qu'ils ont chez le fœtus à terme. Les dents ne devraient être ni plus développées ni plus nombreuses qu'elles ne le sont au moment de la naissance. Chaque os devrait avoir la forme normale qu'il affecte à l'une des époques de la vie intra-utérine. Il devrait y avoir un rapport parfaitement régulier entre tous ces organes, sous le rapport de leur volume. Enfin, les organes les plus solides disparaissant nécessairement les derniers, on devrait toujours trouver des os dans les kystes qui renferment de la peau ou des poils.

Au lieu de cela : Les dents offrent souvent un volume égal ou supérieur à celui des dents d'un adulte ; leur forme est presque toujours tout à fait anormale ; leur nombre est quelquefois supérieur à celui que pourraient fournir les deux dentitions réunies. Les poils sont souvent gros comme des crins de cheval. Ils peuvent avoir plus d'un mètre de longueur ; ils peuvent présenter des colorations différentes sur les divers points de leur longueur. Dans un cas observé par Blandin sur le cadavre d'une vieille femme, les poils, longs de plus d'un mètre, étaient fins et blonds à l'une de leurs extrémités, gros et noirs à l'autre extrémité, et présentaient à leur partie moyenne une couleur et un volume intermédiaires, — preuve bien évidente qu'ils avaient mis bon nombre d'années à se développer (1). Les os offrent des formes insolites, et le plus souvent tout à fait méconnaissables. On n'en trouve ordinairement qu'un ou deux, et si ceux-là ont résisté aux phénomènes aveugles de la décomposition, il n'y a pas de raison pour que tous les autres aient disparu. Dans les kystes des vraies grossesses extra-utérines, les os se conservent en raison du volume et de la solidité qu'ils ont acquis au moment de la mort du fœtus et, pour ce motif, la plupart des débris osseux proviennent toujours des os du crâne. Ici, au contraire, il est extrêmement rare que les os puissent être déterminés comme ayant pu faire partie d'un crâne, et qu'ils puissent même être désignés sous le nom d'os plats. Ce sont des masses informes, qui échappent à toute description. S'il arrive quelquefois qu'une de ces masses soit considérée comme une mâchoire, c'est uniquement parce qu'elle donne implantation à une ou plusieurs dents, mais personne ne peut dire s'il s'agit d'une mâchoire supérieure ou d'une mâchoire inférieure. Enfin, parmi ces kystes il en est qui ne renferment que des dents; d'autres, des dents et des poils, sans aucune trace d'os; d'autres, et ce sont les plus nombreux, des poils seulement; quelques-uns ne contiennent pas même de poils; on n'y trouve qu'une substance graisseuse identiquement semblable par ses caractères physiques, microscopiques et chimiques à celle qui entoure les poils, les dents ou les os libres dans la cavité des kystes plus compliqués ; et ce qui établit encore l'identité de nature de tous ces prétendus kystes fœtaux de l'ovaire, c'est que tous sont revêtus intérieurement d'une couche épidermique, et qu'on retrouve presque toujours, sur une partie au moins de l'étendue de leur paroi, une structure analogue à celle de la peau.

Tout cela suffirait déjà pour établir sans réplique que les kystes en question ne sont pas consécutifs à des grossesses ovariques. Mais il y a un autre argument bien autrement saisissant : c'est que des kystes identiquement pareils quant à leur paroi et quant à leur contenu ont été observés *à tous les âges, dans presque toutes les parties du corps, et dans les deux sexes !*

Pour répondre à cet argument péremptoire, on a supposé que ces kystes, lorsqu'ils occupaient l'ovaire, étaient dus à des grossesses ovariques, et que, lorsqu'ils étaient situés hors de l'ovaire, ils étaient dus à une tout autre cause : l'*inclusion fœtale.* Il serait au moins

(1) J'ai entendu Blandin citer plusieurs fois cette observation dans ses leçons à l'Hôtel-Dieu.

étrange que deux causes aussi différentes pussent donner lieu à des résultats identiques. Mais il s'agit d'examiner avant tout cette théorie de l'*inclusion fœtale*, et de voir si elle repose sur autre chose que sur un *à priori*.

Certains monstres doubles sont formés de deux individus parfaitement développés, unis entre eux par un pédicule assez étroit, et intimement associés dans leur vie, mais ayant cependant deux individualités, deux intelligences, deux volontés parfaitement distinctes. On a donc supposé que ces deux êtres étaient des jumeaux, développés isolément soit dans deux ovules, soit dans un seul ovule à deux blastodermes, et que, mis en contact l'un avec l'autre dès les premières phases de leur développement, ils s'étaient soudés, comme se soudent, dans les expériences de M. Bert, deux animaux de même espèce tenus en contact par des surfaces avivées.

A côté de cette première classe de monstres doubles, qu'on appelle *autositaires*, parce que les deux individus, également développés, sont doués d'une vie propre, et que chacun d'eux se nourrit par lui-même (αὐτός, soi-même, σῖτος, nourriture), existe la classe des monstres doubles *parasitaires*, composés d'un individu autosite se nourrissant par lui-même, et d'un *parasite* privé d'organes de nutrition, et se nourrissant aux dépens de l'autosite. On a supposé encore que ces monstres doubles parasitaires étaient le résultat de la fusion de deux individus primitivement distincts, mais d'une fusion plus intime que dans le premier cas, ou peut-être d'une fusion plus précoce, dans laquelle l'un des deux germes, en grande partie atrophié, n'aurait fourni que quelques organes, tels que des membres, des mâchoires supplémentaires, etc.

Cette atrophie de l'un des germes, une fois admise, a fourni l'explication d'une foule d'anomalies. Un partisan logique de la théorie de la fusion des germes, M. Pigné, est allé jusqu'à dire que l'existence d'un seul doigt surnuméraire était la preuve de la diplogénèse. Et il est clair que si les membres supplémentaires proviennent d'un germe distinct, il n'y a pas de raison pour ne pas attribuer la même origine aux doigts supplémentaires. Cette conséquence extrême et rigoureuse aurait dû faire réfléchir les partisans de la diplogénèse par soudure ; car la polydactylie existe ordinairement sur plusieurs membres, souvent sur les quatre membres, ce qui supposerait autant de soudures de germes qu'il y a de membres atteints ; — et elle est en outre héréditaire, ce qui nécessiterait des suppositions extravagantes. Une autre conséquence non moins extrême de cette doctrine de la diplogénèse, a été la théorie de l'inclusion fœtale. Tout kyste, quelque profond qu'il soit, où l'on trouve des os, des dents, des poils ou tout autre organe figuré, et qu'il n'est pas possible de rapporter à une grossesse extra-utérine, est considéré comme la conséquence d'une diplogénèse. On suppose que deux germes, d'abord distincts, se sont rencontrés et soudés, qu'en outre, l'un de ces deux germes, plus malheureux, a pénétré dans l'autre, que dès lors, emprisonné au milieu de celui-ci, il n'a pu, faute d'espace, se développer dans toutes ses parties, et qu'il a donné naissance seulement à quelques organes informes.

Cette théorie de l'inclusion porte en soi des contradictions singulières. Ploucquet a trouvé dans un kyste de l'ovaire, outre des os et des poils, *plus de trois cents dents* diverses par la forme et par le volume (1). La grossesse extra-utérine, accident très-connu dans ses effets, ne peut être invoquée pour expliquer un pareil phénomène, d'autant mieux qu'il n'y avait aucun os dans le kyste, et qu'un fœtus si bien denté aurait dû avoir au moins des mâchoires. C'est donc à l'inclusion fœtale qu'on a eu recours. Mais si l'on conçoit qu'un germe inclus et gêné dans son développement puisse avorter dans la plupart de ses organes, on ne conçoit plus qu'une cause portant obstacle au développement puisse avoir pour conséquence de faire développer trois cents dents au lieu de vingt ; — ou au lieu de cinquante-deux, si l'on veut réunir les dents des deux dentitions. Pour obtenir trois cents dents, il faudrait supposer que six germes distincts, au moins, se sont donné rendez-vous pour pénétrer ensemble dans un septième germe, et pour s'y fusionner en un seul point. Voilà donc une première et insoluble difficulté : les kystes attribués à des inclusions renferment quelquefois plus de dents qu'il n'est donné à un être humain quelconque d'en posséder ou d'en produire pendant toute sa vie.

En second lieu, on n'a pas réfléchi que la pénétration d'un germe dans un germe, ou d'un embryon dans un embryon, suppose que l'un d'eux est beaucoup plus volumineux que l'autre, en vertu de cet axiôme élémentaire que le contenant est plus grand que le contenu. Or, ces deux germes ou ces deux embryons sont jumeaux ;

(1) Quelques auteurs ont attribué cette remarquable observation à Autenrieth, qui l'a effectivement reproduite en extrait dans son Mémoire sur les dégénérescences des ovaires considérées au point de vue physiologique, mais qui l'a empruntée à une Dissertation de Ploucquet, intitulée : *Memorabile physconiæ ovarii nec non osteogeniæ et odontogeniæ anomalæ exemplum*, Tubinge, 1798. Voy. Autenrieth, *Untersuchung ausgearteter Eyerstöcke in physiologischer Ansicht*, dans *Archiv für die Physiologie*, Bd VII, s. 257-259 (Halle, 1807, in-8°).

ils sont donc à peu près égaux en volume. Supposera-t-on que l'un d'eux soit resté en arrière dans son évolution? On n'a même pas la ressource de cette hypothèse, car la pénétration est un phénomène mécanique impliquant l'idée que le corps pénétrant est doué d'une consistance supérieure ou au moins égale à celle du corps pénétré. Or, l'embryon est d'autant plus mou qu'il est plus petit, c'est-à-dire moins avancé dans son développement, de sorte que l'introduction d'un embryon petit au milieu d'un embryon plus grand et plus ferme est matériellement impossible.

En troisième lieu, quelque supposition qu'on puisse faire sur le volume relatif des deux embryons au moment de cette prétendue pénétration, on est toujours obligé d'admettre que ces deux jumeaux ne peuvent pas être extrêmement inégaux en volume. Supposons que l'un d'eux soit trois ou quatre fois plus large que l'autre ; mettons dix fois, si l'on veut, ce qui établirait entre eux beaucoup plus de différence qu'il n'y en a entre un nouveau-né chétif et un adulte de la plus belle venue. Le petit ne pourra pénétrer dans le grand qu'en produisant des dégâts énormes, en refoulant et séparant soit des organes déjà formés, soit des organes en voie de formation, et en faisant subir une perturbation profonde au développement de toutes les parties situées sur son trajet. Quand on songe que certaines monstruosités très graves et très-étendues ont pour point de départ un petit accident local extrêmement restreint, on est en droit d'en conclure que le théâtre de l'inclusion doit être le siége d'un bouleversement considérable, que toute la région traversée par l'embryon parasite doit présenter des troubles de développement excessifs, que tous les organes qui la composent doivent être altérés dans leur évolution, dans leur forme, dans leurs rapports. Or, il en est tout autrement. L'inclusion la plus profonde, celle qui devrait par cela même être la plus grave, laisse persister autour d'elle une organisation parfaitement régulière.

Si, malgré ces difficultés multiples et insolubles, la théorie de l'inclusion fœtale a été si généralement adoptée, si l'on n'a pas reculé devant l'idée d'attribuer à une monstruosité par diplogénèse le plus petit kyste dermoïde profond renfermant seulement quelques poils, c'est parce qu'on trouvait toutes les transitions entre ces kystes et les kystes plus compliqués renfermant des dents et des os, entre ceux-ci et les monstres parasitaires non-enkystés qui font saillie à l'extérieur sous forme de membres, de mâchoires ou même d une tête supplémentaire, entre ces derniers, enfin, et les monstres doubles autositaires. Cette série, qui commence au simple kyste pilifère congénital pour aboutir au cas des frères Siamois, est si complète, si naturelle, si bien ménagée dans ses transitions, qu'il est impossible de songer à la scinder, et que la théorie applicable à l'un quelconque de ses termes doit être applicable à tous les autres. C'est ainsi que l'hypothèse de la diplogénèse par soudure de deux individus primitivement distincts, née tout naturellement de l'étude des monstres doubles autositaires, s'est étendue, de proche en proche et d'anneau en anneau, jusqu'aux kystes qui nous occupent, et qui, outre les noms de *kystes fœtaux par inclusion*, portent, dans la classification tératologique de Geoffroy-Saint-Hilaire, le nom de *monstres doubles endocymiens*.

Les objections que nous venons de faire contre l'origine de ces prétendus kystes par inclusion ont dû nécessairement se présenter à l'esprit de tous les auteurs ; mais on les a écartées parce qu'on croyait l'hypothèse de la diplogénèse par soudure tout à fait démontrée par l'exemple des monstres doubles autositaires doués de deux individualités parfaitement distinctes. Ceux-ci présentent cependant des caractères anatomiques qui auraient dû dissiper cette illusion, parce qu'ils sont vraiment incompatibles avec l'idée d'une soudure. On aurait dû se demander pourquoi les deux autosites se tiennent toujours par des parties rigoureusement similaires. La rencontre de deux jumeaux est nécessairement chose fortuite; s'il y a quelque chance pour qu'ils entrent en contact par des parties à peu près homologues, il y a infiniment plus de chances pour qu'ils se rencontrent autrement. Or, ce n'est pas seulement par des parties à peu près homologues que s'effectue l'union des monstres doubles autositaires; elle s'effectue constamment par des parties rigoureusement, absolument homologues, de telle sorte que ces monstres doubles sont aussi symétriques que les êtres simples les plus normaux. Si l'on calcule, avec un esprit exempt de prévention, le degré de probabilité d'une semblable soudure, on trouve que cette probabilité est à peu près égale à zéro. Qu'on lise maintenant dans le grand ouvrage d'Isidore Geoffroy-Saint-Hilaire l'admirable description des monstres doubles autositaires, celle des ischiopages, par exemple, et l'on verra à quelle conséquence conduit la théorie de la soudure. L'ischiopage a deux paires de membres abdominaux, deux symphyses pubiennes, deux périnées, deux vulves ou deux verges, deux urèthres, deux vessies, etc. ; et l'on est obligé d'admettre que chaque paire de membres appartient par moitié à chacun des deux individus ; que chaque symphyse est formée par l'union du pubis droit de l'un avec le pubis gauche de l'autre ; que chaque vulve ou chaque verge, chaque urèthre, chaque vessie, sont formés également par l'union de deux moitiés d'organes, une moitié empruntée à l'organe droit du premier sujet, l'autre à l'organe gauche du second, etc.; et avec cela un seul anus indivis, propriété commune de deux jumeaux. Il y a là de quoi confondre l'imagination, et plus les descriptions de Geoffroy-Saint-Hilaire sont claires, plus il est impossible de les concilier avec la théorie de la soudure.

Toutes ces invraisemblances n'auraient peut-être pas réussi à renverser la théorie de la soudure, si l'expérimentation et l'observation directe n'avaient enfin mis un terme à cette illusion. D'une part, l'expérimentation a prouvé que les œufs à deux jaunes, faciles à reconnaître chez les oiseaux à leur forme et à leur volume, ne donnent jamais de monstres doubles, mais deux jumeaux parfaitement isolés (1); et d'une autre part l'observation directe, faite par Valentin sur des œufs de poissons artificiellement fécondés, a prouvé que les monstres doubles naissent d'un seul et unique vitellus, d'un seul et unique blastoderme, d'un seul et unique germe. L'œuf est normal sous tous les rapports, si ce n'est que le germe, c'est-à-dire l'embryon naissant, est bifurqué par une segmentation plus ou moins profonde. Sur 917 œufs de perche étudiés par Valentin, il y en eut six qui présentèrent cette disposition monstrueuse. Dans un cas, la bifurcation fut constatée soixante-douze heures avant l'apparition des deux cœurs. Chaque branche de bifurcation se comporte de la même manière que la partie correspondante d'un embryon ordinaire, et il en résulte une double série d'organes au lieu de la série unique de l'évolution régulière. Valentin en conclut, et on ne peut se soustraire à l'évidence de cette conclusion, que les monstres doubles sont dus à la segmentation d'un germe unique, et non à la fusion de deux germes primitivement distincts (2).

La diplogénèse est donc la conséquence d'un trouble survenu dans la première période du développement de l'embryon, d'une distribution irrégulière ou plutôt anormale des cellules embryoplastiques. Valentin n'est pas éloigné de croire que le nombre très-considérable des germes doubles qu'il a observés (6 sur 917) dépendait des actions mécaniques exercées sur ces œufs, qui,

(1) Voy. mon *Mémoire sur l'incubation des œufs à deux jaunes*, dans *Annales des sciences naturelles*, 1862, 4e série, t. XVII, 1er cahier. Mes expériences, faites en 1849 et 1850, sont mentionnées dans les *Bulletins de la Soc. anatomique*, 1850, t. XXV, p. 42, et 1851, t. XXVI, p. 150.

(2) *Comptes rendus de la Société de biologie*, 1852, 1re série, t. IV, p. 99. (Extrait du Mémoire de Valentin, par Hiffelsheim.)

transportés à une assez grande distance immédiatement après la fécondation *artificielle*, et continuellement maniés pour l'observation, avaient en outre été nettoyés à plusieurs reprises avec un pinceau. Cette supposition n'est pas invraisemblable. Le moindre déplacement des cellules du blastoderme ou de la tache embryonnaire peut avoir pour l'avenir des conséquences incalculables. En tout cas, il suffit que la production et la répartition de ces cellules subissent, par une cause quelconque, primordiale, morbide ou accidentelle, la plus légère perversion, pour que certains organes se développent anormalement dans des régions insolites, — par une véritable *hétérotopie*, que l'on peut appeler originelle ou embryonnaire, pour la distinguer de l'hétérotopie pathologique qui se manifeste après la formation des organes, et à toutes les époques de la vie.

De la diplogénèse autositaire, étudiée par Valentin, on descend, par gradations insensibles, jusqu'aux kystes par inclusion, jusqu'à ceux même qui ne renferment qu'une simple production cutanée, caractérisée par la présence de bulbes pileux et de glandes sébacées. Dans son remarquable mémoire sur les *kystes dermoïdes* et sur l'*hétérotopie plastique* (1), M. Lebert, ne connaissant pas encore les observations de Valentin, ne put donner à sa théorie de l'hétérotopie tous les développements qu'elle comportait. Il ne fit pas remonter l'origine des prétendus kystes par inclusion jusqu'à la première phase du développement embryonnaire, et, sans méconnaître que la majorité des kystes renfermant des organes figurés, comme des os ou des dents, datent de la vie intra-utérine, il se laissa aller à penser que des kystes de cette nature pouvaient se former après la naissance. Ce qui a concouru, sans doute, à lui donner cette opinion, c'est l'étude des kystes dermoïdes pileux, osseux ou dentaires de l'ovaire. Il est certain que ces kystes sont d'autant plus rares que les sujets sont plus jeunes. Cela n'a pas peu contribué à les faire considérer comme des grossesses extra-utérines; mais il suffit qu'on les rencontre quelquefois avant la puberté pour que l'idée d'une grossesse doive être écartée, non-seulement dans ces cas, mais dans tous les autres cas semblables. Si les kystes ovariques qui nous occupent ne sont ni nécessairement congénitaux ni nécessairement postérieurs à la puberté, et si, par conséquent, ils peuvent se former, sinon pendant toute la vie, du moins pendant une grande partie de la vie, on est en droit d'en conclure,

(1) *Mémoires de la Société de biologie*, 1852, t. IV, p. 203.

avec M. Lebert, que ce sont des productions accidentelles hétéroplastiques. Mais on remarquera que l'ovaire est essentiellement un organe de reproduction. Les éléments générateurs qu'il est appelé à produire ne peuvent subir leur développement régulier que lorsque la femme est arrivée à un certain âge, et qu'elle est soumise en outre à la fécondation. Mais si l'on songe que chez certains animaux inférieurs la sexualité n'est pas indispensable à la reproduction, que d'autres animaux plus élevés peuvent fournir jusqu'à six et sept générations sans que la fécondation soit renouvelée, on arrive à concevoir comme possible que l'ovaire de la femme non-pubère et de la femme non-fécondée puisse produire une substance organisable, où naissent sans aucun ordre quelques rudiments d'organes.

Quant aux kystes hétérotopiques non-ovariens, il en est d'extrêmement simples qui peuvent se former à toutes les époques de la vie; ce sont ceux qui ne dépassent pas sensiblement le degré de complication des kystes des glandes sébacées, et qu'on doit considérer comme développés dans des glandes sébacées néogènes. J'en ai cité un exemple tout à fait concluant dans l'un des chapitres qui précèdent (voy. p. 76). L'existence d'un certain nombre de poils, implantés sur la paroi d'un kyste de cette nature, n'est pas incompatible avec l'idée que le kyste se soit formé plus ou moins longtemps après la naissance. Mais lorsque la paroi du kyste est un véritable sac cutané, lorsqu'elle renferme dans sa structure un nombre immense de follicules pileux, de glandes sébacées régulièrement disposées et de glandes sudoripares, il est bien difficile d'admettre qu'une production aussi complexe ne soit pas congénitale. L'observation confirme cette vue, car, lorsque la tumeur occupe une situation superficielle, on peut presque toujours acquérir la certitude qu'elle existait déjà dès les premiers jours de la vie, ou du moins qu'on en a reconnu la présence de très-bonne heure. Il y a dans la science un certain nombre de cas où l'observateur a négligé de prendre cette information; mais dans tous les cas où elle a été prise, la congénitalité de l'affection a été suffisamment établie. Il est donc infiniment probable que telle est aussi l'origine des kystes hétérotopiques plus profonds dont l'existence n'est révélée que par l'autopsie. Enfin les kystes, plus complexes encore, qui renferment des organes figurés, tels que des dents, des os, ou des ébauches de viscères, doivent à plus forte raison être congénitaux; et ici la certitude est plus grande que dans le cas précédent, parce que ces faits, par leur singularité et par leur rareté, frappent vivement l'attention, et parce que les observateurs n'ont jamais négligé d'ouvrir une enquête sur l'origine des tumeurs. Le résultat constant de cette enquête a été que les kystes ossifères ou dentaires accessibles à la vue ou au toucher existaient déjà au moment de la naissance.

On peut donc tenir pour certain que les kystes hétérotopiques, à paroi et à contenu complexes, sont toujours congénitaux. Mais à quelle époque de la vie intra-utérine se sont-ils formés? Il me paraît extrêmement probable qu'ils remontent aux premiers temps de l'évolution embryonnaire, qu'ils existaient déjà en germe dans l'embryon à peine ébauché, et qu'ils se sont développés ensuite en même temps que les organes normaux de cet embryon. En d'autres termes, je les considère comme les résultats d'une hétérotopie embryogénique, et non comme des tumeurs développées consécutivement, au sein d'organes déjà formés. Ce qui vient à l'appui de cette opinion c'est que les kystes en question n'ont jamais été observés, à ma connaissance, ailleurs qu'à la tête, au cou ou au tronc (1). Il est donc fort probable que la cause qui les produit agit avant la formation des membres, qui, comme on sait, commencent à paraître, sous la forme de petits tubercules, vers la fin du quatrième mois. — Il est clair qu'à une époque aussi rapprochée de la conception, les kystes hétérotopiques ne peuvent pas présenter les caractères qu'ils présenteront plus tard. Les organes qu'ils renferment, comme les organes normaux, ont leur évolution. Le tissu dentaire, le tissu osseux, ne s'y montrent sans doute pas d'emblée, et traversent probablement des phases analogues à celles que l'histogénie a déterminées. Ce qui constitue dans l'origine les kystes hétérotopiques, ce n'est donc pas l'existence des os, des dents, ou de tout autre organe, mais celle d'une paroi génératrice de ces organes, dont le développement peut être d'ailleurs plus précoce ou plus tardif qu'il ne l'est dans les organes normaux analogues du même fœtus. Ainsi, l'on a trouvé plusieurs fois des dents déjà toutes formées et volumineuses dans des kystes hétérotopiques, chez des

(1) M. Vénot a publié dans la *Gazette médicale* (1837, p. 618) l'observation d'un kyste rempli de poils, qui était situé à la jambe, chez un homme de trente-six ans. Ce kyste était gros comme une aveline. L'auteur suppose que les poils de la peau, au lieu de pousser vers l'extérieur, ont poussé en dedans et produit le kyste; cette hypothèse ne mérite pas d'être réfutée. Ce kyste était-il congénital? On ne le dit pas; l'époque où il a paru n'est pas indiquée. C'est le seul cas de kyste pilifère des membres qui soit venu à ma connaissance, et je ne connais aucun fait établissant que des kystes hétérotopiques plus compliqués aient été observés dans les membres soit chez l'homme, soit chez les autres animaux.

nouveau-nés, dont les dents normales étaient encore en voie de formation.

Ici se termine la longue énumération des nombreuses espèces de kystes que nous nous proposions de faire connaître. Il ne pouvait entrer dans notre plan de décrire séparément toutes ces espèces, et leurs innombrables variétés. Nous avons donc été obligé de passer sous silence beaucoup de cas particuliers ; mais nous espérons du moins avoir signalé tous les types de quelque importance.

Aucun sujet n'est plus complexe que celui-là ; les espèces les plus diverses par leur nature se rapprochent et semblent se fusionner par leurs caractères extérieurs ; on trouve le même contenu dans les kystes les plus disparates, et des contenus très-différents dans des kystes de même origine. La même paroi mince, lisse, et brillante comme une séreuse, peut se retrouver sur des kystes glandulaires, vasculaires, hygromateux, ou néogènes. Les divisions basées sur l'apparence du contenu, ou sur celle de la paroi, établissent donc des rapprochements et des distinctions tout à fait illusoires. C'est pourtant sur ces caractères fallacieux qu'on a pendant longtemps fait reposer et que quelques auteurs font reposer encore la classification des kystes. Les belles recherches de M. Cruveilhier ont montré qu'il fallait suivre une autre voie, et qu'il importait bien moins de savoir si la matière enfermée dans le kyste ressemblait à de la sérosité, à de la gelée, à de la graisse, ou à du miel, que de déterminer l'origine et le siége anatomique de la lésion. J'ai suivi son exemple, et s'il m'est arrivé quelquefois de conclure autrement que lui, je me fais un devoir de déclarer que ces critiques de détail ne portent aucune atteinte à l'ensemble de sa doctrine.

Quoique convaincus de l'excellence du principe de classification anatomo-pathologique promulgué par M. Cruveilhier, beaucoup de chirurgiens, se plaçant au point de vue exclusivement pratique, ont jugé utile de conserver certaines divisions basées sur les propriétés physiques des parois des kystes. Certains kystes ont une surface interne parfaitement lisse, une paroi mince comme une séreuse, et ont reçu d'après cela, indépendamment de toute question d'origine, le nom de *kystes séreux*. D'autres ont une paroi épaisse et dense, une surface interne plus ou moins dépolie, revêtue d'une couche épidermique, quelquefois visible à l'œil nu, et quelquefois même séparable par la dissection ; ils peuvent renfermer des poils ;

leur contenu épais, opaque, présente souvent, soit à l'œil nu, soit au microscope, une grande ressemblance avec la matière sébacée; enfin la plupart de ces kystes sont situés dans l'épaisseur ou immédiatement au-dessous du derme, et, pour tous ces motifs, on leur a donné le nom de *kystes dermoïdes*. Certes, il y a beaucoup de kystes qu'il est impossible de faire rentrer dans l'un ou l'autre de ces groupes. La distinction des kystes séreux et des kystes dermoïdes ne peut donc pas servir d'élément de classification. Elle n'en est pas moins fort commode dans la pratique chirurgicale, parce qu'elle constate des différences physiques qui jouent un rôle important dans les résultats des moyens thérapeutiques. Les kystes dermoïdes, avec leurs parois épaisses, et leur surface interne revêtue d'un véritable épiderme, ne se prêtent pas à l'emploi des méthodes qui provoquent, à peu de frais, l'oblitération des kystes séreux. On peut donc continuer à se servir avec avantage des mots kystes dermoïdes et kystes séreux, pourvu qu'il soit bien entendu que ces mots ne consacrent pas une distinction essentielle, et qu'ils sont destinés seulement à faciliter la discussion des indications thérapeutiques.

CHAPITRE VI

ÉTUDE CLINIQUE ET TRAITEMENT DES KYSTES

Nous ne pouvons nous proposer de décrire ici une à une les nombreuses espèces de kystes que nous avons passées en revue dans les chapitres précédents, et encore moins les variétés secondaires comprises dans chacun des groupes que nous avons établis. Cette étude nous entraînerait dans d'interminables détails de pathologie spéciale, et ne saurait trouver place dans un ouvrage général comme celui-ci. S'il nous est arrivé fréquemment de soumettre à la discussion les opinions relatives à la nature de tel ou tel kyste en particulier, c'est parce que cette critique de détail était nécessaire pour constituer les groupes, et se rattachait directement à des questions générales de doctrine. Mais la partie purement clinique de l'histoire des kystes ne donne pas lieu à de semblables discussions. Les notions qui s'y rapportent sont pour la plupart connues depuis longtemps; elles sont exposées dans tous les livres classiques, familières à tous les chirurgiens, et nous pourrons, par conséquent, nous borner à en présenter ici un résumé sommaire.

§ 1. *Signes.* — Les kystes sont des tumeurs circonscrites, arrondies, souvent mobiles. Leur consistance est assez variable; elle dépend à la fois du degré de distension de la poche et de l'épaisseur de ses parois. Les kystes osseux, à leur début, sont en général plus fermes qu'ils ne le seront plus tard; ils offrent quelquefois une dureté qui peut aller jusqu'à simuler une petite tumeur fibreuse. En s'accroissant ils se ramollissent plus ou moins; cette règle toutefois comporte de nombreuses exceptions. Ceux qui ont acquis un certain volume donnent une sensation de fluctuation plus ou moins nette, suivant que le contenu est plus ou moins fluide, que la paroi est plus ou moins épaisse, et plus ou moins distendue.

Les grands kystes très-pleins donnent quelquefois, sous les chocs alternatifs des deux mains, une sensation d'ondulation ou de rénitence qui se manifeste surtout lorsque le liquide intérieur est trèsaqueux, et que l'on utilise dans le diagnostic des kystes de l'ovaire. Au contraire, les kystes qui ne sont pas entièrement remplis donnent une sensation de ballottement, et quelquefois même un frémissement vibratoire, que l'on perçoit très-bien par exemple dans les kystes qui succèdent aux décollements traumatiques de la peau. J'ai vu quelques cas où ce frémissement était tellement semblable au frémissement hydatique qu'il aurait pu en résulter une erreur de diagnostic, si le siége sous-cutané et la cause de la tumeur n'avaient pas rendu le diagnostic évident. Le frémissement hydatique proprement dit constitue le trait le plus caractéristique des kystes qui renferment des vésicules acéphalocystes. Il n'existe d'ailleurs que dans les cas où les vésicules sont flottantes, volumineuses et sphériques. Il disparaît lorsqu'elles se vident et s'aplatissent. On l'a attribué à l'ébranlement communiqué à la masse du liquide ambiant par la rencontre et le choc des vésicules acéphalocystes qui y flottent. Mais il peut se produire dans les cas où il n'y a qu'une seule vésicule; on peut même l'obtenir en pratiquant une légère percussion sur une vésicule séparée et placée sur une table; il est dû par conséquent à la vibration des *parois* de la vésicule.

Les kystes multiloculaires ne rentrent pas dans la description précédente. Les tumeurs polykystiques superficielles forment ordinairement des masses mollasses, dont la consistance rappelle celle du lipôme. Toutefois, lorsqu'un ou plusieurs des kystes multiples prennent un grand développement, ils peuvent se détacher de la masse principale à un degré suffisant pour donner lieu à de la fluctuation.

Les kystes très-superficiels, à paroi mince et à contenu limpide, peuvent offrir une transparence comparable à celle de l'hydrocèle. Ce symptôme s'observe surtout dans les kystes des membranes muqueuses, tels que la grenouillette, les kystes des glandes labiales, etc. Les kystes qui sont recouverts par la peau ne peuvent devenir transparents que dans les régions, comme le scrotum, où cette membrane est naturellement mince, — à moins qu'ils n'aient acquis un volume suffisant pour la distendre et l'amincir. On peut quelquefois constater la transparence par le procédé usité dans le cas de l'hydrocèle; mais le plus ordinairement ce procédé n'est pas applicable. On se sert alors d'un tube opaque dont une extrémité est appliquée sur l'un des côtés de la tumeur. Le stéthoscope remplit très-bien cette indication. Le bout auriculaire est placé sur la peau, et on regarde par l'extrémité évasée de l'instrument.

Les caractères des kystes deviennent de plus en plus obscurs à mesure que la tumeur occupe une situation plus profonde. Les kystes contenus dans la cavité crânienne et dans la cavité thoracique échappent à l'exploration directe. Ceux qui sont situés dans l'abdomen sont accessibles au toucher, mais, à moins que le sujet ne soit très-maigre, ils ne se manifestent et surtout ne se reconnaissent que lorsqu'ils ont acquis un volume assez considérable. C'est alors seulement qu'on peut, avec quelque certitude, y constater le caractère de la fluctuation. La difficulté s'accroît encore lorsque la tumeur abdominale est un kyste multiloculaire, parce qu'alors la fluctuation proprement dite fait presque toujours défaut, à moins que l'un des kystes ne soit très-volumineux. Ces tumeurs polykystiques profondes renferment d'ailleurs souvent une matière à demi solide, et les poches sont quelquefois distendues à tel point que la consistance de la masse morbide peut présenter à la palpation une dureté presque égale à celle de certaines tumeurs fibreuses.

Les kystes contenus dans l'épaisseur des os distendent et amincissent progressivement la lame osseuse qui les entoure ; et il peut arriver un moment où celle-ci, réduite à l'épaisseur d'un parchemin, cède brusquement sous la pression du doigt, pour revenir tout aussi brusquement sur elle-même lorsque le doigt cesse de la comprimer. Il en résulte un petit craquement que le doigt perçoit aisément, et qui est connu sous le nom de *bruit de parchemin*. Il vaut mieux dire *sensation de parchemin*, car il est rare que l'oreille perçoive un son.

Les kystes ne s'accompagnent en général d'aucun phénomène de réaction locale ; point de rougeur, point de chaleur, point de douleur, à moins qu'il ne survienne une complication inflammatoire tout à fait accidentelle. Certains kystes peuvent cependant provoquer des douleurs, en faisant subir une distension ou une compression aux nerfs des parties environnantes, mais ces douleurs sont en quelque sorte extrinsèques, elles n'ont pas leur siége dans la tumeur elle-même. Les kystes peuvent encore donner lieu à des troubles fonctionnels plus ou moins graves, par la compression qu'ils exercent sur certains organes. Les kystes intra-crâniens peuvent produire les paralysies ; les grands kystes de l'abdomen, en refoulant le diaphragme, gênent la respiration, etc. L'étude de ces divers accidents fait partie de la pathologie spéciale.

§ 2. *Marche*. — La marche des kystes est extrêmement variable. Certains kystes se développent avec une grande rapidité ; on a vu, par exemple, des kystes de l'ovaire acquérir en peu de mois un volume énorme. D'autres kystes s'accroissent au contraire avec une extrême lenteur. Il en est qui, après avoir fait des progrès pendant quelque temps restent ensuite stationnaires pendant un grand nombre d'années. Ces variétés de marche dépendent sans doute beaucoup de la nature des kystes, mais elles ne dépendent pas moins des dispositions individuelles, car on a vu des kystes de même nature affecter chez divers individus des marches très-différentes.

Somme toute, on peut dire qu'en général les kystes tendent à s'accroître. Ils sont le siége d'un double mouvement d'exhalation et d'absorption; ces deux phénomènes peuvent se faire équilibre, mais le premier l'emporte ordinairement sur le second. Les principales causes qui mettent obstacle à l'accroissement des kystes sont au nombre de deux : l'épaisseur de leurs parois et la résistance des tissus environnants. Les kystes séreux, avec leurs parois minces et souvent transparentes, s'accroissent donc plus aisément, toutes choses égales d'ailleurs, que les kystes dermoïdes, dont la paroi opaque, épaisse et fibreuse, offre quelquefois l'apparence du cartilage. Les kystes séreux dont le développement n'est pas entravé par la résistance des parties environnantes, peuvent prendre un accroissement en quelque sorte illimité. Ainsi, certains kystes séreux uniloculaires ou multiloculaires de l'ovaire peuvent remplir toute la cavité abdominale, la distendre outre mesure, et acquérir un poids de 30, 40 kilogrammes, et même bien au delà, tandis que les kystes dermoïdes, pilifères ou dentifères de l'ovaire dépassent rarement le volume d'une pomme, et restent presque toujours stationnaires et méconnus jusqu'à la fin de la vie.

Dans certains cas exceptionnels, les kystes peuvent rétrograder; l'absorption devient alors supérieure à l'exhalation, et la poche moins distendue revient peu à peu sur elle-même. Ce mécanisme peut suffire à la guérison spontanée de certains kystes séreux très-petits. J'en ai fait l'observation sur moi-même. J'ai eu, il y a quelques années, à la paupière supérieure, à 1 centimètre au-dessus du bord libre, un kyste qui a fait des progrès pendant environ un an, qui, parvenu au volume d'un petit pois est resté stationnaire pendant une autre année, et qui alors, sans cause connue, a disparu peu à peu, comme il était venu. J'ai suivi avec curiosité le travail de résorption qui a duré deux ou trois mois, puis, pendant quelques mois encore, j'ai senti à la place du kyste un léger épaississement du volume d'un grain de mil, qui a fini par se dissiper entièrement. Mais je ne sais si l'on a jamais vu un kyste d'un grand volume, ou même d'un volume médiocre, disparaître spontanément par résorption pure et simple. Ces tumeurs, après avoir subi naturellement une diminution notable, peuvent rester stationnaires, mais le plus souvent l'amélioration n'est que passagère, et le kyste tend à reprendre ou même à dépasser son premier volume.

Les kystes peuvent cependant guérir sans l'intervention de l'art; mais ces guérisons, assez rares du reste, sont souvent achetées au prix d'accidents plus graves que les opérations elles-mêmes.

Ces accidents sont au nombre de deux : l'inflammation et la rupture. L'inflammation, tantôt tout à fait spontanée, tantôt provoquée par un choc, une pression, ou toute autre action mécanique, peut guérir les kystes de deux manières : tantôt en modifiant la paroi comme le ferait une injection irritante, en suspendant la sécrétion du liquide, et en amenant l'adhésion des surfaces opposées, terminaison fort rare, qui n'est possible que dans les kystes séreux ; — tantôt en produisant la suppuration, puis l'ulcération du kyste, dont le contenu s'échappe à l'extérieur. Il n'est pas très-rare de voir ces phénomènes de suppuration et d'ulcération survenir dans les kystes dermoïdes (sébacés) de la voûte du crâne ; après l'évacuation du contenu, la paroi du kyste suppure pendant quelque temps, puis elle est ordinairement expulsée par la suppuration, après quoi la cicatrisation se fait assez promptement : la guérison alors est radicale. Lorsque la paroi du kyste ne s'exfolie pas, elle peut bourgeonner et se cicatriser encore d'une manière définitive; mais il peut se faire aussi que l'ulcère de la peau se cicatrise avant que la cavité du kyste soit oblitérée, et la récidive alors est à peu près inévitable. Lorsqu'il existe un grand nombre de kystes très-rapprochés les uns des autres, l'ulcération de l'un d'eux se propage aisément à ses voisins, quelques-uns s'exfolient de temps en temps, d'autres continuent à suppurer, d'autres enfin s'ulcèrent à leur tour, et on a vu quelquefois ces accidents donner lieu à un vaste ulcère du cuir chevelu, à une suppuration fétide et interminable, capable de déterminer la mort. J'en ai plus haut cité un exemple (voy. p. 76). Les cas de ce genre ont fait admettre que les loupes du cuir chevelu pouvaient se transformer en cancer, supposition qu'on nous permettra d'écarter sans réfutation.

La rupture des kystes peut être tout à fait spontanée, et produite purement et simplement par les progrès de la distension. Cet accident s'observe surtout dans les kystes séreux, dont les parois, comme on sait, sont en général peu résistantes. Il n'est pas nécessaire d'ajouter que les actions mécaniques peuvent déterminer aussi la rupture des kystes. Enfin, la rupture peut être favorisée et même déterminée par un travail inflammatoire qui, sans amener la suppuration, diminue la consistance de la paroi.

Les kystes peuvent se rompre à l'extérieur, ou dans une cavité muqueuse, ou dans une séreuse, ou enfin dans l'épaisseur même des tissus. Lorsque la rupture est étroite, l'ouverture peut se cicatriser après l'expulsion du trop-plein, et le kyste revient au même état qu'auparavant. D'autres fois la rupture est suivie de l'évacuation complète du contenu, et alors le kyste peut guérir sans suppuration, ou il peut suppurer et guérir à la longue; mais, à côté de ces éventualités favorables, il y a, lorsque le kyste est profond et volumineux, de graves chances d'accidents. Ainsi, sur vingt-six observations de kystes de l'ovaire rompus dans le péritoine, M. Chereau a trouvé onze cas de mort; dix fois le kyste a récidivé, et cinq malades seulement ont été guéries. La guérison est beaucoup plus fréquente lorsque ces kystes se rompent dans l'intestin, dans le vagin, dans la vessie, ou même à l'extérieur, à travers la paroi abdominale. Ce dernier accident a été noté douze fois dans le relevé de M. Chereau. Deux femmes sont mortes; cinq ont guéri; chez les cinq autres, le kyste a repris ses premiers caractères après la cicatrisation de la peau. Les kystes fœtaux et les kystes hétérotopiques de la cavité abdominale s'ouvrent plus rarement dans le péritoine; mais ils s'ouvrent quelquefois dans l'intestin, le vagin, ou la vessie. Les cas de *pilimiction* sont relatifs à des kystes pilifères ouverts dans les voies urinaires.

Les petits kystes séreux de la face dorsale du poignet, connus sous le nom de *ganglions,* peuvent se rompre sous la peau; leur contenu, épanché dans le tissu conjonctif, se résorbe sans accident, et la guérison est souvent définitive. Le traitement du ganglion par l'écrasement est une imitation de ce procédé naturel.

Le pronostic général des kystes ressort de ce que nous avons dit de leur marche. Le pronostic de chaque kyste en particulier dépend de son siége, de son volume, de ses rapports, de ses complications, et ne saurait être exposé ici.

Les tumeurs polykystiques sont plus graves que les kystes uniloculaires, parce qu'elles ont en général plus de tendance à s'accroître, et parce qu'elles ne peuvent être guéries que par des opérations relativement plus sérieuses. Au point de vue opératoire, les kystes dermoïdes sont plus rebelles aux traitements que les kystes séreux.

§ 3. *Diagnostic.* — Le diagnostic comprend deux indications: 1° reconnaître l'existence du kyste; 2° déterminer le siége et la nature de ce kyste.

La seconde indication échappe aux généralités. Il y a des régions où l'on ne connaît qu'une seule espèce de kyste. Le diagnostic est alors achevé lorsqu'on a constaté que la tumeur est un kyste. Mais d'autres régions peuvent recéler des kystes très-divers : telle est, par exemple, la région des bourses, où, indépendamment des kystes cutanés, qui sont rares, on peut trouver des kystes herniaires, des kystes péritonéaux (hydrocèle enkystée du cordon), des kystes glandulaires, des kystes à spermatozoaires, et enfin l'hydrocèle de la tunique vaginale qu'on est convenu de ne pas appeler un kyste, mais qui présente tous les caractères cliniques des kystes. Les éléments sur lesquels repose le diagnostic différentiel des divers kystes d'une même région, varient à l'infini suivant les régions, et ne peuvent pas, par conséquent, être exposés ici.

Nous nous bornons donc à établir un diagnostic général entre les kystes et les tumeurs qui peuvent leur ressembler.

Nous ne pourrons parler que des kystes accessibles à la vue et au toucher; ceux qui sont contenus dans le crâne ou dans la poitrine, ceux qui sont petits et profonds, comme les kystes du rein, les kystes de l'organe de Rosenmüller, les kystes naissants de l'ovaire, etc., échappent au diagnostic.

Les kystes séreux, superficiels et transparents, se reconnaissent au premier coup d'œil. La transparence est presque caractéristique lorsque la tumeur est chronique et circonscrite (1). Certains œdèmes sont transparents, mais sont diffus. L'hydropisie aiguë d'un sac herniaire peut donner lieu à une tumeur transparente, mais dont le développement rapide et douloureux contraste avec la lenteur et l'indolence du développement des kystes.

Le défaut de transparence ne doit pas faire écarter l'idée d'un kyste, parce que l'épaisseur des parois, celle des téguments, et l'opacité du contenu peuvent arrêter les rayons lumineux. Ainsi les kystes dermoïdes, quelque superficiels qu'ils soient, sont toujours opaques.

Après la transparence, le caractère le plus significatif est la fluctuation. Lorsque la fluctuation est bien nette, les kystes ne peuvent être confondus qu'avec les abcès froids, simples ou tuberculeux. Pour éviter cette confusion, on doit d'abord tenir compte du siége de la tumeur; il en découle souvent, sinon une certitude, du moins une très-grande probabilité, soit en faveur du kyste,

(1) Cependant M. Nélaton a une fois constaté la transparence dans un cas de umeur fibreuse du maxillaire inférieur.

soit en faveur de l'abcès. Les antécédents du malade, sa constitution, l'exploration du squelette, si l'on soupçonne un abcès par congestion, celle des ganglions de la région, si l'on soupçonne un abcès ganglionnaire, fournissent des données importantes. Enfin, dans les cas douteux, un coup de trocart explorateur résout la difficulté.

Mais tous les kystes ne sont pas le siége d'une fluctuation évidente. Ceux qui sont fortement distendus et dont la paroi est épaisse peuvent acquérir une résistance analogue à celle des tumeurs fibreuses. Ceux qui sont moins durs, mais où la fluctuation est obscure, peuvent être confondus avec des lipômes ou avec des encéphaloïdes. Ces confusions, au surplus, sont faciles à éviter lorsque la tumeur est superficielle; lorsqu'elle est profonde, on est quelquefois obligé de recourir à la ponction exploratrice.

Les tumeurs polykystiques qui renferment de grands kystes, et qui ne sont pas trop profondes, se reconnaissent à la fluctuation de ces grands kystes, et se distinguent des kystes uniloculaires par l'inégale répartition des points plus ou moins fluctuants. Mais lorsque aucun des kystes n'est assez volumineux pour fluctuer isolément, la palpation de la tumeur ne donne pas lieu à une fluctuation véritable, et si de plus cette tumeur occupe une situation profonde, elle peut être confondue avec une tumeur solide. C'est ainsi qu'on a vu des chirurgiens d'ailleurs habiles prendre un kyste multiloculaire de l'ovaire pour un corps fibreux, et réciproquement.

Les tumeurs polykystiques sous-cutanées congénitales méritent une mention particulière. Le diagnostic en est facile lorsqu'elles présentent partout une consistance homogène. Cette consistance mollasse est analogue à celle des lipômes et des tumeurs érectiles sous-cutanées. Mais les lipômes ne sont jamais congénitaux, et quant aux tumeurs érectiles sous-cutanées, elles s'accompagnent presque toujours, lorsqu'elles sont congénitales, de l'état érectile d'une partie plus ou moins étendue de la peau correspondante. Puis les tumeurs érectiles assez volumineuses pour simuler des tumeurs polykystiques sont le siége d'un certain degré de réductibilité qui manque dans celles-ci. Mais les kystes multiples congénitaux offrent quelquefois une résistance très-irrégulière. J'ai vu une de ces tumeurs dont les couches superficielles étaient molles et même fluctuantes, et dont les couches profondes, formées de kystes naissants, présentaient des masses indurées, inégales, si bien que je pus me demander s'il ne s'agissait pas d'un de ces kystes complexes hétérotopiques qui ont été désignés sous le nom défectueux de kystes par inclusion. Je présentai l'enfant à plusieurs de mes collègues de la Société de chirurgie, et, malgré tout, le diagnostic resta douteux jusqu'au moment de l'opération. On n'a pas oublié que Wutzer opérant une tumeur polykystique congénitale du cou, y rencontra à sa grande surprise des dents et des os informes.

§ 4. *Traitement.* — La plupart des kystes ne peuvent guérir que par une opération, et la première question qui se présente est celle-ci : faut-il opérer les kystes ? Il est impossible d'y répondre d'une manière générale. Dans chaque cas particulier on devra mettre en balance la gravité des accidents que la tumeur détermine actuellement, ou déterminera tôt ou tard, avec celle des opérations qui peuvent en amener la guérison. Ces opérations varient à la fois suivant la nature et suivant le siége des kystes, et la discussion des indications dépend en outre de la marche plus ou moins grave, plus ou moins inoffensive que la tumeur affecte dans le cas que l'on considère. Ainsi, lorsqu'un kyste sébacé du cuir chevelu est petit et stationnaire depuis plusieurs années, lorsqu'il ne produit ni gêne, ni difformité apparente, l'opération est inutile et par conséquent nuisible ; mais, lorsque la tumeur est en voie d'accroissement, il faut l'enlever, parce qu'elle pourrait nécessiter ultérieurement une opération plus grave. De même, lorsqu'un de ces kystes multiloculaires de l'ovaire, qui ne peuvent être guéris que par l'extirpation, est stationnaire ou ne fait que des progrès très-lents, lorsque tout permet de croire qu'il ne compromettra la vie qu'au bout de plusieurs années, et lorsqu'enfin il est impossible de placer la malade dans les conditions hygiéniques particulières qui sont à peu près indispensables au succès de l'ovariotomie, l'expectation est bien préférable à une opération beaucoup trop hasardeuse. Mais si la tumeur faisait des progrès rapides et paraissait devoir déterminer la mort en quelques mois, le chirurgien aurait à mettre en balance les chances de succès de l'ovariotomie, quelque faibles qu'elles soient dans certaines conditions, à Paris, par exemple, avec l'imminence du danger inhérent à la maladie.

Ces deux exemples prouvent que la discussion des indications opératoires est entièrement subordonnée à l'analyse des cas particuliers et ne peut être formulée en termes généraux.

Les moyens thérapeutiques auxquels on peut avoir recours dans le traitement des kystes sont palliatifs ou curatifs.

Les palliatifs ont été employés surtout dans le traitement des kystes de l'ovaire. — On a remarqué que la tension de ces kystes diminue quelquefois d'une manière notable à la suite d'une purgation. On a donc proposé de purger de temps en temps les malades pour ralentir le développement de leur tumeur. Ce moyen est rarement efficace. Un autre palliatif est la ponction simple qui, il y a une vingtaine d'années, constituait presque le seul traitement des kystes de l'ovaire. Elle n'est applicable, bien entendu, qu'aux kystes dont le contenu est assez fluide pour s'écouler à travers une canule. Il y a eu un certain nombre de cas où ce moyen, employé comme simple palliatif, a été suivi d'une guérison radicale. Mais c'est très-exceptionnel. Le plus souvent le liquide se reproduit avec plus ou moins de rapidité, et au bout de quelque temps une nouvelle ponction devient nécessaire. J'ai donné des soins, à la Salpêtrière, à une vieille femme de 72 ans qui a succombé à une affection intercurrente après avoir subi, en 46 ans, 120 ponctions. J'avais pratiqué moi-même les 5 dernières ponctions, qui avaient fourni chacune environ 25 litres d'un liquide très-albumineux. Mais il est rare que la vie se prolonge aussi longtemps. Lorsque le liquide se reproduit rapidement, les ponctions, de plus en plus rapprochées, amènent une déperdition d'albumine qui exténue les malades, et qui finit par les faire succomber.

Les indications du traitement curatif des kystes sont au nombre de trois : 1° faire résorber le contenu du kyste ; 2° provoquer l'oblitération du kyste ; 3° le détruire ou l'extirper. De là trois ordres de moyens.

1° Les moyens du premier ordre sont peu efficaces, ce sont : la compression, les applications dites résolutives et les topiques irritants.

Je connais deux malades, dont un médecin, qui ont été guéris de kystes synoviaux du jarret par l'application d'un bandage compressif. Je n'affirme pas qu'ils soient entièrement guéris. Il est possible que les tumeurs soient seulement devenues très-petites, mais elles ont cessé d'être accessibles au toucher, elles ne donnent lieu à aucune gêne, et cet état qui, chez le confrère dont je viens de parler, persiste depuis neuf ans, équivaut à une guérison. Il est possible que la compression agisse quelquefois en produisant la rupture des parois du kyste. S'il en était ainsi, elle rentrerait dans le second ordre de moyens.

Parmi les topiques résolutifs, le plus célèbre est le sel ammoniac appliqué soit en solution, soit en poudre. Dans ce dernier cas, on répartit la poudre dans l'épaisseur et à la surface d'un petit plumasseau de charpie qu'on fixe par un bandage compressif. Il ne serait pas impossible que les quelques succès obtenus par ce moyen dans le traitement des kystes très-superficiels fussent dus à la compression plutôt qu'au sel ammoniac. Quant aux kystes profonds, ils échappent évidemment à l'action des topiques.

Les vésicatoires volants, et les vésicatoires entretenus pendant quelques jours, ont été employés quelquefois, presque toujours sans le moindre succès. Les badigeonnages d'iode et les frictions avec la pommade iodo-iodurée sont moins inefficaces. J'ai obtenu par ce moyen, chez une jeune fille de 13 ans, qui s'était refusée à toute opération, la résolution complète d'un kyste volumineux de la partie inférieure et latérale du cou ; deux ans se sont écoulés depuis lors et la guérison ne s'est pas démentie. J'ai fait disparaître par le même traitement un kyste péritendineux de la face dorsale de la main chez un garçon d'environ 18 ans. Chose remarquable, on sentait dans ce kyste des corps hordéiformes qui se sont dissous, et qui, en moins d'un mois, ont été complétement résorbés.

On a cru pouvoir attribuer à l'absorption de l'iode les rares succès des applications iodées ; je pense que leur mode d'action est tout autre, et qu'elles agissent uniquement en entretenant à la peau une irritation permanente.

Les moyens qui ont pour but de provoquer la résorption du contenu des kystes ne sont applicables qu'aux kystes séreux, et leur action, même alors, est toujours extrêmement incertaine.

2° On peut provoquer l'oblitération des kystes par des procédés très-divers. Le plus simple, le plus usité est celui de l'*injection irritante*, pratiquée immédiatement après une ponction.

La substance qu'on emploie le plus souvent en injection est la teinture d'iode pure ou mêlée d'une quantité variable d'eau iodurée. On a employé dans le même but divers autres liquides, tels que le vin chaud, l'alcool, les solutions d'alun, de sulfate de zinc, etc. A la suite de l'injection, le liquide se reproduit d'abord, puis se résorbe ; les parois opposées du kyste deviennent adhérentes à la faveur de l'inflammation et la cavité s'oblitère. Ce procédé n'est applicable qu'aux kystes dont le contenu est assez fluide pour couler à travers la canule, et dont les parois minces et lisses sont susceptibles de contracter aisément des adhérences entre elles.

La méthode de l'*écrasement* et celle de l'*incision sous-cutanée* pourraient sans doute être appliquées à plusieurs sortes de kystes, mais elles n'ont chance de succès que lorsque la tumeur est facile à oblitérer, qu'elle est en outre petite, superficielle et rapprochée d'un plan osseux sur lequel on peut la comprimer. Les kystes du poignet, connus sous le nom de ganglions, sont à peu près les seuls qui comportent ce mode de traitement. Je n'ai rien à ajouter ici à ce que j'en ai dit dans la première partie de cet ouvrage (p. 424 et 427).

L'*incision* pure et simple pourrait être suivie de guérison, mais ce moyen est très-incertain, parce que la plaie des téguments tend ordinairement à se refermer avant que la cavité du kyste soit oblitérée. On remarquera d'ailleurs que le traitement par l'incision ne s'applique en général qu'aux kystes dont les parois ne sont pas disposées à devenir le siége d'une inflammation adhésive. L'incision doit donc être suivie d'un pansement propre à provoquer la suppuration de la paroi kystique, et à empêcher la réunion de la peau. On peut atteindre ce but en barbouillant les lèvres de la plaie et le fond du kyste d'une solution concentrée de nitrate d'argent, de perchlorure de fer, d'ammoniaque, etc. Mais il est quelquefois préférable de tamponner la plaie avec de la charpie. Les kystes limités par des parois osseuses, et spécialement ceux qui distendent le sinus maxillaire, sont au nombre de ceux qui réclament ce dernier procédé. On pratique à la paroi du kyste, du côté de la cavité buccale lorsqu'il s'agit d'un kyste maxillaire, une large perforation, et on applique à travers cette ouverture le *tamponnement en queue de cerf-volant* qu'on renouvelle tous les jours, en diminuant progressivement le nombre des pelotons. Mais lorsque le kyste maxillaire est accessible aux instruments dans une étendue suffisante, il est préférable de revenir à la méthode de l'excision dont il sera question plus loin.

Le *séton,* gros ou filiforme, suivant le volume de la tumeur, et laissé à demeure pendant un temps qui varie de quelques jours à plusieurs semaines, produit deux ouvertures qui laissent écouler, à mesure qu'elles s'élargissent par un petit travail d'ulcération, la matière liquide ou semi-liquide contenue dans le kyste; en même temps la présence du corps étranger provoque plus ou moins promptement une inflammation suppurative qui amène, si l'on persiste assez longtemps, l'oblitération de la poche. On a traité par les grands sétons les kystes des mâchoires, ceux du foie et ceux de l'ovaire; et il est bien entendu que dans ces deux derniers cas l'application du procédé est subordonnée à l'existence d'adhérences péritonéales spontanées ou provoquées par une opération préalable, suivant le principe des *opérations en deux temps*. Le séton filiforme a été appliqué au traitement de certains kystes séreux superficiels tels que les kystes du cou. Mon ami, le docteur Auguste Faure, m'a montré une jeune fille qu'il a guérie par ce moyen d'un kyste assez volumineux du corps thyroïde. Les kystes qui se prêtent le mieux à l'application du séton filiforme sont les kystes dermoïdes ou sébacés du cuir chevelu d'un médiocre volume. On les transperce purement et simplement avec une aiguille à coudre enfilée d'une soie fine et forte; on fait glisser le fil tous les deux ou trois jours; on le laisse en place jusqu'à ce que la tumeur soit bien affaissée, ce qui a lieu ordinairement au bout d'une dizaine de jours, puis on l'enlève, et une ou deux semaines plus tard la guérison est complète. J'ai employé bien des fois ce procédé sur des malades de la ville; le kyste a toujours guéri sans exfoliation, sans cicatrice apparente et sans récidive; mais dans un cas il est survenu un érysipèle qui heureusement a été sans gravité. La crainte de l'érysipèle m'a empêché jusqu'ici de traiter de la même manière les malades qui séjournent dans l'hôpital.

La *cautérisation linéaire,* c'est-à-dire l'incision par les caustiques ou par un couteau chauffé à blanc, pourrait guérir tous les kystes; mais elle n'est usitée que dans le traitement des kystes sébacés. On se sert presque toujours des caustiques, et spécialement de la pâte de Vienne, qu'on dispose sous la forme d'une traînée large seulement d'un millimètre. A la chute de l'eschare, le kyste est généralement ouvert; son contenu s'écoule, sa paroi s'exfolie au bout de quelques jours, et il reste une plaie simple qui guérit par suppuration. Si le kyste n'était pas ouvert du premier coup, une seconde application de caustique deviendrait nécessaire. — Le traitement des kystes du foie par la cautérisation diffère notablement du précédent; la cautérisation ici a, avant tout, pour but de provoquer l'adhérence du péritoine; elle n'est donc pas linéaire, elle doit, au contraire, occuper une surface de plusieurs centimètres carrés. Pour obtenir ces adhérences on peut, au lieu du caustique, employer le bistouri; on incise alors la paroi abdominale couche par couche, jusque tout près du péritoine, puis on remplit la plaie de charpie pour la faire suppurer.

La *cautérisation en nappe*, employée comme moyen d'extirpation dans le but de détruire à la fois tout le kyste et les tissus qui le recouvrent, est un procédé le plus souvent très-défectueux. On a souvent traité ainsi les kystes sébacés du cuir chevelu, mais la cautérisation linéaire est bien préférable.

L'*excision partielle,* consistant à enlever la paroi superficielle du kyste, a pour but de créer une perte de substance assez large pour empêcher la réunion immédiate. L'ouverture est ainsi maintenue béante pendant quelque temps, et il peut se faire que cela suffise pour permettre à la cavité du kyste de se rétracter, de s'oblitérer, ou de subir une transformation favorable. Mais il peut se faire aussi que les bords de la perte de substance se rapprochent et se cicatrisent avant que la guérison du kyste soit achevée, et celui-ci récidive alors le plus souvent. La récidive est commune surtout lorsque la tumeur traitée par l'excision partielle est un kyste dermoïde; alors même qu'on excise les trois quarts ou plus encore de la paroi de ces kystes, le petit fragment de paroi qui reste au fond de la plaie peut persister sous la cicatrice, et produire un kyste nouveau. C'est ce que l'on observe dans les cas où le chirurgien, se proposant de pratiquer l'extirpation complète de la poche, se trouve néanmoins dans l'impossibilité d'extraire entièrement la partie la plus profonde de la paroi; il est nécessaire alors, pour empêcher la récidive, de terminer l'opération par une cautérisation pratiquée sur le fond du kyste.

La plupart des kystes qui sont susceptibles d'être guéris par l'excision partielle se prêtent à l'application de moyens plus simples, plus inoffensifs et plus efficaces. Ce procédé est donc peu usité, si ce n'est dans le traitement des kystes entourés d'une paroi osseuse, et spécialement des kystes dentaires. On excise toute la partie de la paroi osseuse qui est accessible aux instruments. Cela pourrait suffire sans doute dans certains cas; mais lorsque l'excision n'atteint pas toute la moitié superficielle du kyste osseux, la récidive est à craindre, parce que l'ouverture osseuse peut se refermer par-dessus la paroi membraneuse qui tapisse la face profonde de la cavité. M. Nélaton, en pareil cas, détache, à l'aide d'une rugine courbe, et enlève complétement toute cette membrane. C'est certainement le meilleur procédé; il est tout à fait radical, car il consiste, en réalité, à enlever en totalité le kyste proprement dit. Quant au kyste osseux, ou plutôt à la paroi osseuse, elle ne peut reproduire le kyste, et elle se cicatrise sans accident, car cette paroi très-vasculaire ne tarde pas à bourgeonner, et, quoique exposée au contact de l'air et de la salive, elle ne se nécrose pas.

Ce procédé n'est évidemment pas applicable lorsque le kyste, situé trop en arrière, n'est accessible par la bouche que dans une partie peu étendue de sa surface. On se borne alors à en exciser le plus possible, et on a recours ensuite au tamponnement en queue de cerf-volant, dont il a été question plus haut.

L'excision partielle s'applique assez souvent au traitement des kystes sous-muqueux, et en particulier de la grenouillette. La guérison, lorsqu'elle a lieu, s'effectue alors par un mécanisme tout spécial. La muqueuse et la paroi du kyste, très-étroitement accolées l'une à l'autre, presque confondues en une seule membrane, se cicatrisent ensemble tout autour de l'ouverture ; le fond du kyste, circonscrit par cette cicatrice circulaire, soulevé en outre par les chairs subjacentes, s'élève au niveau du plancher de la bouche, finit par se transformer en membrane muqueuse, et par faire définitivement partie de la paroi buccale. Pour cela, il faut que l'excision soit très-étendue, qu'elle occupe presque toute la paroi superficielle du kyste. Lorsque la grenouillette est trop volumineuse pour qu'on puisse aisément remplir cette indication, on se borne à en exciser une notable partie, et on réunit la muqueuse avec la paroi du kyste à l'aide de points de suture entrecoupée, appliqués suivant le procédé de M. Jobert.

Cela même ne suffit pas toujours à conjurer la récidive; la muqueuse et la paroi kystique sont tellement minces qu'on les affronte difficilement, et que la réunion échoue souvent. M. Gosselin a donc proposé avec raison de faire suivre l'excision d'une cautérisation pratiquée sur la paroi profonde du kyste, de manière à en obtenir l'exfoliation. Cette indication est excellente, mais l'afflux du sang et de la salive dans la cavité que l'on veut cautériser rend l'opération très-difficile. Je l'ai donc modifiée de la manière suivante. La langue étant soulevée et attirée en avant pour faire saillir la grenouillette, je transperce la tumeur transversalement avec un gros et long trocart; puis, avec une aiguille à manche, enfilée d'un très-long fil, je passe rapidement derrière ce trocart cinq ou six anses de fil. La tumeur est encore pleine; pour la vider et l'inciser, je retire le poinçon de la canule, et je le remplace, en sens inverse, par une sonde cannelée; après quoi la canule est retirée à son tour; à ce moment le liquide commence à s'écouler par les deux ouvertures autour de la sonde cannelée, et la grenouillette s'affaisse rapidement; mais, toujours tendue sur la sonde cannelée, la paroi se laisse aisément et régulièrement inciser par le bistouri. Je saisis alors, à leur partie moyenne, les anses de fil, que je tire à moi et que je divise, de sorte que la paroi de la grenouillette, attirée à l'extérieur et tendue de tous côtés par les fils, constitue un entonnoir où ne peuvent tomber ni le sang, ni les liquides buccaux. Rien n'est facile alors comme d'absterger parfaitement l'intérieur du kyste, après quoi on y applique aisément un caustique, tel par exemple que le caustique de Filhos. Enfin, pour terminer l'opération, on excise d'un coup de ciseaux la paroi antérieure du kyste, en arrière des fils. Ce procédé m'a parfaitement réussi dans le seul cas où j'aie eu l'occasion de l'appliquer. J'ajoute que la tumeur était très-volumineuse.

Nous avons rangé l'excision partielle et la cautérisation linéaire parmi les moyens qui provoquent l'oblitération des kystes, parce que, effectivement, elles peuvent l'une et l'autre guérir les kystes par ce mécanisme. Mais on vient de voir que l'excision partielle peut guérir certains kystes sans les oblitérer; et on a vu, en outre, que la cautérisation linéaire peut amener l'exfoliation des kystes dermoïdes, ce qui équivaut à un procédé d'extirpation. La principale difficulté de la classification des moyens thérapeutiques vient de ce que certains procédés peuvent, suivant les cas, agir de plusieurs manières différentes; le procédé des injections irritantes elles-mêmes peut, dans certaines circonstances, devenir un procédé d'extirpation. Si l'on injectait de la teinture d'iode dans un kyste sébacé du cuir chevelu, on pourrait provoquer une inflammation suppurative suivie de l'exfoliation du kyste. Le docteur Faure de Roanne a atteint autrement ce but, en injectant dans les kystes en question, à l'aide d'une seringue à trocart capillaire, une ou plusieurs gouttes d'huile de croton-tiglium (1). Mais il est impossible de calculer à l'avance l'intensité de l'inflammation que l'on provoque par de pareils moyens. L'extirpation proprement dite me semble donc préférable.

3° Les moyens destinés à détruire ou à enlever directement la tumeur sont au nombre de deux : la cautérisation en nappe et l'extirpation.

La *cautérisation en nappe* a été appliquée surtout au traitement des kystes sébacés du cuir chevelu. La cautérisation linéaire, qui laisse une cicatrice beaucoup plus petite, est moins défectueuse.

L'*extirpation* avec l'instrument tranchant, est la méthode la plus généralement employée dans le traitement des kystes dermoïdes. La paroi de ces kystes étant très-réfractaire à l'inflammation adhésive, et la récidive étant imminente toutes les fois qu'une partie même très-limitée de cette paroi reste en place au fond du kyste, l'instrument tranchant, qui permet presque toujours d'énucléer la poche en totalité, est certainement le moyen le plus sûr, et c'est en même temps le plus rapide. Mais peut-être expose-t-il à l'érysipèle un peu plus que la cautérisation linéaire et même que le séton filiforme. Cette question, au surplus, est fort douteuse encore.

(1) *Comptes rendus de l'Académie des sciences*, janv. 1851, t. XXXII, p. 17.

Les autres kystes ne doivent être extirpés que lorsque les méthodes moins violentes sont inapplicables, ou lorsqu'elles se sont montrées inefficaces. Les tumeurs polykystiques ne peuvent guère être guéries autrement que par l'extirpation. M. Roux, de Toulon, a conseillé de traiter par l'injection iodée les tumeurs polykystiques congénitales du cou; en déchirant préalablement, avec la pointe du trocart promenée en tous sens, les parois membraneuses qui séparent les kystes (1). Mais, malgré l'autorité de cet éminent chirurgien, je craindrais d'abord que le contact du liquide irritant sur des membranes déchirées, ne provoquât une réaction inflammatoire trop violente; et comme en outre il est à peu près impossible d'atteindre ainsi tous les kystes, comme il est certain au contraire que d'innombrables kystes, encore trop petits, échappent nécessairement à la pointe du trocart, les chances de la récidive me semblent beaucoup trop grandes.

Les tumeurs polykystiques de l'ovaire ne comportent d'autre traitement que l'extirpation. Les kystes ovariques uniloculaires dont le contenu, trop visqueux ou trop cohérent, ne peut couler à travers une grosse canule, ont été traités quelquefois avec succès par la cautérisation en deux temps ou par des sétons volumineux laissés à demeure pendant longtemps. On ne peut donc pas dire qu'ils soient inaccessibles aux méthodes autres que l'extirpation. Mais il faut reconnaître que ces guérisons sont rares et achetées au prix de dangers fort sérieux. On conçoit donc que beaucoup de chirurgiens aient été conduits à traiter les kystes en question par l'ovariotomie. Enfin, les kystes uniloculaires et à contenu très-fluide résistent souvent à la méthode des injections iodées, et le chirurgien qui assiste à leur progrès menaçant se trouve encore en présence de la question de l'ovariotomie. Je suis loin de proscrire cette opération qui, plusieurs fois reprise et abandonnée, est préconisée aujourd'hui par beaucoup d'opérateurs habiles. Il est certain qu'elle constitue souvent la seule ressource possible. Elle réussit fréquemment à la campagne et dans les hôpitaux des petites villes; mais elle acquiert dans les villes plus grandes et surtout dans les grands hôpitaux une gravité croissante, qui est bien faite pour nous donner de l'hésitation. Elle a donné à Londres des résultats qui ont fait beaucoup de bruit dans ces dernières années, qui en auraient fait moins peut-être, si la série des revers avait été

(1) Jules Roux, *Du traitement des kystes congénitaux du cou par les injections iodées*, dans *Moniteur des hôpitaux*, 1856, p. 991.

publiée avec le même empressement que celle des succès. Quoi qu'il en soit, elle paraît plus dangereuse à Paris qu'à Londres. Toutes les malades qui ont été opérées à l'hôpital ont succombé; les faits sont assez nombreux maintenant pour qu'il soit temps de renoncer enfin à protéger cette opération dans les hôpitaux de Paris. En ville et dans la banlieue on a obtenu, après beaucoup de revers, quelques rares succès, — mais, dans l'état actuel de la question, je me crois autorisé à dire que l'ovariotomie ne doit être pratiquée ni à Paris, ni dans la banlieue de Paris.

CHAPITRE VII

DES TUMEURS ÉRECTILES.

§ 1. — Définition et synonymie.

En abordant l'étude des tumeurs érectiles nous devons nous demander avant tout si elles rentrent dans la classe des productions accidentelles qui font l'objet de cet ouvrage. Elles ont, en effet, d'incontestables affinités d'une part avec les anévrysmes et les tumeurs cirsoïdes, d'une autre part avec les varices, en ce sens qu'elles sont toujours constituées, au moins dans l'origine, par des dilatations vasculaires. A ce point de vue, il serait parfaitement logique de les rattacher à la classe des *angiectasies*. De l'artère à l'artériole, de celle-ci aux vaisseaux capillaires, puis à la veinule et à la veine, la transition s'effectue sans aucune ligne de démarcation; et le passage est tout aussi insensible de l'anévrysme à la tumeur cirsoïde, de la tumeur cirsoïde à la tumeur érectile artérielle, puis à la tumeur érectile veineuse, et enfin à la tumeur variqueuse. Il peut donc paraître arbitraire de séparer les termes intermédiaires de cette série de ses termes extrêmes, et, comme ceux-ci sont évidemment étrangers à la classe des productions accidentelles, on pourrait à la rigueur refuser aux tumeurs érectiles la place que nous leur donnons dans notre cadre.

Mais cette exclusion ne serait pas seulement contraire à l'usage et peu conforme aux besoins de la clinique, elle serait en outre en opposition avec les résultats de l'étude anatomo-pathologique. Celle-ci établit, en effet, que les angiectasies des artères et des veines ne sont que des dilatations, compliquées quelquefois de ruptures, mais ne donnant pas lieu à la formation de vaisseaux nouveaux ; tandis que la dilatation vasculaire, qui est le phénomène initial du développement des tumeurs érectiles, est bientôt suivie de la production accidentelle de vaisseaux qui ne sont pas, comme ceux des autres néoplasmes, destinés à la nutrition des éléments pathologiques, mais qui sont eux-mêmes les éléments de la tumeur, et qui d'ailleurs revêtent souvent, comme on le verra plus loin, la forme toute spéciale de *granulations vasculaires*. Et peu importe que ces vaisseaux nouveaux se forment de toutes pièces, ou qu'ils naissent des capillaires normaux par voie de protrusion et de germination, ou enfin qu'ils s'organisent autour des globules sanguins extravasés par suite d'une rupture. Quelle que soit l'origine qu'on leur attribue, les tumeurs qu'ils constituent rentrent dans la classe des productions accidentelles, car celle-ci comprend un grand nombre de tumeurs dont les éléments procèdent directement des éléments normaux.

La formation des vaisseaux nouveaux ne peut s'effectuer que dans le réseau capillaire, dont la dilatation fait partie essentielle de la constitution des tumeurs érectiles. Mais cette dilatation peut être précédée ou accompagnée de celle des dernières ramifications artérielles ou veineuses qui aboutissent au réseau capillaire. Voilà pourquoi les tumeurs érectiles ont des affinités tellement étroites avec les angiectasies, et surtout avec les angiectasies artérielles, qu'il est impossible de les en séparer par des limites bien déterminées et de les en distinguer par une définition rigoureuse. Le phénomène de la formation des vaisseaux nouveaux, n'étant pas primordial, ne peut servir de base exclusive à cette définition. D'un autre côté, le fait de la dilatation des capillaires ne donnerait qu'une idée tout à fait incomplète de la constitution des tumeurs érectiles. Il y aurait d'ailleurs quelque inconvénient à spécifier ainsi le siége de la dilatation vasculaire, puisque dans certains cas les dernières ramifications artérielles sont dilatées en même temps que les capillaires, et paraissent même quelquefois l'être avant eux et plus qu'eux. On peut donc se demander s'il est bien vrai que les capillaires proprement dits soient toujours le siége primitif de la lésion, et cela suffit pour qu'on doive éviter jusqu'à nouvel ordre de les faire figurer exclusivement dans la définition des tumeurs érectiles. Enfin, quoique les vaisseaux nouveaux de ces tumeurs soient toujours dans l'origine des capillaires caractérisés à la fois par la petitesse de leur calibre et par la simplicité de leurs parois, il arrive quelquefois que quelques-uns des vaisseaux finissent par acquérir un grand volume et une structure plus compliquée, de manière à établir entre le système artériel et le système veineux des anastomoses assez larges pour transmettre des battements aux veines efférentes de la tumeur. Des vaisseaux aussi gros, dont les parois peuvent présenter la structure des parois veineuses et même des parois artérielles, ne peuvent être désignés sous le nom de capillaires.

J'ai essayé de tourner ces difficultés en adoptant la définition suivante, qui est loin de me satisfaire, mais qui me paraît plus exacte que celles qu'on a données jusqu'ici :

Les tumeurs érectiles sont des productions accidentelles constituées principalement par la dilatation et la multiplication des vaisseaux qui transmettent le sang des artères aux veines.

J'ai cru devoir passer sous silence un caractère qui sert de base à une définition très-répandue, et d'où est même tirée la dénomination de tumeurs *érectiles*. Je veux parler de la formation d'un tissu spongieux, aréolaire, dont les cellules, remplies de sang, ressemblent jusqu'à un certain point à celles du tissu érectile du corps caverneux. Quoi qu'on en ait dit, l'existence de ces cellules est loin et même très-loin d'être constante; les recherches modernes, et particulièrement celles de M. Luigi Porta (1), ont établi que, sinon dans toute la durée du mal, au moins à son début, on ne trouve dans la tumeur que des lacis de vaisseaux sans aucune trace de tissu spongieux ; la formation de celui-ci, lorsqu'elle a lieu, est donc presque toujours consécutive ; c'est un accident de structure qui ne peut être considéré comme le caractère fondamental de la lésion.

Le nom de tumeurs érectiles, que je ne crois pas devoir abandonner, a donné lieu à des contestations sérieuses. Dupuytren, qui a choisi cette dénomination, et qui l'a fait prévaloir, croyait que le tissu des tumeurs érectiles était toujours aréolaire et semblable au tissu du corps caverneux. C'était une erreur, comme je viens de le dire, et comme je le démontrerai bientôt. La plupart des tumeurs érectiles ne sont pas aréolaires, et s'il n'y avait dans l'économie d'autre tissu érectile que celui du corps caverneux, la dénomination adoptée par Dupuytren, consacrant une fausse analogie, devrait être définitivement rejetée. Mais, en même temps que l'anatomie pathologique déterminait plus exactement la structure des tumeurs érectiles, l'anatomie normale établissait une distinction bien marquée entre la structure du tissu érectile du corps caverneux et celle du tissu érectile de l'urèthre. Ce dernier tissu ne renferme pas d'aréoles véritables; il est formé d'un lacis inextricable de vaisseaux anastomosés; les cellules qu'on aperçoit sur la

(1) Luigi Porta, *Dell' angectasia*, Milano, 1861, grand in-4°, avec 2 pl. Mémoire lu à l'Institut lombard des sciences, lettres et arts, séance du 7 février 1861. Voy. surtout p. 30-33.

coupe ne sont qu'apparentes, ce sont les bouches béantes de vaisseaux coupés en travers. De telle sorte que les tumeurs érectiles non aréolaires, et c'est le plus grand nombre, ont réellement une structure analogue à celle du tissu érectile uréthral, tandis que celles qui sont aréolaires ont une structure comparable à celle du tissu érectile du corps caverneux. Je pense d'après cela que la dénomination de tumeurs érectiles est suffisamment exacte et mérite d'être conservée.

Ces tumeurs ont reçu des noms très-divers, et il n'est aucune synonymie qui soit plus compliquée. Les tumeurs érectiles superficielles et congénitales, qui forment à la surface des téguments des taches roses, rouges ou vineuses, diffuses ou circonscrites, plates ou saillantes, étaient désignées par les anciens sous le nom de *nævi*. Mais ce mot, qui voulait dire *marques*, s'appliquait en outre aux taches pigmentaires, aux taches couvertes de papilles hypertrophiées ou de poils plus ou moins nombreux, et généralement à toutes les marques qu'on aperçoit sur la peau des nouveau-nés. Le mot *seign* employé par Ambroise Paré avait le même sens et la même acception, ainsi que le mot *signe* usité aujourd'hui dans la langue vulgaire. Dans l'origine le mot *nævus* ne désignait que les taches de naissance. Plus tard on en étendit l'application aux taches ou aux tumeurs érectiles qui peuvent survenir aux divers âges de la vie, et alors il devint nécessaire de distinguer les nævi accidentels des nævi congénitaux, qui furent nommés *nævi materni*.

Jean-Louis Petit qui, le premier, indiqua la nature essentiellement vasculaire des tumeurs érectiles, et à qui, par conséquent, revient le mérite de les avoir séparées des autres espèces de nævi, leur donna le nom de *loupes variqueuses*. On peut conclure de là qu'il avait étudié surtout les tumeurs érectiles *veineuses*, et c'est ce qui résulte d'ailleurs de la lecture de ses observations (1). Il est probable, au contraire, que John Bell n'avait en vue que les tumeurs érectiles *artérielles* lorsqu'il introduisit dans la science le nom d'*anévrysme par anastomose*, qui est encore usité dans la chirurgie anglaise (2). J'ai déjà raconté comment la ressemblance grossière qui existe entre certaines tumeurs érectiles et certains cancers hématodes avait conduit, au commencement de ce siècle, les chirurgiens anglais à confondre sous le même nom de *fungus hæmatodes* ces

(1) J.-L. Petit, *Traité des maladies chirurgicales*, ch. IV, § 7, dans ses *Œuvres complètes*, édit. Pigné, Paris, 1837, in-8°, p. 442 et suiv.

(2) John Bell, *Surgical Works*, Edinburgh, 1801, in-4°, vol. I, p. 459.

deux espèces de tumeurs, si différentes sous tous les rapports (1).

Le nom de *tumeurs fongueuses sanguines*, adopté vers la même époque par les chirurgiens français, n'était que la traduction du mot *fungus hœmatodes*, et il donna lieu aux mêmes confusions, car Boyer lui-même, tout en protestant contre l'impropriété de cette dénomination, qu'il proposa de remplacer par celle de *tumeur caverneuse* ou *spongieuse sanguine* (2), Boyer, dis-je, donna comme des exemples de tumeurs sanguines deux observations évidemment relatives à des cancers hématodes (3). En Allemagne, Græfe connut mieux que ses prédécesseurs la nature des tumeurs érectiles, qu'il considéra comme produites par la dilatation des vaisseaux capillaires, et qu'il désigna dès lors sous le nom d'*angiectasies* (4). Ce nom, toutefois, manquait de précision, puisqu'il pouvait s'appliquer tout aussi bien aux varices et aux anévrysmes ; mais celui de *télangiectasie*, qui signifie *dilatation des vaisseaux terminaux*, et qui se trouve dans un travail de Ph. v. Walther, publié en 1810, deux ans après l'apparition du second ouvrage de Græfe (5), serait bien préférable si l'idée qu'il exprime, savoir, que les tumeurs en question sont de simples dilatations des vaisseaux capillaires, était en parfait accord avec les faits.

Le nom de *tumeurs érectiles*, proposé par Dupuytren, et très-voisin d'ailleurs de celui de tumeurs caverneuses dont Boyer s'était servi, est celui qui est le plus généralement adopté en France. Toutefois, mon maître Gerdy a désigné ces tumeurs sous le nom de *tumeurs vaso-capillaires* (6); et tout récemment mon savant ami Follin leur a donné le nom d'*angionômes* (7) qui les caractérise parfaitement. En effet la terminaison *ôme*, si usitée dans la nomenclature des tumeurs, fait naître immédiatement l'idée d'une production accidentelle, et en outre le radical *angio* annonce que des cavités

(1) Voy. plus haut, t. I, p. 19-21.

(2) Boyer, *Maladies chirurgicales*, t. II, p. 261, Paris, 1814, in-8°.

(3) *Loc. cit.*, p. 263 et 267.

(4) C.-F. Græfe, *De notione et cura angiectaseos labiorum*, Leipzig, 1807, in-4°. — Le même : *Angiektasie, ein Beitrag zur rationellen Cur und Erkenntniss der Gefässausdehnungen*, Leipzig, 1808, in-4° (avec 4 pl.).

(5) Ph. v. Walther, *Ueber die angebornen Fetthautgeschwülste und andere Bildungsfehler*, Landshut, 1810, in-fol. Je n'ai pu consulter cet ouvrage, mais l'auteur en a reproduit un extrait dans un Mémoire publié en 1823 dans son *Journal de chirurgie*. Walther, *Ueber Verhärtung, Skirrhus, Krebs, Medullarsarcom, Blutschwamm, Telangiectasie und Aneurysma per Anastomosin*, dans Græfe und Walther, *Journal der Chirurgie*, Bd. V, s. 231, Berlin, 1823, in-8°.

(6) P.-N. Gerdy, *Chirurgie pratique*, t. II, p. 489, Paris, 1852, in-8°.

(7) Follin, *Traité de pathologie externe*, t. I, p. 204, Paris, 1861, in-8°.

vasculaires sont les éléments autogènes de cette production accidentelle. J'aurais donc adopté volontiers le nouveau nom proposé par M. Follin, si la dénomination de tumeurs érectiles m'avait paru défectueuse; mais j'ai déjà dit qu'elle est suffisamment correcte pour qu'il ne soit pas nécessaire de l'abandonner.

§ 2. — Division et classification.

Les tumeurs érectiles présentent de nombreuses variétés correspondant à des différences d'origine, de siége, de structure, de gravité, etc. Suivant qu'on a pris l'un ou l'autre de ces éléments pour base de la classification de ces tumeurs, on les a divisées en groupes plus ou moins naturels, plus ou moins légitimes.

D'après leur origine, on les a divisées en *congénitales* et *accidentelles* ou *acquises*. Les premières (*nævi materni*) étaient attribuées autrefois à une aberration du *nisus formativus*, produite par l'imagination des mères. Les nævi consécutifs à la naissance, dépendants d'influences locales plus ou moins analogues à celles qui font développer les autres espèces de tumeurs, se trouveraient par là profondément séparés des nævi congénitaux. Il serait tout à fait oiseux de réfuter aujourd'hui cette théorie de l'imagination maternelle, mais il n'est pas sans utilité de constater qu'il n'y a aucune différence clinique ou anatomique entre les tumeurs érectiles congénitales et celles qui se développent ultérieurement. Cela est tellement vrai qu'il est souvent très-difficile de déterminer si une tumeur érectile s'est formée avant ou après la naissance. Cette détermination serait tout à fait impossible, si l'on en était réduit à l'examen du malade; on est obligé de s'en rapporter au dire des parents, qui s'y trompent fréquemment et qui trompent les chirurgiens de la meilleure foi du monde. Beaucoup de taches érectiles, en effet, se manifestent à l'âge de quelques jours ou de quelques semaines, et il en résulte de nombreuses incertitudes. Ainsi, j'ai assisté à une discussion entre une mère et une nourrice qui se renvoyaient réciproquement la responsabilité d'un nævus vasculaire situé sur la fesse d'un nourrisson.

On divise encore les tumeurs érectiles, d'après leur situation, en *cutanées* et *sous-cutanées*. Cette division, à laquelle beaucoup de praticiens attachent une grande importance, est bien loin d'avoir la portée qu'on lui attribue. On remarquera d'abord qu'elle est arbitraire et incomplète, car un très-grand nombre de tumeurs érectiles ne sont ni cutanées ni sous-cutanées, à moins que, par un étrange abus de langage, on n'appelle sous-cutané tout ce qui n'est pas cutané. Les tumeurs érectiles des muqueuses, du tissu conjonctif sous-muqueux, de la langue, des muscles, des ovaires, des os, etc., rentreraient donc dans la classe des tumeurs sous-cutanées? En second lieu, il n'y a aucune différence anatomique essentielle entre les tumeurs érectiles de la peau et celles des autres tissus. Wardrop, qui a le premier proposé de les distinguer, et qui en faisait même deux *espèces* morbides différentes, croyait sans doute qu'elles n'étaient pas caractérisées par la même lésion. Toutefois, comme il n'a décrit que les nævi sous-cutanés, et qu'il a simplement nommé les autres, on ne peut savoir sur quels éléments de comparaison il faisait reposer la distinction. Ceux qui après lui ont accepté cette distinction n'ignoraient pas qu'elle est tout à fait sans valeur au point de vue anatomique, mais ils ont cru qu'elle était légitimée, au point de vue clinique, par l'inégale gravité des deux affections. Il est certain, en effet, que les tumeurs érectiles cutanées sont, plus souvent que les autres, stationnaires et inoffensives. Mais il n'est pas moins certain qu'on a exagéré à la fois la bénignité des nævi cutanés et la malignité des nævi sous-cutanés. Les premiers peuvent s'accroître sans limite et donner lieu à des accidents très-graves. Quant aux nævi sous-cutanés, ils sont loin de se comporter toujours d'une manière aussi fâcheuse; Wardrop lui-même a reconnu qu'ils peuvent rester stationnaires sous un petit volume, et qu'ils peuvent même se résoudre spontanément (1). La division établie par Wardrop ne peut donc pas être conservée. On se sert avec avantage des deux mots *cutané* et *sous-cutané* pour indiquer le siége du mal, mais ces adjectifs n'ont qu'une acception purement anatomique. — Ainsi il y a des tumeurs érectiles cutanées, sous-cutanées, profondes, muqueuses, sous-muqueuses, musculaires, glandulaires, osseuses, etc. Ce ne sont ni des espèces ni des variétés; c'est la même affection occupant des tissus ou des organes différents.

Une division plus légitime, ou du moins plus méthodique que les précédentes, est celle qui repose sur les connexions réelles ou présumées de la tumeur avec les diverses parties du réseau vasculaire périphérique. Ce réseau se compose de trois parties : 1° les artérioles terminales, désignées par Kölliker sous le nom de *vaisseaux de transition artériels;* 2° les radicules veineuses, désignées par le

(1) Hodgson, *Traité des maladies des artères et des veines*. Appendice de la traduction française de Breschet, Paris, 1819, in-8°, t. II, p. 545.

même auteur sous le nom de *vaisseaux de transition veineux ;* et 3° les *capillaires proprement dits*, interposés entre les deux ordres de vaisseaux précédents. Les capillaires proprement dits sont caractérisés par une paroi simple, amorphe, hyaline et parsemée de noyaux. Les vaisseaux de transition n'ont plus tout à fait la même simplicité ; leur paroi présente déjà un double contour, quoiqu'on ne puisse pas y distinguer deux tuniques ; leurs noyaux, un peu plus volumineux, sont un peu plus rapprochés, mais ne constituent pas encore, comme sur les artères et les veines, un véritable épithélium. Somme toute, ces vaisseaux, par leur disposition et par leurs fonctions, se rattachent plutôt au système artériel ou au système veineux, mais, par leur structure, ils se rapprochent bien plus du système capillaire, et c'est ce qu'on avait déjà reconnu même avant les progrès récents de l'histologie, puisqu'on les avait désignés respectivement sous les noms de *capillaires artériels* et de *capillaires veineux*, pour les distinguer des capillaires proprement dits.

On conçoit maintenant qu'une tumeur érectile puisse affecter principalement l'une ou l'autre de ces trois parties du réseau vasculaire terminal, et qu'une même lésion occupant ainsi des siéges très-voisins sans doute, mais cependant distincts, puisse donner lieu à des effets différents. En combinant cette donnée avec les résultats de l'observation clinique, on a admis trois variétés de tumeurs érectiles, désignées sous les noms de tumeurs *artérielles, veineuses* et *mixtes* ou *intermédiaires*.

Roux, qui, je le pense, a le premier établi cette division, a subdivisé les tumeurs érectiles artérielles en deux variétés secondaires, suivant que la lésion occupait les artérioles terminales, ou des artères d'un calibre plus considérable (1). Adoptant une idée déjà émise par Pott, et confondant avec les tumeurs érectiles des tumeurs d'une espèce toute différente, Roux admit que des troncs artériels volumineux, tels que l'artère tibiale postérieure par exemple, pouvaient devenir le siége d'un grand nombre de petites érosions, que le sang, s'échappant à travers leurs parois percées comme des cribles, s'infiltrant peu à peu dans le tissu cellulaire, y creusait un grand nombre de petites cavités, d'aréoles irrégulières, et qu'il en résultait une tumeur spongieuse, caverneuse, de même nature que les tumeurs érectiles. Le chirurgien de l'Hôtel-Dieu avait été, comme ses prédécesseurs, induit en erreur par la res-

(1) *Dictionnaire de médecine* en 30 vol., article TUMEURS FONGUEUSES SANGUINES, t. XXIX, p. 823-824, Paris, 1844, in-8°.

semblance grossière qui existe entre les cancers hématodes et certaines tumeurs érectiles. Il est parfaitement certain que les tumeurs décrites par Pott (1), et désignées plus tard sous le nom d'*anévrysmes de Pott* ou *anévrysmes par érosion,* ne sont ni des anévrysmes ni des tumeurs érectiles, mais de véritables cancers. Mais il n'est pas moins certain qu'on a souvent donné le nom d'anévrysme de Pott à des tumeurs sanguines entièrement différentes de celles que Pott a décrites. Dans certaines tumeurs érectiles, situées sur le trajet des artérioles terminales, la dilatation de ces petits vaisseaux devient quelquefois énorme et presque incroyable. On trouve alors, en disséquant la production accidentelle, des conduits artériels d'un calibre égal à celui de l'humérale, et dont les parois extrêmement minces sont criblées d'un grand nombre d'ouvertures irrégulières. Cette variété, assez rare du reste, n'est que le degré le plus avancé du développement des tumeurs érectiles des plus petites artérioles. Elle diffère donc essentiellement du prétendu *anévrysme de Pott,* qui se produit sur le trajet des troncs artériels, lorsque ceux-ci sont désorganisés par la propagation d'un cancer adjacent. Si l'on a confondu ces deux lésions l'une avec l'autre, c'est parce que, dans les deux cas, des vaisseaux artériels volumineux peuvent être criblés de trous; mais à côté de ce trait de ressemblance il y a des différences radicales. Il suffira d'en citer deux : 1° Dans l'anévrysme de Pott, les cavités sanguines multiples qui communiquent avec l'artère ou les artères lésées, sont très-inégales, irrégulières, anfractueuses, et privées de parois propres; elles sont creusées au sein d'une tumeur solide, hétérologue, ordinairement mais non toujours cancéreuse, dont le tissu a été déchiré par le choc du sang artériel et dont on retrouve toujours les restes, visibles à l'œil nu, aussi bien qu'au microscope. Dans l'autre espèce de tumeur sanguine, au contraire, les cavités sanguines, beaucoup plus régulières, beaucoup moins inégales, sont limitées par des cloisons membraneuses, par des parois lisses, luisantes, semblables à la membrane cutanée du système vasculaire. 2° Dans le premier cas, le sang, circulant d'une manière très-irrégulière à travers des cavités de toutes dimensions, se renouvelant rapidement dans celles qui communiquent directement avec l'artère, stagnant au contraire dans celles qui en sont plus éloignées, et soumis enfin au contact de la substance hétérologue de la tumeur, le sang,

(1) *The Chirurgical Works of Percival Pott*, edit. Earle, London, 1808, in-8°, vol. III, p. 223.

dis-je, se coagule toujours en certains points, formant ici des caillots noirs, là des caillots fibrineux, plus loin un magma informe, où la matière cancéreuse se trouve combinée avec la fibrine et les globules. Rien de pareil ne s'observe dans le second cas. La circulation s'effectue dans toutes les parties de la tumeur d'une manière assez régulière et assez active parce que le sang ne s'y coagule jamais. On voit combien ces deux affections diffèrent l'une de l'autre. Elles occupent presque les deux extrémités de la série des productions accidentelles. Maintenant donc, si nous laissons de côté les prétendus anévrysmes de Pott, c'est-à-dire les tumeurs hématodes, nous pouvons dire que la seconde variété de tumeurs érectiles artérielles, attribuée par Roux à la *criblure* des parois des *troncs artériels* est tout à fait imaginaire. Quelque volumineuses que puissent devenir les artères contenues dans les tumeurs érectiles, celles-ci ne se forment jamais que sur les vaisseaux très-petits du réseau terminal périphérique. L'état cribleux qu'on observe très-rarement sur les parois de ces vaisseaux dilatés outre mesure, n'est pas la cause de la production de la tumeur ; c'est un phénomène consécutif, qui survient éventuellement lorsque le mal fait des progrès très-considérables.

Les tumeurs érectiles veineuses, de même que les tumeurs artérielles, ont été subdivisées par Roux en deux variétés tout à fait analogues aux précédentes. La première variété débuterait sur les radicules veineuses les plus déliées ; la seconde se formerait sur le trajet des gros troncs veineux par suite de l'érosion cribriforme de leurs parois. Je n'hésite pas à rejeter hors de la classe des productions accidentelles les tumeurs de cette seconde catégorie. L'érosion des troncs veineux, affection rare et obscure, observée d'abord par Else, sur la veine jugulaire, et retrouvée de loin en loin par quelques chirurgiens (1), donne lieu à des extravasations de sang, comparables aux anévrysmes par rupture, et ne peut, à aucun titre, être rapprochée des tumeurs érectiles. Si l'on a fait ce rapprochement trompeur, c'est parce que, dans certaines tumeurs érectiles, des veines d'abord microscopiques, et plus tard dilatées à un degré extraordinaire, peuvent présenter sur leurs parois des perforations cribriformes. Je ne puis que répéter ici ce que j'ai dit tout à l'heure en parlant des tumeurs artérielles, savoir, que les tumeurs érectiles

(1) Je crois en avoir observé un exemple sur le vivant. La tumeur était située sous l'angle de la mâchoire. J'ai présenté la jeune malade à la Société de chirurgie. Voyez *Bulletins de la Soc. de chir.*, 2e série, t. I, p. 321 et 324, 1860.

ont toujours leur point de départ sur des vaisseaux extrêmement petits, et ne peuvent jamais débuter sur les vaisseaux assez volumineux pour que leurs parois possèdent la structure des artères et des veines proprement dites. Je ne veux pas dire par là que les vaisseaux propres des tumeurs érectiles ne puissent, en se dilatant, acquérir une structure aussi compliquée que celle des artères et des veines; je ne veux pas dire non plus que les tumeurs érectiles ne puissent, en se développant, amener la dilatation des troncs vasculaires qui viennent y aboutir ; je veux dire seulement que la lésion qui les constitue débute constamment sur le réseau terminal des vaisseaux périphériques.

En résumé, sur les cinq variétés ou sous-variétés de tumeurs érectiles, admises par le professeur Roux, il en est deux que nous pouvons rejeter dès à présent : ce sont celles qui résulteraient de l'état cribleux des *troncs* vasculaires. Restent donc les trois autres variétés, qu'on désigne assez généralement aujourd'hui sous les noms de tumeurs érectiles *artérielles*, *mixtes* ou *intermédiaires*, et *veineuses*, et sur la nature desquelles nous aurons bientôt à nous prononcer.

La classification de Gerdy, plus compliquée encore que celle de Roux, porte à sept le nombre des variétés de tumeurs érectiles (1). Je reproduis ici cette classification, en intervertissant un peu, pour plus de clarté, l'ordre adopté par l'auteur, et je rappellerai que Gerdy désignait les tumeurs érectiles sous le nom de tumeurs vaso-capillaires, ce qui implique l'idée d'une tumeur affectant primitivement les plus petits vaisseaux.

1° *Tumeurs vaso-capillaires mixtes*, composées à peu près également de capillaires artériels et de capillaires veineux.

2° *Tumeurs artério-capillaires*, formées par les capillaires artériels.

3° *Les mêmes avec dilatation des artères afférentes.*

4° *Artério-criblure ;* les mêmes, avec état cribleux des parois des artères dilatées.

5° *Tumeurs veino-capillaires*, formées par les capillaires veineux.

6° Les mêmes, avec *dilatation des veines* qui en partent.

7° *Veino-criblure ;* les mêmes avec état cribleux des parois des veines dilatées.

Gerdy parle encore, sous toutes réserves, d'une huitième variété de tumeurs sanguines, en se demandant si ces tumeurs, plus graves que les autres, ne seraient pas des cancers hématodes ; à la

(1) Gerdy, *Chirurgie pratique*, t. II, p. 495 et p. 491, Paris, 1852, in-8°.

description qu'il en donne, il est aisé de reconnaître que sa supposition est parfaitement exacte. Les cancers hématodes ne rentrent pas dans le groupe que nous étudions ici. Nous n'aurons donc à nous occuper que des sept variétés énumérées plus haut. On remarquera d'abord que les deux dernières ne sont que des dérivées de la cinquième. Elles ne sont pas primitives ; elles sont la conséquence du progrès des tumeurs veino-capillaires. La même remarque est applicable aux troisième et quatrième variétés, qui sont également des dérivées de la seconde. En résumé, par conséquent, la classification de Gerdy s'accorde de tous points avec la division ordinaire. Pour lui, comme pour la plupart des auteurs, les tumeurs érectiles se ramènent à trois types : les tumeurs *artérielles*, les tumeurs *veineuses*, et les tumeurs *mixtes* ou *intermédiaires*.

Il s'agit de savoir maintenant jusqu'à quel point ces trois types se distinguent les uns des autres. La division du système vasculaire terminal en trois parties, l'une artérielle (vaisseaux de transition artériels), l'autre veineuse (vaisseaux de transition veineux), l'autre intermédiaire (capillaires proprement dits), est démontrée par l'anatomie ; et l'idée que ces trois parties puissent être affectées isolément, au moins dans l'origine, est d'autant plus séduisante, qu'en multipliant les variétés *primitives* des tumeurs érectiles, elle facilite l'explication des nombreuses formes que ces tumeurs revêtent dans leur évolution ultérieure. Mais ce n'est là qu'un *à priori*, et de ce qu'une chose nous semble possible, de ce qu'elle satisfait notre esprit, il ne résulte pas qu'elle soit réelle. C'est l'observation seule qui doit prononcer. Or, ni l'observation anatomique ni l'observation clinique ne nous conduisent à distinguer parmi les tumeurs érectiles, les trois types fondamentaux que nous venons d'indiquer.

Si l'on songe qu'à l'état normal la ligne de démarcation entre les vaisseaux capillaires et les vaisseaux de transition artériels ou veineux, est tout à fait insensible, et qu'il faut beaucoup d'attention et d'habitude pour saisir les caractères microscopiques qui établissent la distinction de ces trois parties du réseau périphérique ; si l'on songe en outre que la tumeur érectile la plus rapprochée de son début a déjà produit, dans les vaisseaux qu'elle affecte, des modifications de structure capables de donner le change sur la nature de ces vaisseaux, on est conduit à élever des doutes sur la possibilité de déterminer rigoureusement le siége primitif de la lésion. Il y a deux phénomènes qui se suivent de très-près dans la première évolution des tumeurs érectiles : la dilatation des vaisseaux préexistants, et la formation de vaisseaux nouveaux. La dilatation s'accompagne de l'hypertrophie des parois vasculaires, et, par suite de cette hypertrophie, un capillaire proprement dit revêt bientôt la structure des vaisseaux de transition ; plus tard même, la dilatation faisant des progrès, le vaisseau, de plus en plus hypertrophié, peut acquérir la structure et les fonctions des artères ou des veines proprement dites. Ainsi, lorsqu'on trouve, dans une tumeur érectile, des vaisseaux moins simples que les capillaires, on n'est pas en droit d'en conclure que la lésion ait affecté primitivement les vaisseaux de transition. D'un autre côté, les vaisseaux de formation nouvelle, qu'ils proviennent des capillaires ou des vaisseaux de transition, sont toujours, au moins dans l'origine, des capillaires proprement dits, caractérisés par la simplicité de leurs parois ; par conséquent, lorsqu'une tumeur érectile paraît constituée principalement par des capillaires à parois simples, on ne peut pas en conclure avec certitude que la lésion ait débuté sur les capillaires proprement dits. Si l'observation anatomique la plus attentive, faite le plus tôt possible, laisse l'esprit dans le doute sur le siége primitif du trouble de nutrition, combien plus douteuse encore sera la détermination de ce siége, lorsqu'on étudiera des tumeurs plus avancées dans leur développement ! Alors, en effet, les vaisseaux, dilatés d'une manière souvent très-irrégulière, sont devenus méconnaissables ; c'est à peine, quelquefois, si on peut les distinguer les uns des autres ; la coupe de la tumeur ressemble à celle d'un corps spongieux rempli de sang, et cet aspect est le même dans les cas les plus divers, que la tumeur ait présenté pendant la vie la prédominance des caractères artériels, ou celle des caractères veineux. On conçoit ainsi que Dupuytren n'ait décrit qu'une seule espèce de tissu érectile, et que M. Cruveilhier, rejetant les distinctions établies par Roux, ait ramené toutes les tumeurs érectiles à un seul type primitif, sans préjudice, bien entendu, des modifications qui peuvent s'y produire par suite de leurs évolutions ultérieures. Pour le célèbre professeur d'anatomie pathologique, les tumeurs érectiles débutent constamment par les capillaires proprement dits (1).

(1) Cruveilhier, *Traité d'anatomie pathologique générale*, t. III, p. 879, Paris, 1856, in-8°. M. Cruveilhier ajoute que les tumeurs érectiles sont *essentiellement veineuses*, parce qu'il considère le système capillaire normal comme étant « essentiellement veineux. » Nous n'avons pas à discuter ici cette opinion anatomique. Il nous suffit de constater que M. Cruveilhier n'admet pour les tumeurs érectiles qu'un seul siége primitif.

Je ne suis pas aussi convaincu que M. Cruveilhier de l'unité de siége des tumeurs érectiles. J'ai dû citer l'opinion de ce professeur, mais ce que j'ai voulu établir surtout, c'est que la distinction des tumeurs érectiles en trois groupes, d'après leur siége présumé sur l'une ou l'autre des trois parties du réseau périphérique, n'est pas de celles qui reposent sur l'anatomie pathologique. J'ai signalé les causes qui rendent la détermination de ce siége extrêmement incertaine au début, et à peu près impossible plus tard. Des recherches ultérieures permettront peut-être d'obtenir de l'anatomie pathologique une réponse plus satisfaisante, mais, dans l'état actuel des choses, ce n'est pas sur les caractères anatomiques qu'on peut se baser pour admettre ou pour rejeter l'existence de trois types de tumeurs érectiles, correspondant les uns aux vaisseaux de transition *artériels*, les autres aux vaisseaux de transition *veineux*, les autres enfin, aux capillaires ou vaisseaux *intermédiaires*.

Adressons-nous donc à l'étude des caractères cliniques. Ici l'observation nous révèle aisément deux formes distinctes, fondamentales, primitives, mais nous cherchons en vain les caractères distinctifs de la troisième forme. En laissant de côté les tumeurs avancées dans leur développement et compliquées de la dilatation des artères ou des veines, en prenant seulement celles qui sont à leur début, et de préférence celles de la peau, dont le siége superficiel permet d'apprécier le caractère initial, nous voyons que les unes sont rouges ou rosées et pleines de sang artériel, les autres d'un bleu plus ou moins foncé et pleines de sang veineux ; différence tout à fait primitive, puisqu'elle se manifeste déjà sur les tumeurs les plus petites, sur celles qui ne forment que de simples taches, larges à peine d'un ou deux millimètres. Si maintenant on suit le développement de ces tumeurs, qui, le plus souvent sans doute, restent à peu près stationnaires sous un petit volume, mais qui, quelquefois, font des progrès considérables, on trouve que, dans toute la durée de leur existence, elles conservent respectivement le caractère artériel ou veineux qu'elles présentaient dès le premier jour. Enfin lorsque, par exception, elles donnent lieu à la dilatation des vaisseaux adjacents, cette dilatation ne se fait pas indistinctement sur les artères et sur les veines ; celles qui, dans l'origine, étaient rouges, ne font, le plus souvent, dilater que les artères, et celles qui étaient bleues, ne font dilater que les veines. De tous ces faits, il résulte qu'il y a réellement deux types de tumeurs érectiles, et on est autorisé à distinguer, sous le nom de tumeurs *érectiles artérielles*, et de tumeurs *érectiles veineuses*, ces deux types qui, d'après leurs caractères cliniques, paraissent correspondre à des lésions différentes, quoique très-analogues. Le système capillaire est évidemment affecté dans les deux cas, mais dans le premier type, la tumeur communique plus directement avec les artères, et il est permis de penser ou du moins de supposer que, selon toute probabilité, les dernières artérioles, celles qui portent le nom de vaisseaux de transition artériels, sont dilatées et altérées en même temps que les capillaires proprement dits. Quant aux tumeurs bleues, celles que remplit le sang veineux, il est clair qu'elles communiquent moins directement avec les artères; il paraît assez probable que le sang, avant d'y pénétrer, a dû traverser une partie du réseau capillaire, qu'elles occupent par conséquent la partie de ce réseau qui se continue avec les veines. Voilà donc deux variétés bien voisines sans doute, quant à leur siége anatomique présumé, mais bien distinctes cependant par leurs caractères cliniques. On peut les décrire séparément, les mettre en parallèle l'une avec l'autre, et soit qu'on les examine sous le rapport de leur marche, de leur pronostic, de leur traitement, on trouve qu'elles ne sont jamais complétement identiques.

Maintenant, existe-t-il une troisième variété, intermédiaire entre les deux autres, et correspondant au nom de tumeurs érectiles *mixtes, intermédiaires* ou *capillaires* ? A défaut de preuves anatomo-pathologiques, y a-t-il du moins des phénomènes cliniques assez nets pour caractériser ces tumeurs mixtes, pour les distinguer manifestement des deux autres types ? Qu'il y ait, dans toutes les choses de la nature, des séries continues, et que, dans un même groupe, les transitions se fassent toujours par gradation insensible, c'est ce que je me plais à reconnaître et à proclamer. Si donc il y a des tumeurs érectiles plus rapprochées des artères, et d'autres tumeurs plus rapprochées des veines, la théorie indique qu'il doit y en avoir quelques-unes réellement intermédiaires, c'est-à-dire situées à égale distance du système artériel et du système veineux. La théorie ajoute toutefois que ce type doit être extrêmement rare, car il ne représente qu'un point de la série, tandis que les deux autres types offrent chacun un nombre infini de nuances, suivant que la balance penche plus ou moins vers les artères ou vers les veines. C'est ce que l'observation a parfaitement établi, et voici comment s'exprime à cet égard l'auteur qui a le premier parlé des tumeurs érectiles mixtes ou intermédiaires. « Elles commencent, dit le pro-« fesseur Roux, par le système capillaire, mais il y a dilatation si-« multanée des artérioles et des petites veines ; seulement ces tu-

« meurs mixtes sont tantôt *plus artérielles que veineuses*, tantôt *plus* « *veineuses qu'artérielles* (1). »

Or, une tumeur plus artérielle que veineuse, est une tumeur érectile artérielle; une tumeur plus veineuse qu'artérielle, est une tumeur érectile veineuse. Et d'après cela, on pourrait dire qu'il ne reste aucune place pour les tumeurs intermédiaires, si une arrière-pensée théorique ne faisait concevoir la possibilité de cette forme exceptionnelle. Mais pour ma part, je n'ai vu aucune tumeur érectile qui ne fût manifestement artérielle ou manifestement veineuse.

Au surplus, je ne connais aucun auteur qui ait essayé de dire par quels caractères cliniques les tumeurs érectiles intermédiaires se distingueraient des autres.

Je me crois autorisé à conclure de cette discussion un peu longue, que l'existence des tumeurs érectiles dites mixtes ou intermédiaires n'est établie ni par l'anatomie pathologique, ni par l'observation clinique; elle n'a été admise que sur des considérations théoriques, et cela ne suffit pas. Je pense donc qu'il n'y a pas lieu de maintenir la division des tumeurs érectiles en trois groupes, et que toutes les variétés, ou, si l'on veut, tous les degrés de ces tumeurs doivent être ramenés à deux types seulement : les tumeurs érectiles artérielles, et les tumeurs érectiles veineuses.

J'ajoute même que cette division est purement clinique, car elle ne repose pas sur l'anatomie pathologique. Cela ne veut pas dire qu'il soit toujours impossible de déterminer, par la dissection, la nature artérielle ou veineuse d'une tumeur érectile. Lorsque le mal a acquis un grand développement, rien n'est facile comme de reconnaître, à l'autopsie, s'il s'étend du côté des artères ou du côté des veines. Mais, dans les cas, incomparablement plus nombreux, où la lésion, plus circonscrite, ne dépasse pas les limites du réseau vasculaire terminal, l'anatomiste ne trouve aucune différence sensible entre les tumeurs artérielles, qui, pendant la vie, étaient pleines de sang artériel, et celles qui étaient pleines de sang veineux. C'est surtout lorsqu'on examine des tumeurs très-rapprochées de leur début que cette détermination est impossible, et voilà pourquoi M. Cruveilhier, n'interrogeant que l'anatomie pathologique, n'a reconnu qu'une seule variété de tumeurs érectiles.

Mais il est temps d'exposer l'état actuel de nos connaissances sur la structure de ces tumeurs.

(1) *Dict. de médecine* en 30 vol., t. XXIX, p. 824.

§ 3. — Anatomie et physiologie pathologiques.

Lorsqu'on se bornait à étudier à l'œil nu le tissu des tumeurs érectiles sur des coupes pratiquées en divers sens, on s'attachait principalement à l'examen des tumeurs déjà volumineuses et avancées dans leur développement, car ce moyen n'apprenait pas grand'chose sur la structure des tumeurs rapprochées de leur début. Il est résulté de là qu'on a considéré comme essentielles des lésions consécutives, au milieu desquelles la disposition primitive des parties était devenue tout à fait méconnaissable. C'est ainsi que John Bell le premier, plus tard Boyer, Dupuytren et beaucoup d'autres auteurs, ont décrit les tumeurs érectiles comme composées d'un tissu caverneux ou spongieux rempli de sang. Les uns comparaient ce tissu à celui du corps caverneux de la verge, les autres à celui de la rate, et cette dernière comparaison était d'autant plus malheureuse que les prétendues cellules sanguines de la rate n'existent pas ; elles ne sont que la conséquence du ramollissement cadavérique qui détruit la pulpe solide contenue dans les mailles fibreuses de l'organe.

Le procédé des coupes avait un autre inconvénient, c'était de faire croire à l'existence de cavernes sanguines, dans des tumeurs qui ne renfermaient que des vaisseaux dilatés. En voyant sur la coupe un grand nombre d'ouvertures très-rapprochées les unes des autres, et de calibres très-inégaux, on s'imagine aisément qu'on a sous les yeux une sorte d'éponge pleine de sang, alors que cette prétendue masse caverneuse n'est qu'un amas de vaisseaux très-dilatés. Il y a des tumeurs érectiles qui renferment réellement des cavernes sanguines ; or l'aspect de la coupe est exactement le même dans ces cas, et dans ceux où la tumeur ne renferme que des tubes vasculaires élargis. Cela prouve l'insuffisance du procédé des coupes.

La dissection, avec ou sans injection préalable, est bien préférable ; elle permet quelquefois de dérouler et d'isoler les vaisseaux dans une certaine longueur, mais on ne réussit jamais à débrouiller entièrement le tissu vasculaire de manière à déterminer les connexions et la nature des vaisseaux malades. Ce procédé, d'ailleurs, n'est applicable qu'aux tumeurs d'un certain volume ; celles qui sont encore très-rapprochées de leur début n'ont que des vaisseaux trop petits pour qu'on puisse les disséquer, et ce sont celles précisément dont il importe le plus de reconnaître la structure, car la lésion est exempte alors des complications variables qui surviennent dans un état plus avancé, et qui rendent beaucoup plus difficile la détermination de la nature du mal.

Il est donc indispensable de recourir à l'examen microscopique, qui d'ailleurs n'exclut nullement l'emploi des autres moyens d'investigation.

L'étude microscopique des tumeurs érectiles a été faite dans ces derniers temps par MM. Lebert (1), Robin (2), Laboulbène (3), Virchow (4), Follin (5), et tout récemment enfin par M. Porta, dont les importantes recherches ont jeté un jour tout nouveau sur la question qui nous occupe (6).

D'après ces travaux, et d'après mes propres observations, je décrirai trois degrés dans l'évolution des tumeurs érectiles ou plutôt dans l'état des parties qui les composent, car ces trois degrés peuvent très-bien exister de front dans les divers points d'une même tumeur.

Le premier degré est caractérisé par la dilatation cylindrique des petits vaisseaux du réseau périphérique, et par la formation de vaisseaux nouveaux, cylindriques également ; le second degré, par des dilatations irrégulières ; le troisième degré, par la rupture des parois vasculaires, avec épanchement de sang dans l'épaisseur du tissu ambiant.

La distinction de ces trois degrés repose sur l'état des vaisseaux qui font essentiellement partie de la tumeur. Quant aux dilatations et aux lésions diverses qui peuvent survenir sur les artères et les veines adjacentes, ce sont des *complications* des tumeurs érectiles, plutôt que des degrés de leur évolution.

Premier degré. Dilatation cylindrique. A ce degré les vaisseaux capillaires, tout en conservant leur forme naturelle, sont à la fois élargis et allongés.

On sait qu'à l'état normal, ces vaisseaux peuvent avoir jusqu'à 15 millièmes de millimètre de diamètre. Mais ceux du réseau cutané ne dépassent pas un centième de millimètre. Or, lorsqu'on examine au microscope le tissu d'une tache érectile de la peau, on

(1) Lebert, *Abhandlungen aus dem Gedichte der Chirurgie*, Berlin, 1848, in-8°, et *Traité d'anatomie pathologique générale et spéciale*, Paris, 1857, in-folio, t. I, p. 208, 213-15, et pl. XXVII, *fig.* 13 à 19.

(2) Ch. Robin, *Mémoire sur l'anatomie des tumeurs érectiles*, dans *Mém. de la Soc. de biologie*, 1853, 1re série, t. V, p. 173-183.

(3) Laboulbène, *Sur le nævus en général, et sur une modification particulière observée dans un nævus de la paupière supérieure*, Th. inaug., Paris, 1854, in-4°.

(4) Virchow, *Ueber Cavernöse Geschwülste und Telangiectasie*, dans *Archiv für path. Anatomie*, Wurtzbourg, 1854, Bd. VI, s. 525.

(5) Follin, *Traité de pathologie externe*, Paris, 1861, in-8°, t. I, p. 206.

(6) L. Porta, *Dell' angectasia*, Milano, 1861, grand in-4°.

trouve que tous les vaisseaux ont acquis un calibre beaucoup plus considérable. Ils ont en général de $0^{mm},05$ à 0,06. Ce qui m'a le plus frappé dans l'étude que j'ai faite de ces vaisseaux, c'est l'uniformité de leur calibre. Ainsi, dans un cas où le plus gros avait 0,06, les plus petits avaient encore 0,045, et si l'on suivait ces vaisseaux dans leur trajet tortueux jusqu'à leur origine sur les artérioles et sur les veinules, on pouvait acquérir la certitude que le réseau capillaire était dilaté d'une manière à peu près uniforme dans toute son étendue. Non-seulement aucun vaisseau n'avait conservé son calibre normal de 0,01, mais encore on n'en trouvait aucun dont le calibre fût compris entre 0,01 à 0,04. J'ai fait cette observation sur une tache érectile artérielle cutanée, qui existait au moins depuis la première enfance, et peut-être depuis la naissance, sur la paupière d'un adulte, et qui, n'ayant jamais fait de progrès, ne formait aucune saillie. Il est probable que, dans les tumeurs érectiles toutes récentes, le calibre des vaisseaux est moins uniforme, et qu'on doit trouver alors des capillaires de toute dimension, depuis 0,01 jusqu'à 0,04 et au delà.

M. Porta, qui a fait un si grand nombre d'observations sur ce sujet, et qui a représenté avec tant d'exactitude les vaisseaux des tumeurs érectiles, ne paraît pas s'être servi du micromètre et n'a pas indiqué dans son texte le calibre des capillaires dilatés, mais il a donné un grand nombre de figures, dessinées sous des grossissements déterminés, ce qui permet de retrouver par des calculs très-simples les dimensions absolues ; et j'ai reconnu ainsi que presque tous les vaisseaux qu'il a représentés sont compris entre 0,04 et 0,06 : c'est à peine si l'on en trouve quelques-uns de 0,03.

Les parois des capillaires sont loin de s'hypertrophier en raison de la dilatation qu'elles subissent. Leur épaisseur n'est pas diminuée, mais elle est rarement doublée dans le degré que nous étudions actuellement; tandis que le diamètre des conduits est accru au sextuple. On peut donc dire que les parois, considérées par rapport au calibre, sont amincies; elles le sont plus ou moins suivant les cas, et il est probable que cette circonstance n'est pas sans influence sur la marche ultérieure de la tumeur érectile.

Les vaisseaux ne se dilatent pas moins dans le sens longitudinal que dans le sens transversal ; il en résulte qu'ils forment des anses repliées, des flexuosités entrelacées, entortillées, pelotonnées, sous lesquelles le tissu primitif de l'organe affecté disparaît presque entièrement, et dont l'ensemble, au premier abord, semble former un lacis tout à fait inextricable. Mais M. Porta, faisant précéder l'examen microscopique d'une dissection délicate, a reconnu que le tissu de la tumeur érectile peut se décomposer en un grand nombre de petites *granulations*, grosses comme des grains de mil ; il a pu les isoler, les placer séparément sous le microscope, et constater que chacune d'elles est constituée par un peloton vasculaire spécial (voy. *fig.* 2). Comme les villosités et les papilles

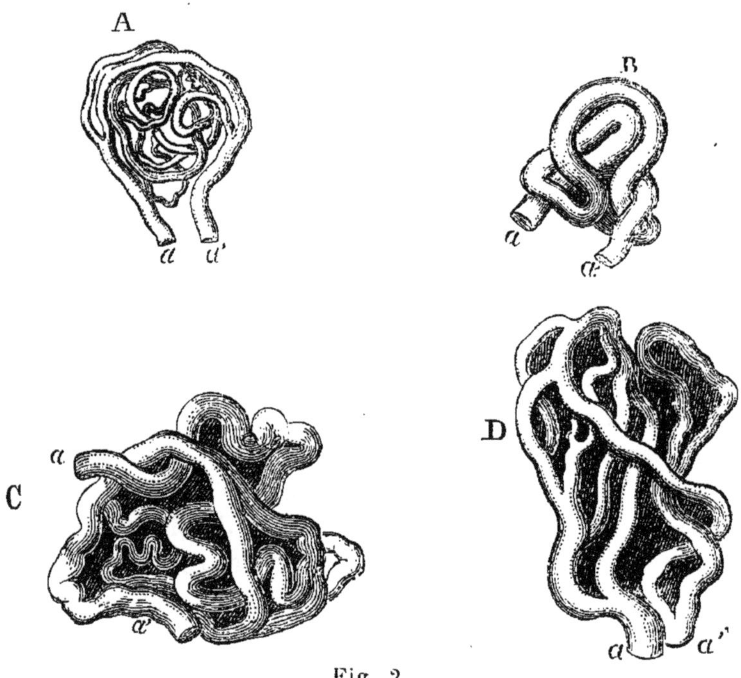

Fig. 2.

vasculaires, ces granulations communiquent avec la circulation générale par deux vaisseaux nourriciers l'un centripète, l'autre centrifuge, qui jouent le rôle d'artère et de veine, mais dont les parois cependant offrent la minceur et la simplicité des parois des capillaires. J'ai eu l'occasion de constater l'exactitude de cette description dans un cas que j'ai communiqué à la Société de chirurgie. Une femme octogénaire, morte dans mon service à la Salpêtrière, avait à la lèvre inférieure une tumeur érectile veineuse qu'elle disait congénitale, et qui datait au moins de la première enfance. Cette tumeur n'avait jamais fait aucun progrès, elle ne dépassait pas le volume d'un pois. A l'œil nu, j'aperçus sur la coupe de petites granulations semblables à celles que M. Porta a décrites ; et en examinant, sous des grossissements de trente diamètres, de minces tranches de la tumeur, je retrouvai ces granulations sous la forme de pelotons vasculaires, qui me rappelèrent l'aspect des villosités intestinales finement injectées. Je reproduis sur la figure 2, A, le dessin de l'un de ces pelotons, et j'y joins trois autres dessins empruntés à l'ouvrage de M. Porta.

La première idée qui se présente à l'esprit lorsqu'on cherche à interpréter cette disposition, c'est que les deux vaisseaux nourriciers de la granulation étaient dans l'origine des vaisseaux de transition, l'un artériel, l'autre veineux, et que le réseau capillaire intermédiaire entre ces deux vaisseaux s'est ensuite dilaté, allongé et pelotonné pour donner naissance à la granulation. Mais s'il en était ainsi, la granulation devrait communiquer de toutes parts avec les granulations voisines par un grand nombre d'anastomoses, car le réseau capillaire, comme on sait, est partout continu avec lui-même. Il faut donc admettre que, dans l'origine, les deux vaisseaux nourriciers n'étaient pas séparés l'un de l'autre par un réseau d'anastomoses, qu'ils ne formaient qu'un seul vaisseau, et que, sur un point très-circonscrit de ce vaisseau unique, il s'est produit un allongement qui a fait former d'abord une anse, puis une circonvolution plus compliquée (*fig.* 2, B) et enfin un véritable peloton (C). Mais si l'on admet cette interprétation, il faut admettre en même temps que des vaisseaux nouveaux se sont développés sur le trajet de l'anse vasculaire qui a formé la granulation, car celle-ci présente souvent (A et D) des ramifications subdivisées et anastomosées. Je pense qu'effectivement une partie des vaisseaux des granulations les plus compliquées sont de *formation nouvelle;* et je dois dire tout d'abord quel est le sens que j'attache à ce mot. Beaucoup d'auteurs modernes, et en première ligne M. Lebert, ont rejeté l'opinion de Kaltenbrunner, qui considérait les vaisseaux nouveaux comme des tuyaux formés de toutes pièces dans les produits d'exsudation, comme des cavités primitivement indépendantes, closes de toutes parts, remplies de globules sanguins développés sur place, agrandies par l'effet de l'*oscillation* de ces globules, et mises enfin en communication avec la circulation générale par suite de la perforation des parois des vaisseaux anciens. Cette théorie de l'oscillation est assez généralement abandonnée aujourd'hui. On pense que les vaisseaux nouveaux procèdent toujours des vaisseaux anciens, qu'ils en sont comme des prolongements, qu'ils naissent sur leurs parois par une sorte de bourgeonnement, et que par conséquent ils ne sont pas entièrement nouveaux. Lorsque je dis qu'il y a dans les tumeurs érectiles des vaisseaux de formation nouvelle, je ne prétends donc pas qu'ils soient nés en dehors des capillaires primitifs ; je veux dire seulement qu'ils sont aussi nouveaux, ni plus ni moins, que ceux des bourgeons charnus ou des fausses membranes inflammatoires.

Les granulations vasculaires ne forment pas la totalité de la masse des tumeurs érectiles. On retrouve autour d'elles les restes plus ou moins altérés des tissus envahis par le mal. En outre, il arrive fréquemment que le tissu pathologique renferme une certaine quantité de vésicules adipeuses extrêmement petites. Quelquefois enfin ces vésicules sont assez nombreuses, assez volumineuses pour communiquer au tissu pathologique une couleur jaune ou jaune-rougeâtre. Dans ce dernier cas, la tumeur présente quelque ressemblance avec les productions graisseuses ; de là est venu le nom de *nœvus lipomatodes* proposé par Ph. v. Walther (1). J'ajoute que les granulations ne sont jamais exclusivement vasculaires. Elles possèdent une sorte de stroma, composé de fibrilles, de tissu conjonctif et d'éléments fibro-plastiques.

Les tumeurs de la peau, qui sont si communes, paraissent tout à fait superficielles ; et lorsqu'on se borne à les examiner pendant la vie, on est tenté de croire qu'elles sont situées immédiatement au-dessous de l'épiderme. Cette apparence n'est pas trompeuse, en ce sens que les capillaires les plus superficiels du derme sont réellement dilatés ; mais lorsqu'on étudie la pièce anatomique, soit sur le cadavre, soit après une opération, on trouve que la lésion occupe principalement la couche profonde du derme. C'est là seulement qu'existent les granulations vasculaires. Celles-ci forment une couche plus ou moins épaisse, qui n'adhère que très-mollement aux tissus sous-cutanés, qui, au contraire est entièrement confondue avec la peau, mais qui n'arrive pas jusque sous l'épiderme. La couche superficielle du derme existe toujours au-dessus des granulations, en conservant tous ses éléments anatomiques ; on y retrouve les bulbes pileux, les glandes sébacées, les glandes sudoripares ; seulement ces organules sont souvent plus ou moins atrophiés.

J'ai cru devoir décrire avec quelques détails le premier degré des tumeurs érectiles. Les lésions moins simples qui accompagnent le deuxième et le troisième degré, et les complications dont nous parlerons ensuite, peuvent faire naître des idées erronées sur la nature de ces tumeurs ; mais lorsqu'on étudie les choses dans leur

(1) Græfe und Walther, *Journal der Chirurgie und Augen-Heilkunde*, Bd. V, S. 231, Berlin, 1823, in-8°.

état de simplicité primitive, on arrive à des conclusions plus exactes.

Il est clair en premier lieu que les vaisseaux sur lesquels débutent les tumeurs érectiles sont microscopiques, qu'ils ont des parois simples, que ce ne sont ni des artères ni des veines, que ce sont par conséquent ou des capillaires proprement dits, ou des vaisseaux de transition.

Il n'est pas moins clair que la lésion initiale consiste en une dilatation cylindrique de ces vaisseaux, mais qu'à ce travail de dilatation se joint, suivant l'expression de M. Porta, un travail *angiopoiétique*, caractérisé par la formation de vaisseaux capillaires nouveaux. Le nom d'*angiectasie* et ses dérivés ne sauraient donc, comme je l'ai déjà dit, convenir à ces tumeurs, qui sont de véritables productions accidentelles. Je signale cette petite contradiction dans les termes à l'éminent esprit de M. Porta, qui, tout en conservant le nom d'angiectasie, a accumulé les arguments les plus catégoriques contre la doctrine exprimée par ce mot :

« Les anastomoses cutanées de l'angiectasie, dit-il, sont certainement primitives, c'est-à-dire qu'elles proviennent des vaisseaux capillaires préexistants, énormément dilatés par une cause quelconque ; mais la couche charnue granuleuse située entre la face profonde du derme et la membrane adipeuse est un tissu nouveau, qui n'existe pas dans la nature, et par conséquent les pelotons anastomotiques de chaque granulation doivent être nouveaux aussi. Après les injections les plus heureuses on aperçoit dans la peau et sous la peau les plus riches réseaux capillaires, mais non les bourgeons charnus et les pelotons vasculaires qui composent les tumeurs érectiles. Ces glomérules sont donc le résultat d'un travail angiopoiétique particulier. Ce sont des vrilles, des anses, des volutes anastomotiques, développés sur le trajet des capillaires primitifs, enroulés en pelotons, continus les uns avec les autres, et susceptibles de se multiplier sans limites. Cela montre la fausseté de l'opinion généralement adoptée jusqu'ici, savoir que cette affection est une maladie purement mécanique, ou un entrelacement des anastomoses capillaires primitives simplement dilatées.... Ce changement, ajoute l'auteur, est dû à l'organisation d'un parenchyme nouveau, formé d'un tissu adipeux nouveau, d'un tissu cellulaire nouveau, et de nouveaux bourgeons vasculaires formés sur le trajet des petites anastomoses naturelles (1). »

(1) L. Porta, *Dell' a gectasia*, Milan, 1861, in-4°, p. 20.

Je pourrai maintenant décrire en peu de mots les lésions qui accompagnent les deux autres degrés des tumeurs érectiles.

Deuxième degré : dilatation irrégulière. — Beaucoup de tumeurs érectiles persistent un grand nombre d'années, et acquièrent un grand développement sans passer à ce deuxième degré, qui peut au contraire quelquefois se manifester sur des tumeurs encore assez petites et même sur de simples taches cutanées sans tuméfaction appréciable. Ces différences dépendent du plus ou moins d'épaisseur et de résistance des parois des capillaires dilatés. Lorsque celles-ci sont peu solides, elles cèdent très-inégalement sur les divers vaisseaux, et donnent lieu à des bosselures fusiformes, cirsoïdes ou sacciformes, qui rappellent en petit sous le microscope l'apparence des paquets variqueux. La figure 3, que j'emprunte à M. Follin, donne une idée de cette disposition (1). Dans un cas de tumeur érectile du bras, M. Robin a vu la dilatation latérale d'un capillaire donner lieu à un véritable sac qui s'abouchait dans le vaisseau par un orifice rétréci (2).

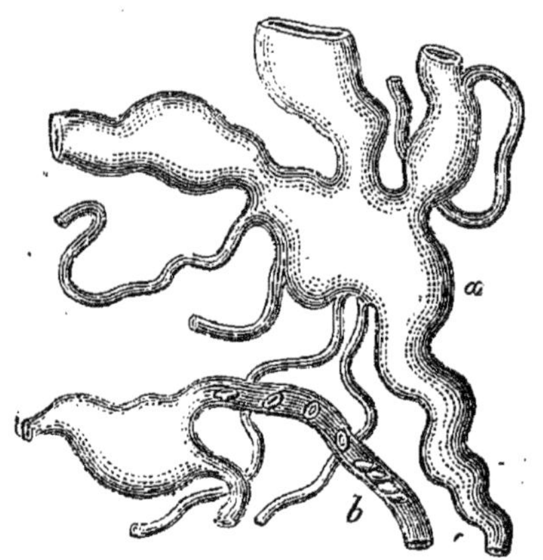

Fig. 3.

Troisième degré : ruptures. — Les parois des petits vaisseaux dilatés peuvent finir par se rompre, et alors le sang se creuse, dans le tissu conjonctif qui constitue le stroma de la tumeur, des cavités irrégulières qui communiquent toutes ensemble, et qui souvent communiquent avec plusieurs vaisseaux (*fig.* 4). Ces cavités, d'abord fort petites, et visibles seulement au microscope, peuvent s'agrandir outre mesure et former des poches spacieuses, larges de un et même de plusieurs millimètres. C'est alors que le tissu de la tumeur ressemble d'une manière frappante à celui du corps caverneux de la verge. On a élevé des doutes sur la réalité de cette structure caverneuse, indiquée par John Bell, et plus tard par Dupuytren, qui ont commis une erreur manifeste en s'efforçant de ramener toutes les tumeurs érectiles à ce type. Ils ont pris pour la règle ce qui n'est que l'exception, pour la lésion essentielle une altération consécutive, survenue pendant l'évolution du mal. Ils ont étudié surtout les

(1) Follin, *Traité de pathologie externe*, Paris, 1861, in-8°, p. 206.
(2) *Mém. de la Soc. de biologie*, 1853, sér. 1, t. V, p. 177.

tumeurs qui avaient fait de grands progrès, et qui étaient devenues assez inquiétantes pour nécessiter l'extirpation au bistouri. Or il est permis de croire que les tumeurs à structure caverneuse ont en général plus de tendance à s'accroître que les autres. Tant que les parois vasculaires conservent leur continuité, elles opposent une barrière à la force d'expansion du sang; mais lorsque celui-ci est épanché dans les tissus, lorsqu'il remplit des cavités privées de parois propres, il s'infiltre de proche en proche avec facilité, et les progrès du mal deviennent plus rapides. Il est donc naturel que la structure caverneuse soit d'autant plus fréquente qu'on examine des tumeurs plus avancées dans leur développement. Ainsi s'explique, en partie du moins, l'erreur des chirurgiens qui ont considéré cette disposition comme le caractère fondamental de toutes les tumeurs érectiles. Hâtons-nous d'ajouter toutefois que même les tumeurs les plus volumineuses sont loin de présenter toujours la structure d'un tissu caverneux. Celle-ci est assez exceptionnelle pour que beaucoup d'auteurs n'en aient jamais vu d'exemple bien caractérisé. Le plus souvent les cellules que l'on croit apercevoir sur la coupe, ne sont que les ouvertures des vaisseaux dilatés et divisés en travers. J'ai extirpé il y a une dizaine d'années une tumeur érectile veineuse de la lèvre inférieure, qui me parut au premier abord tout à fait conforme à la description donnée par Dupuytren; mais, en disséquant attentivement la pièce, je m'assurai que la tumeur n'était qu'un lacis vasculaire, et l'examen microscopique me montra que les cavités possédaient des parois propres semblables à celles des vaisseaux capillaires. Des observations plus ou moins analogues ont été faites un grand nombre de fois, et, par suite, on a été conduit à nier l'existence des tumeurs érectiles caverneuses. La vérité est entre cette opinion exclusive et l'opinion non moins exclusive de Dupuytren. L'état caverneux, quoique rare, a été constaté plusieurs fois par des observateurs dont la compétence reconnue ne peut laisser place à aucun doute. Il me suffira de citer deux faits que j'emprunte à MM. Lebert et Robin. Dans le cas de M. Lebert, il s'agissait d'une tumeur érectile volumineuse développée dans l'épaisseur du triceps brachial et dont le tissu, examiné à l'œil nu, présentait quelque ressemblance avec celui du placenta. Au microscope M. Lebert reconnut que cette masse morbide était constituée principalement par des capillaires dilatés, mais en plusieurs points des ruptures s'étaient produites, et avaient donné lieu à la formation de cavités multiples, aréolaires, représentées sur la figure 4 que j'emprunte au magnifique ouvrage de ce professeur (1). La tumeur étudiée par M. Robin existait dans l'épaisseur du muscle vaste interne de la cuisse. Les aréoles sanguines, larges de un à trois dixièmes de millimètre, étaient circonscrites par des faisceaux ou des lamelles de tissu conjonctif de formation nouvelle, mêlé d'éléments fibro-plastiques. « Il importe de noter, ajoute « M. Robin, que les bords de ces faisceaux, en contact avec le sang

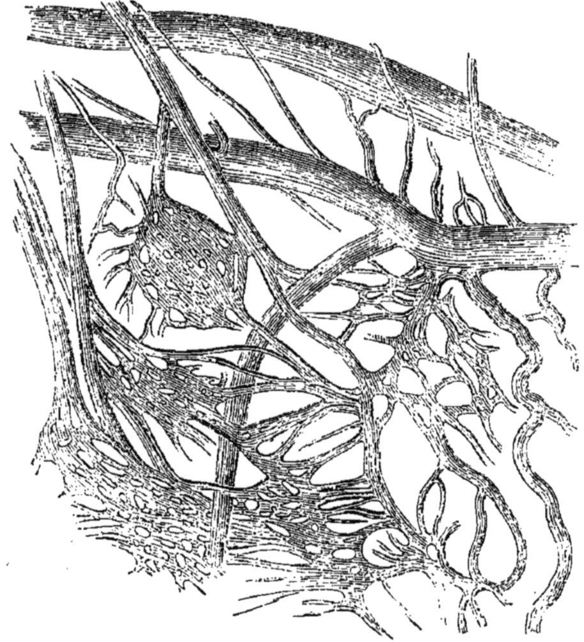

Fig. 4.

« des cavités qu'ils circonscrivent, ne sont pas très-nettement limités, « c'est-à-dire, ne sont pas tapissés d'une membrane,.... car on voit « des éléments fibro-plastiques fusiformes dont une portion fait « saillie et flotte dans la cavité des aréoles, avant qu'on ait exécuté « aucune dilacération (2). »

A ces deux observations qui me paraissent tout à fait décisives, j'en joindrai une troisième que j'ai recueillie à Saint-Foy en 1854. J'avais enlevé par une excision en V une tumeur érectile veineuse de la pointe de la langue, développée depuis trois ou quatre ans chez une femme d'une quarantaine d'années. Cette tumeur avait fait depuis quelques mois des progrès assez notables, et avait atteint le volume d'une petite noisette. N'ayant pas de microscope à ma dis-

(1) Lebert, *Traité d'anatomie pathologique générale et spéciale*, Paris, 1857, in-fol., t. I, p. 213, et pl. XXVII, fig. 14.

(2) *Mém. de la Soc. de biologie*, 1re série, t. V, p. 183.

position, je dus me borner à étudier à la loupe la structure de la tumeur. J'y trouvai des vaisseaux à parois veineuses, presque tous d'assez petit calibre. Quelques-uns cependant, ayant plus d'un millimètre de large, purent être fendus en long avec des ciseaux déliés: l'un d'eux présentait en un point de sa longueur quatre ou cinq ouvertures très-rapprochées, et peu régulières, à travers lesquelles je pus faire pénétrer un stylet d'Anel. Ces ouvertures communiquaient avec de petites cellules sanguines qui communiquaient toutes ensemble. Cet état caverneux n'occupait qu'une très-petite partie de l'étendue de la tumeur; partout ailleurs je ne trouvai que des vaisseaux dilatés. Il est probable que, si la tumeur était restée en place, l'état caverneux se serait développé de plus en plus.

Des trois degrés que je viens de décrire, le premier seul, caractérisé par la dilatation cylindrique des plus petits vaisseaux et par la formation de vaisseaux nouveaux, doit être considéré comme représentant la lésion fondamentale des tumeurs érectiles : les deux autres degrés se produisent éventuellement, lorsque les parois des vaisseaux, moins résistantes que de coutume, cèdent inégalement sous la pression du sang, en donnant lieu soit à des dilatations irrégulières, soit à des ruptures. Mais il ne faut pas conclure de cette division en degrés que les trois états susindiqués fassent nécessairement partie de l'évolution d'une tumeur érectile, ni qu'ils correspondent à des périodes déterminées, ni même qu'ils tendent à se succéder l'un à l'autre à mesure que le mal fait des progrès. Certaines tumeurs persistent un grand nombre d'années, soit en restant stationnaires, soit en acquérant un grand volume, sans que l'état des vaisseaux capillaires passe du premier au second ou au troisième degré. D'autres fois, on pourra observer les lésions du deuxième degré et même du troisième sur des tumeurs encore petites et récentes. Il ne me paraît même pas que le second degré soit un intermédiaire nécessaire entre le premier et le troisième. Les dilatations irrégulières des vaisseaux, en produisant un amincissement inégal, constituent sans doute une condition propre à favoriser la rupture ; mais celle-ci peut se produire aussi sur des vaisseaux cylindriques, et la figure 4, que j'ai empruntée à M. Lebert, montre je pense un exemple concluant de ce passage direct du premier degré au troisième. Enfin, les diverses parties d'une même tumeur peuvent présenter des lésions correspondant à des degrés différents. Ainsi, dans l'observation de M. Lebert, il est dit que les ruptures existaient seulement dans *quelques endroits;* dans le reste de la tumeur les vaisseaux n'étaient que dilatés, et il en était de même dans le cas qui m'appartient.

On ne doit donc pas chercher à établir une relation précise entre nos trois degrés et les phases de l'évolution clinique des tumeurs érectiles. Je rappellerai toutefois que la production des ruptures et le passage à l'état caverneux constituent une circonstance fâcheuse, en favorisant l'accroissement de la tumeur.

Parlons maintenant des *complications*. Les deux principales sont la dilatation des artères afférentes, et celle des veines qui ramènent au cœur le sang de la tumeur érectile. Cette dilatation s'effectue de proche en proche, c'est-à-dire qu'elle atteint d'abord les dernières ramifications artérielles ou veineuses qui alimentent la tumeur, et qu'elle se propage ensuite des ramuscules aux rameaux, des rameaux aux branches, quelquefois même, ce qui est fort rare, des branches aux troncs. Le plus souvent elle marche de front avec la propagation de la tumeur. Dans l'origine, celle-ci débute sur le réseau périphérique, et ne renferme par conséquent dans son sein ni artériole ni veinule ; mais lorsqu'elle se propage par voie de continuité aux parties adjacentes du réseau périphérique, elle rencontre nécessairement tôt ou tard des vaisseaux artériels ou veineux qu'elle enveloppe, et qui, dès lors, font partie de sa structure. Ce sont ces vaisseaux qui se dilatent. Leur dilatation, *en général*, ne s'étend pas au delà des limites de la production accidentelle, et cela permet d'extirper par l'instrument tranchant, presque sans hémorrhagie, des tumeurs érectiles qui saigneraient jusqu'à la mort si on se bornait à les inciser ; il suffit pour cela d'empiéter de quelques millimètres sur les tissus environnants ; on ne divise ainsi que des artères de très-petit calibre, qu'on peut même souvent se dispenser de lier, et on est tout surpris, en examinant la pièce, d'y trouver des artères beaucoup plus grosses que celles qu'on a atteintes dans l'opération. Cette circonstance, signalée d'abord par J.-L. Petit (1), et vérifiée depuis par tous les chirurgiens, est fort importante à connaître; mais il faut savoir que l'assertion de J.-L. Petit est un peu trop générale, et que la dilatation des vaisseaux remonte quelquefois beaucoup plus haut que la tumeur elle-même. Je reviendrai tout à l'heure sur cette question.

Il est quelquefois difficile de savoir si les vaisseaux volumineux

(1) J.-L. Petit, *Œuvres complètes*, édit. Pigné, Paris, 1837, in-8°, p. 442-445. Le chapitre où il est question des tumeurs érectiles (loupes variqueuses) fait partie des *Œuvres posthumes*, publiées pour la première fois en 1774.

que l'on trouve dans une tumeur érectile proviennent des artérioles et des veinules préexistantes ou des vaisseaux propres de la tumeur. L'état de leurs parois prouve qu'actuellement ce ne sont plus des capillaires. Ces parois, quoique ordinairement assez minces eu égard au calibre des vaisseaux, ont cependant une épaisseur notable ; elles sont assez résistantes pour qu'on puisse les disséquer; sous le microscope elles offrent la structure qui caractérise les artères ou les veines proprement dites, et il est tout simple de croire, au premier abord, qu'il s'agit d'une tumeur érectile compliquée de la dilatation des artères ou des veines correspondantes. Mais d'une part on sait que des vaisseaux de formation nouvelle, — et les vaisseaux nouveaux commencent toujours par être des capillaires, — peuvent avec le temps se dilater, s'hypertrophier et acquérir la structure des vaisseaux non capillaires (1) ; d'une autre part on trouve dans certaines tumeurs érectiles un si grand nombre de vaisseaux à structure artérielle ou veineuse, qu'il est impossible de les rapporter aux artères ou aux veines primitives de la région affectée. Au surplus je puis citer un cas où il était tout à fait certain que des vaisseaux primitivement capillaires s'étaient transformés en artères et en veines d'un calibre considérable. Lorsque mon ami, le professeur Denucé, de Bordeaux, était aide d'anatomie à la Faculté de médecine de Paris, j'ai vu dans son cabinet, à l'École pratique, une tumeur érectile du doigt médius, qui, ayant débuté par une tache, avait fini par donner lieu à des complications assez graves pour nécessiter d'abord la ligature de la radiale, puis l'amputation du bras. Cette dernière opération avait été faite par M. Michon ; et la pièce avait été injectée par M. Denucé. Les artères et les veines étaient dilatées non-seulement au niveau de la tumeur, mais encore dans toute l'étendue de la main et de l'avant-bras. La tumeur du doigt renfermait des vaisseaux nombreux et de volumes très-divers ; plusieurs avaient un calibre supérieur à celui d'une plume à écrire, avec des parois tout à fait semblables à celles des artères ; d'autres, bien moins volumineux, avaient des parois veineuses ; et, chose très-remarquable, quelques-uns de ces vaisseaux établissaient une communication directe, à plein canal, entre les artères et les veines. Or, tout vaisseau intermédiaire entre le système artériel et le système veineux fait nécessairement partie

(1) J'ai vu une artère d'un millimètre de large, qui s'étendait du sommet du poumon à la paroi thoracique, chez un phthisique. Ce vaisseau de formation nouvelle s'était développé à la suite des adhérences du poumon tuberculeux avec le cul-de-sac supérieur de la plèvre.

du réseau capillaire. Il est certain, par conséquent, que quelques-uns au moins des gros vaisseaux de la tumeur du doigt provenaient des capillaires primitifs, dilatés et hypertrophiés au point de s'être transformés en artères ou en veines.

Ainsi, les vaisseaux non capillaires des tumeurs érectiles peuvent provenir soit des capillaires hypertrophiés, soit des artères ou des veines des tissus envahis par le mal; mais il est souvent difficile, quelquefois impossible, de les rapporter à l'une de ces deux origines plutôt qu'à l'autre.

La dilatation des vaisseaux artériels ou veineux des tumeurs érectiles peut, à la longue, devenir très-considérable. Le plus souvent les parois de ces vaisseaux sont assez minces eu égard à leur calibre, ce qui facilite les progrès ultérieurs de la dilatation; en outre elles peuvent présenter un grand nombre d'orifices arrondis, inégaux, très-rapprochés les uns des autres, et rappelant l'aspect d'un crible irrégulier. Cet état cribleux peut exister sur les artères ou sur les veines. De là les noms de *veino-criblure* et d'*artério-criblure* employés par Gerdy pour désigner les tumeurs qui ont subi cette altération. L'état cribleux s'observe rarement; je n'ai pas eu l'occasion de l'étudier en grand, mais les cinq ou six petites perforations qui existaient sur la paroi d'une veine dilatée, dans la tumeur de la langue dont j'ai déjà parlé (voy. plus haut, p. 185), constituaient certainement le premier degré de l'état cribleux des veines, et je n'ai dès lors aucun motif pour élever des doutes sur l'exactitude des observations où il est dit que la criblure existait sur des vaisseaux artériels ou veineux d'un calibre plus considérable.

J'ai parlé jusqu'ici de la dilatation des vaisseaux contenus dans l'épaisseur même de la tumeur. Je dois étudier maintenant celle qui se manifeste, en dehors de la tumeur, sur les veines qui en partent, ou sur les artères qui s'y rendent.

La dilatation des veines émergentes n'est pas fort rare; mais il est rare qu'elle s'étende jusqu'à une grande distance. Elle se présente en général sous la forme de varices plus ou moins tortueuses, d'où partent des veines encore dilatées, mais rectilignes, dont le calibre diminue graduellement et qui vont se rendre dans l'une des veines normales de la région. Quelquefois même les veines variqueuses dont nous parlons reprennent brusquement, à très-peu de distance de la tumeur, un calibre très-petit, et alors aucun vaisseau dilaté d'une manière appréciable ne fait suite au paquet variqueux qui entoure la tumeur. Ainsi, dans l'observation déjà citée de M. Robin (voy. plus haut, p. 185), la tumeur érectile, grosse seulement comme une cerise, était située dans l'épaisseur du muscle vaste interne. « Elle adhérait à un grand nombre de petites veines « dont les plus grosses avaient le volume d'une plume de corbeau, et « qui toutes avaient l'aspect variqueux. Elles se *perdaient dans l'é-* « *paisseur du muscle auquel elles appartenaient* (1). »

Ces veines étaient donc primitivement des veinules extrêmement petites, qui s'étaient dilatées ensuite de proche en proche jusqu'à une petite distance de la tumeur.

La dilatation consécutive et l'état variqueux des veines émergentes s'expliquent aisément par la distension qui résulte de l'arrivée d'une trop grande quantité de sang. Il est clair, en effet, qu'au niveau de la tumeur les vaisseaux capillaires dilatés établissent entre les artères et les veines une communication plus large qu'à l'état normal. Le passage du sang est donc facilité, et il est même très-probable d'après cela que l'ampliation des veines émergentes doit être un phénomène constant; mais ce phénomène n'est pas toujours apparent; il ne le devient que lorsqu'il est assez prononcé pour donner un calibre notable à des veinules presque invisibles. Les différences très-grandes qui existent sous ce rapport entre les diverses tumeurs érectiles dépendent sans doute en grande partie de la constitution individuelle du système veineux, comme cela a lieu pour la production des varices ordinaires mais elles dépendent probablement encore de l'état particulier des vaisseaux de la tumeur érectile, du nombre et de la largeur des tubes vasculaires qui font communiquer les artères avec les veines.

La dilatation des veines émergentes ne s'observe ordinairement que dans le cas de tumeurs érectiles veineuses. On a vu cependant quelquefois des tumeurs artérielles donner lieu à cette complication, mais toujours alors la dilatation des artères précède celle des veines et en est la cause déterminante. Sur la pièce déjà mentionnée de M. Denucé, les veines du doigt médius, de la main et de la partie inférieure de l'avant-bras étaient énormément dilatées; mais elles communiquaient à plein canal avec les artères, et l'ampliation dont elles étaient le siége était comparable à celle qui accompagne l'anévrysme artério-veineux.

L'existence de varicosités ou de varices véritables autour des tumeurs érectiles ne constitue en général qu'une complication de peu de gravité. Les veines dilatées reprennent promptement leur calibre normal lorsque la tumeur est traitée par des méthodes obli-

(1) *Mém. de la Soc. de biologie*, 1re série, t. V, p. 183, année 1853.

térantes, et ne donnent lieu à aucune hémorrhagie lorsqu'on a recours à l'extirpation.

La dilatation consécutive des artères afférentes est au contraire une complication fort sérieuse, qui, d'une part, modifie les symptômes et aggrave la marche du mal, qui, d'autre part, rend le traitement plus difficile, et peut même rendre très-dangereuse l'application de la plupart des méthodes opératoires.

La dilatation des artères afférentes s'effectue de proche en proche ; elle peut s'étendre jusqu'à une très-grande distance, et acquérir des proportions effrayantes. Tandis que la complication précédente est l'apanage presque exclusif des tumeurs érectiles *veineuses*, celle-ci, au contraire, appartient presque exclusivement aux tumeurs érectiles *artérielles*. Il est extrêmement rare qu'une tumeur érectile bleue, quelque progrès qu'elle fasse, donne lieu à une dilatation notable des artères afférentes. Je n'en connais que deux exemples. L'un, rapporté très-sommairement par M. Porta, est relatif à un homme de quarante ans, qui avait au menton une tache *vineuse* congénitale. L'action irritante du rasoir modifia cette tumeur érectile « qui se transforma en un anévrysme par anastomose, accompagné d'un frémissement manifeste » (1). Or, les taches de vin sont des tumeurs érectiles veineuses, et le frémissement appréciable à la main est un phénomène dû à la dilatation des artères. Le second fait, beaucoup plus important, a été présenté à la Société de chirurgie par M. Demarquay. Une jeune fille était venue au monde avec une tache lie-de-vin, manifestement veineuse, qui occupait la partie moyenne du front. Vers l'âge de douze à treize ans, cette affection, qui était restée jusqu'alors stationnaire, commença à faire des progrès, se propagea à la paupière supérieure, et donna lieu à une tumeur *pulsatile*, qui en peu d'années atteignit un volume considérable (8 centimètres sur 5). Lorsque la malade, âgée de vingt-un ans, fut présentée à la Société, la tumeur était le siége de battements évidents, d'un frémissement appréciable au toucher, d'un bruit de souffle très-marqué, et M. Lebert fit remarquer que les artères du voisinage, dilatées et flexueuses, commençaient à devenir cirsoïdes. Ce qu'il y a de plus remarquable, c'est que la peau conservait encore la couleur violacée qui caractérise les tumeurs érectiles veineuses (2). Il s'agissait donc d'une tumeur veineuse compliquée de dilatation artérielle. Mais ce fait est tout à fait exceptionnel.

(1) L.-Porta, *Dell' angectasia*, Milano, 1861, in-4°, p. 6.

(2) *Bulletins de la Société de chirurgie*, 1re série, t. III, p. 19-21 (14 juillet 1852).

La dilatation artérielle, à proprement parler, existe probablement dans tous les cas de tumeurs érectiles ; car la présence de la tumeur ouvre au sang un passage plus libre qu'à l'état normal, et il est difficile que les artérioles afférentes ne finissent pas par s'élargir un peu ; mais cette dilatation ne devient appréciable, et ne mérite d'être prise en considération que lorsqu'elle est assez prononcée pour modifier plus ou moins la marche et les symptômes de la tumeur.

Le premier phénomène caractéristique est la production d'une pulsation plus ou moins obscure, plus ou moins manifeste. On a voulu faire une classe à part des tumeurs qui présentent ce symptôme ; quelques auteurs ont réservé pour elles le nom d'*anévrysme par anastomose*, et de là est venue l'opinion que les véritables tumeurs érectiles ne présentent jamais de pulsations. Il ne s'agit que de s'entendre sur les mots ; il est bien clair que si l'on refuse le nom d'érectiles à toutes les tumeurs pulsatiles, par cela seul qu'elles sont pulsatiles, il ne restera plus dans le groupe des tumeurs érectiles proprement dites, que des tumeurs sans pulsations. Mais cette distinction est tout à fait arbitraire. Toutes les fois que les prétendus anévrysmes par anastomose occupent une situation assez superficielle pour qu'on puisse en étudier les débuts, on reconnaît qu'avant la période des pulsations, il y a eu une première période, souvent très-longue, où la tumeur ne présentait point de battements. Ceux-ci sont survenus ultérieurement, par suite d'une complication éventuelle, qui a aggravé la marche du mal, mais qui n'en a point changé la nature.

Les pulsations étant produites par l'arrivée du sang artériel, il est tout naturel qu'elles se manifestent lorsque les petites artérioles sur lesquelles se brise ordinairement la force saccadée de la colonne sanguine viennent à se dilater, et qu'elles s'accroissent d'autant plus que la dilatation remonte plus haut sur le trajet des artères.

Signalons aussi comme possible la production d'un bruit de souffle, mais hâtons-nous d'ajouter que ce symptôme est beaucoup plus rare que la pulsation.

A un degré plus avancé, la dilatation des artères afférentes ne se borne plus à modifier les symptômes et la marche de la tumeur. Elle devient par elle-même la source de symptômes et d'accidents spéciaux. Les artères ne se dilatent pas seulement dans le sens transversal ; elles s'allongent en formant des flexuosités, des tire-bouchons, des anneaux, et même de véritables tumeurs distinctes de la tumeur primitive et comparables, quant à la disposition, aux paquets variqueux ; cette ressemblance a donné lieu aux noms de *varices artérielles*, d'*anévrysmes cirsoïdes*, sous lesquels on désigne les vaisseaux artériels ainsi développés.

L'état cirsoïde des artères peut remonter bien au delà des limites de la tumeur érectile ; et cette complication est tellement grave, qu'elle fait en quelque sorte oublier la lésion qui en a été le point de départ. Je suis loin de nier l'existence des varices artérielles comme lésion idiopathique et primitive. Mais il est certain que cette affection est souvent, je crois même pouvoir dire le plus souvent, consécutive à la présence d'une tumeur érectile artérielle. Cela résulte déjà des observations relatives aux varices artérielles des membres, de la face et du front. Cette étiologie paraît faire défaut, il est vrai, dans beaucoup de cas de varices artérielles du cuir chevelu, mais une tumeur érectile cachée sous les cheveux peut échapper à l'attention des malades, jusqu'au jour où surviennent les battements, et où l'affection revêt la marche des anévrysmes cirsoïdes.

Au surplus, je ne dois pas m'occuper ici de la fréquence relative des varices artérielles primitives, et de celles qui sont consécutives à la présence d'une tumeur érectile. Il me suffit de constater que les tumeurs érectiles artérielles peuvent donner lieu à des anévrysmes cirsoïdes qui, d'abord limités aux artérioles les plus voisines, peuvent ensuite, de proche en proche, remonter jusque sur les troncs, et se propager à toutes les artères d'une région.

Un des points les plus remarquables de l'histoire des anévrysmes cirsoïdes du cuir chevelu, c'est la ressemblance considérable et quelquefois tout à fait trompeuse, qui existe entre ces tumeurs et les anévrysmes artério-veineux. Dans les deux cas, les artères sont dilatées de la même manière, elles peuvent l'être au même degré, dans toute l'étendue des téguments du crâne, et donner lieu à des symptômes presque identiques. En outre, dans les deux cas, les veines de la région peuvent devenir variqueuses et pulsatiles. Le diagnostic de ces deux affections repose aujourd'hui sur des caractères assez précis, mais pendant longtemps on les a confondues l'une avec l'autre, et on ne sait comment il faut interpréter certaines observations publiées il y a seulement une vingtaine d'années (1). Rien ne semble plus différent au premier abord que la

(1) Voyez le Mémoire d'Alphonse Robert, intitulé : *Considérations pratiques sur les varices artérielles du cuir chevelu*, Paris, 1851, broch. in-8°.

cause traumatique de l'anévrysme artério-veineux, et le petit nævus congénital ou accidentel, qui est souvent le point de départ des varices artérielles. Il faut cependant qu'il y ait quelque chose de commun entre ces deux causes, au point de vue de leur mode d'action sur les vaisseaux environnants, et ceci va nous permettre sinon d'expliquer le mécanisme de la dilatation cirsoïde des artères qui aboutissent aux tumeurs érectiles, du moins de fournir l'un des éléments de cette explication.

Tout le monde sait que les individus atteints depuis plusieurs années d'anévrysme artério-veineux du pli du coude, ont ordinairement l'artère humérale dilatée et plus ou moins flexueuse. Cette dilatation, qui s'accompagne d'un amincissement considérable, peut remonter jusque sur l'artère axillaire, jusque sur la sous-clavière, et j'ai même présenté à la Société de chirurgie un cas où elle s'étendait jusqu'au tronc brachio-céphalique. Dans ce dernier cas, l'artère humérale, le long du bras, était beaucoup plus grosse que le corps de l'humérus, et n'avait pas moins de 86 millimètres de circonférence (1), mais elle reprenait son calibre normal immédiatement au-dessous de la phlébartérie (ou orifice artério-veineux). La dilatation affecte toujours *exclusivement* les parties du système artériel qui sont situées entre le cœur et la phlébartérie ; elle se produit sur le trajet du sang que le cœur lance directement dans les veines à travers cette ouverture accidentelle, et il est impossible de l'attribuer à une distension purement mécanique, puisque la colonne sanguine, trouvant un libre passage dans les veines, exerce sur les parois artérielles une pression moindre qu'à l'état normal. Ce n'est donc pas parce que la pression est augmentée, que les artères se dilatent, mais parce que la résistance de leurs parois est diminuée ; et il n'est pas nécessaire d'expliquer ce fait, pour constater que la nutrition régulière des parois artérielles exige une certaine pression, au-dessous de laquelle elles deviennent le siége d'une sorte d'atrophie. Ayant ainsi perdu une partie de leur résistance, elles se laissent distendre et amincir par la pression de la colonne sanguine. Il y a, il est vrai, une circonstance qui atténue les conséquences de cette altération des parois artérielles : c'est qu'elles sont soumises à une tension moins forte qu'à l'état normal. Mais ces deux phénomènes, la diminution de la tension, et la diminution de la résistance des parois, quoique liés l'un à l'autre par une

(1) *Bull. de la Soc. de chirurgie*, 2e série, t. IV, p. 392-402, sept. 186?. Voyez la figure, p. 397.

relation de causalité, ne sont pas nécessairement en proportion l'un de l'autre. Le premier est la cause du second, mais une cause déterminée ne produit pas des effets identiques chez tous les individus. Voilà pourquoi la dilatation de l'artère au-dessus d'une phlébartérie présente de si grandes variétés. Cette dilatation est quelquefois presque insignifiante, même au bout d'un grand nombre d'années. D'autres fois elle est très-considérable, et l'exemple que j'ai cité plus haut prouve qu'elle peut aller jusqu'à donner à l'artère humérale un calibre bien supérieur à celui de l'aorte descendante. Tantôt, elle n'occupe sur la longueur du vaisseau qu'une étendue de quelques centimètres ; tantôt, au contraire, elle remonte de proche en proche jusqu'au voisinage du cœur. Ces variations dépendent sans doute en partie de la largeur de l'orifice phlébartérique ; mais elles dépendent surtout de la constitution individuelle du système artériel.

On a cherché à expliquer autrement l'amincissement et la dilatation des artères au-dessus des anévrysmes artério-veineux. Breschet supposait que le sang veineux refluait dans l'artère au moment de la diastole du cœur, que le contact de ce sang veineux avait la propriété de donner aux parois artérielles une structure analogue à celle des parois veineuses, et que l'amincissement et la dilatation des artères étaient la conséquence de cette transformation. C'est un contre-sens de physiologie et même de physique, ainsi que je l'ai démontré ailleurs (1). J'ai admis dans mon *Traité des anévrysmes* une autre explication à laquelle je me vois obligé de renoncer aujourd'hui. On sait que le calibre des vaisseaux, toutes choses égales d'ailleurs, tend à se mettre en harmonie avec la quantité de sang qui les traverse. C'est ainsi que se développent les artères d'un utérus gravide ou d'une tumeur qui s'accroît. Or, l'existence d'une phlébartérie facilite l'écoulement du sang artériel et augmente la quantité de sang qui dans un temps donné traverse l'artère blessée ; j'avais donc supposé que cela pouvait expliquer la dilatation de ce vaisseau (2), mais le fait récent que j'ai observé m'a démontré l'insuffisance de cette explication. Les artères dilatées par le passage du sang conservent la structure des vaisseaux normaux. Elles ne s'amincissent pas ; bien au contraire leurs parois s'épaississent en proportion de l'accroissement de leur calibre. Or, dans la phlébartérie ces parois deviennent plus minces qu'elles ne

(1) Broca, *Des anévrysmes et de leur traitement*, Paris, 1856, in-8°, p. 70.
(2) *Loc. cit.*, p. 78.

l'étaient avant la dilatation; elles sont le siége d'une altération de nutrition, d'une atrophie qui contraste avec l'hypertrophie constatée dans les cas précédents. Cette altération de nutrition était d'ailleurs rendue évidente, chez mon malade, par la production d'un anévrysme fusiforme gros comme un œuf de poule, qui s'était développé sur le tiers supérieur de l'artère humérale, longtemps après la saignée malheureuse qui avait donné lieu à la formation de l'anévrysme artério-veineux du pli du bras. Si maintenant l'on se demande comment la présence d'une phlébartérie peut troubler la nutrition des parois du tronc artériel correspondant, si l'on cherche en quoi les conditions normales s'y trouvent perverties, on trouve que ces conditions n'ont subi qu'un seul changement, résultant de la diminution de la tension du vaisseau. Il ne serait pas impossible de montrer que la diminution de la tension artérielle, c'est-à-dire de l'amplitude des oscillations qui correspondent à la diastole et à la systole, est un trouble fonctionnel, équivalent à celui qui fait atrophier les organes dont les fonctions sont diminuées. Mais ces rapprochements ne sont pas nécessaires, il nous suffit de constater que les artères sont appelées à vaincre par leur contractilité plus encore que par leur élasticité la résistance des capillaires, que lorsque le sang qui les traverse trouve un écoulement anormal qui équivaut à la diminution de cette résistance, leur contractilité n'est plus sollicitée à un degré suffisant, et que dès lors leur tunique contractile ou musculaire subit une atrophie plus ou moins considérable.

Maintenant, personne n'ignore que les artères les plus petites sont les plus contractiles; plus le calibre de ces vaisseaux décroît, et plus s'accroît l'épaisseur relative de leur couche musculaire. — Et s'il est vrai que la production de l'état cirsoïde au-dessus d'une phlébartérie, soit la conséquence de la diminution de la contractilité artérielle, on doit s'attendre à voir cet état cirsoïde prendre des proportions relatives d'autant plus grandes que l'artère lésée est moins volumineuse. On sait en effet que les anévrysmes variqueux des petites artères du cuir chevelu donnent lieu à des dilatations artérielles énormes, qui, d'anastomose en anastomose, peuvent s'étendre à tout le réseau des artères de la voûte du crâne.

Ceci va nous conduire à l'explication de l'état cirsoïde qui se manifeste quelquefois sur les artères nourricières des tumeurs érectiles, et qui, de branche en branche, peut remonter jusqu'à une grande distance. L'examen anatomique nous a montré que le réseau capillaire est considérablement dilaté au niveau de ces tumeurs. La communication des artères avec les veines se trouve ainsi rendue plus facile, et nous trouvons ici, en petit, des conditions comparables à celles qui résultent de l'existence d'une phlébartérie. Il n'est donc pas surprenant que les artères afférentes se dilatent et s'allongent par un mécanisme analogue, et si quelque chose a lieu de nous étonner, c'est que ce phénomène ne soit pas constant. Mais nous rappellerons d'abord que, dans l'anévrysme variqueux, la même cause ne produit pas constamment les mêmes effets ; que le degré de dilatation des artères est extrêmement variable, et que ces variations dépendent principalement de la constitution individuelle du système artériel. Nous devons donc nous attendre déjà à trouver, dans le cas de tumeurs érectiles, des variations analogues. En outre, l'état particulier des vaisseaux de la tumeur, la largeur des capillaires dilatés, la situation et l'étendue du réseau vasculaire anormal, constituent des conditions extrêmement variables. Il y a des tumeurs érectiles rouges, il y en a de bleues. Cela veut dire que le sang traverse les premières plus rapidement que les secondes, puisque dans les tumeurs rouges il parcourt tout le réseau capillaire, sans avoir le temps de s'y désoxygéner, tandis qu'il a déjà perdu le caractère du sang artériel lorsqu'il arrive dans les tumeurs bleues ; et ces différences, relatives au plus ou moins de rapidité du passage, dépendent évidemment de l'inégale résistance que le liquide rencontre sur son chemin. Or, la diminution de la tension des artères afférentes est proportionnelle à la diminution de la résistance que le réseau capillaire oppose à l'écoulement du sang. La tension artérielle est donc diminuée d'une manière plus notable aux abords des tumeurs érectiles rouges, qu'aux abords des tumeurs érectiles bleues, et si notre théorie est fondée, la dilatation des artères afférentes doit se produire bien plus aisément dans les premières que dans les dernières. C'est ce que l'expérience a effectivement démontré. Cette dilatation ne s'observe que très-exceptionnellement dans les tumeurs érectiles veineuses, tandis qu'elle est malheureusement assez fréquente dans les tumeurs artérielles.

Le cas le plus favorable à la dilatation des artères est celui où la circulation artérielle et la circulation veineuse communiquent le plus largement et le plus directement au niveau de la tumeur. Dans l'observation déjà citée de MM. Michon et Denucé, l'ampliation du réseau capillaire du doigt était devenue telle que les artères et les veines de ce doigt communiquaient à plein canal par des troncs presque aussi gros qu'une plume à écrire ; les artères de l'avant-bras et de la main se trouvaient donc placées, sous le rapport de la tension, dans des conditions tout à fait comparables à celles que produit un anévrysme artério-veineux; et ces artères avaient effectivement subi une dilatation énorme, qui, d'abord limitée à la région du doigt, avait de proche en proche, à mesure que les vaisseaux communiquants du doigt s'élargissaient, gagné les artères de la main, du poignet, et de l'avant-bras. Les parois de ces vaisseaux étaient atrophiées et amincies, il s'était même formé sur le trajet de la cubitale un anévrysme artériel fusiforme, du volume d'une noix. C'est un nouveau point de ressemblance entre les dilatations artérielles qui compliquent les tumeurs érectiles, et celles qui se produisent au-dessus des anévrysmes artério-veineux, car on n'a pas oublié qu'un anévrysme fusiforme, gros comme un œuf de poule, s'était formé sur le tiers supérieur de l'artère humérale dans le cas de phlébartérie du pli du coude, que j'ai déjà mentionné (voir plus haut, page 194). J'ajoute que, sur la pièce injectée par M. Denucé, les veines du doigt, de la main et de l'avant-bras, étaient devenues énormes, comme cela a lieu du reste toutes les fois que le sang artériel fait directement irruption dans le système veineux.

Le parallèle que je viens d'établir entre les anévrysmes variqueux, les anévrysmes cirsoïdes et les tumeurs érectiles compliquées d'artériectasie, me semble jeter un jour nouveau sur les causes, jusqu'ici fort obscures, qui président à la dilatation passive des artères. On me pardonnera peut-être la longueur de cet exposé, si l'on songe que la dilatation artérielle est la complication la plus grave des tumeurs érectiles, et que beaucoup d'auteurs ont même, d'après cela, cherché à faire une espèce à part, sous le nom d'*anévrysmes par anastomose*, des tumeurs érectiles qui présentent cette complication. Il m'a paru utile d'établir que l'anévrysme par anastomose n'est ni une espèce particulière, ni même une variété primitive de l'espèce des tumeurs érectiles, qu'il n'est qu'une tumeur érectile altérée, que cette altération survient non pas nécessairement mais *naturellement*, par suite de l'exagération de conditions communes, sans doute, à toutes les tumeurs érectiles, mais développées surtout dans les tumeurs érectiles artérielles, et que celles-ci, par conséquent, pouvant toujours passer à l'état d'anévrysmes par anastomose, ne doivent pas être abandonnées à elles-mêmes.

Reprenons maintenant l'étude anatomo-physiologique des tumeurs érectiles. Nous avons décrit la structure et la formation de ces tumeurs ; nous avons parlé des complications qui peuvent survenir, pendant leur évolution, soit dans leurs vaisseaux propres, soit dans les vaisseaux environnants, et qui jouent, dans leur accroissement, un rôle considérable. Il nous reste à indiquer d'autres modifications de structure qui ont une signification toute différente, puisqu'elles peuvent même jouer un rôle curatif, en amenant l'atrophie de la production accidentelle, ou en la transformant d'une manière avantageuse. Ce sont : le passage à l'état graisseux, le passage à l'état fibreux, les oblitérations vasculaires, et l'altération kystique.

On a vu plus haut (page 181) que les tumeurs érectiles renferment un stroma fibrillaire où se trouvent souvent quelques vésicules de tissu adipeux. Le nombre de ces vésicules peut s'accroître indéfiniment, à tel point que la tumeur présente sur les coupes fraîches une couleur d'un rouge orangé, qui devient jaune après le lavage. Walther a décrit cette variété sous le nom de *nævus lipomatodes*. Lorsqu'une tumeur érectile est ainsi modifiée dans toute son étendue, elle perd presque entièrement ses premiers caractères, et se rapproche beaucoup de la nature des lipômes. Elle ne cesse pas toujours de s'accroître pour cela, mais elle n'a plus de tendance à se propager, ni à se compliquer de dilatations vasculaires. Au surplus, il est rare que l'altération adipeuse soit générale. Elle peut même n'occuper qu'une petite partie de l'étendue de la tumeur. L'altération graisseuse peut se manifester aussi sous une autre forme, que M. Lebert a étudiée plusieurs fois, et dont j'ai vu un exemple. Au lieu de vésicules adipeuses formant un tissu adipeux, on trouve dans le stroma une abondante infiltration de granulations graisseuses. Ces modifications de structure ne s'observent guère que dans les tumeurs érectiles veineuses.

Le passage à l'état fibreux, au contraire, s'observe de préférence dans les tumeurs érectiles artérielles ; mais hâtons-nous d'ajouter qu'il se présente aussi quelquefois dans les tumeurs veineuses. Le tissu cellulo-fibreux qui constitue la base du stroma, s'hypertrophie et se rétracte, étreignant, étouffant, et finissant même par oblitérer les vaisseaux interposés. Par suite de cette rétraction, la tumeur perd chaque jour de son volume. Elle cesse d'être érectile. Il reste à sa place une masse inodulaire beaucoup plus petite qu'elle, et celle-ci peut même ensuite se résorber à son tour. La rétractilité du tissu fibreux qui est l'agent de cette guérison, permet déjà de présumer qu'il est d'origine inflammatoire. Il serait peut-être imprudent d'affirmer qu'il l'est toujours ; mais l'intervention de l'inflammation, ou d'une cause capable de provoquer l'inflammation, est manifeste dans le plus grand nombre des cas. Cette inflammation est tantôt la conséquence d'une ulcération spontanée, tantôt d'une contusion ou d'un froissement, tantôt enfin d'une manœuvre chirurgicale calculée, car plusieurs méthodes ont précisément pour but d'imiter le mécanisme des guérisons naturelles.

Dans les tumeurs veineuses qui renferment des veines volumineuses, l'inflammation donne lieu quelquefois à la formation de concrétions sanguines à demi pierreuses, de *phlébolithes* tout à fait semblables à ceux qui se produisent dans les paquets variqueux des membres inférieurs. Ces phlébolithes oblitèrent les vaisseaux qu'ils occupent, mais comme ils sont toujours en petit nombre, ils ne suffisent pas pour amener la guérison de la tumeur érectile.

Une autre altération, plus curieuse que les précédentes, quoique probablement due à la même origine, est constituée par la formation de petits kystes, assez nombreux quelquefois pour transformer entièrement la tumeur.

Le premier auteur, je pense, qui ait parlé des kystes des tumeurs érectiles est Cæsar Hawkins. Il en a cité trois exemples dans sa leçon clinique du 19 mai 1846 (1). La première observation est relative à un enfant de 7 ans atteint depuis sa naissance d'une grosse tumeur sanguine, dont le siége n'est pas indiqué. La tumeur ayant en peu de temps fait de grands progrès et acquis plusieurs pouces de diamètre, Hawkins se décida à l'enlever par la ligature. En la disséquant il y trouva 1° des vaisseaux dilatés comme dans les tumeurs érectiles ordinaires ; 2° des cavités pleines de sang, situées sur le trajet des vaisseaux et formées par la dilatation de leurs parois ; quelques-unes renfermaient des caillots. 3° Enfin un certain nombre de kystes séreux ayant en moyenne le volume d'un pois. Hawkins pensa que ces kystes s'étaient formés hors des vaisseaux, dans le tissu conjonctif de la tumeur. Dans la deuxième observation, empruntée à Babington, on trouva un kyste du volume d'une noix au centre d'une tumeur érectile ; pas d'autres renseignements. Le troisième fait est plus douteux parce que l'examen anatomique de la tumeur n'a pas été fait. Il s'agit d'une jeune fille de 17 ans qui était venue au monde avec deux tumeurs sous-cutanées de la partie supérieure de l'avant-bras. Il survint des accidents inflammatoires, les tumeurs s'accrurent, et la supérieure atteignit le volume d'une orange. Hawkins reconnut l'existence de kystes qu'il vida par la ponction ; la narration s'arrête là. Ce qui manque dans

(1) *London Medical Gazette*, vol. XXXVII, p. 1025-1027, Lond., 1846, in-8°.

cette observation, c'est la preuve que les tumeurs fussent primitivement érectiles. Cela est assez probable, parce qu'elles étaient congénitales, mais cela n'est pas certain, attendu qu'il y a des kystes congénitaux.

M. Costilhes a recueilli, en 1843, une observation beaucoup plus complète, qu'il a consignée, en 1851, dans un mémoire lu à la Société de médecine de Paris. Une tumeur érectile artérielle de la racine du nez, traitée d'abord par la pâte de Vienne, puis par les sétons multiples, avait subi, à la suite de cette dernière opération, une diminution évaluée à un cinquième de son volume. Au bout de quelques mois, voyant qu'elle n'entrait pas en résolution, on se décida à l'enlever. Elle était grosse comme une noisette, de couleur rosée et uniformément molle. « On n'y reconnaît pas les points traversés par les fils. Le tissu est formé d'*une foule de petits corpuscules hydatiformes*, faisant corps, communiquant sans doute entre eux ; dans quelques points ces vésicules sont plus considérables; on reconnaît dans d'autres, près de la circonférence, de véritables vaisseaux (1). » M. Costilhes n'émet aucune hypothèse sur la cause de cette transformation singulière.

M. Lebert ne connaissait pas encore ce fait lorsque, vers 1850, étudiant une tumeur érectile du bras, grosse comme un œuf de dinde, et provenant du service de Roux, à l'Hôtel-Dieu, il y trouva un certain nombre de cavités distendues par de la sérosité. Il supposa que ces kystes étaient de la nature de ceux qu'il a si bien décrits sous le nom de kystes *lacuneux*, et qui se forment dans des espèces de bourses muqueuses interposées entre les divers lobes de certaines tumeurs. Mais cette explication, applicable peut-être au cas observé par M. Lebert, ne peut évidemment pas être invoquée lorsque toute la tumeur est transformée en kystes (2).

Une théorie plus générale et probablement plus exacte a été émise par M. Holmes Cootes, dans un mémoire sur les tumeurs érectiles, publié en 1852 dans *The London Medical Gazette*. Une tumeur érectile veineuse de la paroi abdominale, existant depuis quatre ans chez un jeune homme de 20 ans, et ayant été soumise à de fréquentes cautérisations, fut extirpée en 1845 par M. Lawrence. On y trouva des canaux tortueux qui renfermaient non du sang, mais un liquide séreux, d'un jaune rougeâtre, où le microscope

(1) Costilhes, *Du nævus maternus et des tumeurs érectiles*, Paris, 1851, broch. in-8°, p. 31 (*Extrait de la Revue médicale*).

(2) Lebert, *Traité d'anatomie pathologique générale et spéciale*, t. I, p. 213, obs. 83, et pl. XXVII, fig. 10-17, Paris, 1857, in folio.

découvrit une petite quantité de globules sanguins altérés et ébréchés sur leurs bords. Ces tubes flexueux, dont les parois présentaient l'aspect et la minceur des parois veineuses, étaient évidemment formés aux dépens des veines de la tumeur. Ils avaient cessé pourtant de communiquer avec ces dernières, puisqu'ils renfermaient un liquide bien différent du sang. M. Holmes Cootes pensa donc, avec raison, que des veines tortueuses et dilatées avaient fini par contracter des adhérences les unes avec les autres; que des portions de tubes, contenant du sang, avaient été interceptées, isolées par ces adhérences et transformées en cavités closes, qu'enfin les parois de ces kystes étaient devenues le siége d'une absorption et d'une exhalation qui avaient modifié peu à peu la nature du liquide emprisonné (1). Cette théorie est parfaitement correcte. La forme tubulaire et tortueuse des kystes prouvait évidemment qu'ils s'étaient formés dans des cavités vasculaires, et non dans le stroma cellulo-fibreux de la tumeur. La présence de globules sanguins était d'ailleurs décisive. Ces globules avaient en outre subi l'altération particulière que l'on observe dans les kystes plus ou moins séreux consécutifs à des extravasations de sang.

Quelques mois après la publication du travail de M. Holmes Cootes, M. Bickersteth publia dans le *Monthly Journal*, d'Édimbourg, un fait moins évident, mais fort remarquable encore. Ce chirurgien enleva, par la ligature à ciel ouvert, sur une petite fille de 18 mois, une tumeur érectile de la partie postérieure de l'épaule, traitée sans succès par la compression et devenue presque aussi grosse que le poing. Un fragment de la tumeur fut excisé au moment de l'opération pour être soumis à l'étude anatomique. On y trouva plusieurs cavités closes, contenant du sang fluide plus ou moins décoloré. La plupart de ces kystes étaient un peu plus gros que des grains de chènevis; mais quelques-uns étaient gros comme des pois, et ceux-là renfermaient une sérosité simplement colorée par le sang. Tous étaient sphériques et tapissés d'une membrane mince, lisse et brillante. M. Bickersteth ne put découvrir aucune connexion entre ces kystes et les vaisseaux de la tumeur, mais la nature de leur contenu ne lui permettait pas de douter de leur origine, et il admit sans hésitation la théorie de M. Holmes Cootes (2).

(1) Holmes Cootes, *On Nævi Materni and Dilatations of the Vessels of the Integument*, dans *London Medical Gazette*, 2e sér., vol. X, p. 415 (1850).

(2) Bickersteth, *Large Subcutaneous Nævus in process of undergoing a peculiar Transformation*, dans *Monthly Journal of Edinburgh*, juin 1853, vol. XVI, p. 513.

Dans les deux cas qui précèdent, la présence des globules sanguins prouvait sans réplique que les kystes s'étaient formés dans des cavités autrefois continues avec les vaisseaux. Mais il est clair que ce caractère aurait disparu à la longue. Les globules graduellement détruits auraient été résorbés, et le contenu des kystes serait devenu parfaitement séreux. C'est ce qui avait lieu dans le fait de M. Costilhes, et c'est ce que j'ai eu l'occasion d'observer dans un cas qui s'est présenté à la Pitié, en 1853, dans le service de clinique chirurgicale de M. Laugier. Il s'agissait d'une tumeur érectile veineuse de la paupière supérieure gauche, affection congénitale, qui, jusqu'à l'âge de 16 ans, était restée à peu près stationnaire, mais qui, depuis lors, avait fait des progrès sensibles. En 1852, le sujet, âgé de 21 ans, se confia à une vieille femme qui lui fit une cautérisation avec de l'eau forte. Il en résulta une eschare, puis une cicatrice, et la tumeur diminua un peu, mais elle resta bleue et conserva tous les caractères des tumeurs érectiles. En juin 1853, M. Laugier passa deux sétons filiformes à travers la tumeur. Cela produisit une inflammation assez vive, qui se dissipa d'ailleurs en peu de jours. La tumeur diminua encore un peu, mais elle resta ensuite stationnaire, et M. Laugier, sur les instances du malade, se décida enfin, le 12 novembre suivant, à en pratiquer l'extirpation. Nous assistâmes, M. Verneuil et moi, à cette opération, et nous examinâmes sur-le-champ la tumeur, qui fut ensuite étudiée plus amplement par M. Laboulbène, interne de service, et par M. Robin. Cette tumeur n'était plus érectile ; elle se composait de deux parties bien distinctes : 1° un stroma fibreux chargé d'une grande quantité de graisse, 2° un très-grand nombre de kystes vésiculeux, demi-transparents, de 1 à 3 millimètres de diamètre. On trouvera dans l'intéressante thèse de M. Laboulbène (1) une description détaillée de cette pièce, avec une planche où sont représentés les résultats de l'examen microscopique. Le liquide contenu dans les kystes ne renfermait pas de globules sanguins, mais seulement des gouttelettes huileuses et des granulations moléculaires.

Sans nier l'exactitude de l'interprétation donnée par M. Holmes Cootes et acceptée par M. Bickersteth, et tout en reconnaissant que

M. Bickersteth a vu deux autres cas de tumeurs kystiques qui lui ont paru consécutives à d'anciennes tumeurs érectiles. Mais les renseignements sur les antécédents des malades sont trop vagues pour justifier cette interprétation.

(1) Alex. Laboulbène, *Sur le nævus en général, et sur une modification particulière et non décrite, observée dans un nævus de la paupière supérieure*, Thèse inaugurale, Paris, 1854, in-4°, p. 35-43.

les oblitérations partielles des vaisseaux peuvent donner lieu à la formation de kystes dans les tumeurs érectiles, M. Laboulbène pense que cette explication n'est pas applicable au fait qu'il a observé, parce que, dans ce dernier cas, les kystes ne renfermaient aucune trace de globules sanguins. Mais on sait que les globules sanguins, une fois séparés du courant circulatoire, n'ont qu'une durée limitée; ils étaient en voie de destruction dans les kystes étudiés par M. Cootes. Un peu plus tard, M. Cootes n'en aurait plus trouvé la moindre trace, et l'origine des kystes aurait pu être méconnue. Quant aux matières grasses révélées par l'examen microscopique dans les kystes du malade de M. Laugier, elles ne prouvent qu'une chose déjà parfaitement connue, c'est que les parois des kystes sont le siége d'une sécrétion qui peut à la longue changer entièrement la nature de leur contenu.

Je ne saurais donc me rendre aux objections de M. Laboulbène. Le fait qu'il a décrit ne diffère de ceux où l'origine des kystes était évidente, que parce que l'altération kystique était plus ancienne, plus générale et plus complète. La tumeur, entièrement transformée avait cessé d'être érectile; tous les vaisseaux avaient disparu, et le stroma fibreux s'était chargé d'une grande quantité de graisse. L'altération kystique des tumeurs érectiles constitue évidemment, d'après la théorie de M. Cootes, un mécanisme de guérison. Tout vaisseau dilaté en kyste est d'abord oblitéré : plus les kystes sont nombreux dans un espace donné, et plus le nombre des vaisseaux oblitérés est considérable, et lorsque tous les vaisseaux ou seulement la plupart d'entre eux sont devenus imperméables, la tumeur érectile est guérie; il reste à sa place une tumeur d'une tout autre nature. C'est ce qui eut lieu chez le malade de M. Laugier.

L'altération kystique des tumeurs érectiles est donc la conséquence d'un travail d'oblitération qui, au lieu d'atteindre les vaisseaux simultanément dans toute leur longueur, les oblitère seulement par places, et laisse persister, entre ces oblitérations superposées, de petits cylindres creux qui, d'abord remplis de sang, se dilatent ensuite sous forme de kystes. Tout permet de croire que ces phénomènes se produisent sous l'influence de l'inflammation. Nous ne possédons aucun renseignement sur l'histoire du malade dont la tumeur a été étudiée par M. Lebert. Dans le cas de M. Bickersteth, la tumeur, qui était très-volumineuse, avait été traitée par la compression. La compression complète et uniforme est loin sans doute de constituer une cause irritante, mais une compression irrégulière agit tout autrement, et si l'on songe que la tumeur en question, située derrière l'omoplate d'une petite fille de 18 mois, était presque aussi grosse que le poing, on reconnaîtra aisément qu'elle n'avait pu être soumise à une compression générale et méthodique. Le petit malade de M. Costilhes avait été traité d'abord par la pâte de Vienne, puis par les sétons multiples. La tumeur examinée par M. Cootes avait subi de « fréquentes cautérisations. » Enfin, le malade de M. Laugier, cautérisé d'abord avec « de l'eau forte, » avait ensuite été traité par les sétons filiformes. Je ne conclurai pas de là que l'altération kystique ne puisse jamais être spontanée, mais il est bon de constater que, dans la plupart des cas connus jusqu'ici, elle a été provoquée par des moyens chirurgicaux.

J'ai cru devoir insister sur l'anatomie et la physiologie pathologiques des tumeurs érectiles, parce que cette étude n'a pas été faite dans les livres classiques avec tous les développements désirables. Arrivant maintenant à la pathologie proprement dite et à la thérapeutique de ces tumeurs, je pourrai procéder d'une manière plus sommaire, car j'aurai très-peu de chose à ajouter à ce qui se trouve dans tous les traités de chirurgie.

CHAPITRE VIII

TUMEURS ÉRECTILES (SUITE). — PATHOLOGIE ET TRAITEMENT.

§ 1. — Étude clinique et pathologique des tumeurs érectiles.

Etiologie. — Les tumeurs érectiles peuvent se développer à tout âge. On admet généralement qu'elles ne se forment que pendant la vie intra-utérine ou pendant la jeunesse, et cette opinion est assez exacte, si l'on ne considère que celles de ces tumeurs qui sont susceptibles de s'accroître au point de mériter l'attention des chirurgiens. Mais si, laissant de côté la question chirurgicale, on tient compte de toutes les productions accidentelles qui présentent la structure des tumeurs érectiles, on trouve non-seulement que les sujets avancés en âge n'en sont pas exempts, mais encore qu'ils y sont exposés au moins autant, sinon plus, que les jeunes gens. J'ai fait sur ce point, pendant mon séjour à la Salpêtrière, des observations concluantes. Passant en revue, à la salle d'autopsie, le corps des vieilles femmes, j'ai trouvé presque toujours, sur diverses parties du tégument externe, principalement sur la face antérieure du tronc, un certain nombre de petites taches rouges, bien circonscrites, ordinairement un peu saillantes, larges de 1 à 3 millimètres, et présentant soit à l'œil nu, soit au microscope, la structure des tumeurs érectiles. Il y avait quelquefois jusqu'à dix de ces taches ou même un beaucoup plus grand nombre. J'ai dû me demander tout d'abord si ce n'étaient pas de petites tumeurs érectiles datant de la jeunesse ou de l'enfance. Mais, poursuivant ensuite ces recherches soit à la salle des morts, soit à l'infirmerie, sur des femmes moins âgées, j'ai pu constater que les taches en question deviennent d'autant plus fréquentes que les sujets sont plus avancés en âge, et j'ai pu me convaincre qu'elles se forment très-fréquemment dans la vieillesse. Mais ce qui les distingue de celles qu'étudient les chirurgiens, c'est leur innocuité absolue et constante. Jamais elles ne m'ont manifesté la moindre tendance à s'accroître, encore moins à se propager. Elles sont donc tout à fait insignifiantes : je ne les mentionne ici que pour mémoire, et je n'y reviendrai plus.

De petites taches érectiles exactement semblables aux précédentes se forment souvent dans la vie intra-utérine, dans l'enfance ou dans la jeunesse ; elles peuvent, comme celles des vieillards, rester indéfiniment stationnaires ; mais elles peuvent aussi, soit spontanément, soit à la faveur de quelque action irritante, se développer, se propager, et cette évolution, qui transforme un minime accident de nutrition en une affection chirurgicale, a d'autant plus de chances de se produire que les sujets sont moins avancés en âge.

Lorsqu'on se place au point de vue pur et simple de l'anatomie pathologique, on est obligé d'étudier à la fois, dans un même groupe, toutes les productions érectiles, depuis la tache miliaire la plus insignifiante jusqu'à la tumeur érectile la plus grave et la plus envahissante. Mais ici, abordant la question chirurgicale proprement dite, nous ne devons décrire, parmi les productions accidentelles, que celles qui prennent assez de développement pour mériter l'attention du chirurgien. A ce point de vue, les petites taches érectiles circonscrites et depuis longtemps stationnaires ne sont plus qu'un des éléments étiologiques des véritables tumeurs érectiles ; celles-ci, d'ailleurs, peuvent débuter d'emblée sans passer par cette période de préparation. Disons donc que les petites taches érectiles circonscrites sont l'une des causes, mais non la cause unique des tumeurs érectiles, et que leur transformation en tumeurs érectiles est sans exemple chez les vieillards, rare chez les adultes et d'autant plus fréquente que les sujets sont plus jeunes.

Cette distinction et cette notion étiologique nous permettent de concilier quelques-unes au moins des opinions contradictoires qui ont été émises relativement à l'influence de l'âge sur la production des tumeurs érectiles. Tandis que certains auteurs avaient en vue les productions érectiles en général, d'autres parlaient seulement des tumeurs érectiles proprement dites, de celles que j'appellerais volontiers chirurgicales. Nous ne nous occuperons maintenant que de ces dernières, et la question étiologique se trouvera ainsi simplifiée.

Les tumeurs érectiles de la peau se forment le plus souvent pendant la vie intra-utérine, ou pendant les premiers mois qui suivent la naissance, et il est permis de croire, dans le premier cas comme dans le second, qu'elles sont dues à un trouble de développement, qui a donné lieu à la constitution défectueuse d'une partie du réseau capillaire de la peau. Celles qui sont sous-cutanées sont fréquemment dans le même cas, et, en outre, elles ont assez souvent pour point de départ une tache érectile congénitale de la peau, si bien que M. Wardrop a été conduit à avancer que les nævi vasculaires, cutanés ou sous-cutanés, étaient *toujours* congénitaux (1). Cette opinion absolue est tout à fait inadmissible. Alors même qu'on confondrait, comme l'a fait M. Wardrop, la tumeur érectile proprement dite avec la tache érectile préalable qui en est seulement la cause, — et qui n'en est même pas la cause constante, — on trouverait encore beaucoup de cas où des productions érectiles cutanées considérables et envahissantes ont apparu pour la première fois, longtemps après la naissance, dans des parties du tégument externe jusque-là parfaitement saines. Tous les chirurgiens ont vu des faits de ce genre. M. Porta, ayant noté avec soin l'âge où les tumeurs érectiles se sont développées, a trouvé que, sur 151 cas, l'affection avait été reconnue 65 fois au moment de la naissance, 32 fois dans le courant de la première année, 44 fois entre 1 et 14 ans, et 10 fois enfin entre 14 et 40 ans (2). Il n'a vu aucun exemple de tumeur érectile développée après la quarantième année: cette limite, toutefois, ne saurait être considérée comme absolue.

Les tumeurs érectiles sont presque constamment idiopathiques, c'est-à-dire qu'elles ne dépendent d'aucune influence connue. Les idées populaires qui attribuent les nævi congénitaux à l'imagination maternelle ne méritent pas le plus léger examen. Aucune condition de santé, ni d'hérédité, n'a été signalée jusqu'ici, et lorsqu'on lit les observations de tumeurs érectiles acquises, c'est-à-dire formées après la naissance, on voit presque toujours que le début du mal a été entièrement spontané. Ces tumeurs peuvent cependant quelquefois se développer à la suite d'une contusion, d'un frottement répété, d'une irritation fréquente. Dans un cas cité par M. Porta, un enfant avait reçu sur le milieu du bord de la paupière inférieure un éclat de capsule de fusil qui avait laissé une tache lenticulaire noire. A l'âge de 20 ans, cette tache devint le siége d'un prurit qui contraignit le malade à la gratter fréquemment, et, sous l'influence de ces irritations répétées, elle se transforma peu à peu en une tumeur érectile veineuse qui fit des progrès pendant

(1) Appendice au *Traité des maladies des artères et des veines* de Hodgson, trad. fr. par Breschet, Paris, 1819, in-8°, t. II, p. 544.

(2) Luigi Porta, *Dell' angectasia*, Milano, 1861, in-4°, p. 5 et 6.

plus de cinq ans, et qui fut enfin extirpée. Une autre fois, M. Porta a vu une tumeur érectile artérielle se former, chez une femme adulte, sur une cicatrice du cou, consécutive à une brûlure et datant également de l'enfance (1).

Le sexe féminin paraît plus exposé que l'autre au développement des tumeurs érectiles. C'est ce qui résulte du moins du relevé de M. Porta qui, sur ses 151 observations, a trouvé 92 individus du sexe féminin, c'est-à-dire 62 p. 100. Mais cet auteur a laissé de côté les nævi congénitaux ou accidentels qui restent stationnaires pendant toute la vie. Il serait donc possible que les nævi fussent également fréquents dans les deux sexes, et que l'influence sexuelle se bornât à rendre l'accroissement des nævi et leur développement en tumeurs érectiles plus fréquents dans le sexe féminin.

Le relevé de M. Lebert dépose dans le même sens que celui de M. Porta; sur 53 cas de tumeurs érectiles, M. Lebert compte 33 individus du sexe féminin, c'est-à-dire 62 p. 100. La similitude des résultats est frappante. Ajoutons que M. Lebert, comme M. Porta, a tenu compte seulement des tumeurs érectiles pour lesquelles l'intervention chirurgicale avait été réclamée (2).

Les taches érectiles de la peau sont très-souvent multiples, soit dans la même région, soit dans les diverses régions du corps. Mais, si l'on considère seulement les tumeurs qui s'accroissent, on peut dire qu'elles sont ordinairement uniques. M. Porta a vu deux de ces tumeurs chez 17 individus ; sur 5 autres, il en a vu trois; les 129 autres n'en avaient qu'une seule.

Toutefois, il existe quelques observations de tumeurs érectiles assez nombreuses pour accuser l'existence d'une véritable diathèse du système capillaire cutané. Ainsi, M. Gautier a rapporté l'histoire d'un enfant à la mamelle, chez lequel douze tumeurs érectiles artérielles s'étaient développées rapidement un mois environ après la naissance. L'une, large d'abord comme une piqûre de puce, avait, en moins de deux mois, envahi les deux tiers de la paupière supérieure et faisait au-dessus de la peau une saillie de 5 millimètres ; une seconde s'était formée au niveau de l'épine iliaque postéro-supérieure, avait acquis, en six semaines, la largeur d'une pièce de 1 franc, et s'était alors ulcérée spontanément, en donnant lieu à une hémorrhagie. Deux autres, situées dans le triangle sus-clavi-

(1) *Loc. cit.*, p. 6.

(2) Lebert, *Traité d'anat. pathol. générale et spéciale*, t. I, p. 212. Paris, 1857, in-folio.

culaire, étaient grosses comme des coquilles de noix. Il y en avait deux sur la partie postérieure de la tête, une sur l'oreille, etc. Toutes ces tumeurs étaient en voie d'accroissement très-rapide lorsque l'enfant, âgé de 3 mois, fut admis à l'hôpital Beaujon, dans le service de Robert. Ce chirurgien détruisit d'abord par la cautérisation les deux tumeurs sus-claviculaires; puis il traita par la vaccination la tumeur de l'oreille. Enfin, vingt-deux jours plus tard, il appliqua le caustique de Filhos sur la tumeur de la paupière. Il se proposait de détruire ainsi successivement toutes les autres tumeurs, mais huit jours après la dernière opération survinrent des accidents généraux fort graves. Toutes les tumeurs qui restaient, à l'exception de deux, s'enflammèrent et tombèrent en gangrène, et l'enfant succomba enfin à un érysipèle général (1). Ces détails suffisent, je pense, pour prouver que les douze tumeurs n'étaient pas de simples taches stationnaires et qu'elles étaient au nombre des véritables tumeurs érectiles.

Les tumeurs érectiles veineuses peuvent également se former en grand nombre chez le même individu. M. Cruveilhier a publié l'observation d'une vieille femme dont le membre supérieur était le siége d'une multitude de tumeurs de ce genre, indépendantes les unes des autres. Il y en avait de cutanées, de sous-cutanées, et plusieurs occupaient l'épaisseur des muscles (2).

Les nævi vasculaires sont extrêmement fréquents. M. Depaul estime que le tiers des enfants qui naissent à la Clinique d'accouchement de la Faculté ont des taches érectiles plus ou moins larges, sans saillie ou très-légèrement saillantes, qui disparaissent pour la plupart spontanément au bout de quelques jours ou de quelques mois (3). Si ces taches se dissipaient toujours ainsi, on pourrait supposer qu'elles ne sont pas de même nature que les tumeurs érectiles. Mais il en est qui persistent, qui se comportent comme de véritables tumeurs érectiles, et qui cependant, au moment de la naissance, ne diffèrent par aucun caractère de celles qui s'effacent naturellement.

Les tumeurs érectiles peuvent se former, selon toutes probabilités, dans tous les tissus qui possèdent un réseau capillaire, soit qu'elles y naissent primitivement, ou qu'elles s'y propagent par continuité.

(1) Victor Gautier, *Considérations et observations relatives à l'anatomie pathologique, à la marche et au traitement des tumeurs érectiles cutanées*. Th. inaug., Paris, 1850, in-4°, p. 23.

(2) Cruveilhier, *Traité d'anat. patholog. générale*, Paris, 1856, in-8°, t. III, p. 882.

(3) Laboulbène, *Sur le nævus en général*, etc., Th. inaug., Paris, 1854, in-4°, p. 31.

La peau est le siége le plus ordinaire de ces tumeurs. Sur 56 cas relevés par M. Lebert, il y avait 38 cas de tumeurs cutanées ou 68 p. 100. Sur les 151 cas de M. Porta, les tumeurs cutanées sont au nombre de 101 ou 67 p. 100. Mais si l'on tenait compte des tachès cutanées stationnaires et peu étendues pour lesquelles on ne consulte pas les chirurgiens, et des tumeurs érectiles, toujours cutanées, qui se dissipent naturellement peu de temps après la naissance, on trouverait que les neuf dixièmes au moins des productions érectiles occupent le tégument externe.

Les tumeurs sous-cutanées, c'est-à-dire situées entre la face profonde de la peau et les aponévroses d'enveloppe, sont au nombre de 23, ou 15 p. 100, dans le relevé de M. Porta, de 8, ou 14 p. 100, dans le relevé de M. Lebert.

Les observations qui figurent dans les relevés sont trop peu nombreuses pour qu'on puisse avec quelque sécurité exprimer par des réductions en centièmes le degré de fréquence relative des tumeurs érectiles dans les autres tissus.

Il est certain toutefois que les muqueuses, et le tissu conjonctif sous-muqueux, se présentent par ordre de fréquence immédiatement après la peau et le tissu conjonctif sous-cutané. Nous ne distinguerons pas les tumeurs du tissu conjonctif sous-muqueux de celles qui occupent le derme des membranes muqueuses, parce que le plus souvent le mal s'étend à la fois à ces deux couches. Les muqueuses des orifices sont beaucoup plus exposées que les autres à devenir le siége de tumeurs érectiles. Telles sont celles des lèvres, du nez, de la face interne des joues. La muqueuse de la langue, celle des gencives, celle du palais, viennent en seconde ligne, et enfin celle de la vulve. Il est très-exceptionnel que l'état érectile se produise sur les muqueuses internes. Cependant M. Lebert a publié une observation de tumeur érectile de la muqueuse utérine (1). L'affection occupait la muqueuse du bassinet rénal dans un cas de Lobstein, celle du larynx dans un cas de M. Rokitansky (2). Enfin, quoique les fongus de la vessie soient presque toujours cancéreux, ils sont quelquefois purement érectiles. J'en ai eu la preuve la plus concluante en 1863, à la Salpêtrière. A l'autopsie d'une vieille femme, atteinte d'hématurie depuis plus de dix ans, j'ai trouvé dans le bas-fond de la vessie une petite tumeur rouge, parfaitement circonscrite, nettement pédiculée, grosse comme une

(1) Lebert, *loc. cit.*, p. 215 (observ. 86 et pl. XXVIII, fig. 5-9).

(2) Lebert, *loc. cit.*, p. 210.

noisette, limitée à la membrane muqueuse et exclusivement constituée par un lacis de vaisseaux capillaires dilatés.

J'ai déjà rapporté, d'après M. Robin, une observation de tumeur érectile du tissu musculaire. (Voy. plus haut, p. 185.) M. Holmes Cootes, dans le mémoire déjà cité, mentionne deux cas de tumeurs érectiles musculaires, occupant l'une le muscle vaste externe, l'autre le muscle deltoïde (1). Enfin, j'ai parlé plus haut d'une malade à l'autopsie de laquelle M. Cruveilhier trouva des tumeurs érectiles dans le deltoïde, le biceps, le grand pectoral et le brachial antérieur. D'autres tumeurs existaient à la peau et sous la peau, mais n'étaient pas en continuité directe avec les tumeurs musculaires. Ce qui m'a frappé dans toutes ces observations, et dans plusieurs autres qu'il serait trop long de rapporter, c'est que les tumeurs érectiles des muscles sont toujours principalement veineuses.

Les tumeurs érectiles des os, considérées il y a une vingtaine d'années comme très-fréquentes, parce qu'on les confondait avec les cancers hématodes, sont au contraire fort rares. J'en connais pourtant deux exemples parfaitement authentiques, dus l'un et l'autre à M. Verneuil. L'un est relatif à une tumeur érectile qui occupait le scaphoïde du tarse dans toute son étendue (2). Dans l'autre cas, il s'agissait d'une tumeur érectile veineuse sous-périostale qui occupait les deux faces de l'os coxal, et qui s'était propagée au périoste du sacrum et des deux dernières vertèbres lombaires. Il y avait en outre une tumeur érectile sous-périostale à la partie inférieure du corps du fémur (3). Ces faits remarquables ne présentent absolument aucune analogie avec ceux qu'on invoquait autrefois pour établir l'existence des tumeurs érectiles des os, et on conçoit ainsi qu'avant de connaître les observations de M. Verneuil, de bons esprits aient pu mettre en doute l'existence de ces tumeurs. Je ne connais aucun exemple de tumeur érectile de la moelle des os longs.

Les viscères eux-mêmes peuvent être le siége de tumeurs érectiles. M. Lebert a publié, dans son grand ouvrage, l'observation et le dessin d'une tumeur érectile, grosse comme un œuf de poule, trouvée dans le lobe postérieur du cerveau, à l'autopsie d'une femme de 86 ans, dont l'intelligence était depuis longtemps affaiblie, mais chez laquelle les accidents cérébraux n'avaient, à proprement parler,

(1) H. Cootes, dans *Lond. Med. Gazette*, 1850, 2e sér., vol. X, p. 413-415.

(2) *Bulletins de la Société anatomique*, 1847, t. XXII, p. 244-252. J'ai déjà mentionné cette observation, p. 438.

(3) Cruveilhier, *Anatomie pathologique générale*, t. III, p. 895, Paris, 1856, in-8°.

débuté qu'une vingtaine de jours avant la mort (1). Lorsqu'un observateur comme M. Lebert nous affirme que cette tumeur était purement érectile, nous devons le croire. M. Luschka a d'ailleurs publié un cas analogue (2).

Les tumeurs érectiles du foie sont, d'après M. Virchow, assez fréquentes à Wurtzbourg. Tandis que les autres tumeurs érectiles naissent le plus souvent, comme on sait, chez les sujets jeunes, celles du foie, au contraire, se développent, en général, après l'âge de 50 ans. Elles sont souvent multiples (3). Ces tumeurs sont fort rares à Paris, et je n'en ai pas vu d'exemple. M. Cruveilhier cite l'observation d'un individu dont le foie renfermait à la fois plusieurs cancers et une tumeur érectile grosse comme une aveline (4). L'examen microscopique n'ayant pas été fait, on peut se demander si cette tumeur sanguine n'était pas un cancer hématode; mais l'auteur ajoute, à la page suivante, que les tumeurs érectiles peuvent se rencontrer dans des foies non cancéreux.

Tels sont les principaux tissus et les principaux organes qui peuvent être le siége des tumeurs érectiles. Nous ne parlons, bien entendu, que de ceux où ces tumeurs débutent; quant à ceux qui peuvent être atteints par la propagation, il n'est pas nécessaire de les énumérer, car il faudrait nommer tous les tissus vasculaires. Les nerfs et les tendons eux-mêmes peuvent être envahis. Chez la malade déjà citée de M. Cruveilhier, les tumeurs érectiles multiples des muscles et du tissu conjonctif s'étaient propagées à la surface des tendons, aux membranes synoviales, au périoste, et à plusieurs cordons nerveux dont les fibres étaient dissociées.

Après avoir parlé des tissus, il n'est pas sans intérêt de parler des régions. La tête fournit à elle seule plus de cas de tumeurs érectiles que tout le reste du corps. Sur les 151 observations de M. Porta, 107 sont relatives à des tumeurs de la tête. Il y a, en outre, dans le même relevé, 6 tumeurs du cou, 16 du tronc, 5 des organes génitaux, et 17 des membres supérieurs ou inférieurs. Sur les 107 tumeurs de la tête, 18 occupaient le cuir chevelu et 89 étaient situées à la face. Parmi ces dernières, il y avait 7 tumeurs de l'œil (ou de l'orbite), 3 du nez, 10 de la lèvre, 5 de la joue; les autres étaient situées à la peau. Le relevé de M. Lebert donne, sur 56 cas,

(1) Lebert, *loc. cit.*, p. 213, obs. LXXXV, et pl. XXVIII, *fig.* 1 à 4.

(2) Virchow's *Archiv.*, Bd. VI, s. 458 (1851).

(3) *Ueber Cavernöse Geschwülste und Telangiektasien*, dans Virchow's *Archiv*, Bd. VI, s. 528 u. 545.

(4) Cruveilhier, *Anat. pathol. générale*, t. III, p. 890, Paris, 1856, in-8°.

26 tumeurs de la tête, dont 3 aux paupières, 4 à la joue, 7 aux lèvres, etc. La région de la tête est donc plus exposée que toute autre au développement des tumeurs érectiles.

Les tumeurs érectiles de l'orbite méritent une mention spéciale, non à cause de leur fréquence, car elles sont, à tout prendre, assez rares, mais à cause de leur gravité. Ces tumeurs, situées dans le tissu conjonctif et adipeux qui entoure le globe de l'œil, sont ordinairement artérielles, pulsatiles et envahissantes; elles peuvent être citées comme le type de la variété particulière que l'on a désignée sous le nom d'*anévrysme par anastomose,* et les opérations qu'elles réclament occupent une assez large place dans l'histoire de la chirurgie moderne.

Disons enfin quelques mots de la fréquence relative des tumeurs artérielles et veineuses. Les premières sont beaucoup plus communes que les autres. Presque toutes les taches de naissance qui disparaissent spontanément sont artérielles, c'est-à-dire rouges. Si donc l'on se borne à considérer les tumeurs érectiles qui s'accroissent et qui nécessitent l'intervention chirurgicale, la fréquence relative des tumeurs artérielles diminue notablement; mais elle reste encore bien supérieure à celle des tumeurs veineuses. Ainsi, le relevé de M. Porta nous montre 112 tumeurs artérielles pour 39 tumeurs veineuses. Le premier nombre se décompose ainsi : tumeurs érectiles artérielles cutanées, 94; sous-cutanées, 10; muqueuses et sous-muqueuses, 8. Quant aux tumeurs veineuses, elles étaient cutanées 7 fois, sous-cutanées 13 fois, muqueuses et sous-muqueuses 19 fois (1). Il n'est pas inutile de rappeler que le nom de tumeurs sous-cutanées s'applique ici non-seulement aux tumeurs situées immédiatement sous la peau, mais encore à celles qui occupent un siége plus profond. On remarquera qu'il y a une sorte d'antagonisme entre la peau et les muqueuses sous le rapport de la fréquence des deux variétés de tumeurs érectiles. La peau est plus particulièrement exposée aux tumeurs artérielles, et les muqueuses aux tumeurs veineuses. Il ne serait pas impossible de trouver dans l'anatomie l'explication de ce fait.

Caractères cliniques. — Les caractères des tumeurs érectiles varient suivant qu'elles occupent la peau, les muqueuses, ou des tissus plus ou moins profonds.

A. *Celles de la peau* se présentent tantôt sous la forme de taches

(1) Porta, *loc. cit.*, p. 9 et 10.

sans saillie bien appréciable, tantôt sous la forme de tumeurs plus ou moins saillantes.

1° Les *taches érectiles* cutanées sont le plus souvent *artérielles*, c'est à-dire d'une couleur rouge ou rosée. Leurs dimensions sont extrêmement variables. Les unes, toutes petites, ressemblent à des piqûres de puce; d'autres sont larges comme une pièce d'un franc, comme un gros sou, ou plus larges encore. On les observe fréquemment chez les nouveau-nés, sur le front, la racine du nez, les paupières, les joues, etc. Les taches artérielles sont souvent multiples et toujours diffuses; leurs contours se continuent insensiblement avec la peau saine des parties environnantes. Leur couleur est rarement d'un rouge bien vif. Cette couleur, due à la présence du sang dans les capillaires dilatés, pâlit sous la pression du doigt et reparaît aussitôt après, comme celle de l'érysipèle. Les cris, les efforts, produisent dans la tache une sorte d'érection et la rendent plus rouge qu'elle ne l'est dans l'état de repos. Ces taches artérielles, très-communes chez les nouveau-nés, se dissipent très-souvent d'elles-mêmes, au bout de quelques semaines ou de quelques mois. D'autres fois, elles persistent pendant toute la vie, et tantôt alors elles restent stationnaires, tantôt elles s'étendent en surface et en épaisseur, en donnant lieu à des tumeurs véritables. C'est ce dernier cas que nous considérons surtout ici.

Les taches cutanées *veineuses* sont bien moins fréquentes que les précédentes. Elles sont beaucoup plus stables. D'une part, en effet, elles n'ont presque aucune tendance à guérir spontanément, et, d'une autre part, elles sont fort peu disposées à s'accroître. J'ai lieu de croire qu'elles sont toujours congénitales. Je ne les ai jamais vues se former ni chez l'adulte, ni chez l'enfant, ni même chez les nouveau-nés, et je ne connais aucun fait publié qui soit contraire à cette assertion. Elles sont tantôt diffuses, tantôt circonscrites, rarement multiples, mais elles peuvent occuper une étendue considérable, et recouvrir, par exemple, la plus grande partie de la face. Lorsqu'elles présentent d'aussi grandes dimensions, elles s'accompagnent toujours d'une tuméfaction appréciable; ce ne sont donc pas de simples taches; elles ne sont même pas limitées à la peau; la dilatation des capillaires peut s'étendre, par exemple, à toute l'épaisseur de la joue, jusqu'à la muqueuse buccale. Mais on leur conserve le nom de taches, lorsque le développement en épaisseur est relativement beaucoup moindre que le développement en largeur. On leur a donné les noms de *taches de vin*, de *taches vineuses*, de *taches lie de vin*, qui indiquent bien leur couleur d'un rouge bleu ou violet plus ou moins foncé. C'est la couleur du sang veineux qu'elles renferment. La pression du doigt, en expulsant une partie de ce sang, diminue l'intensité de la coloration, mais ne rend pas à la peau sa couleur naturelle, comme cela a lieu pour les taches artérielles; c'est probablement parce que celles-ci n'occupent que le réseau vasculaire le plus superficiel de la peau, tandis que les taches veineuses occupent toute l'épaisseur de la peau, et s'étendent même souvent aux réseaux sous-cutanés. Les cris et les efforts produisent une certaine turgescence dans les taches veineuses, qui deviennent alors plus foncées; mais ces changements de couleur sont bien moins prononcés que dans les taches artérielles.

2° Les *tumeurs érectiles cutanées*, qui forment une saillie manifeste, sont le plus souvent bien circonscrites, mais quelquefois aussi elles sont diffuses.

Celles qui sont *circonscrites*, sont généralement congénitales, toutefois, elles peuvent se former à l'âge de quelques mois, ou plus tard encore, et jusque dans l'âge adulte. Elles constituent ordinairement des tumeurs plus ou moins arrondies, qui forment tantôt seulement une petite saillie grosse comme une tête d'épingle, tantôt une masse hémisphérique, ou aplatie, ou pédiculée, que l'on compare à toutes sortes de fruits, à des groseilles, à des fraises, à des framboises, à des cerises; lorsqu'il s'agit d'un nouveau-né, le vulgaire ne manque jamais de découvrir que la mère, pendant sa grossesse, a eu envie de ces fruits, ou qu'elle en a mangé, ou qu'elle en a rêvé. La forme pédiculée est quelquefois très-remarquable. Mon collègue, M. Marjolin, a présenté, il y a quelques années, à la Société de chirurgie, une tumeur érectile cutanée exactement semblable par la couleur, la forme et le volume, à une de ces cerises qu'on appelle des bigarreaux, et implantée, par un pédicule long et filiforme, sur le petit doigt d'un jeune enfant. J'ai conservé longtemps cette pièce que M. Marjolin avait bien voulu me donner. Les tumeurs érectiles circonscrites de la peau sont le plus souvent artérielles et d'un rouge bien plus vif que les simples taches artérielles. La pression du doigt atténue cette couleur sans la faire disparaître. Les cris et les efforts produisent une turgescence manifeste. Quelques-unes de ces tumeurs sont veineuses et de même couleur que les taches de vin. Artérielles ou veineuses, elles n'ont presque aucune tendance à s'accroître, ou plutôt à se propager, car elles peuvent prendre un certain accroissement en rapport avec la croissance du corps. Elles peuvent s'ulcérer et donner lieu à quelques hémorrhagies, mais cela même est assez rare, et on peut dire que ces tumeurs sont, de toutes les tumeurs érectiles, celles qui sont le moins inquiétantes pour l'avenir.

Il n'en est pas de même des tumeurs cutanées *diffuses*. Elles sont presque toujours artérielles, et soit qu'elles aient paru primitivement sous forme de tumeurs saillantes, soit qu'elles aient succédé à de simples taches érectiles, elles manifestent souvent une tendance envahissante. Elles se propagent alors à la peau environnante, gagnent les tissus subjacents, peuvent devenir le siége de pulsations, se compliquer de dilatations artérielles, d'hémorrhagies graves, etc. Mais, en revanche, leur situation superficielle permet de les guérir par un grand nombre de méthodes.

B. Les *tumeurs érectiles des muqueuses* ne se réduisent pour ainsi dire jamais à de simples taches. Le tissu sous-muqueux est envahi en même temps que la muqueuse, et il en résulte une tuméfaction bien appréciable. Les tumeurs érectiles des muqueuses sont bien plus souvent veineuses qu'artérielles; les unes et les autres peuvent être circonscrites ou diffuses. Tandis que les tumeurs érectiles de la peau sont plus souvent congénitales qu'acquises, celles des muqueuses, au contraire, sont plus souvent acquises que congénitales. Tout le monde connaît ces tumeurs bleues, arrondies, grosses comme des pois ou comme des haricots, qui occupent si souvent le bord muqueux des lèvres, et spécialement de la lèvre inférieure, et qui restent presque invariablement stationnaires jusqu'à la mort. Or, ces tumeurs érectiles veineuses des lèvres, rares chez les enfants et les jeunes gens, sont, au contraire, très-communes chez les adultes et surtout chez les vieillards. Les tumeurs érectiles artérielles des lèvres, au contraire, ne s'observent guère que chez les enfants; elles sont en général diffuses et tendent à faire des progrès. J'en ai opéré une, par la galvano-puncture, sur un enfant à la mamelle (*voir* t. I, p. 479), et j'en ai guéri une autre par les injections de perchlorure de fer, sur un enfant âgé de deux mois seulement. Dans ce dernier cas, la tumeur, très-peu saillante au moment de la naissance, s'était propagée à toute l'épaisseur de la lèvre supérieure, et avait acquis le volume d'une petite noix. Une première séance d'injection la réduisit de moitié; une seconde séance eut pour conséquence de l'oblitérer entièrement, et six mois plus tard, le père m'écrivit qu'il ne restait presque aucune trace du mal.

Les tumeurs des muqueuses se comportent d'ailleurs, suivant leurs formes et suivant leurs variétés, comme celles de la peau. Les tumeurs veineuses ne se propagent presque jamais. Celles qui sont artérielles et diffuses tendent à se propager, tandis que celles qui sont artérielles et circonscrites, peuvent persister pendant un grand nombre d'années sans s'étendre aux tissus environnants. J'ai déjà eu l'occasion de parler d'une de ces tumeurs artérielles circonscrites qui faisait dans l'intérieur de la vessie une saillie pédiculée, et qui avait manifesté sa présence depuis dix ans par des hématuries très-fréquentes.

C. Les *tumeurs érectiles sous-cutanées* se développent souvent au-dessous de tumeurs érectiles cutanées, ou même de simples taches. Une toute petite tache congénitale, artérielle ou veineuse, peut rester stationnaire pendant un grand nombre d'années, jusqu'à l'adolescence, jusqu'à l'âge adulte, et devenir un jour, tantôt sans cause connue, tantôt sous l'influence d'une cause mécanique, le point de départ d'une propagation qui, au lieu de s'effectuer dans la continuité de la peau, gagne le tissu conjonctif sous-cutané et y produit une tumeur. Celle-ci s'accroît ensuite au-dessous de la peau, qui ne présente d'autre lésion que la tache initiale. Mais les tumeurs sous-cutanées peuvent aussi se former primitivement dans le tissu conjonctif sous-cutané, au-dessous d'une peau parfaitement saine.

Les altérations dont elles deviennent quelquefois le siége peuvent y produire une induration plus ou moins notable, plus ou moins étendue; mais ces tumeurs sont naturellement molles, d'une consistance homogène et comme spongieuse. Elles sont un peu réductibles, c'est-à-dire qu'elles diminuent de volume lorsqu'on les comprime pendant quelques instants. Mais cette réduction est toujours incomplète; il reste toujours une masse de tissu constituée par les parois des vaisseaux et par le stroma. Lorsque la pression est interrompue, elles reprennent, en quelques instants, leur premier volume. Les efforts et les cris n'y font naître, le plus souvent, que des changements peu visibles; c'est à peine si elles deviennent alors un peu plus tendues, et il est rare qu'elles augmentent de volume à un degré appréciable. Lorsqu'elles sont veineuses, on aperçoit ordinairement sous la peau, pour peu qu'elles soient volumineuses, des veines dilatées autour d'elles. La dilatation artérielle, qui complique souvent les tumeurs érectiles artérielles, est beaucoup plus difficile à constater, parce que les artérioles dilatées ne suivent pas, comme les veines, un trajet sous-cutané : elles traversent bientôt l'aponévrose pour aller se rendre dans les troncs artériels. Toutefois, lorsque la tumeur sous-cutanée est très-rapprochée d'un plan osseux, comme cela a lieu dans la région occipito-frontale, ou lorsqu'elle est située dans l'épaisseur d'un organe que l'on peut saisir entre les doigts, comme les lèvres ou les joues, les battements des artères dilatées peuvent être perçus avec moins de difficulté. Au surplus, la dilatation artérielle est quelquefois assez prononcée pour être évidente au premier aspect, même en l'absence des conditions de siége que nous venons d'indiquer. Nous avons dit, dans le paragraphe précédent, qu'elle peut s'étendre sous forme d'anévrysme cirsoïde, jusqu'à une grande distance de la tumeur, et nous avons assez longuement insisté sur ce phénomène, pour pouvoir nous dispenser d'y revenir ici.

Les tumeurs érectiles sont quelquefois le siége d'une pulsation appréciable, soit à la vue, soit au toucher. Plusieurs auteurs ont nié ce fait, par suite d'une confusion de langage que nous avons déjà signalée. Pour eux, les tumeurs pulsatiles constitueraient une espèce distincte, qu'ils désignent sous le nom d'anévrysme par anastomose; et il ne resterait ainsi, dans le groupe des tumeurs érectiles, que des tumeurs sans pulsations. Mais l'anatomie, la physiologie pathologique, et la clinique elle-même, déposent à la fois contre cette distinction. Une tumeur érectile, d'abord privée de battements, peut, au bout d'un certain nombre de mois ou d'années, devenir pulsatile; elle n'a pas pour cela changé de nature, sa texture est toujours la même, il est arrivé seulement que les vaisseaux qui la composent se sont dilatés un peu plus qu'auparavant. Plusieurs fois, dans des cas de ce genre, on a eu recours à la ligature des artères afférentes; cette méthode, presque toujours inefficace, en ce sens que la tumeur conserve ordinairement les caractères et la marche des tumeurs érectiles, a cependant pour conséquence habituelle de faire disparaître les pulsations : de telle sorte que ces pulsations, survenant un jour à titre de complication, et pouvant être supprimées par suite d'une opération, ne sont qu'un caractère éventuel, dont la présence et l'absence peuvent s'observer dans des tumeurs de même nature. Ce caractère n'en est pas moins fort important, attendu qu'il indique presque toujours une tendance fâcheuse à l'accroissement et à la propagation du mal.

Les pulsations des tumeurs érectiles sont expansives, comme celles des anévrysmes, mais beaucoup plus faibles et beaucoup moins brusques. Elles présentent, du reste, de grandes différences d'intensité. Il est rare qu'elles soient bien nettes. Le plus souvent, pour les apprécier, il faut employer simultanément la vue et le toucher. La tumeur, quoique sous-cutanée, ne produit pas de soulèvements visibles, et l'impulsion que reçoivent les doigts n'est pas assez forte pour donner lieu à une sensation tactile. Mais lorsqu'on applique les doigts de manière à produire une pression modérée, et qu'on regarde obliquement la surface déprimée de la peau, on aperçoit, à chaque révolution cardiaque, un léger soulèvement. J'ai eu recours plusieurs fois, avec succès, à un moyen qui permet de reconnaître ainsi des battements trop faibles pour être appréciés par les procédés ordinaires. Ce moyen consiste à mouiller, avec de la salive, la surface de la tumeur, et à regarder ensuite obliquement cette surface déprimée par les doigts. Le miroitement de la lumière réfléchie sur cette mince couche de liquide rend les pulsations beaucoup plus visibles. On peut encore recourir, dans les cas douteux, à l'emploi du sphygmographe ordinaire de Marcy, ou mieux encore, du sphygmographe plus compliqué que ce physiologiste a fait construire pour dessiner les pulsations cardiaques, et dans lequel le ressort explorateur est remplacé par une pelote à air.

Lorsque les battements sont très-forts, ils s'accompagnent quelquefois d'un bruit de souffle, qui coïncide avec la diastole artérielle. Ce souffle, toujours très-doux, n'est appréciable que lorsque la tumeur présente un certain volume. Lorsqu'il existe une complication d'anévrysme cirsoïde, le souffle peut être beaucoup plus fort, et peut même être double, c'est-à-dire diastolique et systolique.

Les tumeurs érectiles sous-cutanées tendent généralement à s'accroître et à se propager. Elles peuvent s'étendre au loin sous la peau, pénétrer à travers l'aponévrose d'enveloppe, et se prolonger jusque dans les muscles. Ces tendances fâcheuses se manifestent surtout dans les tumeurs artérielles, mais les tumeurs veineuses n'en sont pas exemptes.

D. Disons enfin quelques mots des *tumeurs érectiles profondes*. Leurs caractères ne diffèrent pas de ceux des tumeurs sous-cutanées, mais ils sont beaucoup moins tranchés, parce qu'ils sont en partie masqués par l'épaisseur des tissus. Il est rare qu'on puisse diagnostiquer la nature de ces tumeurs avant qu'elles aient acquis un volume assez considérable. Celles de l'orbite, toutefois, se manifestent plus tôt que les autres, à cause de leur situation particulière dans une cavité à parois osseuses. Il y a, dans cette région, des tumeurs sous-cutanées qui ne présentent rien de particulier; mais celles dont nous parlons et qui méritent seules le nom de tumeurs de l'orbite, naissent au-dessous de l'aponévrose orbitaire, dans le tissu cellulo-adipeux qui entoure le globe de l'œil. Ne pouvant s'étendre librement en tous sens, à cause de la résistance des parois orbitaires, elles se portent en avant, tantôt en refoulant devant elles le globe de l'œil, tantôt en passant au-dessus ou plus rarement au-dessous de lui; dans tous les cas, elles viennent de bonne heure soulever l'une ou l'autre paupière. Ces tumeurs sont le plus souvent artérielles, et ce sont, de toutes les tumeurs érectiles connues, celles où les battements se montrent le plus fréquemment. Ceux-ci, toutes choses égales d'ailleurs, sont plus forts que dans les autres régions du corps, ce que l'on conçoit aisément, si l'on songe que l'expansion, limitée par la résistance des parois osseuses, ne peut se faire qu'en avant, et se concentre, par conséquent, dans un petit espace, au lieu de se répartir sur toute la surface de la tumeur. Les tumeurs érectiles orbitaires peuvent acquérir un volume considérable, dilater et amincir les parois de l'orbite, et mettre cette cavité en communication avec le sinus maxillaire, les fosses nasales, la fosse zygomatique, enfin, avec la cavité du crâne.

Les tumeurs érectiles des os mériteront sans doute, un jour, une mention spéciale, mais leurs caractères cliniques sont jusqu'ici à peu près inconnus. On n'a pas oublié que l'existence de ces tumeurs, considérées d'abord comme fréquentes, puis révoquées en doute, n'est démontrée que par deux observations, dues l'une et l'autre à M. Verneuil. Mais l'une de ces observations, relative à une tumeur érectile veineuse de l'os iliaque, est purement cadavérique. On ne sait pas quels sont les symptômes qui ont pu se produire pendant la vie. Il s'agissait, dans l'autre cas, d'une tumeur érectile du scaphoïde du tarse. Le malade, âgé de 21 ans, attribuait l'origine de son mal à la chute d'une pierre du poids de 40 kilogrammes, qui lui avait froissé le pied au mois d'août 1843. Trois mois après cet accident, parurent des douleurs d'abord sourdes, puis d'une intensité toujours croissante, que n'accompagnait aucune tuméfaction appréciable. Mais, dans le courant de l'année 1844, la région médio-tarsienne devint le siége d'un gonflement diffus. Le malade entra à la Pitié, dans le service de Lisfranc, au mois de novembre 1844. « Le phénomène le plus saillant était une sensibilité excessive, « poussée à tel point que le plus léger frottement exercé avec la « pulpe du doigt, provoquait des douleurs intolérables..... Dans « l'embarras du diagnostic, on énonça la possibilité d'une tumeur « érectile; mais cette idée fut rejetée, car on ne put trouver ni les « pulsations, ni l'expansion propres à ces sortes de tumeurs, ni le « bruit de souffle que l'on a signalé dans les productions érectiles. » Finalement, Lisfranc diagnostiqua une tumeur blanche, et après avoir, pendant toute une année, eu recours à des traitements infructueux, il se décida, en novembre 1845, à pratiquer l'amputation sus-malléolaire (1). Tels ont été les symptômes observés dans le seul cas bien positif de tumeur érectile des os, qui ait été observé sur le vivant. Quant à la description que les auteurs classiques ont donnée des tumeurs érectiles des os, on sait aujourd'hui qu'elle se rapporte à des tumeurs cancéreuses, myéloïdes, fibro-plastiques ou autres, qui avaient subi l'altération hématode.

La douleur excessive signalée par M. Verneuil, dans l'observation précédente, est d'autant plus remarquable, que les tumeurs érectiles des parties molles sont ordinairement tout à fait indolentes, même à la pression. Elles ne deviennent douloureuses que sous l'influence d'une complication inflammatoire, spontanée ou provoquée.

Marche et terminaisons des tumeurs érectiles. — Les tumeurs érectiles peuvent se comporter de trois manières différentes : les unes guérissent d'elles-mêmes ; les autres restent stationnaires pendant toute la vie ; les autres enfin, affectent une marche envahissante.

Ces diverses éventualités dépendent en grande partie du siége et de la constitution de la tumeur.

Les tumeurs sous-cutanées ou profondes ne guérissent presque jamais sans opération, et ne restent presque jamais stationnaires. En d'autres termes, elles tendent presque toujours à s'accroître avec plus ou moins de rapidité.

Les tumeurs cutanées veineuses sont les plus permanentes de toutes. Elles restent le plus souvent stationnaires jusqu'à la mort. Il est rare qu'elles fassent des progrès, et plus rare encore qu'elles guérissent spontanément.

Les tumeurs cutanées artérielles ont beaucoup plus de tendance à s'accroître, mais en même temps ce sont, de toutes les tumeurs érectiles, celles qui guérissent le plus souvent sans l'intervention de l'art. Ajoutons que ce sont aussi celles dont on obtient le plus aisément la guérison par les moyens chirurgicaux.

La guérison spontanée des tumeurs érectiles peut se produire *naturellement*, par atrophie, ou *accidentellement*, à la faveur d'un travail inflammatoire.

L'atrophie ne s'observe guère que sur les *taches* érectiles artérielles ; cependant quelques *tumeurs* érectiles artérielles de la peau peuvent se résoudre également. Cela ne s'observe guère que chez les jeunes enfants. Le mot atrophie, dont nous nous servons ici, ne doit pas faire naître l'idée d'une résorption de tissu. Il est même fort pro-

(1) *Bull. de la Soc. anatomique*, 1847, p. 244 et suiv.

bable que les vaisseaux de la production érectile ne s'oblitèrent pas, qu'ils se resserrent simplement, et qu'ils continuent à faire partie du réseau cutané. Ce phénomène ne se produisant qu'à un âge où la croissance des parties s'effectue avec rapidité, il est permis de supposer que les vaisseaux sont déroulés, allongés, espacés, et ramenés ainsi à la condition de capillaires normaux.

La guérison que j'appelle *accidentelle* est probablement toujours la conséquence d'un travail inflammatoire. Beaucoup de méthodes opératoires ont pour but de provoquer une inflammation artificielle et d'imiter le mécanisme de cette guérison.

L'inflammation des tumeurs érectiles peut débuter sans cause connue; c'est ce qui eut lieu chez un petit malade observé par M. Costilhes (1). C'est ce qui eut lieu encore chez la petite fille dont j'ai donné l'observation dans la première partie de cet ouvrage (t. I, p. 251). Mais dans ce dernier cas, l'inflammation, quoique centrale et suppurative, ne fut pas suivie de guérison. D'autres fois, c'est un choc, une pression, ou le simple frottement des vêtements, qui irrite et enflamme la tumeur. Mais l'inflammation débute le plus souvent par la couche la plus superficielle de la peau, et succède à de petites ulcérations, accompagnées d'hémorrhagies en général assez légères. C'est Auguste Bérard qui a le premier décrit ce phénomène intéressant. L'ulcération, très-superficielle, est d'abord toute petite; bientôt elle s'étend en surface sans gagner en profondeur; elle fournit une suppuration séreuse, analogue à celle d'un vésicatoire, puis elle se cicatrise, et la membrane inodulaire qui lui succède forme une tache blanchâtre, tant soit peu déprimée, au niveau de laquelle la plupart des vaisseaux primitifs de la tumeur sont oblitérés. Ces phénomènes peuvent se reproduire plusieurs fois, et des tumeurs même assez volumineuses peuvent finir par se flétrir entièrement, laissant à leur place une membrane cicatricielle. D'autres fois, la tumeur n'est pas entièrement transformée; elle conserve, sur plusieurs points, les caractères des tumeurs érectiles; mais les modifications qu'elle a subies ont pu en retarder les progrès ou même la rendre définitivement stationnaire (2).

Ce qu'il importe de constater, c'est que le travail curatif qu'on vient de décrire n'est pas limité seulement à la couche envahie par l'ulcération, mais s'étend aux couches subjacentes, et quelquefois

(1) Costilhes, *Du nævus maternus et des tumeurs érectiles*. Paris, 1851, in-8°, p. 21. Broch. extraite de la *Revue médicale*.

(2) Voir le Mém. d'Aug. Bérard, dans *Gazette médicale*, 1841, p. 689 et suiv.

jusqu'à une profondeur de plus d'un centimètre. Il ne s'agit donc pas d'une destruction, mais d'une transformation du tissu érectile. Cette transformation est due à l'oblitération des vaisseaux au milieu desquels s'épanchent et s'organisent les produits de l'inflammation. On sait que le tissu fibreux d'origine inflammatoire possède une grande force de rétraction. Les vaisseaux comprimés, étranglés, par suite de cette rétraction, s'oblitèrent, et la tumeur cesse d'être érectile. Lorsque l'oblitération, au lieu d'être générale, n'est que partielle, ou plutôt, lorsque, au lieu d'effacer certains vaisseaux dans toute leur étendue, elle se borne à les fermer sur plusieurs points de leur longueur, les petits tronçons vasculaires restés libres entre ces obstructions superposées, constituent autant de cavités closes qui peuvent se dilater ensuite, en donnant lieu à la transformation kystique que nous avons décrite plus haut (*voy.* p. 200).

L'inflammation des tumeurs érectiles peut se terminer par la gangrène. Un malade de Pelletan avait à la paupière supérieure une tumeur érectile volumineuse, composée de deux parties : l'une diffuse dans l'épaisseur de la paupière, l'autre saillante et pédiculée. Pelletan, un peu à la légère, appliqua une ligature sur le pédicule, mais ne la serra que médiocrement, de telle sorte que la partie qu'il se proposait d'étrangler, au lieu de se flétrir, se tuméfia. Il survint une inflammation très-violente qui gagna le reste de la tumeur et qui se termina par la gangrène (1). Dans ce cas, l'inflammation gangréneuse avait été provoquée par une cause mécanique. Mais elle survint spontanément chez un enfant dont Wardrop a rapporté l'histoire. La tumeur était énorme ; au moment de la naissance, elle avait le volume d'une petite orange et couvrait toute la joue. Environ un mois après, elle devint le siége d'une large ulcération et d'une gangrène partielle. Elle était pulsatile et donna lieu à des hémorrhagies abondantes. Wardrop se vit contraint de lier la carotide, et l'enfant succomba le quatorzième jour (2). Le fait le plus remarquable de gangrène spontanée des tumeurs érectiles est celui que M. Gautier a publié dans son intéressante thèse, et que j'ai déjà rapporté (*voy.* plus haut, p. 210).

En résumé, l'inflammation des tumeurs érectiles peut se terminer par suppuration et par gangrène, mais le plus souvent elle se termine par résolution, et elle peut alors amener dans le tissu de la

(1) Pelletan, *Clinique chirurgicale*, t. II, p. 70, Paris, 1810, in-8°.

(2) Wardrop, *Some Observ. on one Species of Nævi Materni*, dans *Medico-Chirurgical Transactions*, 1818, vol. IX, p. 206.

tumeur une transformation inodulaire qui équivaut à une guérison.

Nous venons d'étudier les causes et le mécanisme de la guérison spontanée des tumeurs érectiles. Nous n'avons rien à dire de celles qui sont stationnaires, occupons-nous maintenant de celles qui font des progrès.

Certaines tumeurs érectiles s'accroissent d'une manière continue à partir de leur premier début. D'autres se maintiennent sans aucun changement pendant un certain nombre de mois, ou d'années, ou même pendant un grand nombre d'années, et commencent ensuite à s'accroître, tantôt sans cause connue, tantôt par suite d'une irritation mécanique.

Le progrès des tumeurs érectiles peut s'effectuer de deux manières : par accroissement interstitiel, ou par propagation. Dans le premier cas, la tumeur augmente simplement de volume; dans le second cas, elle envahit les tissus environnants. Ce dernier cas est de beaucoup le plus grave.

Les causes qui produisent l'*accroissement interstitiel* sont : la dilatation et l'allongement des vaisseaux déjà existants, la formation de vaisseaux nouveaux, et quelquefois enfin la production de ruptures suivies d'extravasation. Cet accroissement peut être assez considérable pour que la tumeur, lorsqu'elle est plus ou moins profonde, gêne, comprime les organes voisins et en détermine l'atrophie. C'est ainsi que les tumeurs érectiles de l'orbite finissent quelquefois par amincir et même par perforer les parois de cette cavité, sans faire subir au tissu osseux aucune transformation.

La *propagation* des tumeurs érectiles a, au contraire, pour résultat de transformer en tissu érectile accidentel le tissu des organes adjacents. Elle s'effectue suivant la continuité des vaisseaux capillaires, qui se dilatent de maille en maille, jusqu'à une distance illimitée. Le réseau capillaire qui constitue la tumeur primitive communique toujours, par des anastomoses plus ou moins nombreuses, avec le réseau capillaire environnant; lorsque le travail pathologique qui a fait dilater les premiers vaisseaux s'étend à ces anastomoses, les limites de la tumeur se trouvent reculées, et le mal peut ainsi gagner de proche en proche, non-seulement de nouvelles parties de l'organe primitivement atteint, mais encore les organes adjacents qui communiquent directement avec ce dernier par les réseaux capillaires. En d'autres termes, lorsqu'une tumeur érectile se propage, ce ne sont pas ses vaisseaux qui se prolongent dans les tissus voisins, ce sont les vaisseaux propres de ces tissus qui subissent la transformation érectile. Les fibres et les autres éléments de l'organe envahi persistent pendant quelque temps au milieu des vaisseaux dilatés, puis ils s'atrophient et disparaissent. Le résultat final est donc la substitution d'un tissu accidentel à un tissu normal, mais on voit que le mécanisme de cette substitution diffère, à quelques égards, de celui que nous avons décrit d'une manière générale dans le chapitre consacré à l'étude de la propagation des productions accidentelles.

On conçoit, d'après ce qui précède, qu'une tumeur érectile doit avoir d'autant plus de tendance à se propager, qu'elle communique plus librement et plus largement avec le réseau capillaire environnant. L'expérience a effectivement démontré que les tumeurs érectiles diffuses sont beaucoup plus graves, sous ce rapport, que les tumeurs érectiles circonscrites.

Les tumeurs érectiles qui font des progrès par l'un ou l'autre des mécanismes que nous venons de décrire, sont menacées de devenir, tôt ou tard, le siége d'une ulcération. Celles qui sont sous-cutanées ou profondes ne peuvent s'ulcérer qu'après avoir envahi les membranes tégumentaires, et cela suppose qu'elles ont acquis un assez grand volume, mais celles de la peau et des muqueuses peuvent s'ulcérer alors même qu'elles sont encore toutes petites. Rien ne varie comme la forme et l'étendue de ces ulcérations. Quelquefois, elles sont tout à fait superficielles, entamant à peine quelques capillaires qui donnent une hémorrhagie très-légère. D'autres fois, elles creusent une ouverture large et profonde à travers laquelle le tissu propre de la tumeur fait issue sous forme de végétations ou de champignons. De là sont venus les noms de *fongus*, de *tumeurs fongueuses sanguines*, qu'on a donnés à ces tumeurs, et qui ont produit des confusions si graves et si générales. Les fongosités des tumeurs érectiles ulcérées fournissent des hémorrhagies fréquentes, presque toujours capillaires, mais l'ulcération des tumeurs artérielles pulsatiles peut amener la rupture d'artères plus ou moins volumineuses, et l'hémorrhagie alors devient quelquefois formidable.

Les tumeurs érectiles ont fort peu de tendance à récidiver lorsqu'elles ont été détruites ou modifiées dans toute leur étendue. Quoique pouvant être liées, comme les anévrysmes et les varices, à une de ces dispositions que nous avons désignées sous le nom de *diathèses des systèmes anatomiques*, elles dépendent le plus souvent d'un trouble de nutrition entièrement local; et alors même qu'elles sont multiples et développées sous l'influence de cette diathèse, chacune d'elles se comporte comme un mal tout à fait local. Il est jusqu'ici sans exemple qu'une tumeur érectile ait donné lieu à l'engorgement des ganglions lymphatiques et à une infection générale; il est également sans exemple qu'une tumeur guérie par une opération ait récidivé soit dans les ganglions, soit dans les viscères, soit dans des organes éloignés. Mais les opérations ne mettent pas à l'abri d'une récidive sur place, à moins qu'on n'ait extirpé ou détruit, en même temps que la tumeur, tous les tissus adjacents dans une étendue notable. L'étude de la propagation des tumeurs érectiles nous fournit l'explication de ces récidives locales. La dilatation des capillaires s'étend en effet au delà des limites apparentes de la tumeur, et jusqu'à une distance qu'il est impossible de déterminer. Ces vaisseaux dilatés peuvent donc persister sous la cicatrice et devenir le point de départ d'une récidive. Mais d'une part, cela est fort rare, et, d'une autre part, il est presque toujours facile de réprimer ces récidives par une légère cautérisation.

Le pronostic des tumeurs érectiles ne peut être soumis à aucune règle absolue. On peut dire d'une manière générale que les tumeurs sous-cutanées et profondes sont plus graves que les tumeurs tégumentaires; que les tumeurs artérielles, — et surtout celles qui sont diffuses, — sont plus graves que les tumeurs veineuses; qu'enfin les tumeurs artérielles et pulsatiles sont les plus graves de toutes. Mais si les tumeurs artérielles ont plus de tendance que les autres à produire des accidents dangereux, elles ont sur les tumeurs veineuses l'avantage d'être moins rebelles à la thérapeutique. Elles guérissent plus souvent d'une manière spontanée, soit par résolution pure et simple, soit à la faveur d'une inflammation intercurrente, et on conçoit, d'après cela, que les méthodes thérapeutiques qui ont pour but d'imiter le mécanisme de ces guérisons naturelles doivent avoir plus de prise sur les tumeurs artérielles que sur les tumeurs veineuses.

Le pronostic est encore subordonné au siége et à l'étendue des tumeurs érectiles, à l'importance des organes qu'elles atteignent, à la difformité qu'elles produisent lorsqu'elles ont leur siége au visage, etc. Mais il serait superflu d'insister sur ces détails.

Le point qu'il importe de mettre en évidence, c'est que toute tumeur, toute tache érectile, quelque minime qu'elle soit, quelque stationnaire qu'elle paraisse, peut tôt ou tard faire des progrès et affecter une marche inquiétante. Ce n'est pas une raison pour établir en règle que toutes les tumeurs érectiles doivent être opérées, mais toutes doivent être surveillées, et, dès que l'on voit paraître la moindre tendance à l'accroissement, il est formellement indiqué de recourir à un traitement chirurgical.

L'existence de pulsations plus ou moins manifestes rend cette indication plus pressante encore.

Diagnostic. — Les tumeurs érectiles cutanées et celles des muqueuses accessibles à la vue, ne peuvent donner lieu à aucune erreur de diagnostic. La couleur bleue ou rouge des membranes tégumentaires indique, au premier coup d'œil, la nature artérielle ou veineuse de la tumeur.

Les tumeurs des muqueuses profondes et celles des viscères, tels que le foie ou le cerveau, sont jusqu'ici tout à fait hors de la portée de nos moyens de diagnostic. On peut bien reconnaître l'existence d'une tumeur, mais il est impossible d'en déterminer la nature.

Les tumeurs érectiles des os sont encore inconnues sous le rapport du diagnostic.

Restent les tumeurs érectiles situées sous la peau ou dans les chairs profondes. Les difficultés du diagnostic s'accroissent en raison de la profondeur de ces tumeurs. Mais les éléments de ce diagnostic sont à peu près les mêmes dans tous les cas. Il y a toutefois ceci de particulier aux tumeurs sous-cutanées, qu'elles ont souvent pour point de départ une petite tache érectile de la peau, et que la présence de cette tache constitue un indice précieux.

Les tumeurs érectiles sous-cutanées ou profondes se reconnaissent à leur consistance mollasse, souvent spongieuse, à leur indolence, à leur réductibilité *incomplète*, qui résulte de l'expulsion momentanée du sang, à la légère tension qui s'y manifeste au moment des cris ou des efforts, enfin, lorsqu'elles sont volumineuses, à la dilatation des vaisseaux artériels ou veineux qui viennent y aboutir. Mais aucun de ces caractères n'est absolu. Les pulsations expansives plus ou moins nettes, le frémissement et le souffle léger qui se montrent dans certaines tumeurs érectiles artérielles, ont une signification plus précise. Il y a, il est vrai, plusieurs espèces de tumeurs solides qui, en subissant l'altération hématode, deviennent le siége de phénomènes analogues, mais ces tumeurs hématodes appartiennent presque toujours au squelette, où les tumeurs érectiles sont extrêmement rares. On n'a pas oublié d'ailleurs qu'il n'existe jusqu'ici aucun exemple authentique de tumeur érectile *pulsatile* du squelette. Il suffit donc qu'une tumeur pulsatile ait son siége dans le tissu osseux, pour qu'on soit autorisé, *jusqu'à nouvel ordre*, à écarter l'idée d'une tumeur érectile.

Les tumeurs que l'on confond le plus aisément avec les tumeurs érectiles sous-cutanées ou profondes sont les lipômes et les encéphaloïdes. Les praticiens les plus habiles ont pu s'y méprendre.

Nous y reviendrons dans les chapitres consacrés à l'étude de ces tumeurs.

§ 2. — Traitement des tumeurs érectiles.

Le traitement des tumeurs érectiles est palliatif ou curatif.

Le traitement palliatif est à peu près illusoire. Il a pour but de masquer la difformité qui résulte de la présence des taches cutanées, en modifiant la couleur de ces taches au moyen du tatouage. On ne peut guère espérer de rendre ainsi à la peau sa teinte naturelle ; le hasard seul pourrait faire que le mélange de vermillon et de blanc de céruse qu'on emploie à cet effet, reproduisît exactement la couleur de la peau environnante, mais ce serait déjà beaucoup si l'on pouvait substituer à une couleur choquante, comme le bleu des taches vineuses, une teinte moins disparate. Cette méthode, imaginée par M. Pauli, de Landau (1), a été essayée en France par M. F.-S. Cordier, qui l'a appliquée avec succès au traitement des nævi *pigmentaires*, mais qui n'a pas réussi à modifier la couleur des nævi *vasculaires*. Si les remarques faites par ce dernier auteur sont exactes, il n'est guère permis de compter sur la méthode du tatouage. Suivant lui, ce n'est pas en déposant dans la couche superficielle du derme une matière colorante, que le tatouage réussit à blanchir les taches pigmentaires, mais en produisant une irritation et une petite suppuration qui, d'une part, font éliminer le dépôt de pigment, qui, d'autre part, modifient la surface tégumentaire et mettent obstacle à la sécrétion ultérieure du pigment. Quant aux poudres blanches introduites par acupuncture, elles n'ont pas un pouvoir colorant assez prononcé pour atténuer d'une manière notable la couleur bleue ou la couleur rouge des taches érectiles (2). Il ne paraît donc pas que le tatouage puisse remplir l'indication posée par M. Pauli, mais il provoque une inflammation qui est de nature à amener quelquefois la guérison de certaines tumeurs érectiles. A ce point de vue, le tatouage n'est qu'un procédé infidèle de la méthode générale qui a pour but de faire naître dans ces tumeurs une inflammation curative.

Le traitement curatif comprend une foule de procédés et de sous-procédés qui peuvent, d'après leur mode d'action, être divisés en trois groupes, c'est-à-dire ramenés à trois méthodes principales.

(1) Pauli, *Ueber das Feuermaal und die einzig sichere Methode diese Entstellung zu heilen*, dans Siebold's, *Journal für Geburtshülfe*, Leipzig, 1835, in-8°, Bd. V, s. 66.

(2) *Revue médico-chirurgicale de Malgaigne*, t. IV, p. 25. Paris, 1848, in-8°.

L'étude des guérisons spontanées nous a montré que les tumeurs érectiles peuvent guérir *naturellement*, par atrophie, ou *accidentellement*, à la faveur d'une inflammation qui modifie leur tissu en oblitérant leurs vaisseaux propres. On peut chercher à imiter l'un ou l'autre de ces deux modes de guérison. De là, deux grandes méthodes ayant pour but : l'une de faire atrophier la tumeur érectile, l'autre de la convertir en une tumeur non érectile, qui entre ensuite en résolution. Enfin, lorsque ces deux méthodes sont ou paraissent insuffisantes, la chirurgie peut intervenir par une méthode plus radicale, qui consiste à détruire ou à extirper la tumeur.

La première méthode peut être appelée *méthode atrophique ;* la deuxième, *méthode perturbatrice ;* et la troisième, enfin, *méthode destructive.*

A. — *Méthode atrophique.*

Les procédés de la première méthode se divisent en deux groupes bien distincts : les uns, en effet, s'appliquent sur la tumeur même, tandis que les autres s'appliquent en dehors de la tumeur; en d'autres termes les uns sont directs, les autres indirects.

1° Les *procédés directs* sont : la *compression,* la *réfrigération*, les *topiques astringents ;* ces moyens sont peu efficaces.

J'ai déjà parlé de la compression dans la première partie de cet ouvrage (p. 413 et 420). J'ai indiqué les principaux procédés de compression qui sont applicables aux tumeurs en général. Mais je mentionnerai ici un procédé spécial qui n'a guère prise que sur les tumeurs cutanées : c'est l'application réitérée de collodion, proposée par M. Brainard, de Chicago, et employée par lui deux fois avec succès (1). La compression agit en empêchant le sang de traverser la tumeur et de distendre les vaisseaux, qui reviennent sur eux-mêmes, et qui, dans les cas les plus heureux, finissent par reprendre leur calibre normal.

La réfrigération a été introduite dans la pratique par Abernethy, qui, attribuant la distension des vaisseaux à « une action inflammatoire, » se proposait de combattre cette inflammation en abaissant la température; cette théorie était entièrement fausse; si la réfrigération peut guérir les tumeurs érectiles, ce n'est pas en faisant résoudre une inflammation qui n'existe pas c'est en faisant contracter les vaisseaux dilatés de la tumeur et en les ramenant à la longue à leur calibre naturel. Mais il faudrait sans doute, pour

(1) *Bulletin de thérapeutique*, t. XXXVIII, p. 426, Paris, 1850, in-8°.

atteindre ce but, recourir à des moyens de réfrigération plus énergiques que ceux dont se servait Abernethy. L'application de compresses imbibées d'eau froide aurait probablement été sans aucune efficacité chez les deux malades d'Abernethy, si cette réfrigération illusoire n'eût été secondée dans le premier cas par la compression, et dans le second cas par l'action astringente du liquide employé (eau de roses saturée d'alun) (1). Il est permis de croire que l'application permanente de la glace pourrait amener l'atrophie des tumeurs érectiles superficielles. Mais ce moyen n'a pas encore été employé, à ma connaissance, sans doute parce qu'il a paru difficile à supporter.

Les topiques astringents, employés avec persévérance, ont guéri un certain nombre de tumeurs érectiles. Ce procédé, comme je viens de le dire, a eu tout le mérite de la seconde cure attribuée par Abernethy à l'action du froid. On trouve dans les recueils plusieurs observations de tumeurs érectiles guéries par des applications de compresses imbibées d'acétate de plomb (2), par des applications de teinture d'iode (3) ou de perchlorure de fer. Personne n'ignore que la teinture d'iode produit sur la peau une irritation quelquefois fort douloureuse; c'est même peut-être à cette irritation, autant qu'à l'action spéciale du médicament, que les badigeonnages d'iode doivent leurs effets résolutifs dans les cas de tumeurs blanches, d'engorgements chroniques, etc. Il est donc possible que ce moyen agisse sur les tumeurs érectiles en y produisant une inflammation curative, et si cette supposition était exacte, le procédé en question rentrerait dans la seconde méthode au lieu de rentrer dans la première. Mais le perchlorure de fer, qui a donné une guérison remarquable entre les mains de M. le docteur Leclerc, de Roullac (Charente), n'agit pas comme irritant sur la peau revêtue de son épiderme. Il n'agit pas non plus comme coagulant; il suffit de lire l'observation de M. Leclerc, pour reconnaître que les capillaires de la peau ne furent pas oblitérés. La tumeur, qui était volumineuse et occupait presque toute l'oreille externe, rétrograda lentement; elle resta souple, ne présenta aucun vestige d'inflammation;

(1) John Abernethy, *On the Treatment of one Species of Nævi Materni*, dans *Surgical Observations*, part. II, p. 239 à 241, London, 1806, in-8°.

(2) Jos. Sigmund. *Ueber die Behandlung kleiner Teleangiektasien bei Kindern mit Acet. Lithargii*, dans *Oesterreichische medic. Wochenschrift*. — Wien, 1842 n° 19, p. 437.

(3) Voy. une note de M. Bulteel de Plymouth, dans *London Medical Gazette*, 1849, sér. II, vol. IX, p. 319.

l'épiderme qui la recouvrait ne fut même pas entamé. Elle s'affaissa peu à peu et disparut enfin au bout de deux mois de traitement. L'enfant était âgé de 13 mois. Les applications de charpie imbibée de perchlorure avaient été renouvelées trois fois par jour (1).

2° Les *procédés indirects* de la première méthode sont au nombre de trois, et peuvent être considérés tous les trois comme des applications de la méthode opératoire générale que j'ai décrite dans un chapitre spécial sous le nom de méthode de Harvey (2); ces trois procédés sont : 1° la ligature du tronc artériel qui fournit toutes les artères de la tumeur; 2° la ligature isolée des branches artérielles qui alimentent la tumeur; 3° les incisions périphériques pratiquées autour de la tumeur, dans le but de diviser et d'oblitérer en une ou plusieurs fois la plupart des vaisseaux qui s'y rendent.

J'ai déjà indiqué le cas où le premier procédé est applicable : c'est celui des tumeurs érectiles de l'orbite, traitées souvent avec succès par la ligature de la carotide primitive (3). C'est le seul cas où la ligature des troncs artériels offre de sérieuses chances de succès. On y joint quelquefois celui des prétendues tumeurs érectiles pulsatiles du squelette, mais je répète que ces tumeurs ne sont pas des tumeurs érectiles (4). Le second procédé, c'est-à-dire la ligature des branches artérielles qui se rendent à la tumeur, a été employé un grand nombre de fois par Pelletan, A. Cooper, Brodie, Roux, Dupuytren, etc., et toujours sans succès. On a traité ainsi tantôt des tumeurs érectiles du crâne, tantôt des tumeurs érectiles de la main et des doigts. Les anastomoses artérielles ont toujours promptement ramené le sang dans la tumeur, qui a conservé ses premiers caractères.

La connaissance de ces insuccès a conduit Physick, de Philadelphie, après lui Lawrence et Gibson, à l'emploi du troisième procédé, qui consiste à pratiquer autour de la base de la tumeur une incision circulaire assez profonde pour diviser toutes les artérioles qui s'y rendent. La tumeur continue à vivre, parce qu'elle reçoit encore, par sa face profonde, sinon des artérioles, du moins des anastomoses capillaires capables d'y entretenir une obscure circulation; puis, au bout de quelques jours, de nouvelles anastomoses capillaires s'établissent à travers la cicatrice de l'incision. Mais la

(1) *Bulletin de la Société de chirurgie*, t. VI, p. 204. — 10 octobre 1855.

(2) Voy. plus haut, 1re partie, livre II, chap. VI, p. 429-449.

(3) P. 433-436.

(4) P. 437-439.

quantité de sang qui pénètre dans la tumeur se trouve considérablement réduite. Lorsque le volume ou la situation particulière de la tumeur font craindre que l'incision circulaire ne la fasse tomber en gangrène, on peut, suivant le conseil de Gibson, exécuter cette section en plusieurs fois, à quelques jours d'intervalle. Le procédé des incisions périphériques a été appliqué au traitement des tumeurs de la voûte du crâne, en incisant jusqu'au péricrâne, et des tumeurs des doigts, en incisant toutes les parties molles, à l'exception des tendons et de leurs gaînes. On peut rapprocher ce procédé de celui qui a été appliqué par MM. Mirault et Jobert au traitement des tumeurs cancéreuses ou cancroïdes de la langue (1).

Les trois procédés indirects que nous venons de décrire ont le même mode d'action. Ils agissent en diminuant l'abord du sang dans la tumeur. Les vaisseaux, n'étant plus distendus, reviennent sur eux-mêmes, et si l'atteinte portée à la circulation est suffisamment profonde et suffisamment durable, la production accidentelle finit par s'atrophier. L'efficacité de ces procédés est donc en raison inverse de la facilité avec laquelle le sang s'ouvre un passage dans les voies collatérales pour revenir dans la tumeur. On conçoit, d'après cela, que le second procédé doit être presque toujours inefficace : il y a toujours, en effet, à côté des artères visibles et tangibles que l'on peut lier, un très-grand nombre d'artérioles anastomotiques qui se dilatent *promptement* après la ligature. Le premier procédé est beaucoup moins incertain dans ses effets. La ligature du tronc volumineux qui fournit toutes les artères de la tumeur, entrave la circulation, non-seulement dans la tumeur elle-même, mais encore dans toute la région environnante ; le sang ne peut y revenir qu'après avoir parcouru et dilaté de longues voies anastomotiques; cela exige beaucoup de temps, et l'on a ainsi la chance de voir la tumeur s'atrophier avant que la circulation soit bien rétablie. Ce procédé est donc précieux, mais il exige une opération fort grave et doit être réservé, par conséquent, pour les cas où les autres méthodes paraissent inapplicables. Quant au procédé de l'incision circulaire, il est incontestablement le plus efficace de tous les procédés indirects, mais il laisse une cicatrice qui, dans certaines régions, peut devenir fort choquante, et les tumeurs auxquelles il est applicable sont presque toujours assez superficielles pour être susceptibles d'être traitées et guéries par des opérations beaucoup moins graves.

(1) Voy. t. I, p. 444-146.

B. — *Méthode perturbatrice.*

La seconde méthode comprend un grand nombre de procédés qu'on peut diviser en deux groupes : les procédés simplement *irritants* et les procédés *coagulants.*

1° Les procédés coagulants sont au nombre de deux : la *galvanopuncture* et les *injections coagulantes.*

J'ai déjà étudié dans tous ses détails l'application de la galvanopuncture, et je n'y reviendrai pas ici (1).

Les injections coagulantes se pratiquent avec les instruments usités dans le traitement des anévrysmes et des varices; mais avec des précautions particulières, rendues nécessaires par la nature des cavités vasculaires qu'on se propose d'oblitérer. Il ne peut être question d'appliquer ce moyen au traitement des taches érectiles, ni au traitement des petites tumeurs superficielles contre lesquelles on possède des moyens plus simples et tout aussi sûrs. Les tumeurs que l'on attaque par les injections coagulantes sont donc toujours assez volumineuses, et il est souvent difficile, quelquefois impossible de répandre le perchlorure dans toute leur étendue à travers une seule ponction. Il ne s'agit pas ici d'une cavité sanguine unique, mais d'un lacis de vaisseaux pelotonnés, et le liquide qui pénètre dans un de ces vaisseaux ne peut aller bien loin, puisqu'il produit aussitôt un caillot. Il faut donc pratiquer successivement plusieurs ponctions et plusieurs injections. Celles-ci doivent être fort minimes. Deux ou trois demi-tours de la seringue de Pravaz (non compris les trois demi-tours destinés à remplir la canule), suffisent parfaitement. Ce qu'on injecterait en sus de cette dose ne pourrait que s'infiltrer dans le stroma de la tumeur, et ne pénétrerait pas dans les vaisseaux. Les diverses ponctions doivent être situées à environ un centimètre de distance les unes des autres. Il y a deux autres indications essentielles que nous devons signaler. La première consiste à immobiliser autant que possible le sang pendant l'opération et pendant les cinq ou six minutes suivantes. Si l'on était sûr de ne rencontrer que des vaisseaux très-petits, cette précaution ne serait pas indispensable, mais on peut tomber dans une veine ou dans une veinule, et le liquide coagulant, emporté aussitôt hors de la tumeur, irait former dans le système veineux des caillots capables de donner lieu à des embolies pulmonaires. Aucun liquide, en effet, ne produit une coagulation instantanée; la coagulation ne

(1) 1re partie, livre II, chap. VIII, § 2, 471-488.

commence qu'au bout de plusieurs secondes, et c'est seulement au bout de quelques minutes que le caillot est tout à fait solide. Pour immobiliser le sang dans la tumeur, on exerce une compression circulaire autour de sa base, ce qui est souvent assez difficile. Lorsque la tumeur repose sur un plan osseux, on peut exercer cette compression au moyen d'un anneau métallique, comme un anneau de clef, par exemple. Lorsqu'elle est contenue dans l'épaisseur de la joue, ou de la lèvre, on peut la comprimer entre deux anneaux symétriquement placés sur la face cutanée et sur la face muqueuse. Dans un cas de tumeur érectile de la lèvre supérieure, j'ai pratiqué avec succès trois injections de perchlorure de fer, après avoir introduit la tumeur, qui était grosse comme une petite noix, entre les deux anneaux d'un amygdolotôme démonté. Les deux branches de l'amygdolotôme furent solidement liées l'une à l'autre avec une bandelette de diachylum, et la tumeur, comprimée circulairement autour de sa base, se trouva ainsi isolée de la circulation générale. Il y a des tumeurs situées de telle sorte que cette compression circulaire est impraticable ; on peut quelquefois y remédier en comprimant avec le doigt les principales veines qui en émanent, mais cela même est souvent impossible, et, quoique la méthode coagulante puisse encore réussir, cette condition doit être considérée comme défavorable.

La seconde indication, plus importante encore que la précédente, consiste à n'employer que des liquides coagulants peu concentrés. Ainsi le perchlorure de fer ne doit pas marquer plus de 12 à 15 degrés à l'aréomètre de Baumé. A cette dose, la coagulation est lente, et ne donne que des caillots assez mous, qui ne résisteraient pas au choc d'une forte colonne sanguine. Mais un liquide plus concentré produirait presque infailliblement une eschare. Les conditions ici diffèrent radicalement de celles où l'on se trouve placé lorsqu'on opère un anévrysme ou une varice. Dans ce dernier cas, l'extrémité de la canule est libre dans une cavité spacieuse ; le perchlorure pénètre en quantité relativement très-petite dans une masse de liquide; c'est sur ce liquide qu'il agit presque exclusivement; et les parois de la cavité ne subissent qu'une action légère, parce que le perchlorure qui les atteint est déjà dilué dans une grande quantité de sérum. C'est ainsi du moins que les choses se passent lorsque la dose de l'injection est convenablement fixée. Dans les tumeurs érectiles, au contraire, le liquide injecté entre directement et immédiatement en contact avec les tissus. La pointe du trocart, étant presque toujours plus grosse que les vaisseaux de la tumeur, ne s'engage pas dans un de ces vaisseaux, mais en divise plusieurs, et divise en même temps le stroma interposé. Lorsqu'on retire le poinçon, il reste, au-devant et autour de la canule, une petite cavité artificielle qui communique avec plusieurs vaisseaux, et le liquide injecté dans la canule ne pénètre dans ces vaisseaux qu'après s'être mis en contact avec les tissus divisés. Il faut donc que la solution soit assez étendue pour être incapable d'exercer une action caustique. Le perchlorure de fer à 30°, ou même à 20°, produirait fréquemment des eschares, et pourrait même amener une gangrène dépassant les limites de la tumeur. C'est pourquoi je conseille d'employer une solution beaucoup plus faible. La solution à 12 ou 15° possède encore une action coagulante très-suffisante. Le caillot se forme plus lentement; la coagulation, au lieu de commencer au bout de 30 secondes, ne se manifeste qu'au bout de 2 ou 3 minutes; mais ce n'est pas un inconvénient sérieux, lorsque la circulation est suspendue par une compression circulaire. Le caillot, il est vrai, est moins dur que si l'on se servait d'une solution plus forte, mais il est assez solide pour résister à la faible impulsion de la circulation capillaire, et ce qui contribue encore à le protéger, c'est l'étroitesse extrême des tubes qu'il remplit.

Le perchlorure de fer n'est pas le seul coagulant que l'on puisse appliquer au traitement des tumeurs érectiles. On a employé dans le même but des injections d'alcool (Delpech), de vin (Stanley), d'acide citrique ou d'acide acétique (Pétrequin) d'alun ou d'eau Pagliari (Martin Saint-Ange). Au lieu de perchorure de fer on s'est servi du lactate de fer (Brainard), et de l'acétate de peroxyde de fer (Lussana). Le liquide iodo-tannique, dont les propriétés coagulantes ont été surtout étudiées par M. Desgranges, de Lyon (1), doit toute son efficacité au tannin qu'il renferme, et équivaut à une simple solution de tannin. Je ne sais si le liquide iodo-tannique, usité surtout contre les varices, a été injecté dans les tumeurs érectiles; mais M. Walton a traité avec succès par l'injection d'une solution d'acide tannique au dixième un nævus sous-cutané de la racine du nez (2). J'admets volontiers avec l'auteur que cette injection n'a pas, comme celle de la solution de perchlorure de fer, l'inconvénient d'exposer les tissus à la mortification. Je ne serais donc pas éloigné de lui donner la préférence.

(1) *Bulletin général de thérapeutique*, t. XLIX, pp. 173, 304 et 343. Voy. aussi *Gaz. médicale de Lyon*, 1854, p. 138.

(2) *The Lancet; may* 8th, 1858, p. 458.

Citons enfin l'injection d'acide nitrique étendu, pratiquée dès 1828 par Lloyd, chirurgien de l'hôpital Saint-Barthélemy de Londres (1). Ce procédé est défectueux, mais il mérite cependant une mention particulière, parce que c'est, je pense, le plus ancien procédé de la méthode des injections coagulantes.

Les injections coagulantes et la galvano-puncture sont désignées avec raison sous le nom de procédés coagulants, parce que leur premier effet est incontestablement la coagulation du sang. Mais elles ne se bornent pas à produire des caillots ; elles agissent encore en irritant les tissus, et l'inflammation qu'elles provoquent peut amener consécutivement l'oblitération des vaisseaux qui étaient restés perméables après l'opération. Elles ont donc quelque chose de commun, dans leur mode d'action, avec les procédés dont nous allons maintenant nous occuper.

2° Les *procédés irritants* sont extrêmement nombreux, et nous n'avons même pas la prétention de les énumérer tous. On peut les diviser en deux groupes : les uns, en effet, attaquent les tumeurs érectiles par leur surface, les autres portent directement leur action jusque dans la profondeur du tissu pathologique.

Dans le premier groupe, nous rangerons les moyens qui agissent à travers l'épiderme, ceux qui agissent par la méthode endermique, et nous y joindrons les procédés d'inoculation.

Nous avons déjà parlé des badigeonnages d'iode, à l'occasion des astringents, et nous avons dit que l'efficacité, assez minime d'ailleurs, de ce moyen était peut-être due à son action irritante. Les frictions de pommade stibiée, employées par Young et par Cumming (2), produisent une éruption pustuleuse, et une inflammation qui peut se propager dans toute l'épaisseur du derme, à un degré suffisant pour faire oblitérer les nævi superficiels. Les frictions d'huile de croton-tiglium rempliraient le même but, ainsi que les vésicatoires volants, ou les vésicatoires dont la suppuration est entretenue pendant quelque temps. M. Laboulbène parle de ce dernier moyen, mais ne paraît pas s'en être servi (3). M. Mangenot a cité six faits tendant à établir que des frictions exercées sur des tumeurs érectiles avec le nitrate de potasse finement pulvérisé produisent une éruption de phlyctènes, suivie de l'oblitération des vaisseaux subjacents. M. Tillieux a appliqué trois fois ce procédé et a obtenu deux succès (4).

(1) Cité dans le Mém. de Tarral, *Arch. gén. de médec.*, 1834, 2e série, t. VI, p. 209.
(2) *Gazette des Hôp.*, 1854, p. 539.
(3) Laboulbène, Thèses de Paris, 1854, n° 38, p. 67.
(4) *Bulletin de thérapeutique*, 1857, t. LII, p. 37 ; — et t. LVII, p. 141.

Les procédés qui n'agissent que sur l'épiderme sont peu efficaces. On peut toutefois les essayer lorsque la tumeur érectile se réduit à une simple tache.

Je cite seulement pour mémoire l'observation d'une tumeur érectile de la langue qui fut guérie accidentellement par une salivation mercurielle (1). L'inflammation ulcéreuse de la muqueuse se propagea à la tumeur et en détermina l'oblitération.

L'application du perchlorure de fer par la méthode endermique m'a fourni quelques succès. On sait que Thierry traitait ainsi les varices ; il supposait que le perchlorure absorbé pénétrait dans les veines sous-cutanées et y faisait directement coaguler le sang. J'ai pu m'assurer plusieurs fois que ce moyen produit effectivement l'oblitération des varices superficielles (2) ; mais les caillots n'ont ni la dureté ni la permanence des caillots du perchlorure ; ils disparaissent au bout de peu de mois, comme les caillots inflammatoires des veines ; je pense qu'ils sont dus, non à l'action chimique du sel ferreux, mais à son action irritante, et ce qui le prouve c'est que la coagulation, au lieu d'être immédiate, ne se manifeste qu'au bout de quelques jours. Ce moyen, appliqué au traitement des varices, est donc défectueux, et j'y ai renoncé ; mais les tumeurs érectiles diffèrent des varices en ceci, que l'oblitération inflammatoire les guérit presque toujours d'une manière définitive, et l'expérience m'a effectivement prouvé que ces tumeurs peuvent être traitées avec succès par le procédé que j'ai emprunté à Thierry. J'ai fait disparaître ainsi plusieurs taches *vineuses* congénitales de la peau ; et on sait que cette variété de tumeurs érectiles est en général fort rebelle. Mais, lorsque la tache vineuse s'accompagne d'une saillie, même médiocre, l'action trop superficielle du perchlorure produit à peine un peu de décoloration. En 1856, époque où j'ai publié mes premiers résultats, je n'avais encore traité par la méthode endermique que des taches tout à fait superficielles (3). Depuis lors, ayant voulu traiter de la même manière des taches plus ou moins saillantes, j'ai échoué deux fois, et n'ai plus recommencé.

Ce procédé s'applique de la manière suivante. On soulève l'épiderme avec une compresse imbibée d'ammoniaque, et on promène sur le derme dénudé un pinceau imbibé de perchlorure de fer

(1) John Brown, *Removal of an Anevrismal Tumour of the Tongue by Mercury*, dans *The Lancet*, Marchth 30, 1833, vol. II, p. 9.

(2) Broca, *Des anévrysmes et de leur traitement*, Paris, 1856, in-8°, p. 230.

(3) Voy. mon article PERCHLORIDE OF IRON, dans *The Cyclopedia of Practical Surgery*, vol. III, p. 610.

à 20°. Une solution plus concentrée pourrait produire une petite eschare, et laisserait une cicatrice légèrement brunâtre. Cette application est quelquefois très-douloureuse ; c'est un inconvénient assez sérieux ; j'y ai obvié deux fois en soumettant les malades au chloroforme ; mais dans un de ces cas la douleur reparut après le réveil et ne s'éteignit qu'au bout de trois heures. On n'applique aucun pansement. Une croûte brunâtre, mince et lisse, qu'on prend volontiers pour une eschare, se forme rapidement ; elle se détache cinq ou six jours après, sans suppuration, et on reconnaît alors que le derme n'a pas été entamé. Lorsque l'opération a réussi, la peau présente une teinte brunâtre, qui disparaît ordinairement en quelques semaines, mais qui pourtant n'était pas encore dissipée au bout d'un an chez une de mes malades ; j'ignore si elle a définitivement persisté ; cela me paraît assez probable. J'ajoute que la malade était néanmoins très-satisfaite du résultat. Dans un cas où une première application de perchlorure avait seulement atténué la couleur bleue de la tache, j'ai obtenu une guérison complète par une seconde application du même moyen.

Le procédé endermique, étant douloureux et incertain, doit être réservé pour les cas où les autres procédés échouent habituellement. Je ne conseillerai donc pas de traiter ainsi les taches ou les tumeurs artérielles, contre lesquelles on dispose d'un grand nombre de moyens. Mais les grandes taches vineuses de la face constituent une difformité si choquante, et sont si rebelles aux autres traitements, qu'il vaut la peine alors de tenter l'application de ce procédé.

Les procédés d'inoculation sont au nombre de deux ; je dirais même de trois, si l'on pouvait citer, autrement que pour la blâmer, l'inoculation de la pourriture d'hôpital.

Chez les individus qui n'ont pas encore été vaccinés, l'*inoculation du virus vaccinal,* pratiquée sur la tumeur, y provoque un travail inflammatoire qui est suivi de l'oblitération d'un grand nombre de vaisseaux, et qui, dans beaucoup de cas, amène une guérison définitive. Les pustules se développent et se comportent comme si l'inoculation avait été faite partout ailleurs, et, lorsque les croûtes tombent, on n'aperçoit plus, à la place de la tumeur, que les cicatrices ordinaires de la vaccine. La guérison est ainsi obtenue à la faveur d'une opération qu'il aurait fallu pratiquer en tous cas, et qui atteint le double but de préserver de la variole et d'exercer sur la tumeur érectile une action curative. Lorsque le sujet a déjà été vacciné, l'inoculation du vaccin serait souvent sans effet ; et c'est alors que M. Lafargue (de Saint-Émilion), a recours à l'inoculation de l'*huile de croton-tiglium*. Chaque piqûre donne lieu à une pustule, qui agit de la même manière que la pustule vaccinale, mais dont les effets sont beaucoup moins réguliers (1).

Le traitement des tumeurs érectiles par l'inoculation du vaccin était déjà employé depuis plusieurs années en Angleterre, et plusieurs chirurgiens, entre autres Earle, Downing (2), Hodgson, etc. en avaient obtenu de bons résultats, lorsque M. Tarral le fit connaître en France, en 1834 (3). M. Velpeau ne tarda pas à l'appliquer (4) ; mais il n'y a guère plus de quinze ans qu'il est entré dans la pratique générale. — La réclamation de priorité élevée en 1847 par Carron du Villards, qui prétend avoir appliqué ce procédé, en 1822, avec un succès complet (5), ne peut vraiment pas être admise, car elle n'est accompagnée d'aucune preuve. Il est même digne de remarque que l'auteur, passant aussitôt à un autre procédé « qui est aussi de son invention, » renvoie à un mémoire publié dix ans auparavant, par M. Compérat, « un de ses élèves les plus chers, » et que dans ce travail, où se trouve exposée la pratique de Carron du Villards, M. Compèrat cite le mémoire de M. Tarral sans dire un seul mot de l'inoculation vaccinale (6).

L'inoculation vaccinale se pratique avec une lancette ou avec une simple aiguille. Elle doit être faite sur la tumeur même et non autour de sa base, comme quelques personnes l'ont conseillé. Les piqûres sont multipliées en raison de l'étendue de la tumeur; lorsqu'il s'agit d'une simple tache, on peut les espacer de 10 à 12 millimètres; on les rapproche davantage lorsque la tumeur est plus épaisse. Ces piqûres saignent presque toujours, parce que l'épiderme est si mince, et la surface du derme si vasculaire, que l'instrument blesse presque inévitablement quelques vaisseaux. On a craint que cette hémorrhagie ne fît échouer l'inoculation; mais l'action du virus vaccin est qualitative et non quantitative, et, dès le moment que la lancette a touché les tissus, il n'y a pas d'hémorrhagie qui puisse empêcher l'inoculation de réussir. J'ai pu m'en assurer dans le cas suivant : Une petite fille de 3 mois avait sur la

(1) *Gazette médicale*, 1844, p. 76.

(2) *The Lancet*, 1829, vol. II, p. 237.

(3) *Archives générales*, 2e série, t. VI, p. 206.

(4) Velpeau, *Méd. opératoire*, 2e éd., t. III, p. 39, Paris, 1839, in-8°.

(5) Carron du Villards, *Guide pratique pour l'étude et le traitement des maladies des yeux*, Paris, 1847, in-8°, t. I, p. 356.

(6) *Bulletin de thérapeutique*, 1837, t. XII, p. 68.

face dorsale de la main et de l'avant-bras une tumeur érectile artérielle longue de plus de 6 centimètres, large de 3, et faisant une saillie irrégulière de plus de 1 centimètre. Cette tumeur avait paru un mois après la naissance, et faisait des progrès rapides. Je pratiquai en une seule séance 25 inoculations avec la lancette. Toutes les piqûres saignèrent, quelques-unes très-abondamment. Quatre jours après, je comptai, ni plus ni moins, 25 petits boutons qui ne tardèrent pas à former une éruption confluente. La tumeur se tuméfia notablement ; l'enfant eut de la fièvre pendant quelques jours, puis tout rentra dans l'ordre, et à la chute des croûtes j'eus la satisfaction de voir que la tumeur avait presque entièrement disparu. Il restait encore, il est vrai, à la partie supérieure, une petite tache large comme une pièce de vingt-cinq centimes et légèrement saillante. J'espérais qu'elle disparaîtrait à son tour ; au lieu de cela elle fit des progrès ; je me décidai alors à la toucher avec le caustique de Filhos, et cette fois, la guérison fut complète et définitive.

Pour empêcher le sang qui s'écoule d'entraîner avec lui le virus, M. Nélaton a imaginé d'enfoncer dans la tumeur plusieurs épingles fines chargées de vaccin, et de les laisser en place pendant 3 ou 4 minutes avant de les retirer. Cette précaution me paraît tout à fait inutile au point de vue du succès de l'inoculation ; mais, lorsque la tumeur est volumineuse, il y a avantage à faire pénétrer directement le virus jusqu'à une certaine profondeur, et l'acupuncture vaccinale remplit cette indication. Dans le même but, M. Nélaton a combiné l'inoculation du vaccin avec le procédé des sétons filiformes. Il traverse la tumeur de plusieurs fils qu'il laisse en place pendant une semaine, et dont il se sert alors pour faire pénétrer le virus dans toute la longueur de leur trajet (1). Ces divers moyens permettent de graduer, suivant le volume de la tumeur, l'intensité et l'étendue de la réaction inflammatoire qui suit l'inoculation, et qui est l'agent de la guérison. Ils permettent en outre d'agir non-seulement sur les tumeurs cutanées, mais encore sur les tumeurs sous-cutanées qui ne seraient pas modifiées par l'inoculation ordinaire.

L'inoculation de l'huile de croton, proposée par M. Lafargue, de Saint-Émilion, doit être réservée pour les sujets déjà vaccinés. Je me demande, toutefois, si la circonstance d'une vaccination antérieure doit faire renoncer à l'espoir de guérir les tumeurs érectiles par l'inoculation du vaccin. On sait que les revaccinations réussissent souvent chez les adolescents et les adultes, et que plus souvent en-

(1) *Bulletin général de thérapeutique*, t. LIII, p. 143, Paris, 1857, in-8°.

core, dans ces conditions, les piqûres donnent naissance à des boutons de *faux vaccin*. Or, l'action de la vaccination sur les tumeurs érectiles n'est nullement spécifique : ce n'est pas le virus, mais l'inflammation provoquée par le virus qui fait oblitérer les vaisseaux. Et comme le faux vaccin produit quelquefois plus d'inflammation que le vaccin véritable, il est permis de croire que la vaccination peut guérir quelquefois les tumeurs érectiles, même chez les individus déjà vaccinés.

La vaccination des tumeurs érectiles est un procédé en général inoffensif. Je l'ai vue cependant donner lieu à un érysipèle de la face chez un enfant que j'ai traité à Batignolles avec le docteur Morpain, et qui fut fort malade pendant quelques jours. M. Dubrueilh a cité, d'après M. Victor Gautier, un autre cas d'érysipèle qui aurait été suivi de mort (1). Mais, lorsqu'on étudie ce fait dans la thèse de M. Gautier, on voit que la vaccination a été faite avec succès et sans accidents sur une tumeur de l'oreille, et que l'érysipèle a été provoqué par une cautérisation pratiquée *un mois plus tard* sur une tumeur de la paupière supérieure (2).

Arrivons aux procédés qui agissent directement sur la trame même de la tumeur.

J'ai déjà parlé du broiement sous-cutané, imaginé en 1831 par Marshall Hall (3). Je n'y reviendrai pas ici. Mais j'aurai à parler des incisions, de la suture, de l'acupuncture, de la cautérisation filiforme, du séton incandescent, du séton, et de l'ulcération artificielle.

Le procédé des incisions et celui de l'acupuncture appartiennent à Lallemand, de Montpellier. Ce professeur pratiqua, en 1832, dans une tumeur érectile, plusieurs incisions qu'il réunit aussitôt par la suture entortillée, et obtint un succès complet. Ayant répété cette opération avec le même succès en 1834, il reconnut que l'oblitération vasculaire s'effectuait aussi bien sur le trajet des épingles que sur les bords des incisions. Il fut ainsi conduit à renoncer aux incisions, qui laissent des cicatrices disgracieuses, et à se contenter de larder la tumeur avec des aiguilles. Il mit ce projet à exécution en décembre 1834. Il osa introduire en plusieurs fois jusqu'à 120 aiguilles dans une énorme tumeur érectile de l'épaule ; il les laissa séjourner plusieurs jours, et obtint une guérison complète (4). Il est

(1) Dubrueilh, *Des tumeurs érectiles*. Th. de Paris, 1855, p. 26.

(2) V. Gautier, *Considérations, etc...., sur les tumeurs érectiles cutanées*. Th. de Paris, 1850, p. 26.

(3) Voy. t. I, p. 424-426.

(4) *Archives générales*, mai 1835, sér. II, t. VIII, p. 5-20.

juste de dire que M. Velpeau avait étudié depuis 1830 l'oblitération des artères et des veines par l'acupuncture ; mais il n'y a aucune parité à établir entre les phénomènes décrits par M. Velpeau et ceux qui ont servi de base au procédé de Lallemand. M. Velpeau se proposait de faire déposer un caillot sur la pointe de l'aiguille introduite dans la cavité d'un gros vaisseau, tandis que Lallemand cherchait seulement à faire naître une inflammation curative.

Lorsqu'on traite une tumeur érectile par l'acupuncture, il n'est pas nécessaire de l'attaquer tout entière en une seule fois. Si elle est volumineuse, il vaut mieux, à l'exemple de Lallemand, introduire les épingles en plusieurs séances. Les épingles doivent en général séjourner 7 à 8 jours dans les tissus. Toutefois, l'intensité de la réaction inflammatoire peut obliger le chirurgien à les retirer plus tôt.

Au lieu de larder la tumeur d'un grand nombre d'épingles, on peut se borner à en introduire quelques-unes, et s'en servir pour établir une suture entortillée par-dessus la peau. Au bout de quatre jours, on enlève le fil et les épingles. J'ai déjà décrit le procédé de M. Fayolle, de Guéret, qui se sert de cette suture entortillée, tantôt pour faire tomber les tumeurs érectiles par ligature, et tantôt pour les guérir par simple oblitération (1).

Auguste Bérard, pour augmenter l'efficacité de l'acupuncture, introduisait d'abord dans la tumeur un certain nombre d'épingles qu'il laissait en place pendant 5 à 6 jours. Puis il les retirait, et poussait dans leur trajet, avec une petite seringue à siphon de platine, une injection de nitrate acide de mercure. Mais il ne tarda pas à renoncer à ce procédé, qui avait provoqué plusieurs fois des accidents fâcheux (2).

La cautérisation linéaire, ou filiforme, a été employée par Bushe (3) et par Carron du Villards. Le premier introduisait successivement dans la tumeur un certain nombre d'aiguilles rougies au feu. Carron du Villards mettait d'abord en place toutes les épingles, qui étaient fort longues, et dont les têtes, réunies à quelque distance de la peau par un petit nœud métallique, étaient chauffées par la flamme d'une petite bougie. La surface de la peau était protégée par une petite couche d'huile. La chaleur se propageait le

(1) Voy. t. I, p. 521.

(2) Bérard et Denonvilliers, *Compendium de chirurgie pratique*, t. I, p. 642, Paris, 1845, grand in-8°.

(3) Cité dans John Warren, *Surgical Observations on Tumours*, London, 1839 in-8°, p. 418.

long des épingles, et la cautérisation s'effectuait ainsi sur leur trajet (1).

La cautérisation filiforme peut être pratiquée aujourd'hui avec beaucoup plus de précision, grâce à la méthode galvano-caustique. Un ou plusieurs fils de platine sont passés à travers la tumeur, et mis en communication avec une pile galvano-caustique. Ce moyen, employé en 1852 à Londres, par M. Hilton, et à Paris, par M. Nélaton, avec le concours de M. Regnault, a été singulièrement perfectionné par M. Middeldorpf, qui lui a dû un grand nombre de succès. M. Middeldorpf se sert tantôt du *séton incandescent* dont nous venons de parler, tantôt du petit cautère très-aigu qui sert à cautériser la pulpe dentaire; ce cautère, chauffé au rouge vif, est introduit plusieurs fois de suite dans les diverses parties de la tumeur (2).

Le procédé du séton ou des sétons multiples, bien différent de celui qui précède, se pratique avec une aiguille à coudre enfilée d'un fil qu'on passe une ou plusieurs fois à travers la tumeur, et qu'on y laisse séjourner plusieurs jours, plusieurs semaines, et même plusieurs mois. Employés d'abord par Macilwain (3), Lawrence et Fawdington, les sétons étaient à peu près abandonnés, lorsqu'ils furent remis en usage par Aug. Bérard, qui, pour les rendre plus efficaces, imagina de se servir des fils de manière à pratiquer une sorte de ligature sous-cutanée (4), mais qui ne réussit pas à faire pénétrer ce procédé dans la pratique.

(1) Carron du Villards, *Maladies des yeux*, t. I, p. 357, Paris, 1847, in-8°, et *Bull. de thérapeutique*, 1837, t. XII, p. 71.

(2) Albr. Theod. Middeldorpf, *Die Galvanocaustik, ein Beitrag zur operativen Medicin*. Breslau, 1854, in-8°, p. 108-125. — Voyez aussi plus haut t. I, p. 532. Depuis 1854 M. Middeldorpf a recueilli soit par lui-même, soit par ses élèves, un grand nombre de faits favorables, et la cautérisation filiforme est le procédé qu'il emploie de préférence dans le traitement des tumeurs érectiles. C'est ici le lieu de dire que M. Sédillot, dans son *Traité de médecine opératoire*, publié en 1853 (t. I, p. 114), parle d'une tumeur érectile qu'il aurait guérie en 1849 au moyen de la cautérisation électrique. Le texte étant assez obscur, je me suis demandé si l'auteur avait employé le fil de platine comme séton ou comme moyen d'ablation ou de destruction. J'ai donc cherché cette observation dans les thèses et les journaux de 1849, époque où M. Sédillot dit l'avoir publiée; mes recherches ayant été vaines, je me suis adressé, il y a cinq ans, à M. Sédillot lui-même, qui m'a répondu, au bout de quelques mois, qu'il n'avait pu retrouver son observation. D'après cela, et jusqu'à nouvel ordre, je dois laisser à M. Hilton la priorité de l'application de la galvanocaustie au traitement des tumeurs érectiles.

(3) Macilwain, *an Account of two Cases of deep seated Nævus, treated by the Introduction of Seton* dans *Med. Chir. Transactions*, vol. XVIII, p. 189 (1833). L'auteur annonce lui-même qu'il a été précédé par Lawrence et par Fawdington.

(4) *Compendium de chirurgie. Loc. cit.*

Le procédé de l'ulcération artificielle est dû à Wardrop, qui s'est proposé d'imiter le mode le plus ordinaire de guérison des tumeurs érectiles. Plusieurs auteurs ont confondu ce procédé avec celui de la cautérisation, parce que c'est au moyen d'un caustique qu'on obtient l'ulcération artificielle. Mais le caustique, ici, est destiné à modifier la tumeur érectile, et non à la détruire. On applique d'abord à la surface de la tumeur une rondelle de sparadrap percée d'un petit trou, puis, à travers ce trou, on frotte la peau pendant quelques instants avec un morceau de potasse caustique. Il en résulte une eschare très-superficielle, large de 2 à 3 millimètres. Lorsque cette eschare se détache, on introduit dans la petite plaie un tout petit fragment de caustique, on recommence au besoin au bout de quelques jours, et on obtient un petit ulcère central qu'on entretient jusqu'à ce que la tumeur soit entièrement transformée par l'inflammation (1). — Sur les tumeurs très-étendues en surface, on peut établir ainsi deux ou plusieurs ulcérations artificielles.

Enfin, lorsque la masse morbide présente une grande épaisseur, on peut faire pénétrer le travail inflammatoire dans les couches profondes en introduisant dans la petite plaie de petites boules de bois qui jouent le rôle de pois à cautère.

C. — *Méthode destructive.*

Tous les moyens de destruction et d'extirpation que nous avons décrits dans notre première partie, en parlant du traitement des tumeurs en général, sont applicables aux tumeurs érectiles ; nous n'aurons donc à présenter ici que de courtes remarques additionnelles.

La cautérisation au fer rouge, pratiquée par Græfe et Dupuytren, a trouvé peu de partisans. Mais on a vanté un grand nombre de caustiques, parmi lesquels je citerai surtout l'acide nitrique, la potasse, la pâte de Vienne et le caustique de Filhos. Lawrence avait choisi l'acide nitrique, parce que ce caustique est coagulant et n'expose pas aux hémorrhagies ; mais les vaisseaux des tumeurs érectiles sont ordinairement très-petits, et d'ailleurs on sait que les caustiques fluidifiants appliqués *sur la peau* ne donnent lieu, en général, qu'à un suintement de sang à peu près insignifiant. Aug.

(1) Voy. le mém. de Tarral dans *Arch. gén. de médecine*, 1834, 2e sér., t. VI, p. 198, et celui d'Auguste Bérard dans *Gazette médicale*, 1841, p. 689. Voy. aussi l'article Tumeurs érectiles dans le *Compendium de chirurgie* de Bérard et Denonvilliers.

Bérard a donc donné la préférence à la pâte de Vienne, qui est facile à manier, qui est peu douloureuse, et qui détruit en huit ou dix minutes toute l'épaisseur de la peau. Le caustique de Filhos me paraît préférable lorsque la tumeur n'a pas plus de 1 centimètre de large. C'est le même caustique, rendu solide par la fusion, et la forme sous laquelle il se présente permet de le manier avec une grande facilité; mais il est nécessaire d'humecter légèrement l'extrémité du bâton caustique avant de l'appliquer sur la peau. Si la tumeur était pulsatile, ou si seulement elle recevait des artères volumineuses, les caustiques fluidifiants devraient être absolument rejetés, et ce serait la pâte de Canquoin soit en nappe, soit en flèches, qui devrait recevoir la préférence.

L'extirpation des tumeurs érectiles par la ligature en masse comprend plusieurs procédés. Ces tumeurs sont quelquefois assez nettement pédiculées pour qu'on puisse, à l'exemple de Saviard (1), en étreindre la base avec un lien. Mais, le plus souvent, lorsqu'on veut les lier, on est obligé de leur créer un pédicule artificiel, en passant au-dessous de leur base une ou plusieurs épingles. Ambroise Paré se servait déjà de ce procédé (2) qui a été modifié et perfectionné par Rigal et par M. Fayolle (3).

Depuis que les procédés nombreux des méthodes non sanglantes se sont multipliés, l'extirpation au bistouri a été assez généralement abandonnée en France, où elle est réservée seulement pour certains cas plus ou moins exceptionnels. Mais elle a trouvé en Italie un partisan déclaré dans la personne de M. Porta. Cet habile chirurgien a opéré ainsi un très-grand nombre de tumeurs érectiles. C'est pour lui la méthode générale; mais il reconnaît pourtant qu'il faut y renoncer lorsque la tumeur occupe toute une région, lorsqu'elle est située profondément dans l'orbite, la bouche, la gorge, lorsqu'il faudrait pour l'enlever sacrifier un organe tel que la paupière, la lèvre, la joue, enfin lorsque, étant située sous la peau, elle renferme un grand nombre de veines volumineuses qui doivent faire craindre la phlébite (4). Les exceptions, comme on voit, sont assez nombreuses; et cette élimination une fois faite, on trouve que la plupart des tumeurs opérées par M. Porta devaient être des tumeurs érectiles assez superficielles et d'assez petit volume pour

(1) Saviard, *Observations chirurgicales*. Paris, 1702, in-12, p. 515-516.

(2) Voyez t. I, p. 511.

(3) Voy. t. I, p. 521.

(4) Porta, *Dell'angectasia*. Milano, 1861, grand in-4°, p. 46-48.

qu'on pût les extirper sans difficulté et sans danger sérieux ; mais par là même la plupart de ces cas auraient pu se prêter à l'application d'un grand nombre de méthodes plus inoffensives encore, dont plusieurs ont l'avantage de ne laisser aucune cicatrice.

En tout cas, lorsqu'on se décide à faire l'extirpation avec le bistouri, on ne doit pas perdre de vue l'indication posée par J.-L. Petit, et qui consiste à dépasser les limites de la tumeur, afin d'éviter l'hémorrhagie. On ne divise ainsi que des vaisseaux non dilatés et qui saignent peu. Mais il vaut mieux encore, lorsque le siége et la forme de la tumeur ne s'y opposent pas, l'extirper soit avec l'anse coupante galvano-caustique, soit avec l'écraseur linéaire. J'ai extirpé avec succès, au moyen de ce dernier instrument, une très-grosse tumeur érectile veineuse sous-muqueuse de la lèvre supérieure chez une petite fille de six ans.

Les tumeurs érectiles des membres nécessitent quelquefois l'amputation ; on ne se résigne à user de cette ressource extrême que lorsque la tumeur est très-étendue, compliquée d'une énorme dilatation des artères et des veines, et qu'elle donne lieu à de graves hémorrhagies. L'expérience a malheureusement prouvé que la ligature de l'artère principale du membre est alors presque toujours inefficace. Mais j'avoue que, si je me trouvais en présence d'un cas de ce genre, avant de me résoudre à l'amputation, j'essayerais de déterminer dans les artères cirsoïdes qui aboutissent à la tumeur, et dans les veines dilatées et flexueuses qui en émanent, des oblitérations multiples au moyen des injections de perchlorure de fer.

§ 3. — Appréciation des procédés et discussion des indications.

Les moyens qui ont été imaginés pour traiter les tumeurs érectiles sont trop nombreux pour qu'on puisse songer à les soumettre à une appréciation générale. On a l'habitude de répéter que cette immense richesse thérapeutique n'est qu'apparente, qu'elle masque la réelle pauvreté de l'art, et que, si l'on possédait un bon moyen, l'esprit des chirurgiens ne se serait pas ingénié à en inventer d'autres. Cette appréciation n'est nullement exacte. La multiplicité des procédés est la conséquence nécessaire de la multiplicité des formes sous lesquelles se présentent les tumeurs érectiles, et de la gravité variable de leurs complications. Les procédés au surplus sont beaucoup moins nombreux qu'on ne pourrait être au premier abord tenté de le croire; ce qui est en quelque sorte illimité, c'est le nombre des sous-procédés, c'est-à-dire des moyens qui, agissant de la même manière et remplissant le même but, ne diffèrent les uns des autres que par des détails d'application de peu d'importance.

Si la thérapeutique des tumeurs érectiles s'est compliquée outre mesure, ce n'est point parce que les chirurgiens manquent de procédés suffisamment efficaces, car ils possèdent ici tous les moyens de destruction qu'ils emploient contre les autres tumeurs, et dont l'efficacité ne laisse rien à désirer ; c'est parce qu'ils s'efforcent de substituer à ces moyens violents des moyens plus inoffensifs. — Il y a un principe de prudence qui consiste à établir une balance entre la gravité du mal et celle des opérations qu'on lui oppose. Or, s'il est des tumeurs érectiles qui menacent directement et prochainement la vie, il en est d'autres, bien plus nombreuses, qui sont tout à fait inoffensives, et qui ne mériteraient presque aucune attention si elles étaient cachées sous les vêtements. Il y a donc des cas où la chirurgie ne doit pas reculer devant une grave opération, et d'autres cas où elle doit proscrire tout moyen capable de faire naître quelque danger, où elle doit chercher, non les procédés les plus certains et les plus rapides, mais ceux qui ont le moins de gravité. Enfin, dans beaucoup de cas, le chirurgien se propose uniquement de faire disparaître une tache qui trouble l'harmonie du visage, et une opération qui laisserait une cicatrice difforme et choquante manquerait entièrement son but. Lorsque les indications sont si variables, il est naturel que les procédés destinés à les remplir soient très-divers.

Nous allons maintenant poser quelques-unes de ces indications, sans avoir la prétention de passer en revue tous les cas particuliers et tous les procédés de détail.

Les procédés sanglants, tels que l'extirpation au bistouri, l'amputation, la ligature des artères afférentes, etc., ne doivent être appliqués que lorsque les autres procédés sont inapplicables, ou qu'ils ont échoué, et lorsque en outre la tumeur fait des progrès inquiétants.

La ligature des troncs artériels ne peut être indiquée que lorsque la tumeur est pulsatile ; l'expérience a prouvé que ce moyen est presque toujours inefficace, excepté dans le cas particulier où la tumeur est située dans l'orbite. Ainsi, les tumeurs érectiles artérielles et pulsatiles de la cavité orbitaire seront traitées par la ligature de la carotide ; mais, avant d'en venir là, on devra tenter l'application de la galvano-puncture, et celle des injections coagulantes, quoique l'impossibilité d'immobiliser le sang par la compression diminue les chances de succès de ces deux procédés opératoires.

D'une manière générale, les procédés qui agissent en modifiant la tumeur doivent être préférés à ceux qui la détruisent. Cette règle souffre toutefois un certain nombre d'exceptions. Ainsi les tumeurs saillantes et pédiculées réclament l'emploi de la ligature en masse, de l'écraseur linéaire ou de l'anse coupante galvano-caustique. Les tumeurs superficielles, bien circonscrites et peu étendues, qui sont saillantes sans être pédiculées, seront détruites également soit par la ligature sous les épingles, soit par la cautérisation. La petite cicatrice qui en résulte est moins disgracieuse que ne le serait l'induration saillante consécutive à une guérison par inflammation.

La plupart des procédés qui agissent en provoquant l'inflammation curative ne sont applicables qu'aux tumeurs cutanées. Quelques-uns permettent toutefois de faire pénétrer l'action irritante jusque dans les tumeurs sous-cutanées. Tels sont les sétons filiformes, suivis ou non des injections irritantes d'Auguste Bérard, l'acupuncture, la cautérisation avec les fils galvano-caustiques ou avec les aiguilles chauffées à blanc. La vaccination elle-même peut atteindre ce but lorsqu'on la pratique avec des aiguilles suffisamment longues, mais ce dernier moyen est douteux, parce que les aiguilles peuvent laisser dans les piqûres de la peau le virus dont elles sont chargées. Les tumeurs sous-cutanées peuvent encore être traitées par la galvano-puncture, par les injections coagulantes, et par le broiement. Je pense donc qu'on ne devra tenter l'extirpation ou la destruction de ces tumeurs qu'après avoir essayé préalablement l'application de plusieurs des procédés que je viens d'énumérer. Je conseillerai de commencer par les injections coagulantes, qui possèdent une grande efficacité, et qui, maniées avec les précautions convenables, n'exposent à aucun accident sérieux. Ces précautions, je le répète, consistent, lorsqu'on se sert du perchlorure de fer, à multiplier les ponctions, à ne pousser que deux ou trois gouttes dans chaque ponction, et à n'employer que des solutions de 12 à 15 degrés. Lorsque l'insuccès des injections coagulantes est bien et dûment constaté, on fait choix d'un autre procédé de la méthode perturbatrice, et lorsqu'enfin on se décide à extirper ou à détruire la tumeur, on doit autant que possible donner la préférence aux procédés non sanglants. Parmi ces derniers, je signalerai en particulier la ligature sous les épingles, et le procédé spécial de Rigal, de Gaillac. Ce procédé, désigné par l'auteur sous le nom de *ligature à chaîne enchevillée*, permet de faire tomber des tumeurs même assez volumineuses. Mais il n'est pas applicable aux tumeurs musculaires ou sous-musculaires, et lorsqu'on se décide à enlever ces dernières, il faut donner la préférence à l'instrument tranchant.

Quant aux tumeurs cutanées, elles se prêtent à l'application de tous les procédés de la méthode perturbatrice. Parmi ceux qui ont le plus d'efficacité eu égard à leur peu de gravité, je citerai en première ligne la vaccination. Elle a, il est vrai, l'inconvénient de laisser une cicatrice, mais celle-ci est ordinairement peu apparente, et on ne doit pas oublier, d'ailleurs, que le sujet devrait, en tout cas, être vacciné. L'avantage de remplir à la fois deux indications compense donc le petit désagrément de la cicatrice.

Les autres procédés irritants seront choisis autant que possible de manière à établir une proportion entre l'intensité de l'irritation qu'ils provoquent et l'épaisseur de la tumeur érectile. Les simples taches céderont à des actions tout à fait superficielles. Les tumeurs qui font un certain degré de saillie exigeront l'emploi de moyens plus actifs. Je ne pourrais en dire davantage sans passer de nouveau tous les procédés en revue. Mais je dois insister ici sur deux points : en premier lieu, l'insuccès d'un des procédés de ce groupe ne doit pas faire renoncer à guérir la tumeur sans le secours des méthodes destructives ; après un premier insuccès, on choisit un procédé plus énergique, et on a ici toute une série de moyens d'une efficacité croissante, depuis le simple badigeonnage d'iode jusqu'à la cautérisation par le fil ou par le poinçon galvano-caustique. En second lieu, lorsque les tumeurs érectiles sont très-étendues en surface, il n'est nullement nécessaire de les attaquer à la fois sur tous leurs points ; on peut, et on doit même, pour éviter les accidents, les traiter en deux ou plusieurs fois, et il devient possible, par ce moyen, de guérir par des opérations successives des tumeurs qui couvrent toute une région.

Grâce aux progrès de la thérapeutique chirurgicale, un praticien persévérant peut venir à bout de la plupart des taches et tumeurs érectiles artérielles. Mais le traitement des taches veineuses (taches vineuses ou lie de vin), est malheureusement beaucoup plus incertain. Ces taches résistent bien plus que les taches rouges ou artérielles aux procédés de la méthode perturbatrice, et celles qui couvrent une grande partie du visage sont considérées, aujourd'hui encore, comme presque incurables. Je pense, néanmoins, qu'on ne doit pas renoncer à les traiter. Lorsqu'elles sont tout à fait sans saillie, l'application du perchlorure de fer par la méthode endermique mérite d'être tentée. Lorsqu'elles s'accompagnent d'une tuméfaction diffuse, indiquant qu'elles occupent toute l'épaisseur de la peau, et même au delà, ce moyen échouerait presque inévitablement, mais on peut encore essayer de les traiter par l'application partielle et successive des injections coagulantes, des sétons multiples ou des sétons incandescents.

CHAPITRE VII

DES HYSTÉROMES

Ces tumeurs sont connues sous le nom de *corps fibreux de la matrice.* Mais quoiqu'elles renferment dans leur structure une grande quantité de tissu fibreux, elles renferment en outre un autre élément qui ne permet pas de les confondre avec les fibrômes. Elles ne diffèrent pas moins de ceux-ci par leurs caractères cliniques que par leur structure. M. Lebert, qui les en a distinguées le premier, les a désignées sous le nom de *tumeurs fibroïdes* (1). Je n'ai pas cru devoir conserver ce nom pour deux raisons. En premier lieu, je pense que les tumeurs doivent être dénommées autant que possible d'après la nature de leurs *éléments,* et non d'après l'aspect de leur tissu. Le nom de tumeurs fibroïdes indique donc des productions accidentelles dont les éléments ont une certaine analogie ou une certaine parenté avec les éléments des tumeurs fibreuses. Les tumeurs fibro-plastiques sont dans ce cas, et comme elles se relient aux fibrômes par des transitions insensibles sous le rapport de la structure aussi bien que sous le rapport des caractères cliniques, il m'a paru convenable de constater cette parenté en désignant les tumeurs à éléments fibro-plastiques autogènes sous le nom de *fibroïdes.* Je me suis trouvé, dès lors, obligé de donner un autre nom aux prétendus corps fibreux de l'utérus, qui ne sont ni des tumeurs fibreuses, ni des tumeurs fibro-plastiques. En second lieu, si l'on donnait à ces tumeurs utérines le nom de fibroïdes, sous le prétexte que leur *tissu,* examiné à l'œil nu, présente une certaine ressemblance avec celui des tumeurs fibreuses, on serait nécessairement conduit à se servir du même nom pour désigner un grand nombre d'autres tumeurs qui, sans être des fibrômes, ressemblent plus ou moins à des fibrômes, et M. Lebert a obéi à cette exigence, lorsqu'il a rangé parmi les productions fibroïdes, à côté des corps

(1) *Comptes rendus de la Soc. de biologie,* 1re sér., t. IV, p. 68, 1852.

fibreux de l'utérus, des tumeurs très-diverses constituées par l'hypertrophie diffuse ou circonscrite du tissu conjonctif de la peau, des muqueuses, du périoste, etc. Le nom de tumeurs fibroïdes, tel qu'il a été employé par cet auteur éminent, est donc beaucoup trop vague; il désigne des productions accidentelles très-diverses par leur nature et par leur structure, dont le seul point de contact est de *paraître* fibreuses sans être des fibrômes.

Pour dissiper cette confusion, il nous suffira de mettre à profit les propres travaux de M. Lebert. C'est lui qui a découvert que les corps fibreux de l'utérus ont la même structure que le tissu utérin, qu'ils renferment, comme ce dernier, des éléments fibreux intimement mélangés avec des fibres-cellules, qui sont les éléments caractéristiques des muscles de la vie organique. Nous ne faisons donc que constater et affirmer sa découverte, en désignant ces tumeurs sous le nom d'*hystérômes*, qui signifie : tumeurs dont les éléments constitutifs reproduisent ceux du tissu propre de l'utérus.

Ce nom une fois adopté, nous avons cru devoir l'appliquer à d'autres tumeurs beaucoup plus rares, dont la structure, soit à l'œil nu, soit au microscope, est entièrement semblable à celle des hystérômes de l'utérus. Ces tumeurs ont été observées dans les ligaments larges, et elles sont si exactement pareilles à celles qui sont en rapport direct avec la matrice, qu'on admet généralement qu'elles proviennent de cet organe. Mais on verra qu'il y a des cas où cette interprétation n'est pas admissible, et où l'on est bien obligé d'admettre que des éléments semblables à ceux qui constituent le tissu de l'utérus peuvent se former de toutes pièces, par un travail hétérotopique, dans l'épaisseur des ligaments larges.

Nous avons eu l'occasion d'étudier une tumeur qui s'était développée *chez l'homme*, entre l'urèthre et le rectum, et qui adhérait plus particulièrement à la face antérieure de ce dernier organe. Elle avait un volume presque égal à celui d'un œuf de poule; elle était arrondie; son tissu était ferme, d'un blanc grisâtre, manifestement fibrillaire. L'examen microscopique y découvrit deux éléments partout étroitement mélangés: des fibres de tissu fibreux et des cellules-fibres, tout à fait semblables à celles de la tunique musculeuse de l'intestin, mais un peu plus grandes (1). Cette tumeur avait

(1) Cette pièce provenait d'un homme avancé en âge, mort à l'hôpital Necker, dans le service de Lenoir. La tumeur, déviant la portion membraneuse de l'urèthre, et refoulant la paroi antérieure du rectum, avait été prise pendant la vie pour une hypertrophie de la prostate; mais elle était tout à fait étrangère à cette glande; elle adhérait au contraire assez étroitement à la paroi du rectum.

donc la structure des hystérômes; les éléments musculaires (cellules-fibres) qu'elle renfermait, participaient de la nature des éléments musculaires de l'intestin adjacent ; mais on sait qu'il n'y a pas de différence essentielle entre les éléments musculaires de l'intestin et ceux de l'utérus. D'après cela, il nous a paru que la tumeur en question devait être rangée dans le même groupe que les hystérômes.

Au surplus, nous ne mentionnons ici que pour mémoire les hystérômes développés en dehors de l'utérus et de ses annexes, car ils sont trop rares et trop peu connus pour qu'on puisse se hasarder à les décrire. Si d'autres observations, comme cela est assez probable, viennent s'ajouter à celle que nous avons recueillie, on pourra, plus tard, établir des divisions dans le groupe que nous désignons aujourd'hui sous le nom d'hystérômes, et peut-être sera-t-il convenable alors de changer le titre général du groupe. Jusque-là l'étude des hystérômes ne sera qu'un chapitre de la pathologie de l'utérus et de ses annexes; on nous permettra donc de ne pas insister longtemps, dans un ouvrage comme celui-ci, sur un sujet spécial, qui est d'ailleurs amplement traité dans un grand nombre de livres classiques.

Anatomie pathologique. — Nous parlerons d'abord des hystérômes qui naissent dans les parois utérines, et qui sont incomparablement plus communs que les hystérômes péri-utérins.

Il n'est aucun point de la paroi musculaire de l'utérus qui soit à l'abri du développement des hystérômes; mais ils sont beaucoup plus fréquents dans le corps de cet organe que dans son col. On a dit qu'ils occupaient la paroi postérieure plus souvent que l'antérieure, mais cela n'est pas suffisamment démontré. Leur situation dans l'épaisseur de la paroi utérine est très-variable. Dans l'origine, ils sont presque toujours interstitiels, c'est-à-dire séparés à la fois de la muqueuse et du péritoine par une double couche de tissu musculaire; mais, en s'accroissant, ils peuvent se développer de préférence vers l'extérieur ou vers l'intérieur, écarter ou faire atrophier les fibres utérines qui les recouvrent, soit du côté de la muqueuse, soit du côté du péritoine, et devenir ainsi sous-muqueux ou sous-péritonéaux.

Les hystérômes sont-ils toujours primitivement interstitiels? On l'a dit d'après une vue théorique, mais on ne l'a point démontré. De ce qu'une tumeur interstitielle peut quelquefois devenir sous-péritonéale ou sous-muqueuse, il n'en résulte nullement que toute tumeur sous-péritonéale ou sous-muqueuse ait d'abord commencé par être interstitielle. Pour ma part, j'ai vu plusieurs fois des hystérômes encore très-petits, plus petits que des pois, et situés immédiatement au-dessous du péritoine, qu'ils soulevaient en formant une saillie hémisphérique; ils reposaient simplement sur la couche musculeuse; aucune des fibres de cette couche ne se prolongeait à leur surface, et rien ne permettait de supposer qu'ils eussent pris naissance dans son épaisseur. Je crois donc pouvoir affirmer que les hystérômes peuvent se former primitivement sous le péritoine qui tapisse l'utérus. Quant aux hystérômes sous-muqueux, j'en ai vu plusieurs exemples ; mais tous avaient un volume assez notable; ils étaient déjà pédiculisés, et, quoiqu'ils eussent perdu toute connexion de continuité avec la couche musculeuse, on pouvait expliquer cet isolement par les tractions que le poids de la tumeur avait exercées sur les fibres enveloppantes.

Les hystérômes, dans la plupart des cas, n'ont aucune continuité avec le tissu propre de l'utérus. Une couche de tissu conjonctif lâche, quelquefois même très-lâche, traversée seulement par leurs vaisseaux nourriciers, les en sépare ; ceux qui sont interstitiels se trouvent donc contenus et comme enkystés dans une sorte de cavité dont la paroi est constituée de toutes parts par le tissu utérin, et d'où on peut souvent les extraire sans difficulté. Il suffit pour les énucléer de pratiquer une incision sur cette paroi, de les saisir avec une pince à érigne, et d'exercer une traction plus ou moins forte. Cet isolement naturel facilite singulièrement l'extirpation des hystérômes. J'ai été témoin d'un cas où Blandin s'était muni de toutes sortes de pinces et de crochets, pour enlever une de ces tumeurs, qui était située dans l'épaisseur de la lèvre postérieure du museau de tanche, et qui faisait saillie dans le vagin. Mais il n'eut pas plutôt fait son incision que la tumeur, grosse comme une bille de marbre, très-dure et parfaitement sphérique, fut littéralement lancée à travers le spéculum, et rebondit jusque sur le parquet. Toutefois, lorsque la tumeur est volumineuse et ancienne, elle peut adhérer assez fortement à la paroi utérine pour résister à toutes les tentatives d'énucléation, et pour qu'il soit difficile, même sur le cadavre, de l'isoler parfaitement par la dissection. Cela dépend sans doute en partie du nombre et du volume des vaisseaux nourriciers qui traversent l'atmosphère celluleuse de l'hystérôme; mais cela dépend surtout des adhérences consécutives, accidentelles, qui se sont établies, par suite probablement d'un travail d'inflammation chronique, entre la surface de la tumeur et le tissu utérin adjacent. M. Lebert est disposé à considérer les hystérômes comme des hypertrophies circonscrites du tissu propre de l'utérus, parce qu'ils sont fréquemment unis à ce tissu par un pédicule plus ou moins large (1). Mais il est digne de remarque que les hystérômes petits et peu anciens sont toujours libres d'adhérences, et je me range sans hésitation à l'opinion de M. Cruveilhier, qui attribue les adhérences de ces tumeurs à un travail morbide, consécutif et tout éventuel (2).

Les hystérômes, à leur début, ont toujours une forme à peu près sphérique qu'ils conservent ordinairement en s'accroissant. Cette règle, toutefois, n'est pas sans exception ; ils peuvent être déformés par la résistance mécanique des parties qui les entourent. J'en ai vu un qui, né à peu près au niveau du cul-de-sac recto-utérin du péritoine, s'était développé surtout par en bas, et qui, descendant entre le vagin et le rectum, avait pris la forme d'une bouteille. Lorsqu'il existe plusieurs hystérômes, ce qui est extrêmement fréquent, il arrive souvent que ces tumeurs, en s'accroissant, se rencontrent, se compriment mutuellement, et que les surfaces de contact s'aplatissent. La couche de tissu utérin qui les séparait dans l'origine s'atrophie et disparaît ; les deux tumeurs se trouvent alors contenues dans une même cavité où elles sont disposées comme deux châtaignes jumelles.

Les hystérômes sont tantôt solitaires, tantôt multiples. Quelquefois on les compte par centaines; la paroi utérine en est en quelque sorte criblée ; et c'est à peine si l'on retrouve encore, çà et là, quelques vestiges du tissu utérin. Dans ces cas, qui ne sont pas très-rares chez les vieilles femmes, les hystérômes sont en général assez petits; les plus gros ne dépassent guère le volume d'une noix; et on en trouve un très-grand nombre qui ressemblent à des grains de mil. Mais, lorsqu'il n'y a qu'un seul hystérôme, ou qu'il y en a seulement trois ou quatre, ils peuvent acquérir un accroissement énorme et presque illimité. Dans un cas que j'ai observé la tumeur remplissait et distendait tout l'abdomen, et pesait près de 40 kilogrammes. Mais elle renfermait des concrétions calcaires qui en augmentaient beaucoup la pesanteur spécifique.

Lorsque les hystérômes sont extrêmement nombreux, ils peuvent amener l'atrophie du tissu propre de l'utérus. Cette atrophie est toute mécanique; elle est la conséquence des pressions auxquelles les fibres utérines comprimées de toutes parts, étouffées entre d'in-

(1) Lebert, *Traité d'anat. path. gén. et spéciale.* Paris, 1857, in-fol., t. I, p. 163-164.

(2) Cruveilhier, *Anat. path. générale.* Paris, 1856, in-8°, t. III, p. 670.

nombrables tumeurs. Mais dans les cas ordinaires, les fibres utérines, loin de s'atrophier, s'hypertrophient au contraire tout autour des hystérômes, comme autour d'un produit de conception. Les couches qui entourent la tumeur, ou les tumeurs, sont celles qui s'hypertrophient le plus ; elles prennent un aspect charnu légèrement rougeâtre et peuvent acquérir une épaisseur considérable ; le reste de l'utérus s'hypertrophie moins, mais à un degré très-notable encore. La cavité utérine peut subir en même temps une ampliation énorme, et une déformation en rapport avec le volume, le siége et le nombre des tumeurs. De là résulte un précieux moyen de diagnostic, puisque le cathétérisme utérin, pratiqué au moyen de l'hystéromètre, permet de déterminer exactement la longueur et approximativement la largeur de la cavité de la matrice.

La paroi musculeuse de l'utérus, ainsi hypertrophiée, acquiert une propriété de contractilité semblable à celle qui accompagne l'hypertrophie physiologique de la grossesse; et l'on comprend ainsi comment les hystérômes nés dans les couches profondes peuvent être refoulés dans la cavité utérine, et expulsés de là, par une sorte d'accouchement, jusque dans le vagin et même jusqu'à l'extérieur.

Les hystérômes qui naissent sous le péritoine ne forment d'abord qu'une saillie hémisphérique ; mais, en s'accroissant, ils soulèvent davantage cette membrane, se détachent de plus en plus de l'utérus, et finissent par se pédiculiser. Devenue mobile au milieu des viscères abdominaux, la tumeur exerce alors des tractions sur son pédicule, qui s'allonge en s'amincissant (voy., dans le musée Dupuytren, maladies des organes génito-urinaires, n° 386). Dans ce cas, l'utérus tiraillé peut subir un allongement notable, mais ne s'hypertrophie pas. Les hystérômes nés dans la couche musculaire la plus rapprochée du péritoine, trouvant plus de résistance vers l'intérieur que vers l'extérieur, se développent surtout du côté du péritoine; la mince couche de fibres musculaires qui les recouvre de ce côté finit souvent par s'atrophier, et dès lors, devenus sous-péritonéaux, ils se comportent comme dans le cas précédent.

Ceux qui naissent, au contraire, dans le voisinage de la muqueuse, se développent de préférence du côté de la cavité utérine, qui est toujours alors plus ou moins dilatée ; ils y forment une saillie coiffée par la muqueuse, et, lorsque cette saillie se pédiculise, l'hystérôme constitue une tumeur désignée sous le nom de polype. Telle est l'origine constante des polypes dits fibreux de l'utérus.

Certains hystérômes enfin se forment dans la paroi utérine, à peu près à la même distance du péritoine et de la muqueuse. L'épaisse couche musculaire qui les sépare de la cavité de l'utérus les empêche de se porter vers cette cavité, en même temps que la couche musculaire externe les empêche de se pédiculiser du côté du péritoine. Ils se développent donc dans l'épaisseur même de la paroi utérine, avec laquelle ils font corps. On les a désignés sous le nom de corps fibreux *interstitiels*. Mais, en s'accroissant, ils peuvent amener l'atrophie partielle de la couche musculaire qui les sépare du péritoine, et alors ils deviennent adhérents à cette séreuse. Dans un cas de ce genre, que j'ai étudié à la Salpêtrière sur le cadavre d'une vieille femme, la tumeur ne dépassait pas le volume d'un œuf de poule, et cependant elle était devenue en certains points si adhérente au péritoine, qu'il me fut impossible de l'enlever sans léser cette membrane. L'éventualité de rencontrer une semblable disposition doit être présente à l'esprit des chirurgiens, lorsqu'on les consulte sur l'opportunité de l'extirpation des hystérômes interstitiels. Ceci dit sur l'état des parties environnantes, décrivons les tumeurs elles-mêmes.

Les hystérômes sont des tumeurs parfaitement circonscrites. Ils peuvent subir diverses altérations que nous indiquerons tout à l'heure ; mais, à l'état ordinaire, ils présentent des caractères très-uniformes. Leur consistance est égale à celle des tumeurs fibreuses les plus fermes ; leur pesanteur spécifique est considérable. Ils ont toujours des contours arrondis et ne présentent presque jamais de bosselures, lorsqu'ils sont peu volumineux. Il n'est pas très-rare que la tumeur, examinée à travers son enveloppe, paraisse très-bosselée, ou même lobée ; mais on constate le plus souvent, par la dissection, que cette apparence est due à l'accolement de plusieurs hystérômes contenus dans la même enveloppe. Lorsque les hystérômes atteignent un grand volume, et surtout lorsqu'ils font saillie du côté du péritoine, leur forme devient plus irrégulière et leur surface peut présenter des ondulations et des bosselures.

La coupe des hystérômes offre une couleur d'un blanc légèrement grisâtre ou jaunâtre ; quelquefois cependant, mais cela est exceptionnel, cette couleur est d'un gris rougeâtre qui rappelle l'apparence du tissu propre de l'utérus dans les derniers mois de la grossesse. Le tissu ne se laisse déchirer qu'avec une extrême difficulté ; examiné sur des coupes, il paraît manifestement fibreux, et les fibres, les faisceaux de fibres qui le composent sont presque toujours enroulés et comme pelotonnés. Cette disposition, très-évidente sur les tumeurs peu volumineuses, peut être plus obscure sur celles qui ont pris un grand accroissement. Le tissu des hystérômes ne possède pas de nerfs; on n'y a pas trouvé de lymphatiques, mais il renferme des vaisseaux sanguins, en général peu nombreux et peu volumineux, eu égard au volume de la tumeur.

Au microscope, le tissu des hystérômes paraît au premier abord exclusivement composé de fibres de tissu fibreux, extrêmement fines, disposées en faisceaux plus ou moins entre-croisés. Ces fibres sont quelquefois si exactement feutrées qu'elles se masquent réciproquement, et que, pour les apercevoir nettement, il faut chercher sur les bords de la préparation, préalablement déchirés avec des aiguilles. On découvre en outre généralement, soit sur ces bords, soit dans le liquide où ils baignent, une certaine quantité d'éléments fibro-plastiques. Voilà tout ce que l'on constate, lorsqu'on se borne à examiner de minces tranches du tissu des hystérômes sans le secours des moyens chimiques, et, d'après cela, il était naturel de supposer que ces productions accidentelles étaient de simples fibrômes. Mais lorsque, à l'exemple de M. Lebert, on soumet la tumeur pendant quelques heures à l'action de l'acide acétique, qui, comme on sait, rend les fibres transparentes, on reconnaît aisément que le tissu des hystérômes renferme dans toute son étendue un nombre immense de noyaux allongés, larges de 3 à 4 millièmes de millimètre, longs de 3 à 4 centièmes de millimètre, rectilignes ou très-légèrement ondulés, et affectant tous la même direction dans la même couche de tissu. En tournant légèrement la vis pour changer le foyer, on voit paraître dans les couches subjacentes d'autres groupes de noyaux pareils aux précédents et parallèles comme eux, mais dirigés dans un autre sens. Ces noyaux n'ont pas de nucléoles; et, par leurs dimensions, leurs formes, leur disposition, leur parallélisme, ils sont identiquement pareils aux noyaux des cellules-fibres qui forment l'élément essentiel des fibres musculaires de la vie organique. Quant aux parois des cellules-fibres, on ne les distingue pas sur les pièces qui ont subi l'action de l'acide acétique, mais on les aperçoit bien sur celles qui ont été traitées par la coction; seulement, dans ce dernier cas, l'opacité des cellules-fibres rend les noyaux presque invisibles.

Ainsi, au point de vue de leurs éléments, les hystérômes ont une structure analogue à celle des muscles de la vie organique; et si, au lieu de considérer leurs éléments on considère leur tissu, on trouve qu'il est tout à fait semblable à celui de la paroi musculeuse de l'utérus. Celle-ci renferme également des fibres de tissu fibreux, et des cellules-fibres mêlées et feutrées de telle sorte que les premières masquent les secondes. M. Kölliker, qui a découvert l'existence des cellules-fibres, et démontré qu'elles sont l'élément fondamental des muscles de la vie organique, avait déjà annoncé que de tous les organes qui renferment ces muscles, l'utérus, à l'état de vacuité, était celui où il était le plus difficile de démontrer, même avec le secours des réactifs, la présence des cellules-fibres. Cela est parfaitement exact. Avant les travaux de M. Kölliker, les micrographes avaient été surpris de ne trouver que du tissu fibreux dans un organe aussi évidemment musculaire que l'utérus ; et, sans le secours des réactifs, M. Kölliker lui-même n'aurait pu faire disparaître cette contradiction choquante de l'anatomie et de la physiologie. De même, les auteurs qui ont précédé M. Lebert n'avaient trouvé que du tissu fibreux dans les hystérômes, et avaient continué dès lors à désigner ces productions accidentelles sous le nom de *corps fibreux*, proposé par Bayle (1), et aujourd'hui encore généralement adopté; mais M. Lebert, faisant intervenir l'action de l'eau bouillante et celle de l'acide acétique, a découvert que ces moyens, qui mettent en évidence la structure musculaire de la matrice, rendent bien plus évidente encore la structure musculaire des prétendus corps fibreux.

La structure des hystérômes est donc tout à fait semblable à celle du tissu propre de l'utérus, et il est naturel que M. Lebert se soit demandé si ces tumeurs n'étaient pas dues à l'hypertrophie de ce tissu. Mais, pour s'assurer que les hystérômes sont bien réellement des productions accidentelles de formation entièrement nouvelle, il suffit de les examiner lorsqu'ils sont encore tout petits, et rapprochés de leur début. J'en ai étudié plusieurs qui avaient tout au plus le volume d'un grain de mil, j'ai pu les énucléer aisément avec une aiguille et m'assurer qu'ils n'étaient nullement en continuité avec le tissu utérin. L'isolement des hystérômes est donc primitif, et il en serait tout autrement si ces tumeurs étaient de nature hypertrophique. Ce ne sont pas des hypertrophies, mais des néoplasmes qui revêtent, en s'organisant, une structure analogue à celle du tissu adjacent.

Les hystérômes peuvent, soit par suite de leur accroissement, soit par suite de leur ancienneté, subir des altérations assez nombreuses que nous allons rapidement indiquer.

(1) Bayle, art. CORPS FIBREUX DE LA MATRICE, dans *Dict. des sciences médicales*, t. VII, p. 69-87. Paris, 1813, in-8 (article très-remarquable pour l'époque).

L'infiltration œdémateuse est assez fréquente. Elle ne s'observe que sur les tumeurs qui ont déjà acquis un certain volume. Elle peut se produire rapidement, et donner lieu en peu de jours à un accroissement considérable. La sérosité infiltrée dissocie les fibres et ramollit le tissu, dont la consistance peut diminuer au point de donner lieu à une sorte de fluctuation. M. Cruveilhier, se basant sur plusieurs autopsies faites avec le plus grand soin, pense que l'œdème est la conséquence d'une phlébite oblitérante des veines qui entourent la tumeur (1).

Ce ramollissement est tout accidentel, et en quelque sorte mécanique. Il occupe en général toute l'étendue de la tumeur. Mais les hystérômes peuvent se ramollir d'une autre manière, par suite d'une insuffisance de nutrition, qui se manifeste seulement lorsqu'ils ont atteint un volume très-considérable. Ces tumeurs, fort peu vasculaires en général, se nourrissent et s'accroissent presque exclusivement aux dépens des vaisseaux qui les entourent. Pendant que leurs couches superficielles se développent, leurs couches centrales, de plus en plus éloignées de ces vaisseaux, de moins en moins accessibles aux sucs nutritifs qui pénètrent de dehors en dedans, par imbibition, languissent, dépérissent, et finissent par se dissocier. L'énorme hystérôme dont j'ai déjà parlé, et qui pesait 40 kilogrammes, renfermait à sa partie centrale plusieurs foyers de ramollissement, où le tissu pathologique était transformé en une sorte de pulpe gélatineuse à demi transparente. L'un de ces foyers, plus avancé que les autres, constituait une véritable cavité irrégulière, anfractueuse, qui n'était tapissée d'aucune membrane, et qui était limitée de toutes parts par le tissu ramolli de l'hystérôme. Il est probable que cette cavité aurait pu se transformer ultérieurement en un véritable kyste.

Des concrétions crétacées, irrégulières, de volume et de consistance très-variables, se déposent fréquemment dans le tissu des hystérômes. Cette altération ne survient ordinairement que dans des tumeurs très-anciennes, et paraît due, comme la précédente, à l'insuffisance de la nutrition. M. Cruveilhier la considère comme un phénomène d'atrophie, et je suis entièrement de son avis, si le mot atrophie signifie défaut de nutrition. Mais l'exemple que nous venons de citer prouve qu'un défaut de nutrition peut se manifester dans les parties centrales d'un hystérôme dont les couches superficielles continuent à s'accroître, et il se trouve précisément que

(1) Cruveilhier, *Anat. path. générale*, t. IV, p. 681. Paris, 1856, in-8.

cette énorme tumeur, qui avait fait des progrès jusqu'à la fin, renfermait plusieurs concrétions crétacées d'un volume considérable. Au surplus, je m'empresse d'ajouter que les dépôts calcaires qui se font dans les hystérômes coïncident fréquemment avec une diminution de volume, et l'on conçoit, d'ailleurs, que la cause de cette altération puisse être la même dans les deux cas : que la nutrition soit entravée dans toute la tumeur, ou seulement dans sa partie centrale, c'est toujours, en définitive, dans un tissu dont la vitalité est devenue insuffisante que les dépôts calcaires s'effectuent.

Il est assez rare que cette calcification occupe toute l'étendue d'un hystérôme, mais il arrive quelquefois que la concrétion minérale, irrégulière et surmontée d'aspérités, se comporte comme un corps étranger, et provoque autour d'elle un travail d'élimination et d'ulcération qui lui donne issue dans la cavité de la matrice. Telle est l'origine de ces *pierres utérines* qui ont été spontanément expulsées dans quelques cas, et qui ont tant surpris les auteurs du dernier siècle.

Il paraît résulter d'un fait communiqué par Miescher à M. Lebert, que des ossifications véritables peuvent se produire dans les hystérômes (1), mais cela est certainement très-exceptionnel.

Les hystérômes, comme on l'a vu, sont ordinairement très-peu vasculaires; pourtant cette règle souffre quelques exceptions. On peut trouver dans ces tumeurs, lorsqu'elles sont volumineuses, des veines et même des artères assez grosses pour donner des hémorrhagies graves, lorsqu'on enlève par l'instrument tranchant les hystérômes pédiculisés dans la cavité utérine. Mais celà est rare; ces opérations ne produisent le plus souvent qu'une perte de sang insignifiante. Les hystérômes très-vasculaires peuvent devenir le siége d'une inflammation qui aboutit tantôt à la suppuration diffuse ou circonscrite (2), tantôt à des altérations de tissu, à des ramollissements partiels où peuvent se produire des foyers hémorrhagiques, tantôt enfin à la gangrène partielle ou totale de la tumeur.

D'autres fois l'inflammation occupe la couche lâche de tissu conjonctif qui entoure l'hystérôme et le sépare des parois utérines. La suppuration qui en résulte décolle la surface de la tumeur qui, en perdant ainsi tout ou partie de ses connexions vasculaires, devient le siége d'une gangrène générale ou partielle.

(1) Lebert, *Anat. path.*, in-folio, t. I, p. 153.

(2) Voy. Cruveilhier, *loc. cit.*, p. 686. — Jarjavay, *Des opérations applicables aux corps fibreux de l'utérus*, th. de concours. Paris, 1850, p. 22.

La gangrène peut se produire encore lorsqu'un hystérôme volumineux et pédiculisé dans la cavité utérine vient à faire saillie dans le vagin. La longueur du pédicule, et aussi la constriction à laquelle il est soumis au niveau du col, expliquent cette mortification qui, ordinairement, n'est que partielle, et limitée à la partie vaginale de la tumeur.

La gangrène peut être suivie de l'expulsion de l'hystérôme et d'une guérison spontanée dont on possède un certain nombre d'exemples; mais cet accident n'en est pas moins fort grave; beaucoup de malades succombent soit avant, soit après l'expulsion; l'abondance de la suppuration, l'infection putride déterminée par la décomposition du corps étranger, les fusées purulentes qui peuvent s'étendre sous le péritoine et jusque dans les fosses iliaques, rendent la guérison fort aléatoire. Les hystérômes gangrenés tendent en général à se porter vers la cavité utérine. M. Loir a cependant publié une observation fort remarquable, relative à un hystérôme volumineux qui, frappé de gangrène partielle, se dirigea du côté du péritoine, devint adhérent à la paroi abdominale antérieure et perfora cette paroi dans une grande étendue. La malade mourut avant que l'élimination fût achevée (1).

Des kystes peuvent se développer dans les hystérômes. Ils sont de deux sortes. Les uns se forment dans les cavités ou géodes qui succèdent au ramollissement central; ils n'ont pas de parois propres, ils sont limités par la substance même de la tumeur. Les autres sont entourés d'une membrane isolable. J'en ai vu plusieurs dans un hystérôme pédiculé en forme de polype, et excisé par Gerdy. Ils étaient parfaitement sphériques, gros comme des pois, et distendus par une sorte de gelée rose. Le tissu de l'hystérôme était du reste très-dur dans toute son étendue, et très-peu vasculaire. L'origine de ces derniers kystes me paraît fort difficile à déterminer.

Telles sont les principales altérations qui peuvent survenir dans les hystérômes des parois utérines.

Disons maintenant quelques mots des hystérômes péri-utérins. Beaucoup plus rares que les précédents, ils n'ont été observés jusqu'ici que dans les ligaments larges. On admet généralement que ces tumeurs, nées dans l'utérus même, s'en sont détachées, et ont glissé dans la couche de tissu conjonctif qui est comprise dans l'épaisseur des ligaments larges. Mais on les trouve quelquefois à 2 ou 3 centimètres de l'utérus; on n'aperçoit entre elles et cet or-

(1) *Mémoires de la Société de chirurgie*, t. II, p. 1, et pl. I et II. Paris, 1851, in-4.

gane aucune trace de la migration qu'elles auraient effectuée ; aucune connexion, vasculaire ou autre, ne les unit au bord correspondant de la matrice ; la supposition que l'on fait sur leur origine est donc toute gratuite. On a vu, il est vrai, des hystérômes sous-péritonéaux se détacher entièrement de l'utérus, auquel ils ne tiennent plus que par un long pédicule séreux : lorsque ce pédicule vient à se rompre, il peut se faire que la surface de l'utérus ne conserve aucune trace de la tumeur qui s'en est séparée (1). Mais il y a une raison mécanique pour que la pression des viscères environnants tiraille et allonge le pédicule des tumeurs qui font saillie dans le péritoine, tandis qu'il est tout à fait impossible d'expliquer la migration de celles qui correspondent à l'insertion des ligaments larges. D'ailleurs les pressions n'ont aucune prise sur les tumeurs sous-péritonéales très-petites ; je ne connais aucun cas où l'on ait vu des hystérômes se pédiculiser dans le péritoine, et se séparer tant soit peu de l'utérus, avant d'avoir atteint au moins le volume d'une noix. L'hypothèse qui fait provenir de l'utérus les hystérômes des ligaments larges serait donc acceptable tout au plus dans les cas où ces tumeurs ont un volume notable; or elles sont ordinairement assez petites; elles paraissent avoir beaucoup moins de tendance à l'accroissement que les hystérômes utérins. J'en ai vu une qui avait la grosseur d'une noisette ; une autre fois il y avait trois tumeurs dont la plus grosse n'excédait pas les dimensions d'un gros pois. C'est à ces deux faits que se bornent mes observations personnelles. J'ajoute que, dans le second cas, la paroi utérine renfermait en outre plusieurs hystérômes d'un volume bien plus considérable. La coïncidence relativement fréquente des hystérômes utérins et des hystérômes péri-utérins a été considérée comme un argument en faveur de l'origine utérine de ces derniers. Mais elle prouve seulement l'existence d'une disposition morbide qui tend à faire naître des hystérômes non-seulement dans l'utérus même, mais encore dans les annexes de l'utérus. La plupart des hystérômes se forment dans l'épaisseur de la couche musculaire de la matrice ; quelques-uns se forment au contact de cette couche, mais en dehors d'elle, sous le péritoine qui la revêt ; d'autres enfin se forment un peu plus loin,

(1) Les hystérômes détachés de l'utérus par ce mécanisme constituent une variété de corps étrangers du péritoine, mais on a cru à tort que telle était l'origine de tous les corps étrangers du péritoine. Il suffira de rappeler que ces corps ont été plusieurs fois observés chez l'homme. Voy. en particulier dans les *Bulletins de la Société anatomique*, l'observation de Letixerand, t. XXVI, p. 349, et surtout celle de Deville, t. XXVIII, p. 120.

sous ce même péritoine, dans un repli membraneux qui ne tapisse pas l'utérus à l'état de vacuité, mais qui se déploie et s'étale à sa surface pendant la grossesse, et qui par conséquent peut être considéré comme une dépendance du péritoine utérin.

Étiologie. — Ces tumeurs sont les plus fréquentes de toutes celles de la matrice, sans en excepter même le cancer. Bayle a annoncé que, passé l'âge de 35 ans, la proportion des femmes qui en sont atteintes est au moins de 20 p. 100. M. Leudet n'a trouvé que 10 cas d'hystérômes sur 77 autopsies qu'il a pratiquée à l'Hôtel-Dieu dans le service de M. Louis : cela ne fait que 14 p. 100 environ, mais il a fait figurer dans son relevé toutes les femmes âgées de 29 ans et au delà. Or, les hystérômes sont rares avant l'âge de 35 ans. Bayle n'en avait pas vu d'exemple chez les femmes âgées de moins de 30 ans ; madame Boivin, il est vrai, en a trouvé chez des jeunes filles, mais ces cas sont tout à fait exceptionnels. Après l'époque critique la fréquence des hystérômes augmente notablement, et je crois ne rien exagérer en disant qu'à la Salpêtrière le tiers environ des vieilles femmes sont atteintes de cette affection. Les femmes qui n'ont pas eu d'enfants y sont exposées plus que les autres, et celles qui n'ont eu qu'une ou deux grossesses plus que celles qui en ont eu un grand nombre. Ces remarques appartiennent à Bayle, et ont été confirmées par ses successeurs.

Signes, marche, pronostic. — La plupart des hystérômes, qu'ils soient uniques ou multiples, ne donnent lieu à aucun symptôme. Parvenus à un volume médiocre, ils restent le plus souvent stationnaires, et, ne faisant aucune saillie appréciable au toucher, ne gênant les fonctions d'aucun organe, ils ne se reconnaissent qu'à l'autopsie.

Les cas où les hystérômes manifestent leur présence par des signes plus ou moins apparents sont relativement exceptionnels, quoique assez fréquents encore. Les accidents qu'ils produisent, sont de deux ordres : les uns dépendent uniquement de leur volume, les autres dépendent en outre des complications qu'ils provoquent, et qui sont loin d'être toujours en rapport avec leur volume.

Lorsque les hystérômes ont acquis des dimensions à peu près égales à celles que présente l'utérus vers le troisième mois de la grossesse, ils sont à l'étroit dans l'excavation pelvienne, et tendent ordinairement à s'élever au-dessus du détroit supérieur. Toutefois, ceux qui naissent dans le col sont quelquefois retenus dans le petit bassin, où ils ne peuvent se développer sans comprimer le rectum, la vessie ou le vagin, et sans produire des troubles fonctionnels en rapport avec la gêne qu'éprouvent ces organes. Le toucher rectal et le toucher vaginal, favorisés par une pression exercée sur la région hypogastrique, permettent alors d'en reconnaître la présence. Les hystérômes de la portion sous-vaginale du col font presque exclusivement saillie dans le vagin.

Ceux qui se dégagent de l'excavation pelvienne et qui viennent faire saillie au-dessus du pubis sont, à volume égal, beaucoup mieux supportés par les malades que les précédents. Le palper abdominal est alors le principal moyen d'exploration. Il donne des indications précieuses sur les dimensions, la forme, la consistance et même sur le nombre des tumeurs. Le toucher vaginal montre souvent que le vagin est un peu allongé, ce qui s'explique par l'ascension de l'utérus. Toutefois les hystérômes pédiculisés du côté du péritoine peuvent acquérir un grand volume sans entraîner l'utérus en haut; c'est le pédicule qui s'allonge, et l'utérus reste en place. Au surplus le signe tiré de l'ascension de l'utérus est fort variable. Ainsi, lorsqu'il y a plusieurs hystérômes, il arrive souvent que les uns font saillie au-dessus du pubis, que les autres restent dans le petit bassin, et le col, au lieu d'être attiré en haut, peut être au contraire abaissé.

On n'a pas oublié que les hystérômes, exception faite de ceux qui sont pédiculisés du côté du péritoine, donnent lieu à l'hypertrophie des parois de l'utérus et à l'ampliation de sa cavité; cette ampliation s'effectue à la fois en long et en large, surtout en long dans la plupart des cas. Il en résulte un signe fort important, fourni par l'hystéromètre ou sonde utérine. Cet instrument permet de constater que la profondeur de la cavité utérine est notablement accrue; il pénètre quelquefois jusqu'à 15 et 20 centimètres au-dessus du museau de tanche; en outre, on peut lui imprimer des mouvements de latéralité qui rendent évidente la dilatation transversale de la cavité utérine. Lorsqu'il s'agit d'établir le diagnostic entre les hystérômes et la grossesse, l'emploi de la sonde utérine pourrait avoir des conséquences très-graves : on n'y aura donc recours que dans les cas où la marche de la tumeur, son ancienneté, et les symptômes qu'elle provoque sont tout à fait incompatibles avec l'idée d'une grossesse.

Les hystérômes interstitiels peuvent sans aucun doute troubler la menstruation, et donner lieu à des hémorrhagies, soit avant, soit après l'âge critique. Mais ces symptômes accompagnent surtout les hystérômes qui sont placés immédiatement au-dessous de la muqueuse, ou qui n'en sont séparés que par une mince couche de fibres musculaires, et qui font du côté de la cavité utérine une saillie plus ou moins considérable. Ceux qui sont pédiculisés sous forme de polypes intra-utérins ont plus de tendance à produire des hémorrhagies que ceux qui ont une large base d'implantation, mais on a vu des hystérômes, qui n'étaient nullement pédiculés, donner lieu à des pertes de sang considérables.

Ces hémorrhagies dépendent sans doute du volume, du siége et de la forme des hystérômes; mais elles dépendent plus encore peut-être de la disposition particulière des malades ; c'est ainsi que des hystérômes assez petits peuvent provoquer des hémorrhagies très-dangereuses, et même mortelles ; tandis que des hystérômes plus gros que la tête d'un fœtus à terme, peuvent se pédiculiser dans la cavité utérine et descendre dans le vagin, avant d'avoir fait perdre aux malades une quantité notable de sang.

L'hémorrhagie est quelquefois assez abondante pour donner des caillots; d'autres fois elle consiste seulement en un suintement continu. En général ce n'est pas par leur abondance, mais par leur durée et par leur répétition que ces hémorrhagies deviennent dangereuses.

Lorsqu'elles sont sous la dépendance d'un hystérôme non pédiculé, elles n'ont pour ainsi dire aucune limite de temps. Toutefois, lorsque les malades avancent en âge, l'écoulement de sang peut se tarir peu à peu. J'ai connu une dame qui, après avoir éprouvé pendant une quinzaine d'années des pertes de sang effrayantes et fréquemment renouvelées, recouvra les forces et la santé à l'âge de 55 ans.

Les hémorrhagies liées à la présence d'un hystérôme pédiculé sont à certains égards moins graves que les précédentes, parce qu'il arrive fréquemment qu'au bout d'un certain nombre de mois ou d'années, la tumeur, expulsée dans le vagin, devient aisément accessible à la chirurgie.

L'expulsion des hystérômes intra-utérins dont le pédicule est étroit peut se faire lentement, progressivement, sans douleur et sans secousse. Mais celle des hystérômes dont l'implantation est plus large est souvent accompagnée de contractions et de douleurs qu'on peut comparer quelquefois à celles de l'accouchement. Cet accouchement peut se faire en plusieurs temps ; j'ai connu une malade chez laquelle des efforts d'expulsion fort douloureux avaient eu lieu à trois reprises sans que l'hystérôme eût franchi le col. Ce ne fut qu'à la quatrième fois que la tumeur descendit dans le vagin.

Dans quelques cas heureux, mais exceptionnels, la force des contractions utérines peut suffire à rompre le pédicule et à débarrasser les malades de leurs tumeurs ; il ne faut cependant pas compter sur cette terminaison favorable. La tumeur descendue dans le vagin peut comprimer d'une manière fâcheuse la vessie, l'urèthre et le rectum, produire des eschares, des hémorrhagies, devenir le siége d'une gangrène partielle, etc. Il est donc nécessaire de l'enlever par un moyen chirurgical.

Les hystérômes peuvent s'accroître indéfiniment ; mais à toutes les époques de leur évolution, ils peuvent s'arrêter et rester stationnaires. Ils peuvent même rétrograder, s'atrophier, et cette absorption n'a pas besoin d'être poussée bien loin, pour amener un soulagement considérable. Alors, en effet, les organes environnants recouvrent une liberté suffisante, et, lorsqu'en même temps les hémorrhagies cessent, cet état équivaut presque à une guérison. L'atrophie survient surtout après la ménopause. Elle n'est point rare, et M. Cruveillier en a observé de remarquables exemples (1).

Les hystérômes ne sont pas susceptibles de dégénérer en cancer. Lorsque les deux affections coexistent, ce qui est fort rare, eu égard surtout à la grande fréquence de chacune d'elles, on remarque que le cancer occupe le col, tandis que les hystérômes occupent le corps.

Les accidents d'inflammation, de suppuration, de gangrène qui peuvent compliquer la marche des hystérômes ont été indiqués plus haut, et nous n'y reviendrons pas ici.

Le pronostic des hystérômes est le plus souvent sans gravité, puisque la plupart restent inaperçus jusqu'à la fin de la vie. Ceux qui se développent du côté de la cavité abdominale, alors même qu'ils atteignent un grand volume, constituent une gêne, une infirmité plutôt qu'une maladie. Ce n'est que dans les cas exceptionnels où ils deviennent énormes, qu'ils peuvent troubler les fonctions et compromettre la vie. Ce sont donc seulement ceux qui se développent dans la cavité pelvienne, ceux qui font saillie dans la cavité utérine, qui présentent une gravité réelle. Ils présentent sur les autres l'avantage de pouvoir être guéris soit par suite d'une expulsion spontanée, soit par suite d'une opération chirurgicale, mais cet avantage est plus que compensé par les accidents fâcheux auxquels ils exposent les malades.

Diagnostic. — Les hystérômes qui font au-dessus du pubis une saillie accessible à la palpation ont été confondus avec la grossesse, avec des fibrômes de l'ovaire, ou avec des kystes de l'ovaire. Ce

(1) Cruveilhier, *loc. cit.*, t. III, p. 672 et suiv.

n'est pas ici le lieu d'établir le diagnostic de la grossesse. Il est rare au surplus qu'un hystérôme présente la forme symétrique de l'utérus en état de gestation, et il est rare surtout qu'il se développe assez rapidement pour simuler une grossesse.

Le diagnostic entre les hystérômes et les fibrômes de l'ovaire repose sur les signes actuels ou commémoratifs tirés du siége que la tumeur occupe ou qu'elle a occupé à son début. Il repose surtout sur l'exploration de la cavité utérine à l'aide de l'hystéromètre ; cette cavité, en effet, est accrue lorsque la tumeur appartient à l'utérus, et ne l'est pas lorsqu'elle appartient à l'ovaire. Le même moyen d'exploration établit le diagnostic entre les hystérômes et les kystes ovariques. Ces deux affections ne se ressemblent que rarement. Toutefois un kyste multiloculaire ferme et non fluctuant peut simuler un hystérôme ramolli ou œdémateux. Les hystérômes pédiculisés dans le péritoine ne déterminent pas, comme les autres, l'ampliation de la cavité utérine ; quoiqu'ils l'allongent toujours un peu par le tiraillement qu'ils exercent sur l'organe, ils ne l'élargissent pas, et l'examen hystérométrique donne des résultats trop peu significatifs pour qu'on puisse en tirer des données positives. Mais ce tiraillement donne lieu à un caractère qui, sans être décisif, mérite d'être pris en sérieuse considération : je veux parler de l'ascension du col de l'utérus, et de l'allongement du vagin. Les tumeurs ovariques tendent au contraire plutôt à abaisser l'utérus.

Le diagnostic des hystérômes qui se développent du côté de la cavité utérine est assez facile lorsque ces tumeurs sont volumineuses et accessibles soit au palper abdominal, soit au toucher vaginal ou rectal. Mais il n'en est plus de même lorsqu'elles sont petites, lorsqu'elles ne font pas de saillie appréciable et qu'elles se bornent à provoquer des hémorrhagies. On se demande si ces hémorrhagies tiennent à la présence d'un hystérôme, pédiculisé ou non, ou d'un polype muqueux, ou d'une simple hypérhémie de la muqueuse, ou de toute autre cause locale ou constitutionnelle. L'augmentation de la cavité utérine est alors insignifiante ; le poids de la matrice est légèrement accru, mais une métrite chronique peut amener le même résultat. Le diagnostic est donc très-obscur. Ce n'est qu'à la longue, par exclusion, après avoir vu échouer tous les traitements locaux ou généraux propres à combattre la métrite ou la métrorrhagie, qu'on arrive à soupçonner l'existence d'un polype intra-utérin ; mais jusqu'au jour où ce polype commence à dilater le col, rien ne permet d'en constater la présence, et rien ne permet surtout de deviner s'il s'agit d'un hystérôme pédiculé ou d'un polype muqueux.

Traitement. — M. Cruveillier a plusieursfois réussi à faire atrophier les hystérômes par un traitement qu'il a formulé dans les termes suivants :

« Repos horizontal rendu permanent à l'apparition de la moindre douleur, et surtout pendant toute la période menstruelle; autant que possible, le bassin élevé ; bains alcalins ; iodure de potassium à l'extérieur; quelques laxatifs de temps en temps; badigeonnage avec la teinture d'iode sur l'abdomen ; emplâtre de Vigo ou de ciguë sur l'abdomen ; régime substantiel et peu abondant (1). »

Quoiqu'il soit question, dans ce passage, des périodes menstruelles, l'auteur ajoute que le traitement atrophique réussit surtout chez les femmes qui viennent d'atteindre l'âge critique. Or, il y a ici une circonstance dont il faut tenir compte : c'est que dans bon nombre de cas les hystérômes, à partir de la ménopause, cessent naturellement de s'accroître, et tendent même quelquefois à s'atrophier. On peut donc se demander si la réduction des tumeurs doit être attribuée alors au traitement ou aux conditions nouvelles qu'amène la cessation de l'afflux sanguin qui accompagne les règles. Mais n'oublions pas que M. Cruveilhier a obtenu des succès chez « des malades jeunes encore. » Cela suffit pour que le traitement qu'il a institué soit pris en grande considération par les praticiens. Il ne s'agit pas au surplus de faire résorber entièrement les tumeurs. Je doute fort que l'atrophie puisse jamais aller jusque-là ; mais, j'ai déjà dit qu'un léger degré d'atrophie pouvait amener la cessation définitive de tous les accidents, et il est clair que si l'on parvenait à réduire la tumeur de moitié, ou seulement d'un tiers ou d'un quart, les malades seraient soulagées au point de se considérer comme à peu près guéries.

Le traitement chirurgical n'est applicable qu'aux hystérômes que l'on peut atteindre par le vagin. L'extirpation pratiquée à travers la paroi abdominale doit être absolument rejetée. Elle a toute la gravité de l'ovariotomie, et la marche des hystérômes abdominaux n'est pas assez menaçante pour légitimer une pareille entreprise.

Les hystérômes de la partie sous-vaginale du col sont ordinairement peu volumineux; on les extrait à travers une incision pratiquée au fond du spéculum, sur la mince couche musculaire qui les entoure. Ils se laissent énucléer sans difficulté ; il suffit le plus sou-

(1) Cruveilhier, *Anat. path. générale*, t. III, p. 676. Paris, 1856, in-8.

vent de les saisir avec une pince de Museux, et d'exercer sur eux une traction modérée.

Les hystérômes pédiculés dans la cavité utérine, et déjà descendus dans le vagin à travers le col de l'utérus, peuvent être enlevés par l'excision, par la ligature, par l'écrasement linéaire, par la galvanocaustie.

Ceux qui ont déjà dilaté le col, mais qui n'ont pas encore franchi cette ouverture, peuvent être saisis avec des pinces de Museux, attirés fortement en bas, et lorsqu'on réussit par ces tractions énergiques à les faire descendre dans le vagin, on les traite comme les précédents. Mais il faut pour cela que la dilatation du col soit déjà considérable. Si le col n'est qu'entr'ouvert, l'application des pinces est impossible ; ce cas, dès lors, ne diffère pas notablement de ceux où le col n'est le siége d'aucune dilatation, et dont nous allons maintenant nous occuper.

Louis avait déjà proposé, dans son mémoire sur les pierres de la matrice (1), de pratiquer un débridement sur le col de l'utérus pour aller saisir dans la cavité du corps de l'organe ces prétendues pierres qui ne sont, comme on le sait aujourd'hui, que des hystérômes incrustés de sels calcaires ; mais personne à ma connaissance n'avait osé mettre cette idée à exécution. Quoi qu'il en soit, Amussat est le premier chirurgien qui ait eu la hardiesse d'extirper un hystérôme interstitiel du corps de l'utérus (2). Cette opération, pratiquée en 1840, donna un succès remarquable. Elle a été répétée depuis lors avec des résultats divers par plusieurs chirurgiens, notamment par Amussat lui-même, par Auguste Bérard, par MM. Maisonneuve et Lucien Boyer. Le manuel opératoire comprend deux temps principaux, la pénétration dans la cavité utérine, et l'extirpation proprement dite. On pénètre dans l'utérus, soit en dilatant le col avec l'éponge préparée ou avec tout autre corps analogue, soit en le débridant avec le bistouri, le lithotome, etc. La voie une fois ouverte par cette opération préliminaire, on saisit la tumeur avec des pinces de Museux, on l'attire fortement en bas, puis, avec des instruments dont le tranchant est émoussé, on s'ef-

(1) Louis, *Mémoire sur les concrétions calculeuses de la matrice*, dans *Mém. de l'Acad. de chirurgie*, t. II, p. 148. Paris, 1753, in-4.

(2) Les deux premières observations d'Amussat, publiées dans la *Revue médicale*, en août 1840 et décembre 1841, ont été reproduites *in extenso* en 1842 par Amussat dans sa brochure intitulée : *Mémoire sur l'anatomie pathologique des tumeurs fibreuses de l'utérus et sur la possibilité d'extirper ces tumeurs*, etc. Paris, 1842, grand in-8.

force de détruire ses adhérences. Amussat se servait de préférence d'une espèce d'onglon en fer qu'il adaptait à l'extrémité de son doigt indicateur, et avec lequel il déchirait les tissus plutôt qu'il ne les coupait. Il se proposait ainsi d'éviter l'hémorrhagie et de suivre exactement les contours de la tumeur sans s'exposer à léser le péritoine.

Lorsque la tumeur est énucléable dans toute son étendue, et qu'en outre elle est partout séparée du péritoine par une couche de tissu utérin d'une certaine épaisseur, cette opération peut être menée à bonne fin, et, quoique très-grave encore, elle ne dépasse pourtant pas le degré de gravité de plusieurs autres opérations acceptées par les chirurgiens les plus sages. Ainsi s'expliquent les quelques succès qui ont été publiés. Mais, si la situation de l'hystérôme peut être déterminée, ses connexions avec le tissu utérin et ses rapports avec le péritoine restent toujours inconnus, de sorte qu'on ne peut jamais savoir, avant l'opération, si la tumeur est énucléable, et si on peut l'enlever sans ouvrir le péritoine. Quoique plusieurs des malades qui ont été opérées aient succombé à la péritonite, je ne connais aucun cas où cet accident ait été la conséquence de l'ouverture du péritoine; mais il est arrivé plusieurs fois que l'adhérence excessive et inattendue de l'hystérôme a empêché les chirurgiens de terminer l'opération. C'est ainsi qu'Auguste Bérard, dont l'habileté et la hardiesse ne peuvent être mises en doute, fut obligé, dans un cas communiqué par lui à la Société anatomique, de laisser la tumeur en place après en avoir décollé une partie. Il est dit dans le procès-verbal « qu'on abandonna le corps fibreux dans l'espoir qu'il serait chassé par les contractions de l'utérus ; » mais ce n'est évidemment qu'un euphémisme et il est clair que Bérard, et Amussat qui lui servait d'aide, ne s'arrêtèrent que devant une difficulté invincible. L'hystérôme, du reste, ne fut nullement expulsé; il y eut plusieurs hémorrhagies et une inflammation intense, suivie d'une péritonite à laquelle la malade succomba au bout de trois semaines (1). M. Jarjavay, qui cite ce fait malheureux dans sa thèse de concours, ajoute que M. Lucien Boyer a été témoin d'un autre fait semblable au précédent, avec ceci de plus, que la mort survint au bout de 48 heures (2).

(1) *Bull. de la Soc. anatomique*, 1842, t. XVII, p. 82.

(2) Jarjavay, *Des opérations applicables aux corps fibreux de l'utérus*, th. de concours. Paris, 1850, in-4, p. 63. On trouvera dans cette excellente thèse de plus amples renseignements sur le traitement chirurgical des hystérômes.

Les conditions à la faveur desquelles l'extirpation des hystérômes interstitiels peut réussir ne pouvant être déterminées sur le vivant, cette opération est tout à fait aléatoire, et, si je ne puis prendre sur moi de blâmer les chirurgiens qui osent la pratiquer, j'avoue que je ne me sens nullement disposé à imiter leur conduite. Je pense qu'on ne doit extirper les hystérômes que lorsqu'ils sont descendus dans le vagin sous la forme d'une tumeur plus ou moins pédiculée, ou lorsque du moins ils ont dilaté le col à un degré suffisant pour qu'on puisse les saisir avec des pinces à griffe, et les forcer à descendre dans le vagin.

Que doit donc faire le chirurgien lorsqu'un hystérôme interstitiel, encore contenu dans la paroi du corps de l'utérus, donne lieu à des hémorrhagies incoercibles, et lorsque les malades paraissent vouées à une mort inévitable? Les cas de ce genre, qui ne sont malheureusement pas extrêmement rares, sont au nombre des plus embarrassants de la pratique. Pourtant on doit savoir que plusieurs fois des malades, quoique extrêmement affaiblies, ont dû leur guérison à un travail spontané d'expulsion tout à fait comparable à un accouchement; la tumeur, chassée vers le vagin par la contraction des fibres utérines, a pu être enlevée avec succès par la ligature ou par l'excision. Le chirurgien doit donc chercher à provoquer ou à favoriser ce travail d'expulsion, soit en excitant par le seigle ergoté la contraction des fibres utérines, soit en dilatant artificiellement le col utérin à l'aide de l'éponge préparée, soit enfin en pratiquant sur ce col un débridement avec une espèce de lithotome caché. J'ai eu recours à cette méthode dans un cas dont l'issue a été malheureuse, mais qui laisse entrevoir cependant l'espoir de succès ultérieurs. Une dame des Batignolles était parvenue à un état d'anémie très-grave, par suite d'hémorrhagies provoquées par un hystérôme interstitiel, gros environ comme un œuf d'autruche. Depuis plus de cinq ans, le sang ne s'était pas arrêté un seul jour; il y avait eu plusieurs fois des hémorrhagies abondantes, qui avaient cédé au tamponnement; mais depuis trois semaines, malgré plusieurs tamponnements pratiqués par un officier de santé, les pertes avaient redoublé, et la malade était devenue presque exsangue. Le col entr'ouvert admettait la pulpe de l'indicateur. Je crus pouvoir administrer le seigle ergoté. Dès le lendemain l'hémorrhagie s'arrêta; il ne restait qu'un suintement de sang presque insignifiant. Le soir du second jour le travail d'expulsion commença; la malade éprouva des tranchées utérines, et même de véritables douleurs. Le col avait la largeur d'une pièce de cinq francs, et une masse rougeâtre et mollasse se présentait à travers l'ouverture dilatée. Le quatrième jour la tumeur faisait dans le vagin une saillie arrondie, mais le travail n'avançait plus, la malade était très-affaiblie, et je pensai que le moment était venu de procéder à l'opération. M. Follin, que j'avais appelé à mon aide, jugea comme moi qu'il fallait agir. Nous saisîmes donc la tumeur avec des pinces de Museux, mais le tissu de l'hystérôme, ramolli et friable, céda à plusieurs reprises; nous eûmes beau faire pénétrer les pinces jusqu'à une profondeur de 5 à 6 centimètres : nous amenâmes chaque fois des lambeaux de tissu mollasse et fétide, sans pouvoir parvenir sur une base capable de résister à la traction des instruments. Les fragments que nous avions extraits, et qui, tous ensemble, formaient une masse égale au volume d'un œuf de poule, étaient dans un état de décomposition avancée, et il était clair que la tumeur était gangrenée, sinon en totalité, du moins dans toute sa partie inférieure. Ces tentatives, qui durèrent près d'une demi-heure, ne donnèrent lieu à aucun écoulement de sang. Il fallait évidemment s'arrêter. Nous espérâmes encore que la masse gangréneuse pourrait être éliminée les jours suivants, si la malade échappait à l'infection putride, mais, malgré plusieurs attouchements avec des tampons de charpie imbibés de coaltar saponiné et portés jusque dans l'utérus, et malgré l'expulsion de plusieurs masses gangreneuses, l'infection putride se manifesta, et l'opérée succomba cinq jours après l'opération.

L'examen microscopique de quelques-uns des fragments arrachés par les pinces me montra qu'il s'agissait bien d'un hystérôme. Je me suis demandé si la mortification de la tumeur avait été la conséquence du travail d'expulsion par le seigle ergoté, ou d'un travail inflammatoire antérieur à l'administration de ce médicament. En tout cas, je crois ne pas me tromper en disant que le traitement que j'ai prescrit était rationnel; il ouvrait à la malade des chances de guérison que ne doit pas faire méconnaître l'accident imprévu, et évidemment exceptionnel, auquel elle a succombé.

CHAPITRE X

DES ODONTOMES EN GÉNÉRAL.

§ 1. — Définition.

Différences des odontômes et des tumeurs des dents. — Je désigne sous le nom d'odontômes les tumeurs constituées par l'hypergénèse des tissus dentaires transitoires ou définitifs.

Les odontômes sont essentiellement la conséquence d'un trouble de nutrition survenu pendant l'évolution des bulbes dentaires : c'est ce que désigne le mot *hypergénèse* dont je me sers pour les définir. On l'emploie quelquefois, par extension, pour indiquer la formation des éléments en excès, dans un tissu qui devient le siége d'une hypertrophie ou d'une production homœomorphe similaire (1). Ainsi, par exemple, on dit que, dans les hypertrophies des glandes et dans les adénômes, il y a hypergénèse des culs-de-sac glandulaires et de leurs épithéliums; à ce compte, l'hypergénèse jouerait un rôle dans la formation de la plupart des tumeurs. Mais la signification primitive de ce mot était beaucoup plus restreinte et plus précise. Breschet, à qui il est dû, s'en servait pour désigner l'excès de développement congénital des organes, et le définissait : « une déviation organique tenant à une augmentation de la force formatrice. » Je ne donnerai pas cette définition comme un modèle; mais elle prouve du moins que dans l'origine le mot hypergénèse s'appliquait à des troubles de *formation* ou de *génèse*, et non aux troubles qui peuvent survenir dans les organes parvenus au terme de leur développement.

C'est dans ce sens, parfaitement conforme à l'étymologie, que je fais figurer l'hypergénèse dans la définition des odontômes.

Les hypergénèses proprement dites sont ordinairement congénitales, parce que la plupart des organes achèvent leur évolution pendant la vie intra-utérine ou très-peu de temps après la nais-

(1) Voy. t. I, p. 103 et suiv.

sance. Mais quelques organes, au nombre desquels les dents doivent être citées en première ligne, continuent à parcourir les phases de leur formation pendant la vie extra-utérine, à tel point que les dents de sagesse ne terminent leur évolution qu'à l'approche de l'âge adulte. La définition que j'ai donnée des odontômes ne doit donc pas faire naître l'idée que ces tumeurs soient congénitales. Elles peuvent l'être, selon toutes probabilités, mais je n'en connais pas encore d'exemple.

Les odontômes peuvent se former partout où existe une dent en voie de développement. Les germes dentaires anormaux, qui se rencontrent quelquefois soit dans les mâchoires, soit en dehors des mâchoires, peuvent donc devenir le siége de ces tumeurs ; ils y sont même beaucoup plus exposés que les germes normaux, et on le concevra sans peine, si l'on songe qu'ils sont déjà eux-mêmes le résultat d'un excès de formation.

Lorsqu'une dent humaine est complétement développée, elle ne se prête plus à la formation d'un odontôme. Le phénomène de la dentification, il est vrai, n'est pas encore parvenu à son terme. Quoique la dent ne change plus de volume, la couche d'ivoire continue à s'accroître, jusque dans un âge avancé, aux dépens de la cavité dentaire. Mais cette dentification profonde s'effectue au sein d'une cavité à parois inextensibles, et, si quelquefois la dentine en excès, au lieu de former des couches concentriques, s'accumule sur un point de la paroi de manière à constituer une tumeur intra-dentaire, celle-ci, toujours extrêmement petite, détermine l'atrophie de la pulpe, mais ne peut faire à l'extérieur la moindre saillie.

D'autres tumeurs, non moins différentes des odontômes, peuvent également se former chez l'homme sur des dents adultes. Ainsi, l'irritation produite par une carie de la couronne peut provoquer dans le périoste dentaire un travail pathologique, par suite duquel des couches plus ou moins épaisses de cément se déposent sur la racine ; ce même périoste dentaire peut en outre devenir le siége de diverses productions accidentelles hypertrophiques ou néoplastiques ; et la pulpe enfin peut, lorsque la cavité dentaire est largement ouverte par suite d'une carie ou d'une fracture, s'hypertrophier et constituer des tumeurs assez curieuses.

Toutes ces *tumeurs des dents*, qu'elles soient internes ou externes, qu'elles proviennent de la pulpe ou du périoste dentaire, doivent être entièrement séparées des odontômes. Elles s'en distinguent tout à fait par leurs caractères cliniques, mais, ce qui est plus décisif encore, elles en diffèrent essentiellement par leur origine et par leur évolution. L'odontôme est le résultat d'une maladie de l'appareil odontogène et non de la dent elle-même ; cette maladie consiste en un excès de formation des tissus odontogéniques ou des tissus dentaires, en un travail d'ampliation ou d'expansion, tantôt général et tantôt partiel, qui a le plus souvent pour conséquence une augmentation très-considérable du volume du bulbe, et qui, dans les cas les plus légers, amène au moins une déformation notable de cet organe. Et lorsque les lésions de structure qui accompagnent ce travail d'hypergénèse ne sont pas assez profondes pour porter atteinte aux propriétés des tissus générateurs de la dent, lorsque ceux-ci deviennent le siége d'une dentification plus ou moins régulière, la masse dentaire qui leur succède offre presque toujours un très-grand volume et une forme qui n'a rien de commun avec celle d'une dent ; quelquefois, il est vrai, la maladie du bulbe n'étant que partielle, la dent se forme dans toutes ses parties et peut ne pas excéder beaucoup son volume normal ; mais elle est toujours rendue plus ou moins difforme par la présence d'une tubérosité irrégulière, qui correspond au point où le bulbe a été malade. L'odontôme le plus simple, le plus circonscrit, entraîne donc toujours l'existence d'une difformité, ou plutôt d'une malformation de la dent ; tandis que les tumeurs des dents, quels qu'en soient le siége et la nature, laissent toujours subsister la conformation normale de la couronne et des racines.

Il résulte, de ce qui précède, que l'odontôme est essentiellement constitué par un trouble du développement de la dent, et ne peut naître que pendant les périodes de formation. Chez l'homme, chez beaucoup d'autres mammifères, la dent une fois formée, une fois sortie de son alvéole, n'est plus exposée à cette affection. Mais dans certaines espèces animales la période de formation des dents se prolonge bien au delà de l'époque de leur éruption. Les incisives des rongeurs, n'ayant jamais de véritables racines, croissent pendant toute la vie ; les molaires du cheval, sans posséder au même degré cette propriété de croissance continue, s'allongent d'une manière notable, malgré l'usure de leur couronne, pendant un temps qui n'a pas été rigoureusement déterminé, mais qui est certainement de plus d'une année après leur éruption (1). Il serait facile de citer d'autres exemples. Si donc, au lieu de considérer seulement les dents humaines, nous considérons les dents en général, l'époque de

(1) On ne confondra pas cet accroissement réel avec l'accroissement apparent qui résulte de l'issue progressive de la dent hors de son alvéole.

l'éruption d'une dent ne pourra plus être indiquée comme la dernière limite de la période pendant laquelle elle pourra devenir le siége d'un odontôme, et nous dirons dès lors que cette limite est, pour chaque dent, l'époque où la pulpe, emprisonnée dans une racine, ne peut plus se développer ni en longueur ni en largeur.

La nature des odontômes a été méconnue jusqu'à une époque toute récente. Cela tient sans doute en partie au peu de fréquence de ces tumeurs, et à la grande diversité des formes qu'elles peuvent revêtir; mais ce qui a surtout empêché les chirurgiens de les reconnaître, c'est l'incertitude des notions qu'ils possédaient sur les phénomènes intimes de l'évolution des bulbes dentaires. Aujourd'hui encore, quoique les recherches des micrographes aient répandu le plus grand jour sur ces questions délicates, les connaissances qu'ils ont acquises sont loin d'être vulgarisées. Je pourrais donc craindre de n'être pas compris de la majorité de mes lecteurs, si je ne faisais précéder l'histoire des odontômes d'une étude détaillée de l'anatomie et de la physiologie des bulbes dentaires.

§ 2. — Anatomie et physiologie des bulbes dentaires.

Les follicules dentaires de l'homme se composent d'une paroi membraneuse en forme de poche, et d'un contenu solide qui consiste en deux petits corps, savoir : 1° *le bulbe* ou *organe de l'ivoire* ; 2° l'*organe de l'émail*, ou *germe de l'émail*, appelé aussi l'*organe adamantin*.

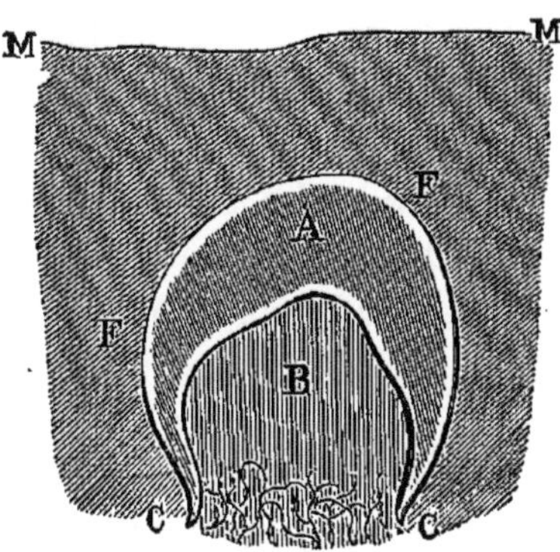

Fig. 5.

Coupe schématique d'un follicule dentaire chez l'embryon humain. MM, muqueuse gingivale. FF, paroi du follicule. CC, col du follicule, embrassant la base du bulbe. B, le bulbe, dont la base se continue avec les tissus vasculaires subjacents. A, organe de l'émail.

La paroi folliculaire (fig. 5, *f*, *f*) ne forme pas un sac complet; c'est une espèce de bourse dont le fond correspond à la muqueuse gingivale, et dont le goulot ou *col*, *c*, *c*, situé à l'opposite, au fond de l'alvéole ou de la gouttière alvéolaire, s'insère circulairement sur la *base* du bulbe. Celui-ci occupe donc l'extrémité profonde du follicule; par sa base, qui est dans l'origine sa partie la plus large, il se continue, à travers le col du follicule, avec les tissus vasculaires subjacents. Le reste de sa surface, libre d'adhérence, fait saillie dans l'intérieur du follicule, et tout l'intervalle qui est compris entre cette surface intra-folliculaire et la paroi du bulbe, est rempli, chez l'homme, par l'organe de l'émail *a*. Chez les herbivores pachydermes, tels que les ruminants, les solipèdes, etc., un troisième corps, appelé l'*organe du cément*, s'interpose entre la paroi du follicule et l'organe de l'émail, qu'il enveloppe comme celui-ci enveloppe le bulbe.

Je diviserai le développement des dents en quatre périodes. Cette division, qui rendra ma description plus facile, aura en outre l'avantage de servir de base à la classification des odontômes.

Je désignerai ces quatre périodes sous les noms suivants : 1° période *embryoplastique ;* 2° période *odontoplastique ;* 3° période *coronaire ;* 4° période *radiculaire*.

1° *Période embryoplastique*. Le bulbe fait saillie dans la cavité du follicule comme une sorte de papille, dont la forme annonce déjà celle de la future couronne dentaire, et dont le sommet est surmonté d'un nombre de mamelons égal à celui des cuspides de cette couronne. A cette époque le bulbe ne renferme ni vaisseaux ni fibres. Il se compose d'une gangue amorphe légèrement grenue, où sont dispersés des noyaux ovoïdes, longs de $0^{mm},007$ à $0^{mm},008$, un peu moins larges, grisâtres et semblables aux noyaux fibro-plastiques du tissu conjonctif en voie de formation (V. *fig*. 6, *c*). La plupart de ces noyaux toutefois n'ont pas de nucléoles, mais vers la base du bulbe le nombre des noyaux nucléolés devient plus considérable, et ils ont déjà de la tendance à s'allonger en corps fibro-plastiques fusiformes ou étoilés, tendance qui se manifestera surtout dans la période suivante.

L'organe de l'émail, beaucoup plus mou que le bulbe, se compose comme lui d'une gangue amorphe, renfermant des éléments fibro-plastiques. Privé de fibres et de vaisseaux, ne devant sa continuité qu'à une matière amorphe gélatineuse, l'organe de l'émail se dissocie promptement après la mort, et devient tout à fait liquide. C'est ce qui a fait croire qu'il y avait dans les follicules dentaires une couche de liquide interposée entre le bulbe et la paroi ; mais ce n'est qu'un effet cadavérique. On conçoit toutefois qu'un organe aussi mou, aussi fragile, qui n'a ni vaisseaux ni fibres, soit exposé à se ramollir et à se fondre sous l'influence des maladies du bulbe ou du follicule, et que, résorbé plus tard par les vaisseaux du follicule, il laisse à sa place une cavité close, susceptible de se développer en kyste. Telle est l'origine des kystes dentaires dont il a été question plus haut (p. 35).

Les éléments fibro-plastiques de l'organe de l'émail consistent en des corps fusiformes ou étoilés dont les angles se terminent en prolongements filiformes (voy. *fig.* 7, *a*). En outre, la face superficielle de cet organe est recouverte d'une couche unique de cellules épithéliales pavimenteuses, qui tapisse la face interne de la membrane du follicule, et qui se retrouve constamment sur les parois des kystes dentaires.

Dans la période que je viens de décrire, les tissus odontogéniques possèdent déjà, sans aucun doute, des caractères qui permettent de les reconnaître aisément sous le microscope. Mais leurs éléments n'offrent pas encore de types spéciaux. Ils ne diffèrent pas d'une manière absolue de ceux que l'on rencontre dans beaucoup d'autres organes embryonnaires, et ils peuvent être considérés comme n'étant que des variétés des éléments fibro-plastiques ou embryoplastiques ordinaires. Voilà pourquoi j'ai cru pouvoir désigner cette première période sous le nom de période embryoplastique.

Les éléments spéciaux qui feront les frais de la dentification n'étant pas encore formés, une maladie survenant à cette époque peut faire perdre aux tissus odontogéniques la propriété d'évolution qui leur est normalement dévolue. Aussi les odontômes dont le début remonte à la période embryoplastique n'ont-ils aucune tendance à la dentification. Leur tissu ne subit que l'évolution commune des tissus embryoplastiques ordinaires. Il peut rester à l'état fibro-plastique ou passer à l'état fibreux ; et telle est l'origine de la *première variété d'odontômes*, à laquelle je rattache les tumeurs des mâchoires décrites par Dupuytren sous les noms de corps fibreux et de tumeurs fibro-celluleuses des mâchoires. Je les décrirai sous le nom d'*odontômes embryoplastiques*.

2° *Période odontoplastique*. Elle est caractérisée par la naissance des deux éléments spéciaux qui précèdent et amènent la formation des tissus définitifs de la dent. C'est alors, en effet, que l'on voit apparaître, en deux rangées distinctes, les *cellules dentinaires* et les *cellules de l'émail*.

Les *cellules dentinaires*, dites encore cellules *de la dentine* ou *de l'ivoire*, constituent dans la couche superficielle du bulbe une rangée unique, continue, et parfaitement régulière. Ce sont des cellules allongées, cylindriques ou prismatiques, longues de 0,^{mm}02 à 0^{mm},04, larges de 0^{mm},007 à 0^{mm},01, et pourvues d'un noyau peu apparent qu'on rend visible par l'action de la glycérine. Ce noyau ovoïde ou sphérique est presque aussi large que les cellules. Les cellules dentinaires, parallèles entre elles et dirigées perpendiculairement à la surface du bulbe, affectent une disposition qui rappelle celle des bâtonnets de la rétine ou des cellules de l'épithélium cylindrique (*fig.* 6, *b*).

La rangée des cellules dentinaires forme une couche continue à la surface du bulbe; toutefois elle reste séparée de cette surface par une couche mince de matière amorphe, qui forme l'enveloppe la plus extérieure du bulbe et qu'on a désignée, à tort ou à raison, sous le nom de *membrane préformative* (*a*).

La membrane préformative et la rangée des cellules dentinaires constituent ensemble la *couche corticale du bulbe.* Le reste du bulbe prend dès lors le nom de *pulpe dentaire*, en subissant des modifications de structure, dont la principale est la vascularisation. De petits vaisseaux capillaires pénètrent dans la base du bulbe, et se prolongent dans la pulpe, dont ils n'atteignent cependant pas la surface. En même temps le nombre des noyaux embryoplastiques qui passent à l'état de corps fusiformes ou étoilés continue à s'accroître, surtout vers la base du bulbe, et déjà ces corps fibro-plastiques, pourvus de prolongemements filiformes, commencent à s'agencer de manière à donner naissance à une petite quantité de tissu conjonctif, qui se montre surtout autour des vaisseaux.

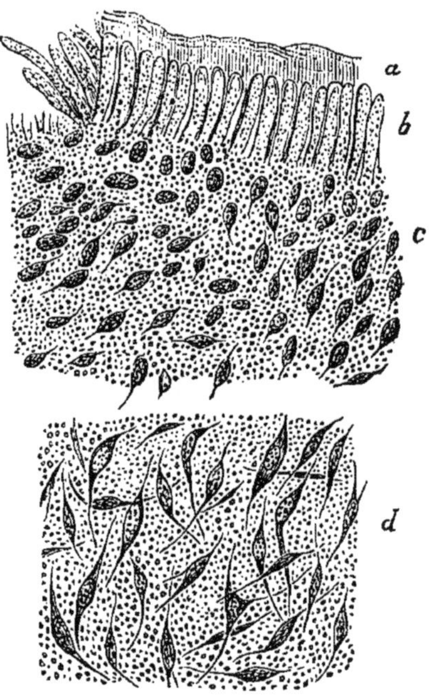

Fig. 6.

Structure du bulbe dentaire dans la période odontoplastique (seconde molaire inférieure d'un enfant né avant terme), 400 diamètres.

a, couche externe amorphe ou membrane préformative.

b, rangée des cellules dentinaires.

c, pulpe dentaire formée de noyaux embryoplastiques.

d, une autre partie de la pulpe, près de la base du bulbe. Les noyaux embryoplastiques se sont allongés en corps fusiformes. Quelques-uns sont étoilés.

Enfin, quoique la dentification proprement dite ne soit pas encore commencée, et quoique les dépôts de matière minérale ne doivent s'effectuer avec régularité que dans la période suivante, on trouve déjà quelquefois, dans les parties de la pulpe qui avoisinent la couche corticale, de petits *grains dentinaires,* sur lesquels nous reviendrons tout à l'heure.

Pendant que s'effectue le développement des cellules dentinaires, on voit naître à la face profonde de l'émail une couche de cellules spéciales qui reposent sur la face externe de la membrane préformative, et qu'on appelle les *cellules de l'émail.* Larges seulement de 0mm,003 à 0mm,005, et six à huit fois plus longues, rectilignes, à peu près prismatiques, assez régulières, et étroitement serrées les unes contre les autres, elles rappellent bien mieux encore que les cellules dentinaires la disposition des bâtonnets de la rétine.

L'appareil odontogénique possède dès lors tous les éléments qui concourent à la formation des tissus définitifs de la dent. A partir du moment où existent les deux couches des cellules de la dentine et de l'émail, la dentification est virtuellement commencée. Elle peut être retardée par des circonstances pathologiques, mais, à moins que les couches en question ne soient détruites ou profondément désorganisées, elle doit s'effectuer tôt ou tard. Les odontômes qui débutent pendant la période odontoplastique, et que j'appellerai odontômes odontoplastiques, diffèrent donc de ceux de la période précédente par la propriété qu'ils possèdent de se prêter avec plus ou moins de régularité aux phénomènes de la dentification, celle-ci pouvant d'ailleurs survenir à des époques extrêmement variables. Il y a dans leur évolution deux périodes : l'une constante, pendant laquelle ils constituent des tumeurs molles qu'on a longtemps décrites sous le nom d'ostéosarcômes des mâchoires, et l'autre éventuelle, pendant laquelle ils deviennent le siége d'une dentification qui finit ordinairement par les envahir en totalité. Les seuls tissus dentaires qui puissent se former dans ces tumeurs sont l'ivoire, qui est constant, et l'émail, qui, toujours bien moins abondant que l'ivoire, peut faire entièrement défaut. Quant au cément, ou tissu osseux dentaire, les conditions à la faveur desquelles il se développe ne se réalisent que dans la quatrième période de l'évolution du bulbe; il ne peut donc pas se montrer, chez l'homme du moins, dans les odontômes odontoplastiques. Mais il n'en est plus de même chez les herbivores. J'ai déjà dit en effet que les follicules dentaires de ces animaux renferment dès leur origine un organe particulier qui enveloppe l'organe de l'émail, et qu'on appelle l'organe du cément. Ce corps, qui reçoit

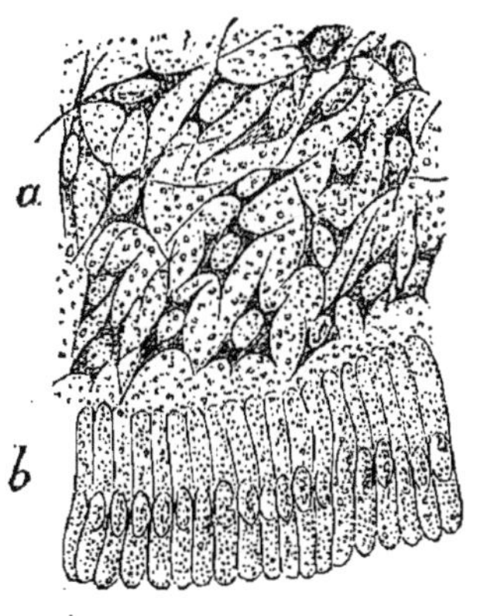

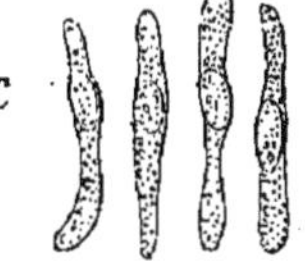

Fig. 7.

D'après Robin et Magitot, dans *Journal de Physiologie* de Brown-Séquard, 1860 pl. XII fig. 5 et 8.

L'organe de l'émail et les cellules de l'émail d'un embryon humain de trois mois environ ; 500 diamètres.

a, corps embryoplastiques étoilés composant la trame du tissu propre de l'organe de l'émail.
b, rangée des cellules de l'émail.
c, les cellules de l'émail isolées.

directement ses vaisseaux de la membrane du follicule, peut s'hypertrophier soit isolément, soit en même temps que le bulbe, et, lorsque ces odontômes entrent en dentification, ils peuvent renfermer une grande quantité de cément; ils peuvent même en être exclusivement composés. Nous les nommerons *odontômes odontoplastiques cémentaires*.

3° *Période coronaire.* — Cette période est caractérisée par la formation de la couronne. Elle commence avec la *dentification*, qui s'effectue dans l'épaisseur de la couche corticale du bulbe. On voit alors apparaître, entre la membrane préformative et la rangée des cellules dentinaires, une couche d'*ivoire* ou de *dentine* qui ne tarde pas à être recouverte d'une mince couche d'*émail.*

La dentine ne naît pas simultanément sur toute la surface du bulbe. On n'a pas oublié que le bulbe supporte une ou plusieurs saillies mamelonnées, en nombre égal à celui des cuspides de la dent future. La formation de la dentine débute exactement au sommet de chacun de ces mamelons, où apparaît d'abord une toute petite écaille circulaire, tellement mince qu'on ne l'aperçoit qu'au microscope, et qu'elle est flexible et pliable, quoique ayant déjà la structure et la composition chimique de l'ivoire. Cette écaille, dont l'épaisseur croît en raison de son ancienneté, devient bientôt visible à l'œil nu, et en même temps elle s'étend circulairement de manière à recouvrir peu à peu, et à coiffer pour ainsi dire tout le sommet du mamelon, en constituant ce qu'on appelle un *chapeau de dentine*. Le chapeau de dentine, convexe en dessus, concave en dessous, offre sa plus grande épaisseur à sa partie centrale, qui est la plus anciennement formée, et de là il va en s'amincissant graduellement jusque sur ses bords, où il est tellement mince qu'on cesse de l'apercevoir à l'œil nu. Par sa face concave, il adhère à la couche des cellules dentinaires. Par sa face convexe, il correspond d'abord à la membrane préformative; mais dès qu'il a acquis une étendue de quelques millimètres, il en est séparé par la couche naissante de l'émail. (Chez certains herbivores, la formation de l'émail est beaucoup plus tardive.)

La *dentine* ou l'*ivoire* ne tarde pas à acquérir une dureté supérieure à celle de l'os le plus compacte. Sa structure est trop connue pour qu'il soit nécessaire de la décrire. Il suffira de rappeler que son tissu est caractérisé par la présence d'innombrables canalicules presque rectilignes, toutefois légèrement sinueux, très-rapprochés les uns des autres, unis çà et là par des anastomoses obliques, parallèles entre eux, perpendiculaires à la surface de la pulpe, et aussi à la surface de la couronne. Pour apprendre à le reconnaître, il faut l'étudier successivement sur des tranches transversales et sur des tranches longitudinales, car les canalicules présentent des aspects entièrement différents suivant que la coupe est perpendiculaire ou parallèle à leur direction. Lorsqu'on veut se borner à constater l'existence de la dentine, il suffit d'employer des grossissements de 100 à 150 diamètres ; mais les grossissements plus forts sont indispensables pour déterminer certains caractères, et pour éviter certaines erreurs, qui pourraient devenir fâcheuses dans l'étude des odontômes. Il importe surtout de connaître deux dispositions, qui peuvent affecter plus ou moins de ressemblance avec les corpuscules osseux :

1° Sur les coupes transversales, les canalicules se présentent sous l'aspect de petits trous ronds, comparables à ceux d'un crible ; mais lorsqu'on examine la terminaison de ces tubes à la surface des chapeaux de dentine, surtout du côté de la pulpe, on voit que leurs orifices terminaux, au lieu d'être régulièrement ronds, sont plus ou moins fendillés, anguleux, étoilés (*fig.* 8), et cet aspect, suivant l'expression de MM. Robin et Magitot, « n'est pas sans analogie avec celui que présentent les ostéoplastes sur les préparations d'os frais » (1).

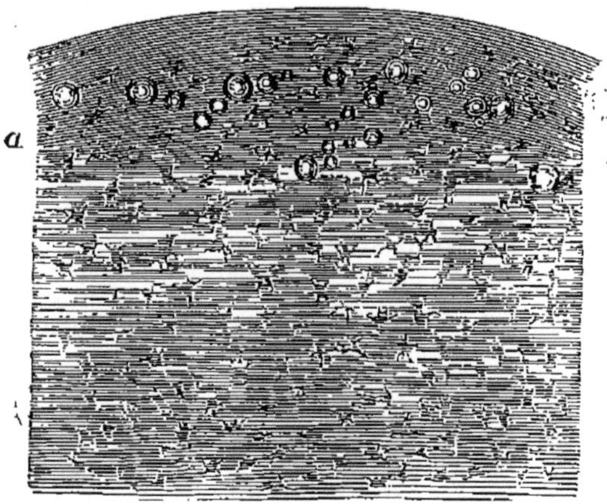

Fig. 8.

Face inférieure du bord d'un chapeau de dentine provenant d'un embryon de porc de trois mois, 500 diamètres. On aperçoit les orifices étoilés des canalicules de l'ivoire. Les globules sphériques très-réfringents, que l'on voit dans la zone *a*, sont les *globules de dentine* (Robin et Magitot).

2° Sur les coupes longitudinales des dents complétement formées, l'extrémité externe des canalicules de l'ivoire aboutit à une zone qui est située sous l'émail de la couronne (*fig.* 9, D), ou sous le cément des racines (*fig.* 12, B, p. 293), et qui imite encore jusqu'à un certain point l'apparence du tissu osseux. Dans cette zone, en effet, sont creusées des cavités noirâtres,

(1) Robin et Magitot, *Mém. sur la genèse et le développement des follicules dentaires* dans *Journal de physiologie* de Brown-Séquard, 1860, p. 665 et pl. XI, fig. 3, 4 et 5.

irrégulières, étoilées, quelquefois branchues, où les canalicules s'ouvrent probablement, et dont la nature n'est pas encore suffisamment déterminée. Lorsqu'on a à la fois sous les yeux, dans une même préparation, comme sur la figure 12, ces cavités irrégulières et les ostéoplastes du cément, la distinction est facile à faire. Il n'en est plus de même lorsqu'on examine certaines pièces pathologiques, où, d'une part, les lacunes terminales de l'ivoire peuvent occuper une zone très-épaisse, et où, d'une autre part, on est souvent privé du terme de comparaison que fournit, sur les dents normales, l'étude du cément voisin. Ces remarques expliquent comment d'habiles observateurs ont pu admettre l'existence d'éléments cémentaires, dans un odontôme exclusivement composé d'ivoire et d'émail (1).

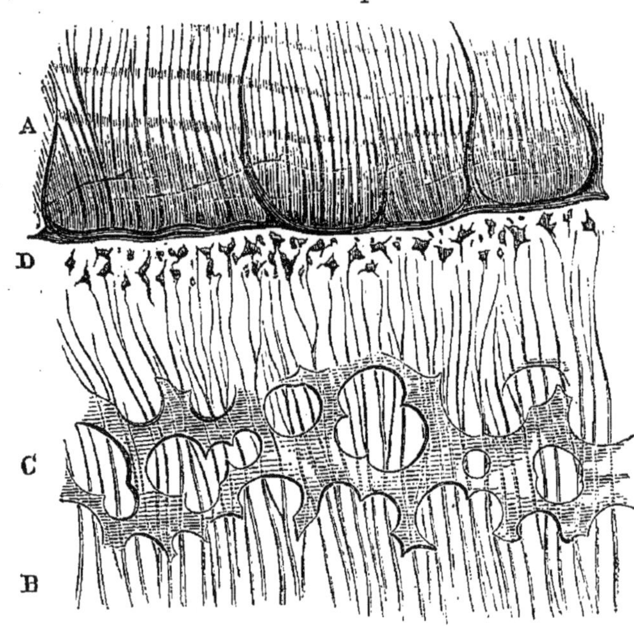

Fig. 9.

L'ivoire et l'émail. Coupe longitudinale d'une molaire d'homme adulte. 500 diamètres.

A, l'émail formé par la juxtaposition de prismes parallèles, et présentant des stries transversales marquées par des ombres légèrement flexueuses. Ces stries sont souvent beaucoup plus onduleuses.

B, les canalicules de l'ivoire, parallèles entre eux, et présentant quelques bifurcations et anastomoses obliques.

C, zone des globules de dentine.

D, les lacunes terminales des canalicules de l'ivoire, situées immédiatement au-dessous de l'émail.

(1) Comparer notre figure 12 avec la figure 194 des *Éléments d'histologie* de Kölliker, trad. fr. Paris, 1856, in-8°, p. 424. La lettre *b*, dans cette dernière figure, désigne les lacunes terminales que Kölliker désigne sous le nom d'*espaces interglobulaires*. On lit dans la légende explicative : « *b*, espaces interglobulaires ressemblant à des cavités osseuses. » Wedl signale la facilité avec laquelle certaines stries longitudinales de l'ivoire peuvent être confondues, sur les coupes transversales, avec les corpuscules osseux, et rappelle que Czermak, après avoir mûrement étudié ces diverses causes d'erreur, a déclaré n'avoir jamais vu de *véritables* corpuscules osseux dans l'ivoire. (Wedl, *Histologische Pathologie*, trad. anglaise, Lond. 1855, in-8°, p. 511.) Je cite ces passages pour montrer que la détermination respective des éléments de l'ivoire et du cément n'est pas toujours exempte de difficultés.

On trouve en outre dans l'ivoire, au voisinage de l'émail, des corps globuleux, très-inégaux en volume, et groupés d'une façon fort irrégulière ; ce sont les *globules de dentine.* Il y a une époque du développement de l'ivoire, où ils occupent la surface interne du chapeau de dentine, et où il se dessinent sur cette surface comme de petites perles (*fig.* 8, *a*). Ils sont alors en contact avec la pulpe dentaire. Les rapports qu'ils affectent avec les canalicules de l'ivoire sont difficiles à constater. On admet assez généralement que les canalicules transpercent les globules d'outre en outre, ou même que ceux-ci ne sont que des renflements des parois des canalicules. Quoi qu'il en soit, lorsque la couche de dentine croît en épaisseur, la zone qui renferme les globules s'éloigne de plus en plus de la pulpe; cette zone, traversée par les canalicules de l'ivoire et toujours assez rapprochée de leur extrémité périphérique, se présente alors sous l'aspect figuré en *c* (*fig.* 9). Nous n'aborderons pas les discussions relatives à l'origine et à l'évolution des globules de dentine. Nous nous bornons à les représenter et à dire qu'ils s'observent quelquefois en grand nombre dans les odontômes dentifiés.

L'*émail*, bien plus dur encore que la dentine, paraît formé, sous de faibles grossissements, de fibrilles parallèles, à peu près perpendiculaires à la surface de la dentine subjacente ; mais, sous des grossissements plus forts, on voit que ces fibrilles sont des corps prismatiques, larges de $0^{mm},003$ à $0^{mm},005$: ce sont les *prismes de l'émail* (*fig.* 9). Sur les dents en voie de formation, ces prismes se laissent aisément isoler (*fig.* 10). Lorsque la couche d'émail est déjà constituée, ils sont si solidement soudés les uns aux autres qu'aucun moyen mécanique ne peut plus les séparer, mais on les met en liberté en faisant macérer l'émail dans l'acide chlorhydrique très-étendu d'eau. Les prismes de l'émail ne sont jamais absolument rectilignes, mais leurs inflexions sont très-légères, excepté toutefois au niveau de la surface triturante de la dent, où ils décrivent quelquefois des méandres assez rapides. Cette dernière forme s'observe également dans l'émail de certains odontômes.

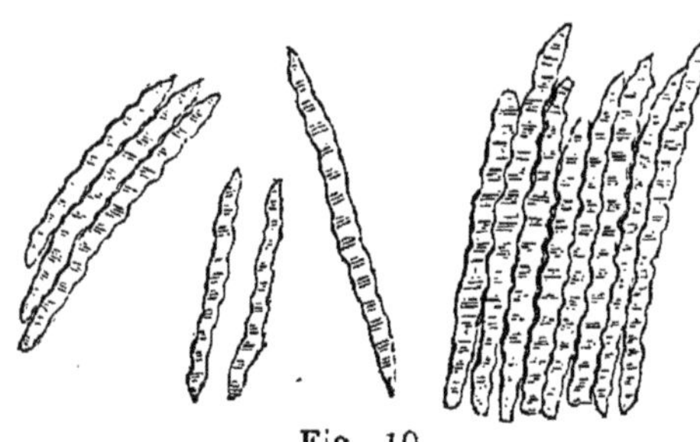

Fig. 10.
Prismes de l'émail obtenus en grattant la surface de l'ivoire, sur l'une des molaires d'un veau de deux mois, 300 diamètres.

L'émail et la dentine augmentent d'épaisseur par suite de l'allongement des éléments qui les composent. Cet allongement n'est pas le résultat de l'expansion des éléments déjà formés : les prismes de l'émail s'allongent par leur extrémité périphérique, les canalicules de l'ivoire, au contraire, s'allongent par leur extrémité centrale.

Le mécanisme de la formation des tubes de l'ivoire et des prismes de l'émail, et les relations histogéniques qui existent entre ces éléments et les couches odontogéniques du bulbe, ont donné lieu à des discussions qu'il serait trop long de reproduire. Mais ce qui est parfaitement démontré, c'est que la formation des tubes dentinaires est sous la dépendance directe de la rangée des cellules dentinaires, et que celle des prismes de l'émail est subordonnée à l'existence préalable de la rangée des cellules de l'émail.

Pendant que les phénomènes précédents se passent dans la couche corticale du bulbe, la pulpe devient le siége de petits dépôts globuleux, arrondis ou elliptiques, dont le volume, le nombre et la répartition ne sont soumis à aucune règle. Les plus petits n'ont que $0^{mm},01$, les plus gros peuvent aller jusqu'à $0^{mm},05$ et même au delà. A l'état pathologique, leur volume peut devenir bien plus considérable encore. Ces corps, déjà signalés par Purkinje et Raschkow chez le lièvre, le porc et le cerf, puis par Henle, chez l'homme, et bien décrits surtout par MM. Robin et Magitot, qui en ont étudié la composition chimique (1), n'ont pas reçu jusqu'ici de nom particulier. Je propose de leur donner le nom de *grains dentinaires*. Le rôle important qu'ils jouent dans l'histoire de certains odontômes m'oblige à donner quelques détails sur cet élément peu connu de l'évolution dentaire.

Les grains dentinaires peuvent se former dans la pulpe vers la fin de la période odontoplastique et précéder, par conséquent, l'apparition du chapeau de dentine ; mais ils sont alors peu nombreux. Leur présence indique, en tout cas, que la dentification est prochaine, et on peut dire que leur formation est à peu près contemporaine de celle de l'ivoire. L'époque où il y en a le plus est la période coronaire ; lorsque la couronne est achevée, ils deviennent bien moins nombreux, mais ils ne disparaissent pas, et on les retrouve, pendant toute la vie, dans les couches les plus externes de la pulpe.

Les grains dentinaires ont une forme globuleuse ou ovalaire ; ils sont quelquefois légèrement déprimés sur une de leurs faces,

(1) Henle, *Anatomie générale*, trad. fr., Paris, 1843, in-8°, t. II, p. 446 en note. — Robin et Magitot, *Mém. sur la genèse et le développement des follicules dentaires* dans *Journ. de physiologie*, avril 1860, p. 312.

mais ils conservent toujours des contours assez doucement arrondis (voy. *fig.* 11). Comme ils sont, en outre, très-réfringents, ils peuvent quelquefois offrir, au premier coup d'œil, une certaine ressemblance avec des gouttes huileuses. Mais ils sont tout à fait insolubles dans l'éther, l'alcool et le sulfure de carbone, tandis qu'ils sont fortement attaqués par l'acide chlorhydrique qui, sans les dissoudre complétement, les pâlit et les rend granuleux. De l'étude des caractères chimiques et physiques, MM. Robin et Magitot tirent la conclusion que les grains dentinaires sont constitués par du phosphate de chaux, combiné à une matière azotée qui s'oppose à la dissolution complète dans l'acide chlorhydrique. « Cette production de masses calcaires, ajoutent-ils, paraît due à une exagération du mouvement nutritif dont la pulpe devient le siége pendant la dentification, à un afflux considérable de matériaux calcaires dont une partie, dépassant les besoins de la formation dentaire, se dépose dans l'épaisseur du bulbe sous forme de masses amorphes. »

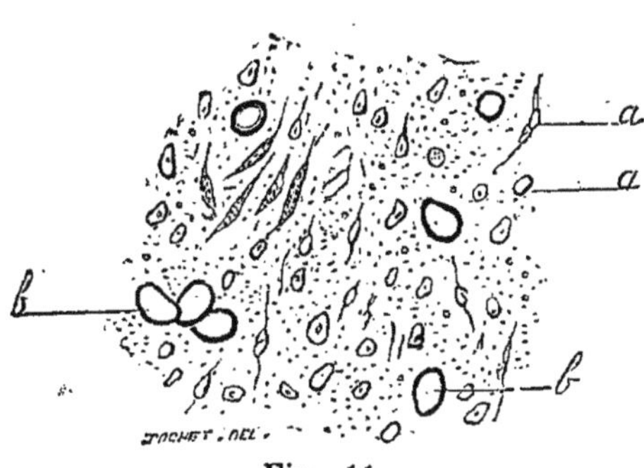

Fig. 11.
Pulpe de la première molaire d'un enfant nouveau-né. 270 diamètres.
a,a, les éléments fibroplastiques de la pulpe.
b,b, les grains dentinaires.

Cela suffit déjà pour légitimer la dénomination de *grains dentinaires*, mais mes recherches d'anatomie comparée et d'anatomie pathologique me permettent de donner quelques développements de plus à l'opinion de MM. Robin et Magitot. Chez certains animaux tels que le morse, les grains dentinaires font partie de la dentification régulière, et prennent une part importante à la formation et à la constitution définitive d'une substance dentaire spéciale, demi-transparente et comme vitreuse, qui se développe en abondance dans la cavité dentaire et qui forme le tiers environ du volume total de la dent. Cette substance découverte, depuis longtemps déjà, par M. Emmanuel Rousseau, et décrite par lui comme une quatrième substance dentaire (1), avait été négligée jusqu'ici par les anatomistes. J'ai pu l'étudier au microscope sur une dent que M. E. Rousseau a bien voulu me confier, et j'ai constaté qu'elle est principalement formée de grains dentinaires, soudés entre eux par une sorte de gangue amorphe, et constituant des amas arrondis qu'entourent et séparent des traînées flexueuses d'ivoire. Les tubes

(1) *Dict. classique d'histoire naturelle*, t. V, p. 402, Art. Dents. Paris, 1824, in-8.

de dentine, formant des sortes d'écheveaux, s'enroulent autour des amas de grains dentinaires, mais la substance au sein de laquelle cheminent ces tubes est en continuité absolue avec la gangue qui cimente les grains, si bien que l'on aperçoit quelquefois un ou plusieurs tubes, dont l'extrémité égarée vient se terminer dans cette gangue. J'ai eu l'occasion de constater une disposition entièrement semblable dans un odontôme dentifié.

Chez la plupart des autres mammifères, chez l'homme en particulier, les grains dentinaires ne font pas essentiellement partie du travail de la dentification normale, et on pourrait les supprimer par la pensée sans que ce travail fût troublé d'une manière sensible. Toutefois, les conditions au milieu desquelles ils se forment ne permettent pas de les attribuer seulement, comme l'ont fait MM. Robin et Magitot, à l'exagération du mouvement nutritif, car leur présence est constante dans la pulpe à partir d'une certaine époque, et il est bien difficile d'admettre qu'un excès de nutrition puisse être constant. D'un autre côté, ainsi que je l'ai déjà dit, l'apparition des grains dentinaires peut précéder celle des premiers linéaments du chapeau de dentine : c'est ainsi qu'on en trouve souvent, chez l'enfant nouveau-né, dans la pulpe de la seconde petite molaire, quoique la couche corticale du bulbe de cette dent soit encore entièrement molle. Il est bien certain que les grains dentinaires deviennent constants et plus nombreux pendant la période de dentification, mais il suffit qu'ils puissent exister avant la dentine elle-même, pour qu'on ne puisse pas les considérer seulement comme des dépôts constitués par l'excédant des matériaux inorganiques qui n'ont pu trouver place dans la zone où se forme l'ivoire. Les grains dentinaires, les globules de dentine et la dentine proprement dite ne sont que les formes diverses d'une même substance minérale, que les vaisseaux de la pulpe ont la propriété de séparer du sang, et qui, à son tour, a la propriété de se combiner avec la matière azotée des éléments organiques. Cette substance minérale a une affinité particulière pour la couche corticale du bulbe, où la matière organique, soumise par les cellules dentinaires à une élaboration préalable, la fixe en lui imposant la structure caractéristique de l'ivoire; mais elle n'y peut parvenir que par imbibition, puisque les vaisseaux ne s'étendent pas jusqu'à la couche corticale, et, en s'infiltrant ainsi à travers la pulpe, elle y forme çà et là des dépôts dentinaires, qui se combinent avec une matière azotée amorphe, et qui prennent seulement la forme globulaire, sans revêtir la forme spéciale du tissu de la dentine. Voilà pourquoi le nombre et le volume de ces dépôts ne sont assujettis à aucune règle. Cette propriété, que possède la pulpe, de sécréter la substance minérale de la dentine, est la cause déterminante de la dentification, et l'époque où elle se manifeste coïncide en général, dans l'évolution régulière du bulbe, avec celle où le travail d'élaboration effectué par la rangée des cellules de l'ivoire a préparé le sol où l'ivoire doit se former. Mais ces deux phénomènes, savoir, l'élaboration de la base organique de la dentine, et celle de sa base inorganique, ne sont pas nécessairement solidaires l'un de l'autre. Lorsque la sécrétion de la substance minérale s'effectue avant que la rangée des cellules de l'ivoire ait rempli sa fonction préalable, la formation des grains dentinaires précède celle du chapeau de dentine. Celui-ci ne tarde pas à paraître à son tour ; mais à l'état pathologique il peut se faire que l'évolution des cellules de l'ivoire soit retardée ou empêchée, sans que la pulpe perde pour cela la propriété de produire de la matière dentinaire. Dans le premier cas, de nombreux grains dentinaires ont le temps de se former et de constituer des amas plus ou moins volumineux avant l'apparition de l'ivoire, qui vient ensuite entourer et emprisonner ces amas, comme cela a lieu dans la substance centrale des dents du morse ; dans le second cas, il ne se forme pas d'ivoire, et il n'y a pas, dès lors, de dentification véritable, mais la pulpe peut être plus ou moins durcie par le dépôt des grains dentinaires ; elle peut même revêtir jusqu'à un certain point l'apparence grossière d'une dent figurée, ainsi que je l'ai dit dans un cas précédemment cité (voy. plus haut, p. 36, en note).

Cette étude des grains dentinaires permet, je pense, d'expliquer la formation des globules de dentine. J'ai lieu de croire, en effet, que les globules de dentine ne sont que des grains dentinaires qui, au lieu de se déposer dans l'épaisseur même de la pulpe, se déposent dans la couche corticale, entre la dentine déjà formée et la rangée des cellules de l'ivoire. Ils y constituent une couche incomplète au milieu de laquelle les tubes de la dentine ne tardent pas à se prolonger, et se trouvent ainsi étroitement combinés à la substance de l'ivoire.

J'ai cru devoir donner quelques détails sur l'histoire, jusqu'ici trop négligée, des grains dentinaires, à cause de l'importance qu'ils jouent dans l'évolution de certains odontômes.

On vient de voir que la période coronaire de l'évolution du bulbe dentaire donne naissance à quatre sortes d'éléments solides et incrustés de matière minérale, savoir : les tubes de l'ivoire, les globules de dentine et les grains dentinaires, d'une part; et, d'une autre part, les prismes de l'émail. Il n'est pas encore question du cément, qui ne paraîtra que dans la période suivante. Les odontômes nés chez l'homme pendant la période coronaire ne peuvent donc pas renfermer de cément; mais il n'en est pas de même chez les herbivores, dont les couronnes dentaires commencent déjà à se recouvrir d'une couche cémentaire, fournie par l'organe spécial du cément.

Quelques mots maintenant sur la marche et les progrès de la dentification. La couronne des dents unicuspidées est formée d'un seul chapeau de dentine, qui s'étale graduellement à toute la surface du bulbe. Sur les dents multicuspidées, les chapeaux de dentine, dont le nombre est égal à celui des cuspides, naissent d'abord isolément, puis, en s'élargissant, ils se rencontrent par leurs bords et ne tardent pas à se fusionner en une seule coque. Le bulbe continue à croître, mais la coque dentinaire, croissant plus rapidement que lui, contourne ses bords, puis ses faces latérales, et parvient enfin jusqu'à sa base, au niveau du sillon circulaire qui donne insertion à la paroi du follicule. A partir de ce moment, la *couronne* est complète, et la formation des racines va commencer. L'organe de l'émail se dissocie et se dissout, et l'émail cesse de croître. Quant à la pulpe, la coque inextensible qui l'entoure ne lui permet plus de s'élargir ; toutefois cette coque est encore largement ouverte du côté de la base du bulbe. La pulpe n'est donc pas emprisonnée ; elle peut continuer à s'accroître, mais seulement dans le sens de la hauteur, et de là résulte la formation des racines.

Des odontômes peuvent se former pendant toute la durée de la période coronaire, mais l'hypertrophie du bulbe ne peut se produire que dans les parties qui ne sont pas encore entourées d'une couche dentifiée. Là où la couche corticale est déjà durcie, l'expansion de la pulpe est arrêtée, de sorte que l'hypergénèse, au lieu d'être générale, comme elle l'est ordinairement dans la période précédente, ne peut être ici que partielle. Quelquefois même elle est limitée à une partie très-circonscrite : la surface de la pulpe donne naissance seulement à de petites végétations, pendant que la dentification continue partout ailleurs à s'effectuer d'une manière régulière. Les *odontômes coronaires* peuvent donc être circonscrits ou diffus, et présenter dès lors des formes très-variables ; mais ce qui les caractérise toujours, c'est l'existence d'une masse morbide irrégulière qui, une fois dentifiée, se trouve en continuité directe de substance avec des tissus dentaires réguliers et constituant une partie déterminée d'une dent normale.

4° *Période radiculaire.* — Cette quatrième et dernière période de l'évolution des follicules dentaires est caractérisée par la *formation des racines.*

Au moment où s'ouvre cette période, toute la surface intra-folliculaire du bulbe est entourée d'une couche de dentine, que recouvre une couche d'émail. La couronne est complète ; elle s'étend jusqu'à la base de la pulpe, et atteint par conséquent le niveau de l'insertion circulaire du *col du follicule* sur cette base. C'est une limite que la couronne ne peut pas dépasser, et qui constitue le *collet de la dent.* Par conséquent, la base de la pulpe, le collet de la dent et le col du follicule sont situés exactement sur le même niveau. Mais cette disposition ne va durer que fort peu de temps. A mesure que la racine se formera, le collet de la dent s'élèvera au-dessus du col du follicule, qui d'ailleurs ne cessera pas d'embrasser étroitement la base de la pulpe.

C'est au niveau de cette base que se passent tous les phénomènes de la formation des racines. Pour simplifier la description, je prendrai le cas où la dent n'a qu'une seule racine. La pulpe, ne pouvant plus désormais s'accroître en largeur, grandit exclusivement dans le sens de la hauteur, par une sorte de bourgeonnement qui s'effectue dans le plan même de sa base. En s'accroissant, elle soulève nécessairement la couronne, et le collet s'écarte, par conséquent, du col du follicule. Il semble, dès lors, que la partie de pulpe nouvellement formée devrait se trouver à nu dans le fond du follicule. Il n'en est rien cependant : l'ivoire de la couronne s'étend continuellement à sa surface et la recouvre complétement. Ainsi, d'une part, la pulpe monte, mais d'une autre part la coque d'ivoire descend, de sorte que la base de cette coque correspond toujours exactement à la base de la pulpe, et que la dentine naissante est en contact avec le col du follicule.

C'est à ce niveau que se forme le *cément,* qui, chez l'homme, n'existe que sur la partie radiculaire de la dent. Le cément radiculaire n'est pas produit par un organe spécial, comme le cément coronaire qui forme l'enveloppe extérieure de la couronne chez beaucoup d'animaux. Ce sont les vaisseaux du col du follicule qui fournissent le blastème au sein duquel il s'organise. A mesure que la racine se développe, le col du follicule dépose à sa surface le suc ossifique. Celui-ci passant promptement à l'état osseux, l'ivoire de formation récente se trouve aussitôt recouvert d'une couche de cément qui lui adhère intimement, et qui constitue ainsi sur la racine une écorce de tissu osseux.

La production du cément s'effectue donc pendant toute la durée de la période radiculaire. Aussi trouve-t-on une grande quantité de cément dans les odontômes nés pendant cette période. Ils peuvent même en être exclusivement composés.

Le cément est caractérisé par la présence d'ostéoplastes (voyez *fig.* 12, C), qui ne diffèrent pas sensiblement de ceux du tissu osseux. Chez certains animaux, il forme une couche épaisse, creusée de canalicules vasculaires; mais, chez l'homme, il ne renferme ni canalicules ni vaisseaux.

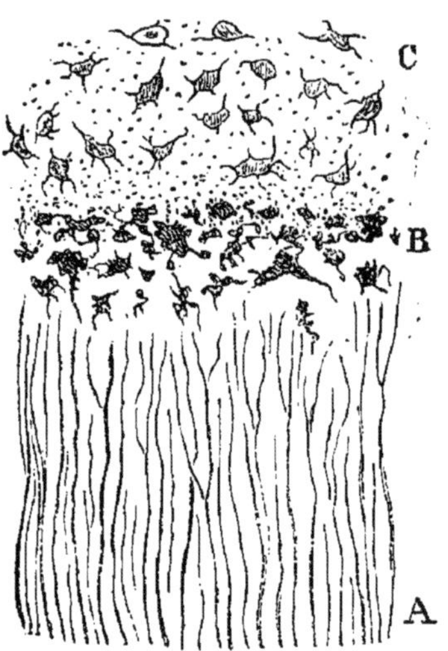

Fig. 12.
Le cément et l'ivoire (coupe verticale de la racine d'une incisive de l'homme adulte), 400 diamètres.
A, les tubes de l'ivoire.
B, les lacunes terminales des tubes de l'ivoire.
C, le cément, caractérisé par la présence des ostéoplastes.

On vient de voir que la formation de la racine est un phénomène progressif, qui s'effectue au niveau du col du follicule. C'est là que se produisent simultanément, au fur et à mesure que la racine s'accroît, l'ivoire fourni par la pulpe, et le cément fourni par le col du follicule. La racine se développe donc sous la forme d'un tube, dont l'ouverture embrasse toujours exactement la base de la pulpe. Cette ouverture est d'abord presque aussi large que la cavité même de la couronne; en d'autres termes, la pulpe a à peu près la forme d'un cylindre, à peine renflé au niveau de la couronne. Si les choses restaient toujours dans cet état, rien n'empêcherait la pulpe de grandir indéfiniment et la dent pourrait prendre dès lors un accroissement sans limites. L'anatomie comparée en offre quelques exemples. Mais le plus souvent la racine, en s'allongeant, se rétrécit; le tube radiculaire se resserre de plus en plus sur la base de la pulpe; cette base n'est plus qu'un pédicule, dont la largeur diminue progressivement, et qui se réduit enfin à un très-mince cordon vasculaire et nerveux. La racine est alors complète ; désormais, sa longueur et celle de la dent ne changeront plus.

Tant que le tube radiculaire reste largement ouvert, la pulpe est susceptible de se prêter à un travail d'hypertrophie; elle ne peut vaincre l'étui inextensible qui l'entoure, mais, comme la moelle enflammée d'un os, elle peut former, à l'extrémité du tube radiculaire, une sorte de hernie, qui pourra ensuite se développer librement en largeur.

D'un autre côté, le col du follicule peut produire en excès le suc ossifique où naît le cément, et il en résulte une production accidentelle qui, se trouvant en continuité avec la base de la pulpe, peut la comprimer, la refouler, et troubler ainsi, ou même arrêter tout à fait la formation de la racine. Ces *odontômes radiculaires* sont caractérisés par la présence d'une couronne *complète,* et se distinguent par là des odontômes coronaires dont la couronne n'est pas achevée. On y trouve même des parties dentaires où il est facile de reconnaître l'ébauche d'une racine. Enfin, ces tumeurs, après leur dentification, renferment du cément, et diffèrent par là de tous les odontômes qui se forment *chez l'homme* pendant les périodes précédentes.

Mais, à partir du moment où la pulpe est pédiculée, et où l'ouverture du tube radiculaire est notablement rétrécie, la formation de ces odontômes n'est plus possible; la pulpe est suffisamment emprisonnée pour n'être plus exposée à s'hypertrophier. Alors même que la production du cément serait ensuite exagérée, de manière à constituer une tumeur, celle-ci ne pourrait faire subir aucune déformation à la racine déjà formée : ce ne serait plus un odontôme, mais seulement une exostose cémentaire, lésion bien différente, ainsi qu'on l'a vu plus haut (voy. p. 276).

J'ai jusqu'ici supposé que la dent n'avait qu'une seule racine. Lorsqu'il y a plusieurs racines, les phénomènes essentiels sont identiquement les mêmes. Un tube radiculaire unique commence d'abord à se former autour de la pulpe; puis la base de la pulpe se divise en autant de faisceaux qu'il doit y avoir de racines, et le tube radiculaire, se prolongeant sur chacun de ces faisceaux, se divise en plusieurs racines qui croissent et s'achèvent comme dans le cas précédent. Chacune de ces racines peut devenir *isolément* le siége d'un odontôme radiculaire.

Chez l'homme, les odontômes radiculaires se forment toujours avant l'époque de l'éruption, car celle-ci ne commence que lorsque le développement de la racine est assez avancé pour que le pédicule de la pulpe soit fort rétréci. On conçoit dès lors que l'éruption de la dent correspondante doive être le plus souvent troublée ou même empêchée par le développement de la tumeur, qui dilate l'alvéole, qui creuse dans l'épaisseur de l'os maxillaire une vaste cavité, et qui même, le plus souvent, change la direction de la couronne. L'éruption peut s'effectuer toutefois, lorsque la tumeur se développe, de manière à ne pas dévier la dent d'une manière notable. Celle-ci prend alors son rang et sa place, quoiqu'elle fasse corps avec une tumeur volumineuse, contenue dans l'épaisseur du maxillaire.

Je le répète, chez l'homme, et chez tous les animaux dont les dents se développent comme les siennes, l'odontôme le plus tardif est toujours antérieur à l'époque de l'éruption de la dent correspondante. On peut même ériger en principe invariable, que les odontômes ne peuvent naître que pendant les périodes de la formation et de la croissance des dents. Si cette règle paraît souffrir des exceptions, c'est parce que, chez certains animaux, la croissance, ou, si l'on veut, la formation des dents, peut se prolonger bien au delà du terme de l'éruption. C'est ce qui a lieu chez beaucoup d'herbivores ; ainsi, par exemple, les racines des molaires du cheval sont encore largement ouvertes, alors même que la couronne est tout entière hors de l'alvéole. Quant aux incisives des rongeurs, elles n'ont jamais de véritable racine. Elles se composent d'un fût sans étranglement, surmontant une pulpe conique et sessile, dont la surface produit sans cesse de nouvelles couches d'ivoire ; et c'est ainsi qu'elles croissent pendant toute la vie (1).

Nous venons de suivre l'évolution des dents, depuis l'époque de la formation du bulbe jusqu'au moment où l'achèvement de leur racine met un terme à leur croissance. Les phénomènes de la dentification ne sont pas encore pour cela parvenus à leur terme. Ils continuent à s'effectuer dans la cavité dentaire jusque dans un âge avancé. L'épaisseur de la couche d'ivoire, s'accroissant de plus en plus, réduit proportionnellement l'espace réservé à la pulpe; il peut même se faire que la pulpe finisse par s'atrophier ainsi d'une manière complète, et que la chute spontanée de la dent en soit la conséquence. C'est ce qu'on observe souvent chez les vieillards. Cette dentification tardive peut, sans doute, présenter des anomalies ; elle peut donner naissance à des tumeurs intra-dentaires, mais celles-ci ne modifient en rien la forme extérieure de la dent, et, par là, elles diffèrent entièrement des odontômes. Loin qu'on puisse les attribuer à l'hypertrophie de la pulpe, elles ont, au contraire, cela de particulier

(1) Voy. Oudet, *Expériences sur l'accroissement continu et la reproduction des dents chez les lapins*. Paris, 1823, gr. in-8. — *De l'accroissement continu des incisives chez les Rongeurs*. Paris, 1850, gr. in-8 (J.-B. Baillère). On trouvera des détails plus complets sur ce sujet et sur plusieurs autres questions d'odontogénie dans un important ouvrage publié plus récemment par le même auteur et intitulé : *Recherches anatomiques, physiologiques et microscopiques sur les dents et sur leurs maladies*. Paris, 1862, 1 vol. in-8.

qu'elles ne peuvent se développer sans déterminer l'atrophie de cette pulpe, c'est-à-dire sans porter atteinte à leur propre croissance. Elles ne peuvent donc jamais remplir entièrement la cavité dentaire, ni, à plus forte raison, exercer sur les parois de cette cavité une pression tendant à les refouler.

Je n'ai établi, dans les considérations précédentes, aucune distinction entre les dents de la première et celles de la seconde dentition. Les unes et les autres présentent en effet dans leur développement les mêmes phases, et sont sujettes de la même manière aux accidents d'hypergénèse qui font naître les odontômes. J'en dirai autant des dents surnuméraires ou supplémentaires qui se développent quelquefois dans les mâchoires, et qui peuvent même, par une de ces aberrations qu'on désigne sous le nom d'*hétérotopies*, se former en dehors des mâchoires. Je ne parle pas des kystes congénitaux dentifères qui, chez l'homme, se rencontrent quelquefois au milieu des parties molles, et qui diffèrent notablement des follicules des dents normales, par leur origine et leur développement, autant que par leurs connexions; il ne paraît pas qu'ils puissent devenir le siége du travail qui produit les odontômes; jusqu'ici, du moins, je n'en connais pas d'exemple. Mais on trouve quelquefois chez les herbivores, dans la région du crâne, et particulièrement au niveau ou au voisinage de l'os temporal, de véritables follicules dentaires, qui reposent sur le squelette, qui subissent exactement la même évolution que ceux des dents normales, et dont les bulbes peuvent, en s'hypertrophiant, constituer une variété remarquable d'odontômes. Je donnerai à ces tumeurs singulières, qui jusqu'ici n'ont été observées que sur le cheval, le nom d'*odontômes hétérotopiques*.

§ 3. — Division et classification des odontômes.

Les détails minutieux et peut-être fastidieux que j'ai cru devoir placer sous les yeux du lecteur étaient nécessaires, pour faire comprendre l'origine et le mode de formation des odontômes, et pour expliquer les diverses phases de l'évolution du tissu de ces tumeurs. Déjà, dans la description précédente, on a pu voir que les odontômes, considérés sous le rapport de leur structure, de leur forme, de leurs propriétés, présentent de grandes différences suivant l'époque où ils prennent naissance, et constituent autant de variétés qu'il y a de périodes dans l'évolution des follicules dentaires. Plusieurs de ces variétés peuvent, à leur tour, se subdiviser en variétés secondaires. Enfin, le tissu des odontômes conservant le plus souvent la propriété de dentification qui caractérise les bulbes dentaires, il arrive fréquemment que la même tumeur parcourt, en se développant, des phases successives qui en changent entièrement l'aspect, la consistance et la structure. Il n'est donc pas surprenant que des tumeurs aussi dissemblables aient été jusqu'ici décrites comme autant d'espèces distinctes, et qu'on ait méconnu le lien commun qui nous permet de les réunir aujourd'hui en un même groupe. Pour établir entre elles un rapprochement, pour constater leur parenté, il est indispensable non-seulement de recourir à l'analyse microscopique, mais encore de connaître, jusque dans leurs moindres détails, l'évolution des tissus odontogéniques, et la formation des tissus dentaires. C'est la seule excuse que je puisse invoquer pour me faire pardonner la longueur de l'exposé qu'on vient de lire.

Quoique je connaisse dès aujourd'hui un assez grand nombre de variétés d'odontômes, il est probable, il est même à peu près certain qu'il en existe plusieurs autres. Lorsque l'attention des observateurs sera attirée sur cet ordre de faits, on découvrira sans doute chez l'homme, et surtout chez les animaux dont l'évolution dentaire diffère de la nôtre, des formes nouvelles qui permettront de compléter la série des odontômes. La description que j'essaye de donner ici, avec les matériaux insuffisants que j'ai pu réunir, ne peut être évidemment qu'une ébauche. Mais j'espère que les faits ultérieurs pourront facilement trouver place dans le cadre que je me propose de tracer.

On a vu dans le paragraphe précédent que les caractères anatomiques et physiologiques des odontômes dépendent de l'époque de l'évolution dentaire, où débute le travail d'hypergénèse qui leur donne naissance. Nous sommes donc naturellement conduit à diviser les odontômes en quatre groupes, correspondant aux quatre périodes du développement des dents.

1° Le premier groupe comprend les *odontômes embryoplastiques*. Il peut se subdiviser en deux variétés principales, selon que le tissu de la tumeur reste à l'état purement fibro-plastique, ou que, subissant une évolution plus avancée, il passe à l'état de tissu fibreux. Nous désignerons ces variétés sous les noms d'*odontômes fibroplastiques* et d'*odontômes fibreux*. Elles sont d'ailleurs reliées entre elles par diverses formes intermédiaires.

2° Les *odontômes odontoplastiques*, nés pendant la seconde période de l'évolution des dents, constituent notre second groupe, où nous établirons d'abord deux subdivisions principales : chez l'homme, le follicule dentaire, à cette période, ne renferme qu'un seul organe vasculaire ; c'est le bulbe, — et il en résulte que tous les odontômes odontoplastiques de l'homme sont *bulbaires ;* mais chez les herbivores un second organe vasculaire, l'organe du cément, existe déjà entre la paroi du follicule et l'organe de l'émail, et peut devenir le siége d'un travail d'hypertrophie, qui donne naissance à des odontômes *cémentaires*.

Les odontômes bulbaires se présentent sous des formes très-diverses, dont plusieurs ne sont, du reste, que les étapes successives de l'évolution d'un même produit pathologique. Les uns sont seulement fibreux ou fibroplastiques, et ne diffèrent des odontômes embryoplastiques que par la rangée de cellules dentinaires que le microscope démontre dans leur couche corticale; d'autres renferment en outre dans leur trame une quantité variable, quelquefois très-considérable, de grains dentinaires ; d'autres sont en voie de dentification véritable, et sont composés à la fois de tissus odontogéniques et de tissus dentaires définitifs, mêlés en proportions variables ; d'autres enfin sont dentifiés dans toute leur étendue, et constituent des masses extrêmement dures, composées tantôt seulement d'ivoire, tantôt d'ivoire et d'émail, mais ne renfermant jamais de cément, si ce n'est chez les herbivores.

En résumé, les odontômes bulbaires se subdivisent chez l'homme en odontômes *non dentifiés* (avec ou sans grains dentinaires), odontômes *en voie de dentification*, et odontômes *dentifiés* (avec ou sans émail). Ces derniers peuvent être dentifiés en une seule masse ou en plusieurs masses distinctes et indépendantes.

3° Les *odontômes coronaires*, nés pendant la période de formation de la couronne, sont toujours plus ou moins dentifiés, puisqu'ils débutent à un moment où la dentification est déjà commencée. La partie de la couronne qui est formée avant le début du travail pathologique ne subit aucune altération, et se retrouve, parfaitement reconnaissable, en un point de la surface de la tumeur. Celle-ci, chez l'homme, est constituée par l'hypertrophie de la pulpe, et ne renferme après la dentification que de la dentine et de l'émail. Mais chez les herbivores elle peut dépendre de l'hypertrophie de l'organe du cément, et se transformer ensuite en une masse de cément. Ce groupe, comme le précédent, peut donc se subdiviser en deux groupes secondaires, les *odontômes coronaires cémentaires* qui ne s'observent que chez les herbivores, et les *odontômes coronaires pulpaires* ou *dentinaires*, les seuls qui puissent se former chez l'homme.

Les premiers présentent deux variétés, ou plutôt deux formes, suivant que l'hypertrophie cémentaire porte sur la partie extérieure de l'organe du cément, ou sur la partie de cet organe qui pénètre dans les *cornets* de la dent.

Les odontômes coronaires dentinaires peuvent se présenter aussi sous deux formes essentiellement distinctes, que nous appellerons la forme circonscrite et la forme diffuse. Ceux qui sont *diffus* résultent de l'hypertrophie de toute la pulpe. Ils consistent en une tumeur relativement assez volumineuse, que surmonte la partie de la couronne qui était déjà formée avant leur apparition. Occupant toute la pulpe jusqu'à sa base, ils opposent un obstacle presque absolu à l'achèvement de la couronne, et par conséquent à la formation des racines. Ce caractère, du reste, leur est commun avec tous les odontômes dont nous avons déjà parlé.

Il n'en est pas de même des odontômes coronaires *circonscrits*. Ils prennent naissance lorsque la pulpe ne s'hypertrophie qu'en un point, en donnant lieu à une petite végétation latérale. Au niveau de cette végétation, le développement naturel de la couronne se trouve arrêté, mais il continue partout ailleurs ; la couronne s'étend peu à peu jusqu'à la base de la pulpe, après quoi la racine se forme normalement, et l'évolution de la dent s'achève régulièrement, à cela près que l'existence d'une petite tumeur latérale, surajoutée sur l'un des côtés de la couronne, peut rendre l'éruption un peu plus laborieuse. Ces tumeurs diffèrent donc beaucoup des autres odontômes par leur forme, aussi bien que par leur marche. Elles ont été décrites sous le nom de *tumeurs verruqueuses des dents*, par des auteurs qui n'en soupçonnaient pas la nature ; mais cette nature ne diffère pas de celle des odontômes diffus, puisqu'il s'agit dans les deux cas d'une hypertrophie de la pulpe, donnant lieu à une tumeur qui se dentifie ensuite et fait corps avec la partie normalement formée de la dent.

4° Le quatrième et dernier groupe comprend les *odontômes radiculaires*, dont le début a lieu pendant la formation de la racine. C'est dans cette période, et dans cette période seulement, que naît le cément sur les dents humaines ; les odontômes radiculaires sont donc les seuls qui, chez l'homme, puissent, après dentification, renfermer du cément. En revanche ils ne peuvent pas renfermer d'émail, l'organe de l'émail ne dépassant pas le niveau de la couronne.

L'existence des odontômes radiculaires *cémentaires*, c'est-à-dire composés exclusivement ou principalement de cément, est expérimentalement démontrée.

Il y a probablement aussi des odontômes radiculaires *dentinaires*, c'est-à-dire composés principalement d'ivoire, mais je n'en connais pas d'exemple jusqu'ici.

Les odontômes *hétérotopiques*, développés dans des follicules dentaires anormaux qui ne diffèrent pas essentiellement des follicules normaux, pourraient aisément se répartir dans les groupes qui précèdent. Toutefois il est préférable d'étudier séparément ces tumeurs étranges qui, par leur siége, leurs rapports, et quelquefois par leur terminaison, diffèrent notablement des autres odontômes.

Je désignerai enfin sous le nom d'*odontômes composés* des tumeurs qui sont évidemment de la nature des odontômes, mais qui, par la complexité de leur structure, par la diversité des lésions qu'elles produisent à la fois sur plusieurs follicules adjacents, échappent à toute définition, et dont la détermination est encore obscure.

Les diverses variétés d'odontômes que je viens d'énumérer sont assez nombreuses pour qu'il soit utile de les récapituler dans le tableau suivant :

I. — Odontômes ordinaires.

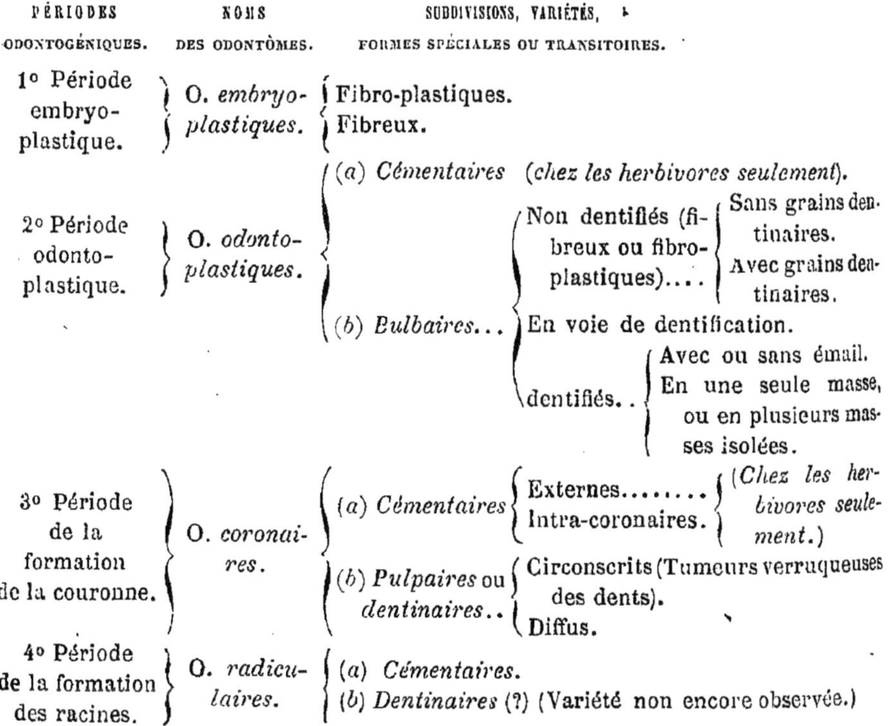

Périodes odontogéniques.	Noms des odontômes.	Subdivisions, variétés, formes spéciales ou transitoires.		
1° Période embryo-plastique.	O. *embryo-plastiques.*	Fibro-plastiques.		
		Fibreux.		
2° Période odonto-plastique.	O. *odonto-plastiques.*	(*a*) *Cémentaires* (*chez les herbivores seulement*).		
		(*b*) *Bulbaires...*	Non dentifiés (fibreux ou fibro-plastiques)....	Sans grains dentinaires.
				Avec grains dentinaires.
			En voie de dentification.	
			dentifiés..	Avec ou sans émail.
				En une seule masse, ou en plusieurs masses isolées.
3° Période de la formation de la couronne.	O. *coronaires.*	(*a*) *Cémentaires*	Externes........	(*Chez les herbivores seulement.*)
			Intra-coronaires.	
		(*b*) *Pulpaires* ou *dentinaires..*	Circonscrits (Tumeurs verruqueuses des dents).	
			Diffus.	
4° Période de la formation des racines.	O. *radiculaires.*	(*a*) *Cémentaires.*		
		(*b*) *Dentinaires* (?) (Variété non encore observée.)		

II. — Odontômes composés.

III. — Odontômes hétérotopiques.

(*Observés seulement chez les herbivores.*)

§ 4. — Étude générale des odontômes.

Les odontômes revêtent des formes tellement diverses qu'il n'est pas possible de les faire connaître entièrement dans une description générale : il sera donc nécessaire de consacrer à chacun des groupes que nous venons d'établir un paragraphe spécial. Toutefois ces tumeurs, malgré leurs dissemblances extérieures, sont assez analogues entre elles, sous le rapport de leur origine, de leur développement, de leur marche clinique, et de leurs indications opératoires, pour qu'il soit intéressant et utile d'exposer d'abord, dans une étude d'ensemble, les caractères qui sont communs à la plupart d'entre elles. Seuls, les odontômes coronaires circonscrits, ou tumeurs verruqueuses des dents, resteront en dehors de cette étude générale, et l'on comprendra aisément pourquoi, si l'on se reporte à ce que nous en avons déjà dit.

Étiologie. — Les odontômes sont la conséquence d'une hypergénèse, laquelle n'est autre chose qu'une hypertrophie affectant des tissus en voie de développement. Les causes qui produisent cet accident de nutrition ou plutôt de formation sont jusqu'ici à peu près inconnues. Dans un cas remarquable, publié en 1728 par Fauchard, un odontôme du maxillaire inférieur se manifesta vers l'âge de sept ans chez un enfantqui, trois ans auparavant, dans une chute de cheval, s'était fait en ce même lieu une violente contusion, suivie de la formation d'un abcès (1). On conçoit jusqu'à un certain point que l'inflammation de l'os ait pu se propager à l'un des bulbes dentaires et devenir la cause de l'hypertrophie de ce bulbe. Mais une observation jusqu'ici unique, et dont les détails manquent d'ailleurs de précision, ne saurait suffire pour établir l'existence des odontômes de cause traumatique.

La seule condition étiologique que l'on puisse rigoureusement déterminer est celle de l'âge. Je l'ai déjà signalée ; je me bornerai donc à répéter sommairement que les odontômes sont une affection propre à la jeunesse. Ils ne peuvent plus se former à partir du moment où le développement des dents est terminé. Chez l'homme, dont les dents achèvent leurs racines avant de compléter leur éruption, l'extrême limite du début des odontômes est, pour chaque dent considérée en particulier, l'époque où elle perce la gencive. Pour spécifier davantage, il faudrait reproduire ici le tableau chro-

(1) Fauchard, le *Chirurgien-dentiste*, édition de Paris, 1786, in-12, t. I, p. 397.

nologique de l'éruption des dents, ce qui n'est vraiment pas nécessaire. Je n'ai pas besoin de faire remarquer combien l'étude de ces conditions d'âge est importante dans le diagnostic des odontômes.

D'après les faits qui me sont connus, j'ai lieu de croire qu'aucune diathèse, aucun état particulier de la constitution n'influe sur le développement des odontômes. La plupart des sujets jouissaient d'une santé générale irréprochable ; quelques-uns étaient plus ou moins entachés de la disparition scrofuleuse, mais on ne s'étonnera pas de cette coïncidence si l'on songe à la fréquence des scrofules. Les deux sexes sont sujets aux odontômes. Il m'a paru que les garçons y étaient plus exposés que les filles; mais cette donnée ne repose pas sur un nombre suffisant d'observations.

Les odontômes coronaires circonscrits (dents verruqueuses) peuvent se montrer sur toutes les dents, uni- ou multicuspidées, mais les autres variétés d'odontômes n'ont pas encore été observées sur les incisives. Je connais un cas d'odontôme coronaire diffus développé chez l'homme sur une canine, et un cas d'odontôme cémentaire développé dans le follicule d'une dent canine chez un cheval. Tous les autres faits que j'ai pu réunir se rapportent aux dents molaires, et, parmi celles-ci, les grosses molaires paraissent beaucoup plus exposées que les petites à la formation des odontômes. Il semble donc que la disposition aux odontômes soit en rapport avec le degré de complication de la dent, et ce résultat n'a rien qui puisse nous surprendre. Les dents molaires des herbivores, plus compliquées que celles de l'homme, sont aussi bien plus exposées à cette affection.

Je ne connais pas d'exemple d'odontôme congénital. Il s'en présentera peut-être; mais ce qui est bien certain, c'est que les follicules de la première dentition sont beaucoup moins sujets que ceux de la seconde au développement des odontômes. Ce fait s'explique tout naturellement si l'on songe qu'il y a vingt molaires permanentes et seulement huit molaires de lait; et si l'on songe en outre que les molaires de lait ne sont que bicuspidées. Il faut tenir compte aussi de cette circonstance que la formation des molaires de lait est beaucoup plus rapide que celle des molaires permanentes. La durée du temps pendant lequel ces dernières se prêtent à la formation des odontômes est donc beaucoup plus considérable.

Les odontômes sont plus fréquents sur la mâchoire inférieure que sur la mâchoire supérieure. Ils sont situés plus souvent à droite qu'à gauche. Je ne chercherai pas à expliquer cette particularité, je ferai remarquer seulement que plusieurs autres affections dues à des excès de développement ont la même prédilection pour le côté droit.

Anatomie pathologique. — Je ne parlerai pas ici de la structure propre de chaque variété d'odontômes. J'indiquerai seulement les caractères anatomiques communs à la plupart de ces tumeurs.

Les odontômes sont contenus, au moment de leur début, dans un follicule dentaire qui les entoure à la manière d'un kyste. Ils peuvent plus tard se frayer un passage à travers la gencive par une sorte d'éruption, plus ou moins comparable à celle des dents normales. Ils peuvent encore provoquer une inflammation suppurative, suivie de l'ulcération ou de la destruction d'une partie de leur kyste membraneux. Mais, dans l'origine, et pendant une période quelquefois fort longue, ils sont entièrement enkystés dans le sac folliculaire.

L'odontôme, presque toujours, remplit toute la poche membraneuse qui l'enveloppe, et à laquelle, dans l'origine, il adhère seulement par sa base. Celle-ci, toujours assez large, correspond à la face profonde de la tumeur ; à ce niveau la paroi du kyste, en général épaissie et très-vasculaire, est unie à l'odontôme par des adhérences ordinairement assez molles, constituées principalement par des vaisseaux, toujours très-petits, mais quelquefois très-nombreux. Dans le reste de sa surface, l'odontôme est simplement appliqué sur la face interne du kyste. Une sorte de suc visqueux, transparent, comparable à celui qu'un léger degré d'inflammation fait exhaler à la surface de la plèvre, s'interpose quelquefois en couche très-mince entre le kyste et la tumeur, qui peuvent ainsi être faiblement agglutinés l'un à l'autre, mais qui se séparent à la moindre traction. Tels sont, au moins pendant les premiers temps, les rapports ordinaires de l'odontôme et de la paroi folliculaire ; mais ces rapports peuvent être modifiés plus tard de diverses manières, ainsi que je l'indiquerai en temps et lieu.

La face externe du kyste tapisse exactement la surface interne d'une cavité osseuse, dont la paroi fait partie intégrante de l'os maxillaire. Cette cavité n'est autre chose que l'alvéole de la dent correspondante. Le tissu osseux, excentriquement refoulé par la pression croissante de la tumeur, se tasse, se dispose en une lame compacte, et finit par constituer une sorte de coque, qui s'amincit à mesure qu'elle se dilate. Lorsque la tumeur est devenue volumineuse, la coque osseuse, de plus en plus amincie, peut se réduire à l'épaisseur d'une feuille de parchemin, et céder sous la pression du doigt en produisant une sorte de crépitation onnue sous le nom de *sensation de parchemin.* Plus tard enfin certaines parties de la paroi osseuse peuvent se résorber entièrement, et le kyste alors se trouve en rapport direct avec la muqueuse buccale.

Il est superflu sans doute d'ajouter que la pression mécanique exercée par la tumeur sur les parties qui l'entourent est de nature à compromettre à la fois la solidité du maxillaire, l'implantation et le développement des dents environnantes. Les dents dont l'éruption est déjà achevée peuvent être ébranlées et expulsées par suite de l'atrophie de leurs alvéoles; celles qui sont encore incluses dans les mâchoires peuvent être au contraire arrêtées dans leur éruption, tantôt parce qu'elles sont simplement déviées, tantôt parce que la tumeur fait irruption dans leur alvéole, après avoir déterminé l'atrophie et l'absorption de la cloison osseuse qui l'en séparait. Dans ce dernier cas, la cavité osseuse où l'odontôme est contenu recèle en même temps une ou plusieurs dents régulièrement conformées, mais dont le développement peut être quelquefois arrêté ou retardé. Ces dents peuvent-elles se fusionner avec l'odontôme? Je n'oserai pas le nier; la chose toutefois me semble peu probable en théorie, et j'ajoute qu'en fait, je n'en connais aucun exemple. Les cas où l'on a supposé l'existence de cette fusion doivent recevoir une interprétation toute différente.

Si la présence d'un odontôme est capable de nuire à l'évolution des dents en voie de formation, elle est capable à plus forte raison d'empêcher le développement des germes dentaires qui, dans l'ordre naturel des choses, devraient se former ultérieurement dans la partie adjacente du maxillaire. C'est ainsi qu'un odontôme de la première dentition peut faire avorter, dans toute la région qu'il occupe, les germes des dents permanentes. C'est ainsi encore qu'un odontôme de la première ou de la seconde grosse molaire peut faire avorter le germe de la dent de sagesse. Sous ce rapport les odontômes sont beaucoup plus nuisibles à la dentition que les kystes séreux des mâchoires, lesquels ont également leur siége dans les follicules dentaires.

Les odontômes, comme la plupart des tumeurs, tendent à s'accroître de préférence dans le sens où ils rencontrent le moins de résistance. Aussi font-ils généralement saillie du côté de l'arcade alvéolaire. Ceux de la mâchoire supérieure toutefois peuvent se porter vers la cavité du sinus maxillaire. A la mâchoire inférieure, la tumeur étant toujours, dans l'origine, située au-dessus du niveau du canal dentaire, laisse au-dessous d'elle une notable partie de la hauteur de la branche horizontale de l'os, de sorte que cette branche conserve une grande solidité, quoique la partie alvéolaire, réduite à une mince coque osseuse, n'offre plus qu'une faible résistance. De là résulte la possibilité d'enlever la plupart des odontômes sans interrompre la continuité du maxillaire inférieur. Mais cette règle n'est pas sans exception. Les odontômes qui datent de la première enfance peuvent quelquefois déterminer l'amincissement, l'atrophie et la résorption de la partie inférieure de la branche horizontale aussi bien que de sa partie supérieure, de sorte que la mâchoire, après l'ablation de la tumeur, perd toute sa solidité. On est obligé, lorsqu'il en est ainsi, de recourir à la résection; mais cette disposition étant exceptionnelle, et ne pouvant être reconnue avec certitude avant l'opération, le chirurgien doit toujours essayer d'extirper seulement l'odontôme, en se réservant de réséquer l'os immédiatement après, si cela paraît nécessaire.

Les odontômes embryoplastiques n'ont aucune tendance à la dentification; ils conservent toujours la même structure, et peuvent, à toutes les époques, prendre de l'accroissement, sans que leur propre organisation y mette obstacle. Les autres odontômes sont dentifiables, quoique diverses circonstances puissent les empêcher de se dentifier. Ceux qui se dentifient présentent, dans leur évolution, trois périodes : 1° une période de formation pendant laquelle ce sont des tumeurs plus ou moins molles, vasculaires dans toute leur étendue, et tendant à s'accroître; 2° une période de dentification, où leur croissance est sinon tout à fait arrêtée, du moins notablement ralentie, et où des tissus dentaires, en quantité croissante, viennent former, au sein de la masse morbide ou à sa surface, une nouvelle substance qui se développe aux dépens de leur première trame; 3° enfin, une période d'état où la dentification est achevée, et où la tumeur devient entièrement stationnaire dans sa structure comme dans son volume.

Il semble au premier abord que, parvenue à cet état définitif et ayant tout à fait cessé de s'accroître, la tumeur devrait cesser en même temps de nuire aux parties environnantes et de provoquer des symptômes de réaction. Il n'en est rien cependant, et c'est précisément alors que les odontômes provoquent les accidents les plus sérieux. Cela tient, sans doute, en partie à la dureté plus grande de la masse morbide, qui, souvent irrégulière dans ses contours, exerce sur la paroi du kyste une action irritante. Mais il y a une autre cause plus décisive : c'est la chute spontanée de la tumeur, qui, perdant peu à peu toutes ses connexions vasculaires, finit par devenir libre dans la cavité du kyste, et par se comporter comme un corps étranger. Ce phénomène est analogue à celui qui amène, chez certains vieillards, la chute de dents parfaitement saines, mais dont le conduit nourricier a été oblitéré par suite des progrès de la dentification. Avant de se dentifier, les odontômes sont vasculaires; ils ne le sont plus après la dentification, et c'est alors que, n'ayant plus de connexions avec l'organisme, ils tendent à provoquer autour d'eux des accidents inflammatoires plus ou moins intenses, tels que l'ostéite, la carie ou la nécrose partielle du maxillaire, les perforations multiples du kyste osseux, les abcès ossifluents ouverts, soit dans la bouche, soit à l'extérieur, etc.

Ces accidents, au surplus, ne sont pas inévitables. Ils peuvent faire entièrement défaut, ou se réduire à une simple perforation de la gencive. Dans ce dernier cas, l'odontôme devient apparent dans l'intérieur de la bouche, comme une dent qui fait son éruption, et peut même servir à la mastication au même titre que les dents normales.

Marche, symptômes, pronostic. — Les odontômes se développent toujours, pendant quelque temps, dans l'épaisseur du maxillaire avant de constituer une tumeur apparente. Pendant cette première période, ils provoquent quelquefois des douleurs assez vives, analogues aux névralgies dentaires, mais, d'autres fois, les douleurs font entièrement défaut, et le premier symptôme est l'apparition de la tumeur.

Cette tumeur occupe l'un des points de la région des dents molaires. Au maxillaire inférieur, elle est plus ou moins fusiforme, faisant toutefois, en général, un peu plus de saillie en dehors qu'en dedans; elle est située, au moins pendant les premiers temps, au-dessous du niveau du bord alvéolaire. Au maxillaire supérieur, elle constitue une saillie arrondie qui soulève la muqueuse buccale au-dessus de ce bord. Plus tard, en se développant dans le sens de la hauteur, elle finit par atteindre le niveau du bord alvéolaire, et par se placer immédiatement au-dessous de la gencive.

Cette tumeur est indolente à la pression, et présente longtemps une dureté osseuse. Mais, lorsqu'elle a dilaté le bord alvéolaire, et qu'elle n'est plus séparée du doigt explorateur que par la gencive doublée du kyste membraneux, on sent à ce niveau qu'elle est à la fois ferme et dépressible, et qu'elle consiste, par conséquent, en une masse solide plus ou moins souple, contenue dans une cavité osseuse incomplète.

En même temps, et par suite de son volume croissant, elle dilate la paroi du kyste osseux qui la recèle; et il arrive un moment où cette coque, amincie par la distension, peut céder en certains points sous la pression du doigt, en donnant tantôt seulement la sensation d'une résistance vaincue, tantôt la sensation plus caractéristique d'un petit craquement, analogue à celui du parchemin sec.

Cette *sensation de parchemin,* décrite par Dupuytren, n'est pas, comme il paraissait le croire, exclusivement propre aux odontômes embryoplastiques (qu'il nommait corps fibreux des mâchoires); elle peut se présenter aussi non-seulement dans plusieurs autres variétés d'odontômes non dentifiés, mais encore dans les kystes, les chondrômes, et même les tumeurs des os maxillaires. Il faut tenir compte de cette dernière éventualité dans le diagnostic des odontômes.

En examinant la partie de l'arcade dentaire qui correspond à la tumeur, et en la comparant avec la région molaire du côté opposé, on constate presque toujours l'absence d'une ou plusieurs dents. Les dents atteintes d'odontômes coronaires circonscrits, ou d'odontômes radiculaires, peuvent faire normalement leur éruption. Mais, dans les autres cas, la dent affectée d'odontôme reste ordinairement incluse dans l'épaisseur de la mâchoire. — On constate donc alors au moins l'absence de cette dent. De plus, ainsi que nous l'avons déjà dit, les dents dont l'éruption devait s'effectuer après celle de la dent malade sont souvent déviées par la tumeur, et ne peuvent pas se faire jour vers l'extérieur. Par exemple, dans le cas où l'odontôme occupe la première molaire, la seconde et la troisième molaire n'effectuent pas leur éruption. Enfin, l'odontôme peut débuter sur une dent avant que celles qui la précèdent soient sorties de la mâchoire, ou même avant qu'elles soient entièrement formées ; et alors la tumeur peut, soit en les déviant, soit en arrêtant leur développement, les empêcher d'achever leur évolution. L'inspection de l'arcade dentaire permet donc de constater presque toujours l'absence de la dent de l'odontôme et de celles qui la suivent, et, quelquefois aussi, l'absence d'une et même de deux de celles qui la précèdent.

Cette règle, au surplus, est loin d'être invariable. Elle n'est applicable qu'aux odontômes d'un grand volume. Il est clair que, lorsque la tumeur est petite, les dents qui l'avoisinent peuvent échapper à son influence.

Le développement de la tumeur est quelquefois assez rapide, surtout chez les très-jeunes enfants. Mais ordinairement il est assez lent. On a même vu des odontômes rester à peu près stationnaires pendant un grand nombre d'années, et voilà pourquoi on a pu observer ces tumeurs sur des individus âgés de plus de 30 ans, et même dans un cas chez un homme de 34 ans (1). Peuvent-elles de-

(1) Les odontômes des follicules dentaires surnuméraires peuvent, comme ces follicules mêmes, se développer dans l'âge adulte.

venir définitivement stationnaires, et persister, sans accidents, jusque ans un âge avancé? Cela s'est vu chez le cheval, mais je n'en connais pas d'exemple chez l'homme.

Quoi qu'il en soit, il y a, dans la marche des odontômes, une première période pendant laquelle ils ne provoquent autour d'eux qu'une réaction nulle ou insignifiante. Ils sont alors indolents à la pression et ne gênent la mastication que par le volume de la tumeur qu'ils produisent. Ils peuvent, il est vrai, donner lieu à des douleurs névralgiques. Ils peuvent même, en envahissant d'arrière en avant les alvéoles voisins, amener l'ébranlement et la chute d'une ou plusieurs dents. Mais ils ne s'accompagnent d'aucune inflammation appréciable. Cette période, comme on l'a déjà vu, peut durer longtemps.

Dans la seconde période, qui, pour les odontômes dentifiables, coïncide en général avec l'époque où leur dentification s'achève, il survient une inflammation plus ou moins intense; la tumeur devient douloureuse; le kyste suppure, s'ulcère, s'ouvre dans la cavité buccale. Le tissu osseux adjacent devient bientôt le siége d'une ostéite qui peut se propager au loin dans l'os maxillaire, déterminer la chute de plusieurs dents, amener la formation de caries, de nécroses, de périostites, d'abcès ossifluents. Ces abcès s'ouvrent soit dans la bouche, soit à l'extérieur, et fournissent une suppuration fétide, abondante, intarissable, qui, se mêlant à la salive, peut devenir une cause d'infection putride. L'épuisement et la mort ont été plus d'une fois la conséquence de ces accidents. Certains odontômes, au moment où leur dentification s'achève, perdent toutes leurs connexions vasculaires et deviennent de véritables corps étrangers : les accidents que nous venons d'indiquer sont alors tout à fait inévitables.

Le pronostic des odontômes est donc sérieux, mais il tire toute sa gravité des complications qui surgissent autour de la tumeur et non de la tumeur elle-même. Celle-ci ne présente aucun des caractères, aucune des propriétés dont l'ensemble constitue ce qu'on appelle la malignité. Dans sa période d'accroissement, elle se borne à refouler les parties environnantes, et ne les envahit jamais par propagation; elle n'a aucune tendance à s'ulcérer; elle n'exerce sur les ganglions aucune action spécifique, elle ne détermine ni infection générale ni généralisation. Enfin, lorsqu'elle est complétement enlevée, elle ne récidive ni sur place ni à distance.

En un mot, tout nous autorise à ranger les odontômes au nombre des productions accidentelles qui sont la conséquence d'un trouble de nutrition entièrement local. Et ce qui, dans beaucoup de cas, atténue encore le pronostic, c'est la facilité avec laquelle la tumeur se prête à l'énucléation, disposition qui permet souvent d'en pratiquer l'extirpation à l'aide d'une opération relativement peu grave, et sans détruire la continuité du maxillaire.

Diagnostic. — Il pourra paraître prématuré de traiter ici du diagnostic des odontômes, puisque jamais jusqu'ici la nature de ces tumeurs n'a été exactement déterminée sur le vivant. Mais les caractères qui distinguent certaines variétés ont été plusieurs fois constatés par les chirurgiens. Par exemple, nous pouvons profiter des observations de Dupuytren, qui a connu quelques-uns des traits distinctifs de nos odontômes embryoplastiques, appelés par lui *corps fibreux enkystés* des mâchoires. Les notions que nous allons exposer ne sont donc pas entièrement théoriques. Elles découlent d'ailleurs d'un certain nombre de faits cliniques qui existent dans la science sous des titres divers et que nous pouvons aujourd'hui, d'après la description des pièces, considérer avec certitude comme des cas d'odontômes. Elles n'ont sans doute pas la valeur des règles de diagnostic qui ont reçu fréquemment la sanction de la pratique, mais nous espérons, du moins, qu'elles pourront être utilisées à l'avenir.

Nous avons déjà, à plusieurs reprises, indiqué l'un des principaux éléments de ce diagnostic. Nous voulons parler de l'époque de la vie où débute la tumeur. Une tumeur maxillaire dont la formation est évidemment postérieure à la fin de la seconde dentition, ou seulement à l'époque où s'achève l'évolution des dents de la région malade, n'a presque aucune chance d'être un odontôme. Nous dirions même qu'elle n'en a aucune si nous ne savions que des germes surnuméraires peuvent se développer dans les mâchoires jusque dans l'âge adulte; mais cette chance est tellement minime qu'elle peut être presque entièrement négligée. L'idée d'un odontôme devra donc être écartée comme improbable, lorsque la tumeur aura débuté après l'époque de la dentition.

Au point de vue du diagnostic, nous aurons à examiner successivement le cas où la tumeur reste plus ou moins complétement incluse dans l'épaisseur de la mâchoire, et celui où une éruption graduelle, non accompagnée de suppuration, met à jour sur l'arcade dentaire une notable partie de la dent malade.

Dans le premier cas, le diagnostic est principalement rationnel; dans le second cas, au contraire, l'inspection directe de la partie de la masse dentaire qui fait saillie dans la bouche fournit des signes sensibles, quelquefois tout à fait décisifs.

Tous les odontômes dentifiés peuvent percer lentement la gencive, et effectuer une éruption plus ou moins comparable à celle d'une dent normale. Cette circonstance ne se présente qu'exceptionnellement pour les odontômes odontoplastiques, tandis qu'elle est bien plus fréquente pour les odontômes coronaires diffus, et qu'elle est à peu près constante pour les odontômes coronaires circonscrits, et pour les odontômes radiculaires.

Les odontômes coronaires circonscrits se reconnaissent à la simple inspection de la couronne, qui tient son rang et sa place, et qui est régulièrement conformée, à cela près qu'elle supporte sur un de ses côtés une petite masse dentaire irrégulière et comme verruqueuse. Cette petite végétation, lorsqu'elle est retenue près du collet, pourrait être confondue avec un amas de tartre; mais il suffit de nettoyer et de déchausser un peu la dent pour rendre le diagnostic évident.

Les odontômes radiculaires dont la couronne a fait son éruption sont caractérisés par l'existence d'une tumeur régulière très-dure, située dans l'épaisseur du bord alvéolaire, immédiatement au-dessous d'une dent molaire bien conformée, tumeur indolente, qui existait avant l'éruption de cette dent, et qui, depuis l'éruption, n'a pris aucun accroissement. On pourrait la confondre avec une tuméfaction du tissu osseux péri-alvéolaire, accident qui survient quelquefois au moment de l'éruption de certaines dents; mais cette tuméfaction, produite par l'inflammation du tissu osseux, est plus diffuse que celle de l'ondontôme; elle présente d'ailleurs les caractères de l'ostéite, et se dissipe ordinairement, ou du moins s'atténue d'une manière notable lorsque l'éruption est achevée.

Lorsque les odontômes coronaires effectuent leur éruption, la partie de la couronne qui les surmonte paraît la première au-dessus de la gencive; après elle paraît en général une partie dentifiée irrégulièrement, et cette masse extra-alvéolaire se continue directement avec une tumeur, en général plus volumineuse, qui reste incluse dans l'épaisseur de l'os. Le diagnostic est donc le même que dans les cas précédents, avec ceci de plus, que la couronne que l'on aperçoit est incomplète et qu'elle fait corps avec une masse dentaire irrégulière qui la supporte.

Enfin les odontômes odontoplastiques dentifiés qui percent la gencive sont d'un diagnostic encore plus facile. Leur situation sur le bord alvéolaire, au niveau de la rangée des dents, prouve qu'il s'agit d'une tumeur dentaire; et la forme très-irrégulière de cette tumeur, l'absence d'une couronne figurée, prouvent que cet odontôme est né pendant la période odontoplastique. On a plus d'une fois pris ces tumeurs pour des séquestres ou pour des exostoses des os maxillaires, mais l'erreur n'était vraiment possible qu'à une époque où l'histoire des odontômes était inconnue.

Passons maintenant aux odontômes qui restent inclus dans l'épaisseur des mâchoires. Le diagnostic ici est rendu plus difficile par cette circonstance que la tumeur est inaccessible à l'exploration directe; mais, d'un autre côté, les troubles particuliers qu'elle fait subir à l'éruption des dents, et qui sont d'autant plus graves qu'elle est plus volumineuse, fournissent des indications précieuses et quelquefois décisives.

Le premier élément du diagnostic est la détermination de l'époque et du lieu précis où la tumeur a débuté et des rapports qu'elle affecte avec l'appareil de la dentition. Si la tumeur occupe la région des incisives, l'idée de l'odontôme est écartée comme improbable, puisque jusqu'ici les germes de ces dents paraissent n'avoir aucune tendance à se développer sous forme de tumeur solide. Le jugement devra être plus réservé si la tumeur est située dans la région de la dent canine; car on connaît un exemple d'odontôme de cette dent, mais on n'en connaît qu'un seul, chez l'homme du moins; et dans ce cas unique, l'odontôme, né après la formation d'une grande partie de la couronne (odontôme coronaire), n'avait pas empêché celle-ci de faire son éruption, de sorte qu'il n'existe en réalité aucune observation d'odontôme d'une canine humaine, demeuré inclus dans la mâchoire. En somme, tous les faits recueillis jusqu'à ce jour nous autorisent à restreindre notre diagnostic des odontômes inclus, à ceux qui occupent la région des molaires.

Considérons donc une tumeur maxillaire, développée dans la région des dents molaires, et dont la formation est antérieure à l'époque où l'éruption de ces dents s'est effectuée du côté opposé. Ces deux premières conditions sont nécessaires pour que la tumeur puisse être un odontôme, mais il faut en outre que l'éruption des molaires du côté malade soit incomplète, et qu'il manque au moins une de ces dents, car nous laissons de côté l'éventualité toujours très-improbable d'un odontôme développé dans un bulbe surnuméraire.

Il manque, disons-nous, au moins une dent, celle qui est le siége de l'odontôme. La constatation de ce caractère est facile, même chez es sujets dont la dentition n'est pas achevée, puisque le côté sain de la mâchoire fournit un terme de comparaison ; mais il ne suffit pas de constater que l'arcade dentaire est actuellement incomplète; il faut constater encore, par un interrogatoire précis, qu'elle l'a toujours été. La plupart des tumeurs maxillaires peuvent en effet amener l'ébranlement et la chute d'une ou plusieurs dents ; d'autres fois les dents, quoique solidement implantées, ont été arrachées dans l'espoir de calmer les douleurs provoquées par la tumeur. C'est une cause d'erreur sur laquelle il suffit d'appeler l'attention des praticiens. Ainsi l'absence d'une ou plusieurs dents ne prouve rien; mais lorsqu'on constate que ces dents sont absentes *par défaut d'éruption*, le diagnostic d'une affection de l'un des follicules dentaires devient très-probable.

Cette affection peut être un kyste ou un odontôme, et pendant les premiers temps le diagnostic est souvent douteux. Lorsque le kyste dentaire est assez avancé dans son développement, il amincit sa coque osseuse, il peut devenir fluctuant et même transparent, et l'incertitude disparait alors (1). Mais déjà avant cette époque le diagnostic peut être rendu, sinon certain, du moins probable par les circonstances suivantes :

Le kyste dentaire se développe principalement du côté de la face antéro-externe du maxillaire inférieur, tandis qu'en général, l'odontôme fait, en outre, une saillie plus ou moins considérable sur la face postéro-interne de l'os. A la mâchoire supérieure, ce trait distinctif est moins prononcé ; toutefois il ne fait pas entièrement défaut.

La tumeur du kyste dentaire ne se rapproche pas autant du bord alvéolaire que celle de l'odontôme ; elle s'arrête même, en général, à plus d'un centimètre de la ligne d'émergence des dents. L'odontôme au contraire, en se développant, envahit et dilate le bord alvéolaire et vient se mettre en contact avec la membrane gingivale.

Le kyste dentaire ne porte pas atteinte à l'éruption des dents voisines. La dent dont le follicule est affecté est absente; mais celles qui la précèdent et celles qui la suivent sont au complet, et forment même le plus souvent une rangée parfaitement continue,

(1) Nous lisons toutefois dans une observation de M. Nélaton qu'une tumeur fibreuse enkystée (c'est-à-dire un odontôme embryoplastique) du maxillaire inférieur présentait une légère translucidité. Une ponction exploratrice pratiquée avec une aiguille à cataracte prouva qu'il ne s'agissait pas d'un kyste, mais d'une tumeur solide. (*Gazette des hôpitaux*, 3 juillet 1852, p. 109.)

de sorte que le défaut de la dentition n'est pas évident, et qu'il faut compter les dents pour le constater.

L'odontôme au contraire empêche l'éruption des dents qui auraient dû prendre rang après la dent malade, quelquefois même d'une ou deux des dents qui la précèdent.

Ces divers caractères distinctifs perdent tout ou partie de leur valeur lorsque l'affection occupe le follicule de la dent de sagesse. Le diagnostic alors pourrait rester douteux si l'on n'avait la ressource de pratiquer une ponction exploratrice, qui doit être faite sur le point le plus dépressible. La situation de ce point fournit déjà une indication d'une certaine valeur; dans l'odontôme, en effet, il se trouve en général sur la face de la tumeur qui correspond au bord alvéolaire, tandis que, s'il s'agit d'un kyste, c'est toujours sur la face antéro-externe de la tumeur que la paroi est le plus amincie.

Le caractère désigné par Dupuytren sous le nom de *sensation de parchemin* s'observe dans les kystes comme dans les odontômes. Il est d'ailleurs certain que plusieurs autres espèces de tumeurs maxillaires, en dilatant et amincissant l'écorce compacte de l'os, donnent lieu, en certains points et à un certain moment, à la même sensation. Ce caractère n'a donc pas toute la valeur que lui accordait Dupuytren. N'oublions pas d'ailleurs qu'il ne se manifeste qu'assez tard, lorsque l'odontôme a pris assez de volume pour rendre flexible la coque osseuse qui l'entoure; ajoutons enfin qu'il disparaît lorsque la tumeur est dentifiée.

S'il était donné à un chirurgien d'examiner un odontôme dentifiable avant, pendant et après la dentification, de constater d'abord l'existence d'une tumeur dépressible donnant la crépitation du parchemin, et de reconnaître que plus tard cette même tumeur est devenue très-dure, le diagnostic serait tout à fait certain.

Il ne le serait pas moins si, sur la face de la tumeur qui correspond au bord alvéolaire, on sentait avec le doigt des noyaux d'une dureté osseuse, entourés d'une substance encore souple et dépressible, ce qui serait l'indice non équivoque d'un odontôme en voie de dentification. Dans un cas de ce genre, que j'ai opéré avec mon regrettable ami Follin, j'avais diagnostiqué avant l'opération une tumeur myéloïde, en souvenir d'une pièce sur laquelle j'avais trouvé des végétations osseuses assez volumineuses, au milieu d'une tumeur myéloïde de la mâchoire inférieure. Après l'opération, je constatai avec surprise qu'il s'agissait d'une tumeur en voie de dentification; surprise d'autant plus naturelle que ce fait, alors entièrement nouveau, est encore aujourd'hui unique dans la science.

C'est cette pièce remarquable qui m'a conduit à l'explication des tumeurs dentifiées, et qui m'a permis de constituer le groupe des odontômes; et j'ai lieu de croire que, lorsqu'un fait semblable se présentera de nouveau à l'observation, le caractère qui m'a induit en erreur sera précisément celui qui servira à établir un diagnostic exact.

Les odontômes dentifiés ont été plus d'une fois pris pour des exostoses ou pour des séquestres, non-seulement à cause de leur dureté, mais encore à cause des résultats fournis par l'exploration directe, faite au moyen du stylet. On n'a pas oublié, en effet, que ces tumeurs provoquent souvent la formation d'abcès ossifluents, avec fistules multiples ouvertes soit dans la bouche, soit à l'extérieur. Le stylet introduit dans ces ouvertures rencontre quelquefois des parties osseuses cariées ou ramollies par l'inflammation; mais il pénètre en outre dans la cavité qui renferme l'odontôme, et y heurte la surface dure et éburnée de la tumeur. La mobilité de celle-ci a été plusieurs fois constatée à l'aide du stylet, ou même à l'aide du doigt, dans certains cas où la membrane gingivale, largement ulcérée, laissait apercevoir, dans l'intérieur de la bouche, la surface de l'odontôme. Ces caractères physiques, joints aux commémoratifs, doivent rendre tout à fait évident le diagnostic des odontômes dentifiés. S'il en a été autrement jusqu'ici, c'est parce que l'attention des chirurgiens n'avait pas encore été appelée sur ces tumeurs.

Traitement. — Les odontômes ne comportent d'autre traitement que l'extirpation, et ce que nous avons dit plus haut de la gravité des accidents qu'ils peuvent produire nous autorise à ajouter que ce traitement doit être appliqué le plus tôt possible.

La plupart des malades qui ont été opérés l'ont été par la résection de la partie correspondante du maxillaire, parce que l'on avait diagnostiqué une affection organique de l'os même. Mais l'indication est tout autre maintenant que l'on sait que ces tumeurs sont étrangères au tissu osseux, qu'elles ne récidivent pas, et qu'elles sont contenues dans un kyste qui en rend l'énucléation facile. On doit donc se proposer de n'enlever que la tumeur, et de ne faire subir au tissu osseux que la perte de substance nécessaire pour pratiquer l'énucléation.

Cette méthode de l'énucléation, instituée par Dupuytren pour le traitement des « corps fibreux » des mâchoires, qui ne sont qu'une variété d'odontômes, doit donc être étendue au traitement de tous les autres odontômes. Elle est toujours applicable aux odontômes du maxillaire supérieur. Lorsque la tumeur occupe la mâchoire inférieure, il peut se faire que l'os dilaté, aminci, ou même absorbé par places, n'ait plus assez de résistance pour conserver sa continuité après l'énucléation, et alors la résection devient inévitable ; mais il est rare que cette disposition puisse être constatée bien nettement avant l'opération. Le chirurgien doit donc se proposer, avant tout, de se borner à l'énucléation, mais se préparer toutefois, le cas échéant, à pratiquer la résection, et disposer son opération en vue de cette éventualité.

Le cas le plus simple est celui de l'odontôme radiculaire, dont la couronne a fait éruption. D'une part, en effet, cette couronne donne prise aux instruments du dentiste, et, d'une autre part, la tumeur est toujours très-rapprochée du bord alvéolaire et contenue dans un alvéole très-dilaté, d'où il ne paraît pas très-difficile de l'extraire. Dans le cas communiqué à la Société de chirurgie par M. Maisonneuve, ce chirurgien, ayant constaté l'existence d'une tumeur maxillaire qu'il se proposait d'opérer, conseilla au malade de faire d'abord extraire une dent qui surmontait la tumeur. Le malade alla donc chez un dentiste, qui arracha la dent sans difficulté, et amena du même coup un odontôme radiculaire, gros comme une petite noix, qui faisait corps avec la dent et constituait toute la tumeur (1). Il est probable que l'ablation des odontômes radiculaires ne sera pas toujours aussi simple ; mais il est probable aussi qu'on pourra toujours, soit en extirpant une ou deux dents voisines, soit en faisant subir au bord alvéolaire une petite perte de substance, extraire, sans délabrement notable et sans incision extérieure, les odontômes radiculaires. Si je me borne à dire que cela est probable, c'est parce que l'expérience fournie par un fait encore unique ne suffit pas pour établir une règle positive.

Les odontômes entièrement renfermés dans l'épaisseur des mâchoires ne peuvent être extraits qu'à travers une large perte de substance de la paroi de leur kyste osseux. Ceux qui occupent la partie antérieure de la région des dents molaires peuvent être d'abord attaqués par la bouche, sans incision préalable ; mais le malade doit être prévenu que les incisions seront peut-être nécessaires, et que la résection même pourra devenir indispensable. Quant aux odontômes qui s'étendent jusqu'au niveau des dents molaires postérieures, ils peuvent encore être extraits par la bouche, mais seulement lorsqu'ils sont complétement dentifiés, et que

(1) *Bull. de la Soc. de chirurgie*, 11 juillet 1855, t. VI, p. 59. — Forget, *Mem. sur les anomalies dentaires*, Paris, 1859, in-4°, p. 27.

l'exploration faite avec un stylet, à travers les fistules, a permis de constater la mobilité de la masse dentaire; ou encore lorsque cette masse, ayant ulcéré et perforé la gencive, fait dans la cavité buccale une saillie qui donne prise aux instruments. Mais, lorsqu'il n'y a ni ulcération ni fistules, la tumeur, dentifiée ou non, n'est pas assez mobile pour être enlevée à travers une simple incision de la gencive ; il faut donc la mettre à découvert en réséquant, dans toute son étendue, la paroi externe du kyste osseux, ce qui ne peut se faire qu'à l'aide d'une incision de la joue.

Cette incision, partant toujours de la commissure labiale, sera dirigée obliquement en haut s'il s'agit d'un odontôme du maxillaire supérieur. Si la tumeur occupe la mâchoire inférieure, le chirurgien taillera les chairs suivant l'un des procédés usités dans la résection partielle du corps de cet os.

La face externe de la tumeur étant mise à nu, on attaquera la paroi correspondante du kyste osseux à l'aide des instruments appropriés, et on l'excisera dans toute son étendue. Alors, suivant que la tumeur paraîtra plus ou moins énucléable, suivant qu'on trouvera au-dessous d'elle une partie osseuse capable ou non de maintenir la continuité de l'os, on se décidera pour l'énucléation ou pour la résection. Il est bien entendu que l'énucléation, pour être efficace, doit être complète, car, s'il fallait laisser en place la moindre parcelle d'un odontôme non dentifié, on s'exposerait à une récidive. Le meilleur moyen de conjurer cet accident consiste à enlever non-seulement la tumeur proprement dite, mais encore la paroi membraneuse qui l'entoure ; pour cela on se servira d'une spatule, d'un grattoir, ou d'un de ces instruments mousses et recourbés, qu'on emploie dans les résections sous-périostées pour détacher le périoste. Cette précaution serait inutile si l'odontôme était entièrement dentifié, et surtout s'il était séparé de son kyste membraneux par une couche de pus.

§ 5. — Historique.

Après avoir exposé les principaux résultats des recherches qui m'ont conduit à constituer sous le nom d'odontômes un nouveau groupe de tumeurs, je crois devoir indiquer les faits et les notions dont je suis redevable à mes devanciers.

La science possédait déjà deux ordres de notions se rattachant d'une part aux odontômes dentifiés, d'une autre part aux odontômes non dentifiés. Mais les observateurs, n'ayant établi aucun rapprochement entre ces deux catégories d'odontômes, dont ils ne connaissaient pas la parenté, n'avaient pu ni expliquer la formation des premiers, ni deviner l'évolution des autres, et n'avaient pu dès lors en donner que des descriptions insuffisantes.

Je parlerai d'abord des odontômes dentifiés. J'en ai trouvé plusieurs observations bien nettes dans les auteurs du dix-huitième siècle. La plus ancienne fut publiée par Fauchard dans un chapitre intitulé : *Trois observations sur les excroissances pierreuses formées sur les dents ou dans leur voisinage* (1). J'ai déjà indiqué ce fait à propos de l'étiologie des odontômes. En voici le résumé succinct : Un enfant de 4 ans se fit, en tombant de cheval, une contusion de la mâchoire inférieure du côté droit. Un abcès se forma en ce point et se cicatrisa bientôt, sans autre complication. Vers l'âge de 7 ans, une tumeur dure et indolente se développa graduellement sur la partie correspondante du maxillaire. Cette tumeur continuant à croître, on essaya d'en arrêter les progrès en pratiquant l'ablation de plusieurs dents adjacentes : mais cela ne produisit aucune amélioration. Il ne survint aucune complication jusqu'à l'âge de 16 ans, époque où un abcès se forma sur la partie postérieure de la tumeur. Cet abcès s'ouvrit dans la bouche et ne se cicatrisa pas. En même temps, la joue devint le siége d'une tuméfaction inflammatoire sur laquelle on pratiqua d'abord une incision, puis une seconde, puis une incision cruciale, suivie de plusieurs cautérisations au fer rouge. Le malade, las de ce traitement qui avait duré dix-huit mois et qui n'avait fait qu'aggraver sa position, finit par congédier son chirurgien ; mais, cinq ans plus tard, il s'adressa au dentiste Carméline, qui trouva dans la bouche une tumeur volumineuse, dure, irrégulière, peu adhérente, et qui en pratiqua l'extraction sans aucune difficulté. Les accidents se dissipèrent promptement, mais il resta à la partie inférieure de la joue un trou qui communiquait avec la bouche, et par où s'écoulaient la salive et les aliments. Fauchard fit représenter la pièce en grandeur naturelle dans la 4e planche de son ouvrage (2) ; malgré l'imperfection de la gravure, il est facile d'y reconnaître les caractères d'un odontôme dentifié, et tous les détails de l'observation confirment ce diagnostic rétrospectif. Mais Fauchard ne pouvait soupçonner la nature de cette affection. — Le titre d'*excroissance pierreuse*, placé en tête du chapitre, l'expression de *corps pierreux*, qui se trouve dans le texte,

(1) Fauchard, *Le Chirurgien-dentiste*, 2e éd., Paris, 1786, in-12, t. I, p. 397 (La 1re éd. est de 1728).

(2) Même volume, p. 236, planche IV.

celle d'*époulis pétrifié*, qui figure dans l'explication de la planche, pourraient faire croire qu'il considérait la tumeur comme un dépôt inorganique ; et ce qui semble appuyer encore cette interprétation, c'est que la troisième observation du chapitre est relative effectivement à une énorme masse de tartre déposée sur l'une des molaires d'une femme très-âgée ; — mais, au moment de conclure, Fauchard se rattacha à une autre opinion. « Ce n'est pas, dit-il, une matière « tartreuse, mais bien plutôt un *suc osseux* qui s'est échappé de la « substance de l'os même, par la rupture de quelques fibres os- « seuses, à peu près comme il arrive dans la formation des *exos-* « *toses*. » Il résulte de ce passage que l'auteur, après avoir tant soit peu hésité, avait fini par considérer la tumeur comme une production osseuse. Depuis lors, et jusqu'à une époque toute récente, les odontômes dentifiés ont été décrits le plus souvent comme des exostoses des os maxillaires. Cette confusion était difficile à éviter, puisqu'on ne possédait alors aucun moyen propre à faire reconnaître les tissus dentaires. Le microscope était encore inusité, et la chimie n'était pas assez avancée pour donner des réponses décisives. L'analyse chimique, loin de conduire à la découverte de la vérité, contribua même à entretenir la confusion. Dans un cas, d'ailleurs fort remarquable, qui fut communiqué par Morelot à l'Académie royale de chirurgie, et qui fut publié par Bordenave dans son mémoire *sur les exostoses de la mâchoire inférieure* (1), le diagnostic d'une exostose, admis par Morelot, fut d'abord contesté par les commissaires de l'Académie, parce que la tumeur n'avait aucune continuité avec le tissu de l'os maxillaire. Mais l'analyse chimique, faite par Tenon, ayant établi que la masse morbide se composait, comme les os ordinaires, d'une substance inorganique soluble dans « l'acide nitreux » et d'une substance organique « semblable à bien des égards au parenchyme des os, » Bordenave admit que la tumeur était « une concrétion produite par l'épanchement des sucs osseux après une maladie des dents et de l'os maxillaire. »

Ce fut ainsi que, malgré leur parfait isolement, et malgré la nature toute spéciale des accidents qu'ils produisaient, les odontômes dentifiés furent maintenus dans la classe des exostoses. Lorsque la tumeur était surmontée d'une couronne dentaire bien manifeste, comme cela a lieu dans les odontômes coronaires radiculaires, lorsqu'il était évident qu'elle était étrangère à l'os maxillaire, et qu'elle était née sur la dent même, on était bien obligé de recon-

(1) *Mém. de l'Acad. de chirurgie*, t. V, p. 352-355 et pl. XI, Paris, 1774, in-4.

naître que ce n'était pas une exostose ordinaire, mais on supposait toujours que la masse morbide était constituée par du tissu osseux. Le premier auteur qui ait reconnu la nature dentaire et l'origine, sinon la véritable cause d'un odontôme dentifié, est mon vénérable collègue de l'Académie de médecine, M. Oudet. En 1809, pendant son internat à l'Hôtel-Dieu, il constata, chez un homme de 25 à 30 ans, entré dans le service de Pelletan pour une fracture de la clavicule, l'existence d'une tumeur mamelonnée, dure et comme pierreuse, qui faisait saillie dans la bouche à la place des petites molaires droites du maxillaire inférieur. Il pratiqua avec le pélican et le davier l'extraction de cette masse irrégulière, et reconnut qu'elle était formée par la réunion d'un grand nombre de mamelons inégaux, recouverts d'émail et semblables à des couronnes incomplètes de canines et d'incisives. Une autre tumeur de même apparence existait du côté opposé, mais le malade ne voulut pas se soumettre à une seconde opération. En communiquant plus tard ce fait remarquable à la Société de la Faculté de médecine, M. Oudet émit l'opinion que « la tumeur paraissait avoir été pro« duite par le développement et la réunion aussi extraordinaire que « monstrueuse de plusieurs germes de dents incisives et cani« nes (1). » Cette pièce sera décrite et représentée plus loin; on verra qu'il s'agit d'un odontôme odontoplastique, avec multiplication des bulbes dentaires ; mais, si nous n'adoptons pas l'explication donnée par M. Oudet, il est juste de reconnaître qu'il a eu le mérite de rapporter l'origine de cet odontôme aux périodes odontogéniques, et d'attribuer à un développement monstrueux des bulbes dentaires une lésion qui avait été confondue jusque-là avec les exostoses de la mâchoire.

A l'époque où le fait de M. Oudet fut publié, le créateur de la philosophie anatomique, Étienne Geoffroy-Saint-Hilaire, exécutait ses grands travaux sur l'unité de composition organique, et s'efforçait en particulier de ramener à un type uniforme tous les appareils dentaires des mammifères et même des oiseaux. Pour passer des dents simples de l'homme aux dents composées de l'éléphant, et de celles-ci au bec des oiseaux, il lui suffisait d'admettre la fusion de plus en plus intime et complète des germes dentaires, et, pour montrer la possibilité de cette fusion, il empruntait à d'anciens auteurs des histoires comme celle du roi Pyrrhus, dont toutes les

(1) Voir le rapport de Duval et Hip. Cloquet, dans les *Bulletins de la Faculté de médecine*, 1821, t. VII, p. 369.

dents supérieures, au dire de Plutarque, ne formaient qu'un os continu. Il aurait préféré, sans doute, des observations plus modernes et plus authentiques; et on juge, d'après cela, de l'empressement qu'il mit à étudier la pièce de M. Oudet. Il n'hésita pas à admettre que ce « bloc monstrueux » était constitué par la fusion de plusieurs dents, et ajouta que c'était « la répétition parfaite » de la disposition de la dernière molaire supérieure des cochons (1).

Cette théorie illusoire eut du moins l'avantage de le conduire à chercher, dans la pathologie comparée, des cas de monstruosités dentaires que nous pouvons utiliser aujourd'hui dans la description des odontômes. Sur une dent de cheval, large de 10 centimètres, il compta jusqu'à 80 mamelons « annonçant autant d'éléments den« taires. — Il sont accumulés en tous sens; c'est une confusion « inextricable (2). » Pour nous, ce cas remarquable est un exemple d'odontôme odontoplastique dentifié avec multiplication des bulbes (3). Une autre pièce, préparée comme la précédente par M. Emmanuel Rousseau, et provenant de la mâchoire supérieure d'un cheval de 2 ans, présenta sur sa coupe des stratifications « de lames « épaisses, denses, et réellement éburnées. » C'était un bel exemple d'odontôme coronaire (4).

Ces faits importants, consignés dans un mémoire d'anatomie transcendante, et mariés d'ailleurs à une théorie fort contestable, n'attirèrent pas l'attention des chirurgiens, et ne firent faire aucun progrès à la question. Il manquait d'ailleurs à la description de ces productions ostéoïdes un élément essentiel, c'était la détermination de leur structure. On les avait confondues jusque-là avec des exostoses, et, pour introduire une autre interprétation, il fallait le secours du microscope. J'ai lieu de croire que personne n'avait étudié la structure microscopique d'un odontôme dentifié, avant M. Carl

(1) Ét. Geoffroy-Saint-Hilaire, *Système dentaire des mammifères et des oiseaux*, etc. 1re partie (la 2e partie n'a pas paru), Paris, 1824. Br. in-8 avec une planche, p. 33, et dans l'Appendix note 9, p. 77 et suiv. et pl. I, fig. 18.

(2) *Loc. cit.*, p. 79.

(3) L'auteur se proposait de faire représenter cette pièce sur une planche qui devait accompagner la seconde partie, et qui ne fut pas publiée. Mais M. Emmanuel Rousseau a donné dans son traité d'*Anatomie comparée des systèmes dentaires* (pl. XXVI, fig. 7), une figure de cet odontôme.

(4) On peut s'en assurer sur la pièce, qui se trouve actuellement au Muséum d'histoire naturelle dans la galerie d'anatomie comparée, salle 4 du 1er étage, n° 1324. C'est la 4e molaire supérieure qui est le siége de la tumeur. Une partie de la couronne de cette dent a fait éruption et a été usée par la mastication, mais la partie remplacée par l'odontôme est restée incluse dans l'os maxillaire.

Wedl, auteur d'une histologie pathologique, publiée à Vienne en 1853. Je ne connais cet ouvrage que par la traduction anglaise de M. Busk, publiée à Londres, en 1855, par la Société Sydenham. A la page 520, entre la description des couches cémentaires stratifiées qui se déposent si fréquemment sur les racines, et celle des lésions microscopiques de la carie, se trouve l'observation d'une tumeur maxillaire, développée dans la région de la dent de sagesse droite, et extraite sans difficulté par le docteur Jariseh. Une figure intercalée dans le texte prouve manifestement qu'il s'agit d'un odontôme odontoplastique. A l'œil nu, on distinguait déjà, à la surface de la tumeur, des parties couvertes d'émail, et d'autres parties qui offraient l'apparence de l'ivoire. Une coupe montra que des traînées d'émail se prolongeaient irrégulièrement dans l'épaisseur de la tumeur au milieu de la masse d'ivoire. L'existence de ces deux tissus dentaires fut en outre constatée par l'examen microscopique. M. Wedl conclut en disant : « La formation de cette dent ne peut « être attribuée qu'à un *vitium primæ conformationis*, consistant dans « le développement de nombreuses protrusions papillaires sur ce « que M. Kölliker appelle l'organe de l'émail (*organon adamantinæ*), « protrusions adaptées à des protrusions correspondantes de la pulpe « dentaire. Mais ces papilles de nouvelle formation n'avaient pas « de racines (1). »

L'expression de *vitium primæ conformationis* prouve évidemment que M. Wedl a entrevu l'origine de cette tumeur dentaire, mais prouve en même temps qu'il n'en a pas connu le mode de formation. Ce qui produit les odontômes, ce n'est pas, en effet, un vice de conformation primordial, mais une déformation consécutive à une maladie de la pulpe, et, quant à l'organe de l'émail que l'auteur a paru considérer comme le point de départ de la lésion, nous pouvons dire aujourd'hui qu'il n'avait été atteint que secondairement, par suite d'une maladie primitive de la pulpe.

Cette observation était tout à fait inconnue en France, lorsque M. Forget présenta à la Société de chirurgie, le 11 juillet 1855, une pièce qui est déposée aujourd'hui dans le musée Dupuytren, et qui peut être citée comme un des types les plus remarquables des odontômes dentifiés : « Est-ce là, disait-il, une exostose qui, déve- « loppée dans le centre de l'os, a déjeté et refoulé les dents et « chassé les bulbes? Est-ce une exostose de la racine même des

(1) Carl Wedl, *Pathologische Histologie*, trad. anglaise intitulée *Rudiments of Pathological Histologie*. Lond., 1855, un vol. in-8, p. 250-253.

« dents? » Dans le doute, M. Forget demandait l'avis de la Société (1). Deux membres seulement lui répondirent : M. Houel admit qu'il s'agissait d'une exostose éburnée, semblable à celles qui se forment quelquefois dans le sinus frontal et dans le sinus maxillaire; mais M. Maisonneuve qui, par une singulière coïncidence, avait apporté, ce jour-là même, pour le montrer à la Société, un odontôme radiculaire qu'il considérait comme une dent exostosée, émit l'avis que la tumeur de M. Forget était également « une véritable exostose de la substance dentaire. » Je cite ces opinions pour montrer où en étaient alors parmi nous les connaissances des chirurgiens sur la nature des odontômes dentifiés. On admettait sans contestation que c'étaient des exostoses, c'est-à-dire des tumeurs formées de tissu osseux. On se demandait seulement si ces exostoses provenaient des dents elles-mêmes, ou de l'os environnant. La question n'ayant pas été résolue, M. Forget porta sa pièce à M. Robin, qui l'étudia au microscope, et constata que c'était une masse d'ivoire, renfermant en outre, soit à sa surface, soit dans son épaisseur, de nombreuses traînées d'émail (2). Il était évident, dès lors, que la tumeur ne pouvait provenir de l'os maxillaire, qu'elle dépendait exclusivement de l'appareil dentaire et qu'elle avait pris naissance dans les follicules, pendant les périodes odontogéniques.

Telle fut l'opinion de M. Robin et surtout de M. Forget qui, ayant eu l'occasion d'examiner plusieurs autres tumeurs osseuses ou ossiformes des mâchoires provenant de l'homme ou du cheval, publia, en 1859, un mémoire où toutes ces pièces furent décrites et figurées en même temps que la précédente (3). J'ai retrouvé, soit dans le musée Dupuytren, soit dans le musée de l'École d'Alfort, la plupart de ces pièces ; je les ai soumises à l'examen microscopique, et j'ai pu m'assurer que ce sont de véritables odontômes, mais des odontômes principalement ou exclusivement cémentaires, les uns coronaires (4), les autres radiculaires, et différant dès lors

(1) *Bulletins de la Soc. de chirurgie*, 1re série, t. VI, p. 58-59.

(2) M. Robin crut en outre trouver dans cette tumeur une certaine quantité de cément caractérisé par la présence des corpuscules osseux. Mais j'ai étudié la même pièce avec le plus grand soin, et je crois pouvoir affirmer qu'elle ne renferme point de cément. On y trouve seulement, dans les points où l'ivoire aboutit à l'émail, ces cavités noirâtres, irrégulières, étroites, branchues, dont j'ai signalé plus haut l'existence dans les dents normales, à la terminaison de l'ivoire, et qui, au dire des observateurs les plus compétents, ont la plus grande ressemblance avec les corpuscules osseux. (Voy. plus haut p. 285, texte et note. Voy. aussi p. 293, fig. 12).

(3) A. Forget, *Des anomalies dentaires et de leur influence sur la production des maladies des os maxillaires*. Paris, 1859, in-4, avec planches.

(4) Les pièces d'odontôme coronaires cémentaires proviennent toutes de l'espèce du

assez notablement, par leur aspect aussi bien que par leur structure, de la première pièce de M. Forget. Je m'explique ainsi comment, au lieu de réunir toutes ces pièces en un seul groupe, M. Forget a cherché au contraire à établir entre elles des différences.

Suivant lui, la première tumeur, celle qu'il avait présentée à la Société de chirurgie, et qui renfermait de l'ivoire et de l'émail, était due à une affection *primitive* des bulbes dentaires, « à l'agrégation « morbide *originelle* des divers éléments dentaires », tandis que les autres tumeurs étaient dues seulement « à l'hypertrophie *secondaire* « d'un ou plusieurs de ces mêmes éléments (1). » En d'autres termes, la première était la conséquence d'un accident de formation, et les autres d'un accident de nutrition, survenant après la formation des tissus dentaires.

Cette distinction ne pourra être admise si l'on songe que les tissus dentaires, n'étant ni vasculaires ni expansibles, ne sont pas susceptibles de subir une hypertrophie véritable. Cela n'a pas besoin d'être démontré pour l'ivoire et pour l'émail. Quant au cément, il peut croître en épaisseur par juxtaposition de nouvelles couches à sa surface; cela a lieu surtout lorsque la dent est cariée, et il peut même en résulter de petites excroissances entourant et surmontant les racines; mais ces productions cémentaires, qui ne sont pas des hypertrophies, affectent une disposition stratifiée, et ne ressemblent en aucune façon aux odontômes cémentaires, qui s'en distinguent d'ailleurs par leur volume relativement énorme, et par la déformation, toujours considérable, de la dent. Les tumeurs attribuées par M. Forget à l'hypertrophie secondaire des tissus dentaires ne diffèrent donc pas, quant à leur origine, de celles qu'il considère à juste titre comme nées pendant les périodes odontogéniques.

Cherchant à déterminer le mode de formation de ces dernières tumeurs, il admet qu'elles sont dues à l'hypersécrétion des sucs nutritifs fournis, à l'état normal, par « les éléments dont la réunion « constitue le bulbe, ou capsule odontogène. » Parmi ces éléments, il fait jouer un rôle prépondérant « à la membrane désignée par « la plupart des anatomistes sous le nom de périoste alvéolo-den- « taire »..... « Ainsi s'expliquerait, dit-il, par l'activité morbide de « l'organe sécréteur, la production anormale de l'ivoire, qui se « trouve surtout au centre de l'agrégat pathologique, et celle de la

cheval. On sait que les dents du cheval possèdent un cément coronaire. Chez l'homme, au contraire, le cément n'existe que sur les racines, et les odontômes cémentaires sont tous radiculaires.

(1) Forget, *loc. cit.*, p. 26.

« matière osseuse, ou cément, très-abondant à la circonférence (1). » Il résulte de ces passages, et surtout de l'ensemble de l'exposé de l'auteur, que, dans sa pensée, la production accidentelle avait été constituée dès l'origine à l'état de tumeur dentifiée, qu'en d'autres termes, les sucs hypersécrétés s'étaient d'emblée organisés en tissus dentaires. Cette théorie n'est pas conciliable avec les faits de l'odontogénie. La dentification n'est et ne peut être que le dernier terme d'une évolution histologique compliquée, qui nécessite l'intervention d'éléments et de tissus transitoires, et ne peut se réduire, en aucun cas, à l'organisation pure et simple d'un blastème. On sait d'ailleurs que, si la paroi du follicule peut, à un moment donné, et dans un point déterminé, devenir l'agent de la production du cément, cette membrane est tout à fait étrangère à la production de l'ivoire et de l'émail, qui sont les tissus dentaires par excellence. Il serait facile de multiplier les objections, mais cela n'est pas nécessaire. Si l'on songe que les odontômes dentifiés sont formés de tissus très-durs, invasculaires, incapables de s'hypertrophier ou de s'accroître par eux-mêmes, et que ces tumeurs sont toujours bien plus volumineuses que les follicules où elles prennent naissance, on comprendra aisément que l'apparition des tissus dentaires qui les composent a dû nécessairement être précédée de la formation d'une tumeur molle, vasculaire, constituée par l'hypergénèse des éléments d'un bulbe dentaire, tumeur qui ne s'est dentifiée qu'après avoir acquis tout son volume. En d'autres termes, l'odontôme dentifié n'est que le dernier terme de l'évolution d'une production accidentelle qui joue, par rapport à la masse dentaire pathologique, le rôle des bulbes normaux par rapport aux dents normales. Cette proposition, que je crois avoir énoncée le premier, aurait pu sans doute se dégager de considérations purement théoriques; mais elle ne pouvait reposer avec certitude que sur la comparaison des odontômes dentifiés avec les odontômes en voie de dentification et avec les odontômes non dentifiés.

J'exposerai donc maintenant l'historique de ces derniers odontômes. Il sera plus court que le précédent, car je n'ai trouvé, dans les écrits antérieurs à notre siècle, aucun texte, aucune observation, tendant à établir des distinctions entre les diverses espèces de tumeurs molles ou charnues des mâchoires. Toutes ces tumeurs étaient confondues sous le nom d'ostéosarcômes; on ne supposait

(1) *Loc. cit.*, p. 20. J'ai dit plus haut, dans la note de la page 322, qu'il n'y a pas de véritable cément dans la pièce dont il est ici question.

pas qu'il pût y avoir la moindre différence entre elles et les ostéosarcômes des autres os, et les descriptions qu'on en donnait étaient tellement peu précises, qu'il nous est impossible de les interpréter après coup.

Dupuytren est le premier auteur qui ait séparé des ostéosarcômes certaines tumeurs maxillaires enkystées, énucléables et bénignes. Il eut le mérite d'en déterminer le diagnostic et de montrer qu'on pouvait les guérir radicalement par simple énucléation (1). Mais il était tellement loin d'en soupçonner la nature, qu'il attribua, un jour, la cause d'une de ces tumeurs enkystées, « dont la formation « paraissait avoir été déterminée par l'extraction incomplète d'une « dent cariée », à l'introduction de « quelques parcelles animales « d'aliment, qui avaient pénétré dans le kyste par l'alvéole de la « dent arrachée (2). » Cette explication eut du succès, et fut développée et généralisée, en 1840, par M. Forget, qui montra comment l'alvéole pouvait se resserrer, puis se refermer entièrement sur le fragment de bol alimentaire déposé dans sa cavité, de manière à constituer un kyste, — mais qui voulut bien reconnaître toutefois que « cette cause était insuffisante pour expliquer la for« mation des produits fibreux, qui constituent la majeure partie des « kystes solides. Reconnaissons pour eux, ajouta-t-il, une prédis« position insaisissable sans doute dans sa nature, mais appréciable « dans ses effets qui, sous quelques rapports, ont une certaine res« semblance avec ceux des tumeurs sarcomateuses proprement « dites (3). » Je cite ces passages pour montrer que les bulbes dentaires n'étaient nullement en cause.

(1) Dupuytren, *Des kystes qui se développent dans l'épaisseur des os et de leurs différentes espèces*, dans ses *Leçons orales* recueillies par une société de médecins, Paris, 1832-1834, in-8, t. III, p. 1-26. Le signe de la crépitation particulière connue sous le nom de *sensation de parchemin* n'a pas toute la valeur que Dupuytren lui attribuait dans le diagnostic, puisqu'il s'observe dans des affections très-diverses. Ce signe avait d'ailleurs été constaté en 1817 par Astley Cooper chez une malade (Élisabeth Hall) atteinte de tumeur cartilagineuse de la mâchoire, et publié l'année suivante dans le mémoire de ce chirurgien *sur les exostoses* (A. Cooper, *Œuvres chirurgicales*, trad. fr., Paris, 1837, gr. in-8, obs. 548, p. 602). « Ce retour, dit-il, se faisait par un mouvement brusque et sec, comme si les parois eussent été *en parchemin*. » Ajoutons que A. Cooper opéra sa malade par énucléation. Dupuytren avait pratiqué dès 1813 l'énucléation d'un « corps fibreux » de la mâchoire chez un jeune homme qui fait le sujet de l'observ. V, de son mémoire sur les *kystes osseux* (*loc. cit.*, p. 17), mais ce fait ne fut publié qu'en 1833, tandis que celui d'A. Cooper fut publié en 1818.

(2) *Leçons orales*, *loc. cit.*, p. 10.

(3) Amédée Forget, *Recherches sur les kystes des os maxillaires et leur traitement*, th. inaug., Paris, 1840, in-4, p. 9.

Je mentionnerai encore une pièce présentée en décembre 1856, à la Société anatomique, par M.Eug. Nélaton, le neveu, et alors l'interne du professeur de l'hôpital des Cliniques. Cette pièce compliquée (qui forme pour moi une curieuse transition entre les kystes dentaires et les odontômes) consistait en une sorte de poche dont la paroi, fort épaisse en certains points, enkystait une substance molle formée de produits épithéliaux. Dans la partie la plus épaisse de la paroi existaient huit cordons ou corps cylindroïdes, épanouis comme une sorte de bouquet, et dérivant tous d'un pédicule commun; plusieurs renfermaient de petites concrétions ossiformes, et, en outre, trois d'entre eux se continuaient avec la racine d'une dent canine bien conformée, entièrement ensevelie dans l'épaisseur de la paroi. M. Eugène Nélaton, admettant avec raison qu'il s'agissait d'un kyste formé dans un follicule dentaire, supposa que ces huit corps cylindroïdes étaient autant de petits *follicules* dentaires de formation nouvelle, développés autour du précédent, et constituant probablement « un cas de dentition multiple dans un « même alvéole (1) ». Cette interprétation, présentée d'ailleurs sous forme dubitative, ne me semble pas acceptable; les connexions des corps cylindroïdes entre eux, et avec la racine de la dent canine, prouvent que ce n'étaient pas des *follicules* multiples, mais seulement des *bulbes* résultant de l'hypertrophie d'un bulbe normal, et de sa subdivision en huit bulbes secondaires. Il n'en est pas moins certain que M. Eug. Nélaton a eu l'avantage de constater pour la première fois la présence des tissus transitoires de la dent dans une production accidentelle. Il y avait encore loin de là à la découverte des odontômes, mais on reconnaîtra qu'il était difficile de faire cette découverte sur une pièce qui n'était pas un odontôme véritable.

Nous arrivons maintenant à la première observation bien positive d'odontôme non dentifié. — Au mois de juillet 1859, M. Letenneur, membre correspondant de la Société de chirurgie à Nantes, pratiqua, sur un enfant de douze ans, l'énucléation d'une énorme tumeur de la mâchoire inférieure. Cette tumeur lui parut fibreuse; mais les rapports singuliers qu'elle affectait avec l'appareil de la dentition la distinguaient manifestement des fibrômes ordinaires, et M. Letenneur fut ainsi conduit à la considérer comme la conséquence d'une maladie « des organes alvéolo-dentaires »; c'est ce que prouve le titre de l'observation qu'il adressa, avec la pièce, à la So-

(1) *Bulletins de la Société anatomique*, 2e série, t. I, p. 489-491 (1856.)

ciété de chirurgie, par l'intermédiaire de M. Forget. Voici le titre, tel qu'il a été publié dans la séance du 17 août 1859 : *Tumeur fibreuse de la mâchoire inférieure due au développement pathologique des organes alvéolo-dentaires ; hypertrophie considérable de ces organes ; hypérostose et séquestration des alvéoles* (1). Ce diagnostic, établi par M. Letenneur d'après l'examen à l'œil nu, fut bientôt confirmé par l'étude microscopique. Avant de présenter la pièce à la Société de chirurgie, M. Forget pria M. Robin de l'examiner, et celui-ci lui remit une note abrégée, qui fut publiée dans le procès-verbal de la séance du 24 août (2). Mais, la veille de ce jour, M. Robin avait lu à l'Académie de médecine une note plus étendue, intitulée : *Sur une variété particulière de tumeur provenant des follicules dentaires* (3).

« Il s'agit, disait-il, d'une tumeur qui, examinée simplement à « l'œil nu, serait déterminée comme étant une tumeur fibreuse or« dinaire; d'une tumeur qui, étudiée par un anatomiste qui ne con« naîtrait point les modifications fœtales successives des tissus des « bulbes dentaires et de l'organe de l'émail, serait considérée « comme une tumeur fibroplastique proprement dite. » Mais M. Robin préparait déjà le grand mémoire qu'il publia l'année suivante, avec M. Magitot, sur *la genèse et le développement des follicules dentaires ;* toutes les phases du développement des bulbes lui étaient familières, et il lui fut facile de constater que la structure de cette tumeur était identique avec celle que présentent les bulbes avant la dentification. Plusieurs dents de la seconde dentition, irrégulièrement englobées dans la tumeur, rendaient ce diagnostic certain; mais deux fois déjà, avant cette époque, M. Robin avait eu l'occasion d'étudier des tumeurs de même structure, qu'il avait considérées comme des bulbes dentaires hypertrophiés, quoiqu'elles fussent sans connexion apparente avec les organes dentaires, et quoique la détermination de leur origine ne reposât que sur la nature de leur tissu (4).

En comparant cette note avec les réflexions soumises par M. Forget à la Société de chirurgie, à la suite de l'observation de M. Letenneur, on arrive à reconnaître que M. Letenneur et M. Forget n'ont fait qu'entrevoir un fait que M. Robin a nettement déterminé.

(1) *Bulletins de la Société de chirurgie*, 1re série, t. X, p. 48, 17 août 1859.

(2) *Loc. cit.*, p. 60.

(3) *Bulletins de l'Académie impériale de médecine*, t. XXIV, p. 1205 (séance du 23 août 1859).

(4) *Ibid.* p. 1210. — Ces deux tumeurs, enlevées l'une et l'autre par M. Nélaton, ont été décrites par M. Robin dans un mémoire ultérieur.

M. Letenneur a attribué la formation de la tumeur à une hypertrophie des éléments fibreux des organes alvéolo-dentaires, et M. Forjet à une « transformation hypertrophique des éléments fibreux qui « entrent dans la composition des organes alvéolo-dentaires (1) », tandis que M. Robin, spécifiant davantage, n'a mis en cause que les bulbes dentaires, et a découvert, par conséquent, le véritable siége de l'affection. N'oublions pas d'ailleurs les deux faits que M. Robin avait observés antérieurement. S'il n'a fait que les mentionner dans sa note à l'Académie, il les a depuis lors exposés avec plus de détails devant la Société de biologie, dans son mémoire *sur une espèce de tumeur formée aux dépens du tissu des bulbes dentaires* (2). La première partie de cet important travail est consacrée à l'étude des bulbes dentaires; on y trouve en particulier la description des petits amas de substances calcaires qui apparaissent dans le tissu de la pulpe, vers le début de la dentification, et que j'ai désignés plus haut sous le nom de *grains dentinaires.* Ces petits corps, déjà vus par Perkinje et par Raschkow chez divers animaux, et par Henle chez l'homme adulte, avaient jusqu'alors paru à peu près insignifiants. M. Robin les a décrits plus complétement, a déterminé l'époque de leur apparition, montré qu'ils existaient constamment à tous les âges dans la pulpe dentaire, et enfin les a retrouvés en quantité innombrable dans certaines tumeurs des bulbes. Après avoir ainsi donné une base anatomique précise à l'étude de la question pathologique, M. Robin a consacré la seconde partie de son mémoire à la description des « tumeurs auxquelles donne naissance le tissu des bulbes dentaires ». Cette description repose seulement sur l'étude de la pièce de M. Letenneur, et de deux autres pièces plus anciennes provenant de la clinique de M. Nélaton. Avec des matériaux aussi restreints, M. Robin ne pouvait donner une description complète des tumeurs des bulbes dentaires, mais déjà pourtant il pouvait en déterminer deux variétés, semblables par leur origine et par leur nature, mais très-différentes par leur aspect extérieur, non moins que par leurs éléments accessoires. Ce qui était commun à ces deux variétés, ce qui permettait de les réunir en un seul groupe, c'était leur trame fondamentale tout à fait pareille à celle des bulbes dentaires; mais ce qui les différen-

(1) *Bulletins de la Soc de chirurgie*, 1859, t. X, p. 59. — M. Forget a réimprimé depuis la note qu'il a communiquée à la Société de chirurgie, en y joignant une belle planche lithographiée, voy. Forget, *Étude histologique d'une tumeur fibreuse non décrite de la mâchoire inférieure*, Paris, 1861, broch., in-4.

(2) *Mémoires de la Société de biologie*, 1862, 3e série, t. IV, p. 199-221.

ciait, c'était la proportion relative des petites concrétions calcaires ou grains dentinaires, qui, rares et clair-semés dans les tumeurs de la première variété, comme ils le sont dans un bulbe normal, étaient au contraire si nombreux et si rapprochés dans les tumeurs de la seconde variété, qu'ils donnaient au tissu pathologique un aspect tout particulier, « comparable à celui d'une pomme de « terre ou de tout autre corps riche en fécule ».

Cette distinction était parfaitement fondée. M. Robin qui déjà, en 1855, avait reconnu l'existence des tissus dentaires définitifs dans l'odontôme odontoplastique dentifié de M. Forget, venait maintenant de découvrir les deux formes sous lesquelles se présentent les odontômes odontoplastiques non dentifiés. Il lui revient donc une large part dans la découverte des odontômes. Mais ce qui lui a échappé, c'est l'origine commune, l'étroite parenté, la filiation des odontômes dentifiés et des odontômes non dentifiés. Au point où ses recherches avaient conduit la science, la découverte de cette parenté et de cette filiation était promise à celui qui aurait la bonne fortune d'étudier le premier un odontôme en voie de dentification. La pièce que j'ai présentée le 10 juin 1863 à la Société de chirurgie, et que j'ai soumise d'ailleurs à M. Robin, m'a permis d'étudier la dentification à son début dans un odontôme odontoplastique, et de constater, en outre, le phénomène de la multiplication des bulbes, qui explique la répartition singulière de l'ivoire et de l'émail dans les odontômes dentifiés.

J'ai ainsi été conduit à reconnaître que les odontômes dentifiés ne sont que le dernier terme de l'évolution de tumeurs primitivement molles, et constituées par l'hypergénèse des divers éléments des bulbes dentaires. Pour vérifier l'exactitude de cette théorie, j'ai cherché, soit dans les recueils d'observations, soit dans les musées, des faits plus ou moins analogues à ceux qui m'avaient fourni mon point de départ. J'en ai trouvé un certain nombre ; et tout d'abord, j'ai été frappé de la grande diversité de ces tumeurs, aussi variables par leur forme que par leur consistance et par leur structure. L'étude des phases successives de l'évolution des follicules dentaires m'a fourni l'explication de toutes ces particularités ; mais, au moment où je croyais toucher au but, une autre série de faits, empruntés à la pathologie vétérinaire, parut mettre en défaut mes premières conclusions. Les tumeurs dentaires si remarquables que possède le musée d'Alfort, et que la complaisance de mes amis, les professeurs Bouley et Goubaux, m'a permis d'étudier tout à mon aise, m'offraient une structure bien différente de celle que présentent chez l'homme les termes correspondants de la série des odontômes. Les productions cémentaires en particulier y jouaient un rôle, et y occupaient une situation qui était tout à fait en contradiction avec les faits de l'odontogénie humaine, et quelquefois même avec les notions d'odontogénie consignées dans les traités d'anatomie vétérinaire. Mais une étude approfondie du développement des dents des herbivores a bientôt fait disparaître ces contradictions. Les faits de pathologie comparée, une fois interprétés, ont pleinement confirmé la théorie qu'ils avaient d'abord paru ébranler, et la grande variété de leurs types m'a permis, en outre, de compléter la série des tumeurs qui se développent aux dépens des bulbes dentaires.

C'est ainsi que j'ai pu constituer le groupe des odontômes, et le soumettre à une classification basée sur la succession des phases de l'évolution des follicules dentaires, classification que les faits ultérieurs rendront peut-être insuffisante, ou même défectueuse à certains égards, mais dont les parties les plus essentielles pourront, je l'espère, être conservées.

Je me suis efforcé, dans cette esquisse historique, de faire une juste part aux travaux de mes devanciers, et je me plais à dire en terminant que, si mes propres recherches ont pu réaliser quelque progrès, j'en suis redevable en grande partie aux notions si précises d'odontogénie que MM. Robin et Magitot ont consignées dans leur grand mémoire sur *la genèse et l'évolution des follicules dentaires.*

CHAPITRE XI

DES PRINCIPALES VARIÉTÉS D'ODONTOMES.

Dans le paragraphe que j'ai consacré à la classification des odontômes (p. 300), j'ai indiqué sommairement les caractères les plus essentiels de chacune des variétés que j'ai admises. Cela m'a permis de procéder ensuite à une étude générale, et d'éviter ainsi de continuelles répétitions. Mais le lecteur n'a jusqu'ici qu'une idée très-incomplète des groupes que j'ai établis, et le moment est venu d'en donner une plus ample description.

Je devrais peut-être, vu la nouveauté du sujet, publier en détail les observations sur lesquelles je m'appuie; mais il faudrait, à cause de cette nouveauté même, discuter longuement l'interprétation de chaque fait, et cela m'entraînerait bien au delà des limites que comporte le plan de cet ouvrage. J'aurai donc le regret de ne pouvoir joindre à mes descriptions toutes les pièces justificatives qui seraient nécessaires pour en démontrer l'exactitude. Ceux de mes lecteurs qui désireront un complément de preuves le trouveront dans un Mémoire spécial *sur les odontômes,* mémoire dont la rédaction est terminée, et dont la publication suivra de près celle de ce volume.

Je vais maintenant passer en revue les principales variétés d'odontômes en suivant l'ordre indiqué sur le tableau de la page 300.

§ 1. — Odontômes embryoplastiques.

Ces tumeurs ont été décrites sous le nom de *corps fibreux* ou *fibro-cellulaires des mâchoires*, par Dupuytren, qui les a comparées aux corps fibreux de l'utérus. Elles présentent, sous le rapport de leur densité, de leur couleur, de leur vascularité, des variations considérables, mais l'étude microscopique montre qu'en définitive leur tissu est toujours constitué par l'agencement ou par l'évolution des éléments embryoplastiques du bulbe dentaire.

Les unes, et ce sont en général les plus molles et les plus vasculaires, sont formées principalement, ou même exclusivement de noyaux fibroplastiques, de corps fusiformes et d'une petite quantité de fibres fibroplastiques. D'autres renferment en outre une forte proportion de fibres de tissu conjonctif ou fibreux. D'autres enfin sont entièrement ou presque entièrement fibreuses. Ces dernières sont très-dures, blanchâtres ou grisâtres, et c'est à peine si l'on y aperçoit çà et là quelques vaisseaux très-déliés.

Ces caractères et ces transitions sont précisément ceux que l'on observe dans la série des fibrômes et des fibroïdes, et qui seront décrits dans la suite de cet ouvrage. Il importe toutefois de distinguer les odontômes embryoplastiques des autres productions accidentelles fibreuses ou fibroplastiques, attendu qu'ils ne sont pas autogènes. Ils sont de la nature des hypertrophies et non de la nature des pseudoplasmes. Ils ont la même structure élémentaire que les fibrômes ou les fibroïdes parce que, à l'époque où ils débutent, les bulbes dentaires possèdent en fait la structure des fibroïdes, et en puissance celle des fibrômes ; mais ils sont le résultat d'un trouble de nutrition beaucoup moins grave que celui qui fait naître un tissu anormal dans un lieu anormal, et la clinique, s'accordant de tout point avec la physiologie pathologique, nous montre, en effet, qu'ils ne se comportent jamais à la manière des tumeurs plus ou moins entachées de malignité.

Les odontômes embryoplastiques peuvent être ramenés à deux sous-variétés principales, que nous désignerons sous les noms d'*odontômes fibroplastiques* et *d'odontômes fibreux*. Cette division correspond assez bien à celle qu'admettait Dupuytren. Il appelait *corps fibreux des mâchoires* nos odontômes fibreux, et *corps fibro-cellulaires des mâchoires* nos odontômes fibroplastiques.

Il est probable que toutes ces tumeurs, à l'époque de leur début, sont exclusivement fibroplastiques comme le tissu du bulbe lui-même. On n'a pas oublié que, dans le développement normal, une partie des éléments du bulbe passent à l'état de tissu conjonctif ou fibreux. Suivant que le travail d'hypergénèse est plus ou moins précoce, plus ou moins actif, et qu'il modifie plus ou moins les propriétés du tissu bulbaire, les éléments fibroplastiques en excès peuvent perdre, conserver ou exagérer leur tendance naturelle à l'évolution fibreuse : ainsi s'expliquent les variations de structure des odontômes embryoplastiques.

Nous avons dit, en parlant des odontômes en général, que ces tumeurs sont enkystées dans un sac fibreux qu'elles remplissent entièrement, et auquel elles n'adhèrent cependant que par une base plus ou moins large. Cette règle souffre ici quelques exceptions. Les odontômes fibreux peuvent à la longue contracter, dans toute leur étendue, des adhérences solides avec la paroi du kyste, et finir même par se fusionner presque entièrement avec elle. Les tumeurs qui présentent ce caractère sont en général anciennes et volumineuses, mais sont d'ailleurs tout à fait semblables aux odontômes nettement enkystés, dont l'origine folliculaire est évidente.

D'un autre côté, les odontômes fibroplastiques peuvent ne remplir qu'incomplétement le sac fibreux, dont la partie libre de leur surface est alors séparée par une nappe de liquide. C'est tantôt une sérosité limpide ou sanguinolente, tantôt du sang presque pur, tantôt une sorte de mucus filant avec ou sans cristaux de cholestérine, tantôt enfin une substance plus épaisse et jaunâtre, renfermant des cellules épithéliales et des matières grasses, et assez analogue à celle qui remplit certains kystes sébacés. Lorsqu'on pratique en pareil cas une incision sur la paroi du kyste, le contenu de la poche s'écoule et on aperçoit alors l'odontôme, constitué par une masse solide, arrondie, à large base, molle et friable, qui se laisse détacher sans difficulté, soit avec la spatule, soit même avec les doigts.

Une tumeur n'est pas nécessairement un odontôme par cela seul qu'elle est fibreuse ou fibroplastique, et qu'elle occupe la région alvéolaire des mâchoires. Les os maxillaires peuvent, comme tous les autres os qui renferment du tissu spongieux, devenir le siége de productions fibreuses ou fibroplastiques, étrangères aux organes de la dentition. Mais celles-ci diffèrent de nos odontômes par plusieurs caractères. Elles peuvent débuter à tout âge, tandis que les odontômes embryoplastiques ne se forment que chez les jeunes sujets, avant l'époque où le dernier germe dentaire est parvenu à la période de dentification. Elles ne sont pas enkystées, tandis que les odontômes sont entourés d'un sac fibreux. Ce caractère n'est pas absolu, parce que quelques odontômes fibreux finissent, comme on l'a vu plus haut, par se fusionner avec leur enveloppe membraneuse ; mais il reste alors un autre caractère, tiré de la forme et des connexions de la tumeur. L'odontôme, toujours parfaitement circonscrit, n'a que des rapports de contiguïté avec le tissu osseux environnant, qui lui forme comme un second kyste. Le fibrôme né dans le tissu spongieux des mâchoires est au contraire en continuité, dans une partie notable de son étendue, avec la substance de l'os, et le plus souvent même des fibres et des lamelles osseuses de formation nouvelle, résultant de l'ossification de la tumeur, la relient étroitement avec le tissu osseux adjacent. Les conséquences de cette disposition sont faciles à prévoir. L'odontôme embryoplastique se laisse énucléer sans peine; mais l'énucléation complète des fibrômes et des fibroïdes autogènes des mâchoires est presque toujours impossible, de sorte que ces tumeurs ne peuvent être entièrement enlevées que par une résection.

§ 2. — Odontômes odontoplastiques.

A l'époque où débutent ces tumeurs, les follicules dentaires renferment déjà les tissus spéciaux qui doivent devenir plus tard les agents de la dentification. Ces tissus odontogéniques, en s'hypertrophiant ensemble ou isolément, peuvent perdre sans doute leur propriété d'évolution, mais ils peuvent aussi la conserver en tout ou en partie ; de sorte que les odontômes odontoplastiques ont en général une tendance plus ou moins forte à se dentifier.

Chez l'homme, pendant la période odontoplastique, le follicule dentaire ne renferme que deux organes : l'organe de l'émail, et le bulbe, ou organe de l'ivoire. Ce dernier seul est vasculaire, et s'est dans son tissu que débute toujours le travail d'hypertrophie qui engendre les odontômes. Tous les odontômes odontoplastiques de l'homme sont donc des odontômes *bulbaires*, quoique l'organe de l'émail puisse, dans certains cas, jouer un rôle important dans l'évolution de ces tumeurs.

Mais chez les herbivores pachydermes, outre les deux organes précédents, le follicule dentaire renferme un troisième organe, l'organe du cément, qui est vasculaire comme le bulbe, et qui est susceptible, comme lui, de devenir le siége d'un travail d'hypertrophie; il en résulte une variété d'odontômes qui ne s'observe que chez ces animaux et que nous appellerons les *odontômes odontoplastiques cémentaires*.

Nous aurons donc à étudier successivement deux types d'odontômes odontoplastiques, les bulbaires et les cémentaires. Nous commencerons par ces derniers.

A. — *Odontômes odontoplastiques cémentaires.*

Il en existe deux pièces dans le musée de l'École d'Alfort. Une troisième pièce, appartenant à M. Leblanc, s'est malheureusement égarée, mais les descriptions et les dessins publiés en 1859, par M. Forget, permettent de la rapporter à la variété que nous décrivons ici.

J'ai obtenu l'autorisation de pratiquer une coupe sur l'une des pièces d'Alfort, que j'ai pu ainsi soumettre à l'examen microscopique. Une coupe de la pièce de M. Leblanc a été également étudiée par M. Robin. — C'est avec ces documents, quelque restreints qu'ils soient, que j'essayerai de faire connaître les odontômes odonplastiques cémentaires.

L'odontôme d'Alfort tient la place de la quatrième molaire de la mâchoire inférieure d'un vieux cheval. Cette tumeur, très-irrégulière dans ses contours, a environ 5 centimètres de diamètre en tous sens (fig. 13). Après avoir dilaté l'alvéole où elle a pris naissance, elle a fait éruption comme une dent normale, et a pris rang entre la troisième et la cinquième molaire. Solidement fixée dans son alvéole, elle a pu, comme une dent ordinaire, servir à la mastication, et sa partie extra-alvéolaire a été profondément usée par les dents correspondantes de la mâchoire supérieure. L'usure est plus profonde sur cette tumeur que sur les dents adjacentes. Cela indique que le tissu de notre odontôme était un peu moins dur que celui d'une dent normale. Si l'on songe, en outre, que l'animal était vieux, et que l'usure générale des dents est assez avancée, on est conduit à reconnaître que la tumeur a dû présenter autrefois des dimensions verticales bien supérieures à celles qu'elle présente aujourd'hui.

Cette tumeur remplit entièrement la cavité alvéolaire ; pour l'en extraire, il a même fallu abattre une partie du bord de l'alvéole. J'ai constaté alors qu'une cavité irrégulière, conique, dont l'ouverture, large de près de 2 centimètres, correspond à la face profonde de l'odontôme, pénètre dans la masse dentaire jusqu'à une profondeur de plus de 3 centimètres. Cette cavité, maintenant tout à fait vide, a renfermé évidemment dans l'origine une substance molle, plus ou moins analogue à la pulpe dentaire ; mais, la pièce ayant macéré avant d'être desséchée, on ne peut affirmer que la pulpe en question existât encore lorsque le cheval a été sacrifié. Cela est assez probable, toutefois, puisque la tumeur n'a provoqué autour d'elle aucune inflammation, aucun travail éliminatoire. Elle ne s'est pas comportée comme un corps étranger ; elle a fonctionné comme une dent normale ; il y a donc lieu de croire que la cavité qu'elle recèle a été remplie, jusqu'au moment de la mort, par une substance molle et vasculaire, jouant le rôle de la pulpe dentaire.

La coupe, examinée à l'œil nu, présente des marbrures linéaires irrégulières, sinueuses; plusieurs marbrures sont à peu près parallèles à la surface correspondante de la tumeur. La plus grande partie de la masse morbide offre une couleur légèrement jaunâtre, sur laquelle se détachent nettement quelques lignes un peu plus claires, et d'autres lignes d'un blanc d'émail.

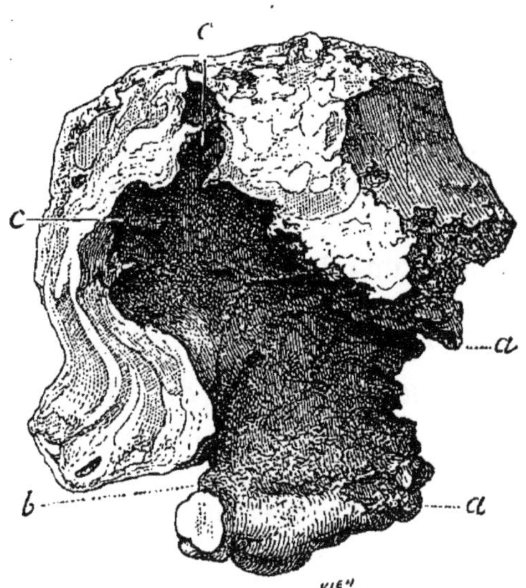

Fig. 13.
Odontôme odontoplastique cémentaire de la 4e molaire inférieure d'un cheval.
Coupe verticale antéro-postérieure de l'odontôme. *aa*, l'entrée de la cavité de l'odontôme. — *b*, autre ouverture, faisant communiquer avec l'extérieur la cavité de l'odontôme. — *cc*, le fond de cette cavité.

Au microscope, on trouve que ces lignes blanches sont constituées les unes par de l'ivoire, les autres par de l'émail. L'émail est un peu plus abondant que l'ivoire; ces deux tissus, distribués sans aucun ordre, sont rarement en contact l'un avec l'autre; ils sont en quelque sorte noyés dans une masse de tissu cémentaire qui forme, je le répète, la plus grande partie de la tumeur.

Il serait superflu de prouver qu'il s'agit d'un odontôme. Mais il faut chercher à quelle époque du développement des dents cette tumeur a dilaté.

La période embryoplastique était déjà dépassée : la formation des trois tissus définitifs des dents prouve effectivement que les trois organes générateurs du cément, de l'ivoire et de l'émail, étaient déjà développés.

La période de la formation de la couronne n'était pas encore atteinte, puisque nulle part on ne trouve les tissus dentaires disposés régulièrement comme ils le sont, soit sur une couronne complète, soit sur une simple cuspide.

La tumeur est donc un odontôme de la seconde période, c'est-à-dire un odontôme odontoplastique.

Quel est maintenant, des trois organes qui existaient dans le follicule dentaire à cette époque, celui qui a été le point de départ de l'odontôme? Il me paraît certain que c'est l'organe du cément. L'hypertrophie de cet organe a eu pour conséquence de gêner le développement des deux autres, probablement même de les faire atrophier en partie. Il en est résulté, d'une part, que la production ultérieure du cément a été exagérée, d'une autre part, que celle des deux autres tissus a été rendue très-imparfaite et très-irrégulière. L'organe du cément hypertrophié a pour ainsi dire dissocié les deux organes voisins, les a pénétrés par places, s'est interposé entre eux, s'est prolongé même jusqu'au-dessous de la rangée des cellules dentinaires, et, de la sorte, l'ivoire et l'émail n'ont pu se développer que sous la forme de lignes minces, onduleuses et discontinues, dans les points où les éléments générateurs de ces tissus n'avaient pas encore été détruits.

La tumeur mérite donc d'être appelée un odontôme odontoplastique cémentaire.

Dans ce cas, l'hypertrophie de l'organe du cément n'a fait que gêner et perturber l'évolution du bulbe proprement dit. Mais on conçoit très-bien que cette hypertrophie puisse aller plus loin encore, et déterminer l'atrophie complète de l'organe de l'émail et de la couche corticale du bulbe, de manière à rendre tout à fait impossible la production de l'émail et celle de l'ivoire et à constituer finalement une tumeur exclusivement cémentaire. Cette variété existe probablement; mais je n'en connais pas encore d'exemple.

On conçoit encore que l'organe du cément puisse se développer sous forme de tumeur sans se mettre en communication avec les deux autres organes odontogènes; et que ceux-ci, simplement refoulés vers le fond du follicule, puissent, quoique gênés dans leur évolution, donner naissance à une dentification plus ou moins régulière. En effet, l'organe du cément reçoit directement ses vaisseaux de la paroi folliculaire et n'affecte que des rapports de contiguïté avec l'organe de l'émail, qui le sépare de l'organe de l'ivoire; il semble donc possible qu'en s'hypertrophiant, il s'isole de plus en plus des deux autres organes, et que, la dentification une fois terminée, on trouve, dans la même cavité, dans le même kyste, d'une part, une masse cémentaire provenant de l'organe du cément, d'une autre part, une dent figurée plus ou moins rudimentaire, provenant à la fois de l'organe de l'émail et de l'organe du cément. Ainsi s'explique, sans doute, la disposition qui existait sur la pièce de M. Leblanc.

Il s'agissait d'un kyste osseux volumineux situé au niveau de l'une des canines de la mâchoire supérieure d'un cheval. Un abcès se forma à l'intérieur du kyste, s'ouvrit spontanément dans la bouche, et resta fistuleux. En ouvrant la tumeur après la mort de l'animal, M. Leblanc trouva d'abord dans le kyste une masse ossiforme du volume d'un œuf, formée de deux lobes arrondis, et d'un troisième lobe irrégulier et anfractueux. Cette masse, complétement libre dans la cavité du kyste, paraissait la remplir presque entièrement; mais, après l'avoir enlevée, on aperçut, tout au fond de cette cavité, dans le point le plus éloigné du bord alvéolaire, une dent canine très-rudimentaire implantée par sa base sur la paroi du kyste. Je décris ici la pièce d'après le dessin très-soigné que M. Forget a publié (1). On lit, il est vrai, dans le texte, qui est extrêmement court, que cette dent canine « offrait son développement naturel (2) ; » mais je pense que M. Forget a voulu dire seulement par là qu'elle présentait l'apparence d'une dent, par opposition avec la tumeur ossiforme, qui ne ressemblait à aucun organe connu. Il suffit, en effet, de jeter un coup d'œil sur la planche pour voir que cette dent, loin d'être normalement développée, est tout à fait rudimentaire, qu'elle est incomparablement plus petite que les couronnes des incisives représentées sur le même dessin, qu'elle n'a pas de racine, qu'elle n'a ni la forme d'une canine complète, ni celle d'une canine en voie de formation, ni celle d'aucune autre dent complétement ou incomplétement développée. Disons donc que le kyste en question renfermait une masse ossiforme volumineuse, et un petit rudiment de dent, qui, d'après le siége de la tumeur, a dû être considéré comme représentant la dent canine.

La masse ossiforme a été examinée au microscope, et M. Robin a constaté que c'était une production *exclusivement cémentaire*. Quant à la dent adjacente, elle n'a pas été étudiée. M. Forget, considérant qu'elle était complétement isolée de la masse cémentaire, a admis que cette dernière était tout à fait indépendante de la dent, et que « sa formation et son accroissement étaient entièrement « étrangers aux opérations organiques auxquelles la dent doit son « développement (3) », et il en a conclu qu'elle était due à une sécrétion de la membrane alvéolo-dentaire. Mais il n'a pas tenu compte de la différence qui existe entre l'odontogénie de l'homme et celle du cheval ; et s'il avait connu l'existence de l'organe du cément des herbivores pachydermes, c'est à cet organe, je n'en doute pas, qu'il aurait attribué, comme je le fais ici, la formation de la tumeur cémentaire.

(1) Forget, *Des anomalies dentaires*, etc., Paris, 1859, in-4°, planche II, fig. 5 et 6.
(2) *Loc. cit.*, p. 28.
(3) *Loc. cit.*, p. 29.

J'aurais bien voulu pouvoir étudier moi-même cette pièce remarquable, que M. Forget avait rendue à M. Leblanc. Malheureusement M. Leblanc n'a pu la retrouver, et il est à craindre qu'elle ne soit perdue. Dans les cas analogues qui pourront se présenter plus tard, il sera important d'étudier avec soin la dent rudimentaire adjacente à l'odontôme cémentaire; j'ai lieu de croire, en effet, que cette dent, développée aux dépens d'un bulbe séparé de l'organe du cément, doit être privée de l'écorce cémentaire qui entoure normalement les couronnes dentaires du cheval.

B. — *Odontômes odontoplastiques bulbaires.*

Je décrirai ces tumeurs d'après les pièces qui ont été recueillies chez l'homme (1). A l'époque où elles débutent, la couche corticale du bulbe possède déjà une rangée de cellules dentinaires qui tendent à produire de l'ivoire; et on trouve en outre, dans la couche la plus profonde de l'émail, une rangée continue de cellules spéciales qui tendent à produire de l'émail. La pulpe, très-vasculaire ne présente encore que des éléments fibroplastiques avec une petite quantité de tissu conjonctif, mais elle tend à produire ces petits amas globuleux de phosphate de chaux que nous désignons sous le nom de grains dentinaires, et qui s'y forment normalement lorsque la dentification s'effectue dans la couche corticale du bulbe.

Ainsi, quoiqu'il n'y ait encore dans le follicule que des parties tout à fait molles, les tissus qui doivent donner naissance à l'émail, à l'ivoire et aux grains dentinaires, sont déjà formés, et disposés à subir l'évolution qui produira les parties dures de la dent.

Cela posé, on conçoit que le travail d'hypertrophie qui enfante les odontômes puisse modifier, ensemble ou isolément, les propriétés respectives des tissus que renferme le follicule dentaire. L'une ou l'autre de ces propriétés peut être augmentée, amoindrie, ou anéantie; et, suivant que la lésion affecte plus particulièrement telle ou telle partie du bulbe, certains phénomènes de l'évolution ultérieure peuvent être accélérés ou exagérés, pendant que d'autres sont ralentis, atténués ou supprimés. Il en résulte que la production accidentelle, quoique toujours la même dans sa constitution primitive ou essentielle, peut présenter, dans son évolution ulté-

(1) Cette variété d'odontômes existe aussi chez les herbivores, et j'ai déjà cité, p. 320, dans le texte, et dans la note 3, un cas d'odontôme odontoplastique bulbaire avec multiplication des bulbes chez le cheval. Mais on conçoit que j'aie dû emprunter de préférence à la pathologie humaine la description des variétés d'odontômes qui s'observent chez l'homme.

rieure, des combinaisons très-diverses, et revêtir des formes très-dissemblables.

Je ne connais aucune variété d'odontômes que l'on puisse attribuer à une maladie primitive de l'organe de l'émail, lequel, d'ailleurs, n'étant pas vasculaire, ne semble pas susceptible de s'hypertrophier isolément. J'en dirai autant de la rangée de cellules dentinaires qui caractérise la couche corticale du bulbe. Les troubles de nutrition dont cette couche et la précédente peuvent devenir le siége, ne sont que les effets consécutifs des maladies de la pulpe, qui est la seule partie vasculaire du bulbe.

Les odontômes bulbaires sont donc constitués essentiellement par l'hypertrophie de la pulpe. La pulpe, en s'hypertrophiant, refoule et comprime à la fois la couche corticale, qui engendre l'ivoire, et l'organe de l'émail, qui produit l'émail. Cette compression peut aller jusqu'à l'atrophie complète des deux agents principaux de la dentification. L'organe de l'émail, n'ayant qu'une consistance gélatineuse, s'atrophie toujours le premier. La couche corticale du bulbe, douée d'une consistance et d'une vitalité plus grandes, résiste mieux que lui à la pression excentrique de la pulpe hypertrophiée. Toutes les fois qu'elle est détruite ou altérée au point de perdre sa propriété de dentification, l'organe de l'émail périt avec elle, ou même avant elle, tandis qu'elle peut conserver sa structure et ses propriétés, dans beaucoup de cas où l'organe de l'émail est détruit. Il en résulte qu'on ne trouve jamais d'émail sans ivoire dans les odontômes dentifiés, et qu'il existe, au contraire, des odontômes composés d'une grande quantité d'ivoire sans aucune trace d'émail.

Lorsque l'organe de l'émail et la couche corticale du bulbe sont entièrement atrophiés, la tumeur ne peut devenir le siége d'une dentification véritable. Mais la pulpe peut conserver encore la propriété de produire des grains dentinaires, et cette propriété peut même être exagérée. Ainsi s'explique la formation d'une variété toute spéciale d'odontômes odontoplastiques, variété qui a été découverte et parfaitement décrite par M. Robin. La tumeur alors présente la consistance d'un fibrôme très-dur. Au microscope, on y découvre une trame fondamentale, fibreuse et fibro-plastique, tout à fait semblable au tissu normal de la pulpe, mais de plus on trouve, en quantité innombrable, au milieu de cette trame, des grains dentinaires tellement rapprochés les uns des autres, que la coupe de la tumeur présente la couleur et l'aspect finement granuleux de la coupe d'une pomme de terre. Cette ressemblance est due à la présence des grains dentinaires qui sont disposés comme le sont les grains de fécule dans le tissu de la pomme de terre. La description de M. Robin repose sur l'étude de deux tumeurs enlevées par M. Nélaton.

L'une de ces pièces est conservée dans le musée Dupuytren, n° 384, E. Je l'ai étudiée récemment au microscope. La macération prolongée dans l'alcool n'en a nullement modifié la structure et j'ai pu y constater tous les caractères indiqués par M. Robin. J'ajouterai seulement qu'il y a, au centre de cette tumeur, une cavité assez régulière, du volume d'une noisette, qui a été ouverte par la coupe et qui devait renfermer un liquide. La présence d'un kyste interstitiel, au centre d'une tumeur hypertrophique, n'a rien que de très-ordinaire, mais je signale ce fait, qui permet d'expliquer l'existence de certaines cavités qu'on rencontre quelquefois au milieu des odontômes dentifiés.

Les odontômes odontoplastiques, caractérisés par la prédominance des grains dentinaires, peuvent-ils devenir le siége d'une dentification véritable? Je puis dire que celui que j'ai étudié dans le musée Dupuytren ne présente à sa surface aucune trace des cellules dentinaires, ni des cellules de l'émail; cette tumeur ne pouvait donc pas se dentifier. J'ajoute que la multiplication des grains dentinaires donne à la tumeur une dureté très-grande, qui paraît de nature à déterminer constamment l'atrophie de la couche corticale du bulbe, et, à plus forte raison, celle de l'organe de l'émail.

Lorsque les grains dentinaires ne sont pas plus nombreux dans la pulpe hypertrophiée qu'ils ne le sont dans une pulpe normale, la tumeur ne présente plus l'aspect solanoïde, et ressemble soit à un fibrôme, soit à une tumeur fibroplastique. Dans le premier cas, elle peut encore devenir assez dure pour déterminer l'atrophie des couches odontogènes, et pour rendre la dentification impossible. Mais, dans le second cas, la masse morbide, beaucoup plus molle, respecte ordinairement, en tout ou en partie, les cellules dentinaires de la couche corticale du bulbe, et souvent même la rangée plus molle et plus superficielle des cellules de l'organe de l'émail, conditions qui permettent à la tumeur de se dentifier plus tard plus ou moins complétement, en constituant une ou plusieurs masses composées, suivant les cas, d'ivoire seulement, ou d'ivoire et d'émail.

Les phénomènes de cette dentification ne diffèrent pas essentiellement de ceux de la dentification normale. L'ivoire se produit aux dépens des cellules dentinaires, en constituant d'abord de petits chapeaux de dentine, qui gagnent ensuite en surface et en épaisseur, comme cela a lieu sur les bulbes sains. L'émail se forme à son tour peu à peu, partout où les chapeaux de dentine sont recouverts d'une couche de cellules de l'émail. Mais les conditions créées par l'état pathologique donnent à ces productions dentaires des formes et des dispositions qui s'écartent considérablement du type des dents normales.

La pulpe, en s'hypertrophiant, peut conserver des contours arrondis et une surface presque lisse ; si un pareil odontôme venait à se dentifier, il en résulterait sans doute une boule dentaire unie et même polie, dont l'écorce serait constituée, comme celle de la couronne d'une dent, par une couche d'émail plus ou moins régulièrement appliquée sur une masse centrale d'ivoire. Ce résultat paraît possible, mais je ne l'ai pas encore observé. Il y a même quelque raison de croire que, lorsque la pulpe se développe sous la forme d'une tumeur globuleuse, la dentification doit être fort compromise : l'expérience prouve, en effet, que les odontômes de cette forme sont en général plus durs que les autres, ce qui expose les couches odontogènes à s'atrophier sous la compression.

Tous les odontômes odontoplastiques bulbaires que j'ai pu étudier pendant ou après la dentification, présentaient une surface irrégulière, inégale, mamelonnée, muriforme ou même végétante. Il est permis d'en conclure que la tumeur, avant la dentification, présentait la même forme irrégulière. C'est ce qui était parfaitement évident sur l'odontôme en voie de dentification que j'ai eu l'occasion d'étudier (*fig.* 14). L'hypertrophie de la pulpe, s'effectuant d'une manière inégale, donne lieu à des saillies, à des mamelons, à des végétations, que séparent de profonds sillons, et qui peuvent devenir le siége de végétations secondaires, en donnant lieu à une apparence plus ou moins analogue à celle d'un chou-fleur. Cette disposition compliquée se produit d'autant plus facilement que le tissu de la tumeur est plus mou et plus vasculaire. Sur la pièce dont je viens de parler, les végétations étroites, cylindro-coniques, très-nombreuses, très-serrées les unes contre les autres, ressemblaient assez bien aux villosités d'une tumeur papillaire et se retrouvaient dans toute l'épaisseur de la tumeur. Ces espèces de papilles, libres dans la plus grande partie de leur surface, qui était régulière et lisse, s'implantaient par leur base, qui était leur partie la plus large, sur une masse commune dont les embranchements se répandaient et s'irradiaient dans toute la tumeur (1). Chaque papille

(1) Cette disposition des papilles, peu apparente au moment où la pièce a été dessinée, ne s'aperçoit que très-confusément sur la figure. Mais elle a été rendue évidente par une dissection pratiquée à l'aide d'une aiguille.

présentait tous les éléments d'un petit bulbe normal : une couche corticale, formée d'une lame extérieure de matière amorphe et d'une rangée de cellules dentinaires, entourait une petite masse centrale, vasculaire et fibroplastique, dont le tissu était tout à fait

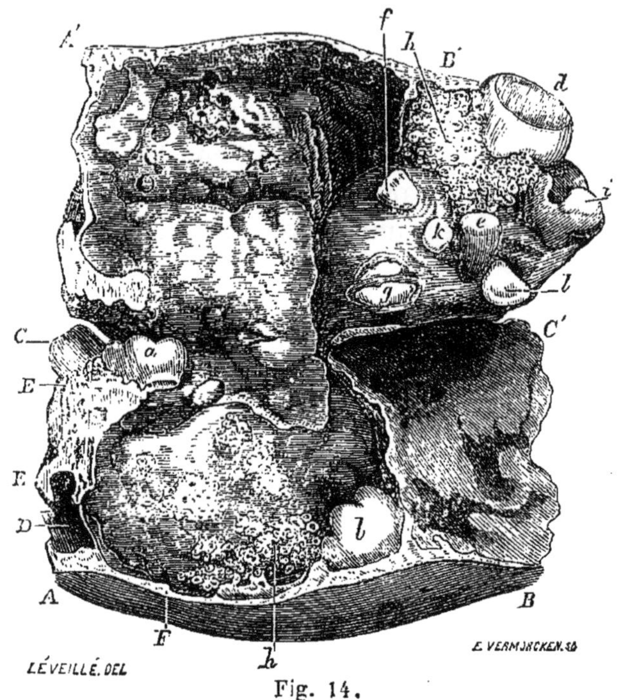

Fig. 14.

Odontôme odontoplastique en voie de dentification, occupant la moitié droite du maxillaire inférieur chez une petite fille de 2 ans 9 mois.

La tumeur, après avoir été enlevée par résection, a été soumise à une coupe verticale et longitudinale qui commence sur le bord inférieur du maxillaire AB, et qui s'étend de bas en haut jusqu'au voisinage du bord supérieur CC'. Ainsi divisée en deux moitiés presque entièrement séparées CC'AB, CC'A'B', elle a été déployée ; ces deux moitiés ne sont pas symétriques, parce qu'une partie de la tumeur s'est énucléée au moment où l'on a fait la coupe, de sorte que la masse C'B', restée indivise, a suivi le segment externe, laissant à nu sur l'autre segment la paroi du kyste osseux. D, cavité de la petite molaire de remplacement. EE, coupe du corps de la mâchoire en avant de l'odontôme. C, première petite molaire de lait, ayant achevé son éruption. Toutes les autres molaires sont englobées dans la tumeur et n'ont pas de racines. *a*, seconde petite molaire de lait. *b*, seconde grosse molaire. *d*, troisième grosse molaire retournée. La première grosse molaire ne se retrouve pas ; c'est aux dépens de son bulbe que l'odontôme s'est développé. Les nombreuses saillies qu'on aperçoit sur la coupe de la tumeur sont des bulbes secondaires. Plusieurs d'entre eux *e*, *f*, *g*, *h*, *i*, *j*, *k*, *l*, sont déjà surmontés de grands chapeaux de dentine qui ont revêtu la forme de couronnes dentaires. Ailleurs, en *h*, *h*, par exemple, des bulbes secondaires, beaucoup plus petits, très-nombreux et très-rapprochés, sont entourés de petits étuis de dentine, dont la section présente sur la coupe un aspect madréporique. La tumeur est encore molle dans le reste de son étendue.

semblable à celui de la pulpe pendant la période odontoplastique, et où l'on retrouvait même parfois un petit nombre de grains dentinaires. Enfin, beaucoup de ces papilles étaient revêtues d'une mince couche de consistance gélatineuse, où le microscope retrouvait la rangée des cellules de l'émail. On peut dire, par conséquent, que l'hypertrophie bulbaire avait eu pour conséquence de décomposer le bulbe primitif en un très-grand nombre de *bulbes secondaires,* qui présentaient toutes les conditions requises pour faire les frais de la dentification.

Ce phénomène remarquable de la *multiplication des bulbes* expliquait tous les détails de la dentification, qui était commencée en un grand nombre de points, soit sur les bulbes secondaires superficiels, soit sur les bulbes profonds de la tumeur. Là où elle était à son début, on voyait de petits étuis coniques d'ivoire constituant de véritables chapeaux de dentine, qui, nés sur le sommet de chaque bulbe, s'étendaient peu à peu jusqu'à sa base. Là où elle était plus avancée, les étuis plus épais et n'ayant plus qu'une étroite cavité centrale, se fusionnaient par leurs bases, se soudaient en outre par leur surface, en constituant, par leur réunion, une masse assez dure, dont la coupe présentait un aspect madréporique. Ailleurs enfin, et cela seul suffirait pour démontrer la réalité de la multiplication des bulbes, des saillies bulbaires plus volumineuses avaient donné naissance à des masses d'ivoire, figurées en forme de dents. On pouvait même se demander si ce n'étaient pas des dents véritables, gênées dans leur développement et déformées, mais provenant de bulbes normaux englobés dans la masse de l'odontôme (Voy. la *fig.* 14). Déjà, pourtant, en présentant la pièce à la Société de chirurgie, je pus montrer huit de ces dents, apparentes sur la coupe de la tumeur; et, comme le mal occupait une région où il ne peut y avoir en tout que sept bulbes dentaires, savoir deux pour les petites molaires de lait, et cinq pour les molaires définitives, grosses ou petites, comme en outre l'une des petites molaires permanentes avait fait régulièrement son éruption et était indépendante de la tumeur, il était clair que celle-ci renfermait au moins deux dents supplémentaires. Bientôt, en préparant la pièce pour le dessinateur, il me suffit d'exciser quelques fragments de la pulpe, pour faire apparaître sur la surface de la coupe deux autres couronnes dentaires unicuspidées, sans compter deux petites cuspides isolées qui étaient sur le point de revêtir la forme des précédentes. Il est clair, par conséquent, que la pulpe hypertrophiée a donné naissance, dans ce cas, non-seulement à un grand nombre de petits bulbes, caractérisés par leur structure microscopique et par les petits étuis de dentine qui les embrassent, mais encore à un certain nombre de bulbes assez volumineux pour engendrer de véritables couronnes dentaires.

Que serait-il arrivé si la tumeur n'avait pas été enlevée? On ne peut douter que la dentification, déjà commencée sur un très-grand nombre de points, se serait étendue à toute la masse, que tous les bulbes secondaires se seraient entourés d'étuis de dentine, qui se seraient ensuite soudés à leurs voisins, et que l'odontôme aurait fini par se transformer en une tumeur principalement composée d'ivoire. Comme en outre on retrouvait presque partout, soit à la surface de la tumeur, soit dans les sillons profonds qui pénétraient entre ces bulbes, une couche gélatineuse caractérisée par la présence des cellules de l'émail, tout permet de croire que l'odontôme dentifié aurait renfermé une certaine quantité d'émail disposée irrégulièrement à sa surface, et se prolongeant dans son épaisseur sous forme de traînées étroites.

Or, toutes ces particularités, que permettait de prévoir l'étude de cet odontôme en voie de dentification, se sont trouvées réunies sur l'odontôme odontoplastique dentifié que M. Forget a déposé dans le musée Dupuytren sous le n° 384 C, et dont il m'a été permis d'étudier les coupes microscopiques. La tumeur, entièrement dentifiée, offre une surface mamelonnée, muriforme, couverte de très-petites végétations arrondies, entre lesquelles existent des sillons, des dépressions étroites et profondes. Sur la coupe, on aperçoit à l'œil nu deux substances bien distinctes : l'une extrêmement dure, d'un blanc éclatant, formant à la surface de la tumeur une couche irrégulière, et constituant en outre des traînées linéaires qui font suite aux sillons de la surface; cette substance examinée au microscope offre la structure de l'émail. — L'autre substance, beaucoup plus abondante, est d'un blanc plus terne, et même légèrement jaunâtre; sa consistance, quoique très-dure encore, l'est beaucoup moins que celle de l'émail; sa coupe offre un grand nombre de petites taches arrondies qui lui donnent un aspect comme granuleux; au microscope, elle est presque entièrement composée d'ivoire; mais un grand nombre de petits anneaux ronds ou ovales, résultant de la section transversale ou oblique de petits canaux à peu près cylindriques, et remplis de grains dentinaires ou de dépôts calcaires amorphes, représentent les cavités oblitérées des anciens étuis de dentine, développés sur les bulbes secondaires de la pulpe hypertrophiée. L'étude comparative de cette pièce et de la précédente ne peut laisser aucun doute sur l'origine et les progrès du travail de dentification des odontômes bulbaires (1).

(1) J'ai omis à regret dans la description de ces deux pièces un grand nombre de détails curieux qu'il serait trop long d'exposer ici, et que j'ai consignés dans mon mémoire sur les odontômes. La pièce de M. Forget est très-bien représentée sur la pl. I de son mémoire déjà cité *Sur les anomalies dentaires*.

Ce travail, considéré dans son essence, ne diffère pas de celui de la dentification normale, mais on vient de voir que les conditions au milieu desquelles il s'effectue sont tout à fait spéciales, et que les tissus dentaires qui en résultent offrent une disposition des plus insolites. Ces conditions ne permettent pas à l'odontôme de revêtir la forme d'une couronne dentaire, et s'opposent presque toujours à la formation des racines. Celles-ci, en effet, ne peuvent se développer que lorsque la coque d'ivoire qui entoure le bulbe s'étend *régulièrement* et *circulairement* jusqu'à la base de la pulpe ; si la dentification gagne l'un des côtés de cette base avant que la coque soit achevée sur les autres points, ou si elle se produit à la fois au centre et à la surface de la tumeur, comme cela avait lieu sur la pièce que j'ai décrite, ou si, enfin, toute autre perturbation retarde ou accélère en quoi que ce soit la marche graduelle de la formation de l'ivoire, la formation des racines devient impossible. Mais, lorsque l'hypertrophie de la pulpe n'est pas très-considérable, lorsque l'odontôme est peu volumineux, lorsque tous les bulbes secondaires sont superficiels, et que tous entrent simultanément en dentification, il peut arriver, par exception, que, malgré la grave perturbation que subit l'évolution du bulbe, l'enveloppe d'ivoire descende assez régulièrement sur la base de la pulpe pour réaliser des conditions analogues à celles qui, sur les couronnes normales, amènent la formation du collet dentaire, et, par suite, celle des racines. C'est ce qui a eu lieu probablement dans un cas fort remarquable et peut-être unique, observé, en 1809, à l'Hôtel-Dieu, par M. Oudet, dans le service de Pelletan. J'ai déjà mentionné ce fait (Voy. p. 319). La pièce fut réclamée par Pelletan, qui la donna plus tard au dentiste Miel. J'ignore ce qu'elle est devenue. Mais, avant de s'en dessaisir, M. Oudet en tira un moule en plomb qu'il possède encore et qu'il a bien voulu me confier ; il m'a remis en outre un excellent dessin original exécuté par Miel lui-même, dessin que Ét. Geoffroy-Saint-Hilaire a reproduit dans son mémoire déjà cité (1), et que je reproduis à mon tour (*fig.* 15). L'étude de ce dessin permet déjà de constater qu'il s'agit d'un odontôme odontoplastique ; c'est ce que confirme pleinement l'examen du moule, car, en l'étudiant sur

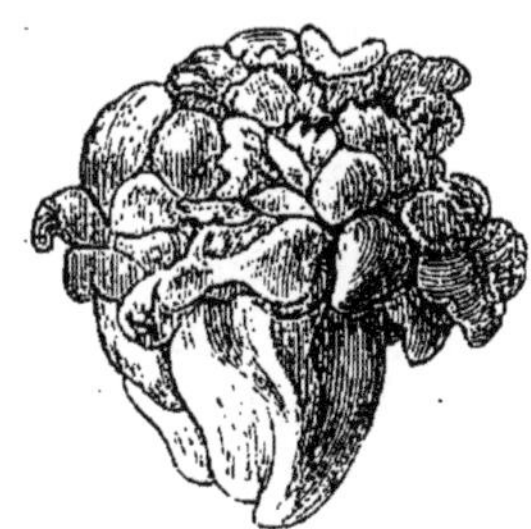

Fig. 15.

(1) Et. Geoffroy-Saint-Hilaire, *Système dentaire des mammifères et des oiseaux*. Paris, 1824, gr. in-8° de 82 pages, pl. I, fig. 18. Ce dessin a été reproduit par M. Forget dans son mémoire *Sur les anomalies dentaires*, pl. II, fig. 3.

toutes ses faces, on ne trouve nulle part la moindre apparence d'une partie de couronne régulièrement formée. Tous les mamelons dentaires qui la surmontent sont informes et évidemment développés sur des bulbes secondaires. Or, cet odontôme odontoplastique se continue à sa base avec une masse conique, qui donne immédiatement l'idée d'une racine, mais d'une racine tout à fait anormale, énorme, irrégulière, sur laquelle j'ai compté une dizaine de sillons longitudinaux plus ou moins complets. Dans ce cas, la formation d'un prolongement radiculaire avait réalisé les conditions qui amènent l'éruption des dents. L'odontôme avait donc pu percer la gencive, et prendre rang sur l'arcade dentaire, à la place des deux petites molaires. Le développement de cette racine irrégulière avait sans doute été favorisé par le peu de volume de l'odontôme, et il est probable qu'à mesure qu'elle se formait, une mince couche de cément s'était déposée à sa surface. Mais il me paraît certain que le cément ne participait en rien à la constitution de l'odontôme proprement dit. Quoi qu'il en soit, ce fait paraît unique jusqu'ici. D'une manière très-générale, on peut dire que les odontômes bulbaires n'ont pas de racines. Or, on n'a pas oublié que, chez les animaux qui n'ont pas d'organe du cément, le cément ne se produit que sur les racines. Il en résulte que, *chez l'homme,* les odontômes bulbaires dentifiés ne renferment pas de cément (1).

Lorsque la dentification est achevée, la tumeur provoque ordinairement autour d'elle une réaction inflammatoire suivie de suppuration, et, si l'on vient alors à ouvrir le kyste osseux, on trouve que la masse dentaire y est entièrement libre. On peut se demander si cet isolement, qui permet d'en pratiquer aisément l'extraction, est la cause ou l'effet de l'inflammation suppurative. Il est clair qu'elle pourrait en être l'effet, et que la suppuration qui se produit dans l'intérieur du kyste osseux est de nature à amener la destruction des adhérences fibreuses ou vasculaires qui pourraient exister encore entre la paroi de la cavité et la base de la tumeur; c'est ainsi que toute inflammation, née au fond des alvéoles, peut amener la chute des dents, c'est-à-dire la destruction de leur pédicule vasculaire et nerveux. Il est probable toutefois que, dans beaucoup de cas, l'isolement de la tumeur précède et produit l'inflammation. Il s'y passe alors un phénomène semblable à celui qui

(1) Cette proposition semble infirmée par la description que M. Forget a donnée de son odontôme bulbaire dentifié. Mais j'ai étudié la pièce avec le plus grand soin, et je me suis assuré qu'elle ne renferme pas de cément. J'ai discuté ce fait plus amplement dans mon mémoire sur les odontômes. Voy. aussi plus haut, p. 322, note 2.

amène quelquefois, chez le vieillard, la chute spontanée des dents. La dentification qui, dans les dents les plus saines, continue à s'effectuer à l'intérieur de leur cavité pendant toute la vie, et qui a pour conséquence d'augmenter l'épaisseur de la paroi d'ivoire aux dépens du volume de la pulpe, finit souvent, dans un âge avancé, par combler toute la cavité dentaire, et par faire entièrement disparaître la pulpe. La dent, alors, devient un corps étranger, et est expulsée graduellement par le retrait de l'alvéole. Or, la dentification des odontômes bulbaires amène une disposition tout à fait comparable à celle-là. En examinant la base de ces tumeurs, après leur expulsion ou leur extraction, on n'y aperçoit aucune ouverture vasculaire, aucun orifice pouvant donner passage au moindre filament de la pulpe ; celle-ci s'est donc entièrement dentifiée, comme sur les dents des vieillards, et on conçoit très-bien que cette circonstance soit de nature à transformer la tumeur en un véritable corps étranger, qui, privé de toutes ses connexions, et devenu libre dans la cavité du kyste, a toute chance de provoquer autour de lui des accidents d'inflammation et de suppuration.

Dans l'exposé qui précède, j'ai supposé que l'odontôme bulbaire se dentifiait en une seule masse. C'est le cas le plus ordinaire et le plus simple. La continuité de la masse dentifiée indique que l'odontôme, avant la dentification, était revêtu sur toute sa surface d'une couche de cellules dentinaires, ou que, si cette couche pouvait manquer en certains points plus comprimés que les autres, elle était, du moins, partout continue avec elle-même. Mais cette continuité de la couche corticale peut très-bien faire défaut. Dans le développement irrégulier et inégal du bulbe qui s'hypertrophie, la couche corticale, partout plus ou moins comprimée, peut résister très-inégalement sur les divers points de son étendue. Par exemple, les plis correspondant aux sillons qui séparent les bulbes secondaires, peuvent être soumis par les bulbes adjacents à des pressions capables de faire atrophier la couche de cellules dentinaires, et dès lors, il peut se faire que les bulbes secondaires, après leur dentification, ne se fusionnent pas les uns avec les autres. C'est ainsi, je pense, que doit s'expliquer la formation de ces kystes osseux des mâchoires, où l'on trouve plusieurs, ou même un très-grand nombre de masses très-dures plus ou moins arrondies, mamelonnées, irrégulières, inégales en volume. Je n'ai pas eu l'occasion de les observer, mais il y a une observation de Dupuytren qui ne peut guère être interprétée autrement. Ce chirurgien retira d'un énorme kyste osseux du maxillaire supérieur « une quantité étonnante de

« corps étrangers ayant la forme de globes inégaux, irréguliers, « très-durs, formés de matière osseuse ou crétacée, et dont on ne « saurait donner une meilleure idée qu'en les comparant, quant « à la forme, à ces fragments volumineux de mâchefer qu'on ré- « pand sur les routes (1). » Cette comparaison des ostéides en question avec les morceaux de mâchefer, c'est-à-dire avec les scories ferrugineuses d'une forge, est très-significative, car elle est parfaitement applicable à plusieurs pièces d'odontômes dentifiés que j'ai eues entre les mains. Dupuytren ne fit pas analyser ces ostéides ; à plus forte raison ne les fit-il pas examiner au microscope. Je n'ai donc pas le droit d'affirmer que c'étaient des amas d'ivoire; mais leur siége, leur nombre, leur complet isolement, la jeunesse du malade, tout dépose en faveur de cette interprétation.

Duval a publié, en 1811, dans les *Bulletins de la Faculté de médecine* (n° 8, p. 168), une note très-abrégée sur un fait qui n'est pas sans analogie avec le précédent. Ce fait lui avait été communiqué par Girard, professeur à Alfort. On trouva, dans le « sinus maxillaire » d'un cheval, une dent molaire qui « avait pris un développement si irrégulier, « qu'on avait de la peine à reconnaître une dent dans la masse ronde « et informe qu'elle présentait. » Cette dent, ajoute l'auteur, « était « logée, *ainsi que plusieurs autres*, dans le sinus maxillaire. » On a souvent pris, chez l'homme, des kystes dentaires pour des kystes du sinus maxillaire; il n'est donc pas étonnant que la même erreur ait pu être commise par Girard. La description de la masse dentaire principale s'accorde si bien avec celle des odontômes, que le diagnostic ne peut être douteux pour nous. Or, à côté de cette masse dentaire, et dans la même cavité, il y en avait *plusieurs autres ;* cela semble indiquer qu'il s'agissait d'un odontôme dentifié en plusieurs masses distinctes.

§ 3. — Odontômes coronaires.

Je donne le nom d'odontômes coronaires à ceux qui naissent pendant la troisième période de l'évolution des follicules dentaires, c'est-à-dire pendant la formation de la couronne. Leur début est donc postérieur à l'apparition normale des chapeaux de dentine et antérieur à la formation des racines. Ce qui caractérise ces odontômes, c'est la présence d'une couronne bien figurée, incomplète, mais parfai-

(1) Dupuytren, *Leçons orales publiées par Brierre de Boismont et Marx*. 2e édit., 1839, t. II, p. 135. Observ. III, du chap. des kystes osseux. Cette observation ne se trouve pas dans la 1re édition des *Leçons orales*.

tement normale par sa configuration, son volume et sa structure, et qui se retrouve quelque part à la surface de la tumeur (ou même dans son épaisseur lorsque l'odontôme existe chez un animal pourvu de l'organe du cément). Personne n'ignore que l'ivoire et l'émail, une fois formés, ne sont susceptibles ni de s'hypertrophier, ni de se résorber, ni de se laisser distendre. L'hypertrophie des parties molles adjacentes ne peut donc faire subir aucune modification à la portion de couronne qui était déjà développée avant le début du travail pathologique. Il en résulte que la tumeur, à quelque époque de son évolution qu'on la considère, présente toujours quelque part une portion de couronne dont la conformation et le volume correspondent à l'une des phases normales de la période coronaire.

Chez l'homme, et en général chez tous les animaux qui ne possèdent pas l'organe du cément, les odontômes coronaires sont toujours dus à l'hypertrophie de la pulpe. Chez les herbivores pachydermes, ils peuvent, sans doute, avoir le même point de départ; mais ils sont, en général, la conséquence de l'hypertrophie de l'organe du cément.

Nous décrirons donc successivement les *odontômes coronaires cémentaires* qui ne s'observent que chez les herbivores, et les *odontômes coronaires pulpaires,* les seuls que l'on rencontre chez l'homme.

Cette division correspond exactement à celle que nous avons admise pour les odontômes odontoplastiques. Si nous substituons l'épithète de pulpaire à celle de bulbaire, c'est parce que la couche corticale du bulbe, déjà dentifiée dans une partie de son étendue, est devenue parfaitement distincte de la pulpe, et reste étrangère, dans toute cette partie dentifiée, aux accidents de nutrition dont la pulpe est le point de départ.

A. — *Odontômes coronaires cémentaires.*

L'organe du cément des herbivores enveloppe l'organe de l'émail, qui enveloppe à son tour l'organe de l'ivoire. Le cément coronaire est donc toujours en réalité appliqué sur la surface *extérieure* de l'émail. On divise cependant ce cément en deux parties, désignées sous les noms de *cément extérieur* et de *cément intérieur*. Cette distinction, très-importante pour nous, nécessite quelques mots d'explication.

Lorsqu'on ouvre, sur un fœtus humain, le follicule d'une dent incisive, le bulbe se présente sous la forme d'une papille convexe, et même conique. Mais, chez le cheval, cette papille de l'incisive présente à son sommet une dépression profonde, étroite et conique, sorte de calice sur la paroi duquel on retrouve l'organe de l'émail étalé en mince membrane, et au-dessous de lui la rangée de cellules dentinaires qui caractérise la couche corticale du bulbe.

Cette dépression, ce calice, qui constituera plus tard le *cornet dentaire,* n'est pas vide. Il est occupé par un prolongement de l'organe du cément, qui y pénètre sous la forme d'une papille conique : c'est la *papille cémentaire.* La coupe schématique ci-contre rendra compte de cette disposition. Lorsque la dentification s'effectue, elle débute d'abord sur la partie la plus saillante du bulbe, tout autour de la base du cornet; puis, s'étendant peu à peu au reste de la surface du bulbe, elle descend à la fois sur la partie extérieure de cette surface, en dessinant les contours de la couronne, et sur sa partie déprimée ou invaginée, en formant autour de la papille cémentaire un cornet de dentine, plus tard tapissé d'émail. Ce cornet est d'abord ouvert, en I, du côté de la base du bulbe; mais, la dentification faisant des progrès, il se referme complétement, et dès lors la papille cémentaire est séparée définitivement de la pulpe par une lame plus ou moins épaisse d'ivoire recouverte d'une couche d'émail.

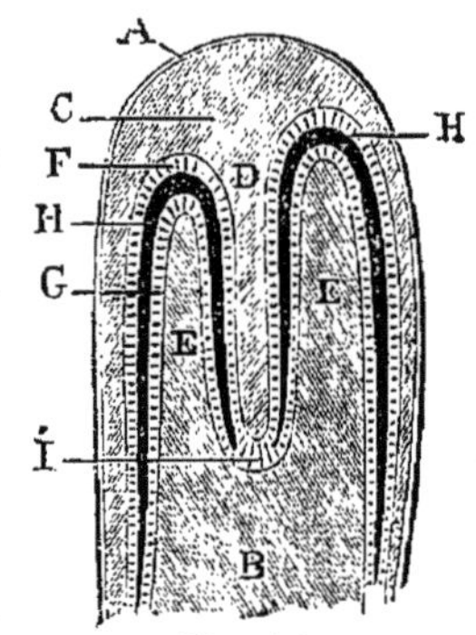

Fig. 16.
Coupe schématique montrant le développement du cornet dentaire chez le cheval (*).

Bientôt le cément se forme à son tour au-dessus de l'émail; il se forme partout où existait l'organe du cément, c'est-à-dire que, d'une part, il constitue autour de la couronne une enveloppe complète, et que, d'une autre part, il se prolonge jusqu'au fond du cornet, qu'il finit par remplir entièrement.

Telle est la disposition du cément lorsque la dent sort de son alvéole; mais la dent ne tarde pas à s'user. La couche de cément qui recouvrait la surface triturante s'use la première ; l'émail, mis à nu, s'use à son tour, et enfin l'ivoire. Dès lors, la continuité qui existait entre le *cément extérieur* et le *cément intérieur*, qui remplit le cornet, se trouve interrompue ; le cément intérieur se montre sur la surface triturante sous la forme d'une marbrure centrale,

(*) A, paroi du follicule, B la pulpe, C l'organe du cément, D la papille cémentaire pénétrant dans une dépression centrale de la pulpe, EE partie de la pulpe qui entoure la papille cémentaire, F la rangée des cellules de l'émail séparant le bulbe de l'organe du cément, G rangée des cellules dentinaires, séparée de la précédente par une couche d'ivoire H qui se prolonge de haut en bas autour de la papille cémentaire, en constituant la paroi du cornet dentaire. Celui-ci n'est pas encore complet ; il forme seulement un tube, ouvert en I, où le sommet de la papille cémentaire n'est séparé de la pulpe que par la double rangée des cellules de l'émail et de l'ivoire.

encadrée d'une ligne d'émail, qui la sépare de l'ivoire. La forme et le volume de cette marbrure varient naturellement, suivant que la dent est plus ou moins usée, et permettent de déterminer approximativement l'âge des chevaux qui ont déjà toutes leurs dents.

Pour simplifier la description, j'ai supposé qu'il s'agissait d'une dent à un seul cornet. Sur les molaires, l'existence de plusieurs cornets complique singulièrement la disposition des parties constituantes de la dent, mais, en définitive, les phénomènes sont toujours les mêmes.

Cela posé, les odontômes coronaires cémentaires peuvent être dus à l'hypertrophie de la partie de l'organe du cément qui entoure la couronne, ou à l'hypertrophie de la partie de cet organe qui s'enfonce dans les cornets, ou enfin à l'hypertrophie de tout l'organe du cément.

De là trois variétés que j'appellerai les odontômes cémentaires extérieurs, les odontômes cémentaires intra-coronaires, et les odontômes cémentaires mixtes.

La pièce, représentée sur la figure 17, nous offre un exemple de la première variété; on y aperçoit en *aab* la coupe de la couronne d'une dent molaire, couronne dont le développement ne s'est pas achevé, mais dont la partie formée est parfaitement régulière. Avant toute préparation, la surface triturante de cette couronne *aa* et l'une de ses faces latérales *ab* s'apercevaient à la surface de la tumeur. Le reste est englobé dans une masse volumineuse, bosselée, irrégulière, *ccdcc*, masse très-dure et homogène qui, sur la coupe, présente tout à fait l'apparence de l'ivoire, mais qui, examinée au microscope, est exclusivement composée de

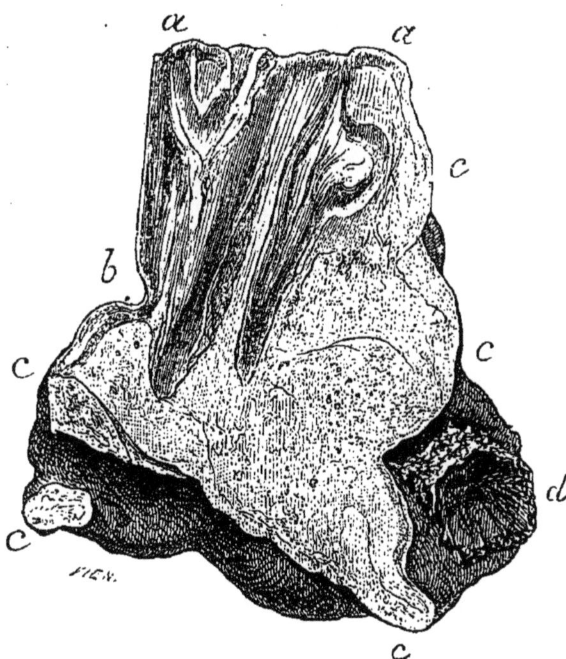

Fig. 17.
Coupe verticale d'un odontôme cémentaire extra-coronaire. Dent molaire de cheval. (Musée d'Alfort.)

cément. L'origine de cet odontôme est inconnue ; mais, la surface triturante de la couronne étant usée, nous savons que la dent avait fait son éruption, et avait servi à la mastication.

Il est clair que la couronne était déjà en grande partie formée lorsque la maladie a débuté sur l'organe du cément extérieur. Cet organe, en s'hypertrophiant, a constitué une tumeur qui a comprimé de toutes parts la base de la pulpe, qui en a déterminé l'atrophie, et qui a ainsi arrêté la croissance de la couronne. La partie inférieure de celle-ci s'est donc trouvée plus tard emprisonnée dans une volumineuse masse de cément, et la formation des racines a été rendue impossible.

Une autre pièce du même musée, représentée sur la figure 18, est un exemple d'odontôme cémentaire intra-coronaire. Cette dent monstrueuse avait, comme la précédente, fait son éruption, et sa surface triturante *aa* est usée. La partie *aabb* est la couronne à peu près normale de la 4e molaire supérieure d'un cheval. Au-dessous (1) de cette partie, qui n'est nullement déformée, la couronne s'élargit et se dilate, pour loger une énorme masse dure et d'un blanc légèrement jaunâtre, qui adhère intimement à la face profonde des couches de la couronne dilatée, et qui, supérieurement, en O, se continue dans

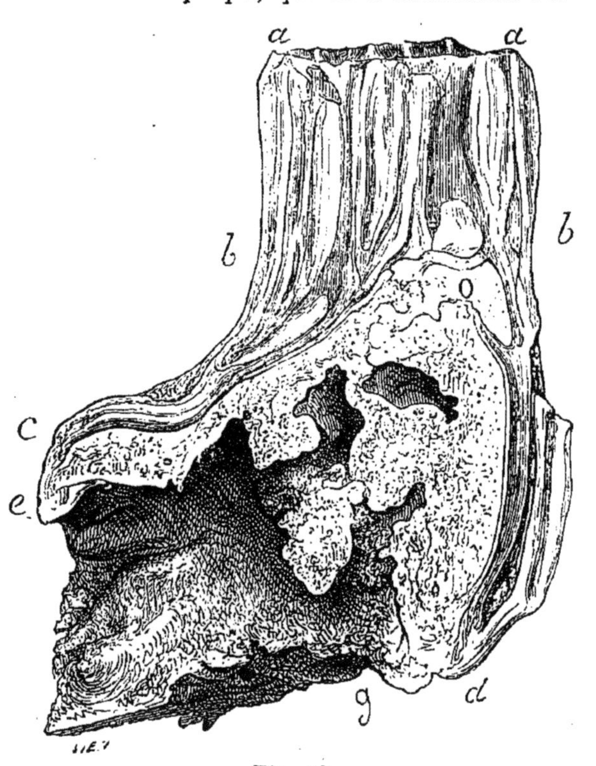

Fig. 18.
Coupe verticale d'un odontôme cémentaire intra-coronaire de la 4e molaire supérieure d'un cheval. (Musée d'Alfort.)

(1) Quoique la dent provienne de la mâchoire supérieure, j'ai cru devoir, dans ma description, me conformer à l'usage qui consiste à désigner les diverses parties des dents d'après la situation qu'elles occupent sur les dents de la mâchoire inférieure. J'appelle donc partie supérieure celle qui correspond à l'arcade dentaire, et partie inférieure celle qui correspond au fond de l'alvéole.

la couronne, jusqu'à la surface triturante, sous la forme d'une colonne verticale. On peut déjà reconnaître à l'œil nu que cette colonne verticale est constituée par le cément qui remplit l'un des cornets dentaires.

Cette pièce remarquable, recueillie en 1857 par M. Mégnin, vétérinaire à l'artillerie de la garde impériale, et donnée par lui à M. Bouley sous le titre de *Spina ventosa dentaire,* a été mentionnée par ce dernier dans l'article DENTS du *Nouveau Dictionnaire vétérinaire* (1). Avant de la décrire, M. Bouley consulta MM. Robin et Magitot, qui, d'après quelques préparations microscopiques partielles, arrivèrent à déterminer dans les termes suivants la succession des phénomènes du développement de la tumeur : « 1° Affec- « tion organique d'une division de la pulpe dentaire, avec hyper- « trophie de l'organe; affection indéterminée faute d'examen ana- « tomo-pathologique; 2° distension de la cavité de la pulpe par « l'organe hypertrophié ; 3° troubles dans la production de l'ivoire « qui, au lieu de se former par couches régulières, s'est déposé « sous forme de stalactites tapissées de cément par l'organe pro- « ducteur de cette substance, resté sain. »

Ainsi, d'après MM. Robin et Magitot, il s'agirait d'un odontôme pulpaire, et non d'un odontôme cémentaire. Mais deux objections capitales s'élèvent contre cette interprétation. D'une part, tout ce que l'on connaît sur la physiologie de l'ivoire et du cément, prouve que ces tissus, une fois formés en couche continue, ne sont pas susceptibles de se prêter à la distension ; on ne peut donc admettre que la pulpe ait pu, en s'hypertrophiant, dilater la cavité rigide et inextensible qui l'entourait. D'une autre part, il est impossible que l'organe du cément, *resté sain*, ait pu déposer du cément dans la cavité de la pulpe, car, s'il y a un cément appelé intérieur par opposition à celui qui forme la couche extérieure de la couronne, ce cément n'est intérieur qu'en apparence; il pénètre dans une dépression de la couronne, mais cette dépression est séparée de la cavité dentaire, c'est-à-dire de la pulpe, par une épaisse couche d'émail et d'ivoire. Pour résoudre ces difficultés, j'ai demandé à mon ami et collègue, M. Bouley, l'autorisation de faire pratiquer par M. Bourgogne fils une tranche microscopique comprenant toute la surface de la coupe. Cette permission m'a été libéralement accordée. J'ai pu constater ainsi : 1° que la tumeur intra-coronaire est exclusive-

(1) Bouley et Reynal, *Nouveau Dictionnaire pratique de médecine, de chirurgie et d'hygiène vétérinaires*, t. IV, p. 638. Paris, 1858, in-8°.

ment composée de cément; 2° qu'elle se continue sans interruption avec la colonne cémentaire qui remplit l'un des cornets dentaires ; 3° enfin et surtout qu'elle est partout tapissée d'une couche d'émail parfaitement régulière, qui la sépare entièrement de l'ivoire. Par exemple, si l'on étudie au point *c* la superposition des couches, on y trouve de dehors en dedans : 1° le cément extérieur; 2° l'émail extérieur; 3° l'ivoire ; 4° l'émail intérieur; 5° la masse cémentaire qui constitue la tumeur intra-coronaire.

Ainsi, il n'y pas à en douter, cette tumeur cémentaire s'est développée dans l'extrémité inférieure du prolongement que l'organe du cément envoyait au fond de l'un des cornets dentaires. Ce fait anatomique est parfaitement établi.

Voici donc de quelle manière cette tumeur s'est produite. La partie supérieure de la couronne était déjà formée ; mais les tubes dentaires d'ivoire et d'émail qui descendent sur les prolongements intérieurs de l'organe du cément n'étaient pas complets, et le cornet n'était pas encore refermé (voy. p. 351, *fig.* 16), lorsque l'un de ces prolongements a été atteint d'hypertrophie. En haut, du côté de la surface triturante, l'organe du cément, entouré d'un étui inextensible, n'a pu prendre aucune expansion; mais à l'extrémité inférieure, où il n'était séparé de la pulpe que par l'organe de l'émail, mince et molle membrane, et par la couche corticale du bulbe, aucun obstacle ne s'est opposé à son développement, et il s'est accru librement en largeur et en hauteur.

Dans le premier sens, il a dilaté toutes les couches extérieures du bulbe, couches qui, étant encore molles et extensibles, se sont prêtées sans difficulté à cette ampliation en conservant leur continuité, leur structure et leurs propriétés odontogéniques. La couronne a donc pu continuer à s'accroître ; elle s'est prolongée le long de la couche corticale dilatée et a dû ainsi s'élargir considérablement au niveau de la tumeur, sur les contours de laquelle elle s'est exactement moulée. Cette coque dentaire une fois formée autour d'elle, la tumeur hypertrophique a cessé de croître en largeur, mais rien ne l'empêchait de se développer encore en hauteur. Elle ne rencontrait, du côté de la base de la dent, aucune résistance sérieuse. La membrane de l'émail et la couche corticale du bulbe, qui la séparaient de la pulpe, ne lui opposaient qu'une barrière illusoire; ces deux couches, comprimées entre la tumeur et la pulpe, se sont atrophiées, et ont disparu, de sorte que la cavité du cornet n'a pu se refermer, et est restée définitivement en communication avec la cavité de la pulpe. C'est alors que la tumeur est devenue le siége d'une dentification exclusivement cémentaire. Quant à la pulpe, en perdant sa couche corticale, elle avait perdu sa propriété de dentification ; elle est donc restée molle ; c'est elle, sans doute, qui remplissait l'excavation large et irrégulière qui est creusée dans la base de la dent.

Une semblable disposition rendait impossible l'achèvement de la couronne, et à plus forte raison la formation des racines. La dent n'en a pas moins fait son éruption, et on ne s'en étonnera pas si l'on songe que chez le cheval l'éruption s'effectue avant le développement des racines. La dent est donc venue prendre sa place ordinaire, et, comme la partie de couronne qui se montrait à l'extérieur était régulièrement formée, l'arcade dentaire paraissait tout à fait normale. Le cheval vécut ainsi jusqu'à l'âge de huit ans. Mais alors survinrent des accidents de jetage, qui furent attribués à la morve. L'animal fut abattu ; et à l'autopsie on trouva que le jetage était dû à la suppuration du sinus maxillaire ; dans lequel la base de la tumeur avait fait irruption, après avoir détruit la cloison osseuse qui séparait le sinus de l'alvéole dilaté. J'extrais ces renseignements d'une note que M. Mégnin a bien voulu me remettre.

Une autre pièce, déposée par M. Bouley dans le musée d'Alfort, sous le n° 163 B, fournit un exemple de ces odontômes cémentaires que j'ai appelés mixtes, parce qu'ils occupent à la fois l'extérieur et l'intérieur de la couronne. L'organe du cément s'est hypertrophié en entier presque au début de la période de dentification, à une époque où la couronne n'était encore constituée que par des cuspides isolées. Trois de ces cuspides, parfaitement caractérisées par leur structure et par la disposition régulière de l'émail et de l'ivoire, s'aperçoivent sur la surface supérieure de la tumeur. Une coupe verticale a montré que ces trois cuspides se continuent dans l'épaisseur de la tumeur, sous la forme de colonnes longitudinales où la superposition très-régulière de l'émail et de l'ivoire reproduit exactement la constitution des couronnes dentaires. Mais ces trois colonnes sont isolées et perdues au milieu d'une énorme masse de cément qui les enveloppe et les disjoint. En mesurant la distance qui sépare les trois cuspides, on trouve qu'elle est cinq ou six fois plus considérable que la largeur du cornet dentaire le plus volumineux. C'est la conséquence de l'hypertrophie de la partie de l'organe du cément qui pénétrait dans le cornet. Cet organe, en se tuméfiant, a refoulé excentriquement les cuspides qui étaient déjà formées, mais qui n'étaient pas encore fusionnées. La partie extra-coronaire du cément s'est hypertrophiée en même temps; il en est résulté après la dentification une masse cémentaire, partout continue avec elle-même, et au milieu de laquelle sont dispersées les trois parties de la couronne disloquée.

Toutes les pièces sur lesquelles repose la description des odontômes coronaires cémentaires ont été recueillies sur le cheval. Et réciproquement, tous les odontômes coronaires du cheval qu'il m'a été possible de me procurer sont cémentaires, à l'exception d'un seul. Je reviendrai plus loin sur cette particularité.

B. — *Odontômes coronaires pulpaires (ou dentinaires)*.

J'ai déjà dit que ce sont les seuls odontômes coronaires que l'on puisse observer chez l'homme. Chez les herbivores, ils paraissent plus rares que les odontômes coronaires cémentaires ; j'en connais cependant un exemple chez le cheval.

Il y a lieu de distinguer le cas où toute la pulpe participe à l'hypertrophie, de celui où l'affection, plus limitée, n'occupe qu'une portion restreinte de la surface de cet organe. Dans le premier cas, l'odontôme est *diffus*, dans le second cas, il est *partiel* ou *circonscrit*. Nous décrirons successivement ces deux variétés bien distinctes.

1° *Odontômes pulpaires diffus*. — Au moment où cette tumeur débute, la partie supérieure de la pulpe est entourée d'une coque de dentine émaillée; mais, entre le bord inférieur de cette coque et le col du follicule dentaire, la surface de la pulpe n'est limitée que par sa couche corticale. Celle-ci, molle et extensible, n'oppose aucun obstacle au développement hypertrophique de la substance pulpaire. L'hypertrophie constitue donc d'abord une tumeur molle et vasculaire, dont la base élargie correspond au col du follicule, et dont le sommet est surmonté d'une portion de couronne bien formée, et même tout à fait normale. Le bord inférieur de cette couronne se continue avec la couche corticale à cellules dentinaires qui entoure la pulpe hypertrophiée. Par conséquent, lorsque la dentification, interrompue par le travail hypertrophique, reprendra sa marche, elle s'effectuera dans la couche corticale, en constituant une coque de dentine qui fera suite à la couronne, et se prolongera tout autour de la tumeur. Plus tard, cette coque, en s'épaississant par la juxtaposition de nouvelles couches de dentine à sa face interne, pourra combler peu à peu d'une manière plus ou moins complète la cavité occupée dans l'origine par la pulpe hypertrophiée.

Toutes les éventualités que nous avons indiquées à l'occasion des odontômes odontoplastiques peuvent se présenter ici. L'organe de l'émail, comprimé entre la surface de la tumeur et la paroi, peut être altéré au point de perdre sa propriété odontoplastique, et alors, après la dentification, on ne trouve aucune trace d'émail dans la tumeur. Mais il peut se faire que cet organe persiste en totalité ou en partie, et que des traînées d'émail puissent ensuite se former, soit à la surface de l'odontôme, soit dans les replis, plus ou moins profonds et plus ou moins sinueux, de cette surface rendue informe, irrégulière et anfractueuse, par des végétations plus ou moins volumineuses, plus ou moins nombreuses, et plus ou moins comparables à celles qui, dans les odontômes odontoplastiques, constituent les bulbes secondaires. Ces végétations peuvent d'ailleurs faire complétement défaut, et la surface de l'odontôme présente alors des contours presque réguliers. Ces données suffiront pour faire comprendre la description des deux pièces d'odontômes pulpaires diffus qu'il m'a été permis d'examiner.

L'une de ces pièces, dont l'histoire pathologique est malheureusement tout à fait inconnue, fait partie de la collection de mon vénéré collègue, M. Oudet. C'est une canine dont la couronne, très-avancée dans son développement, et recouverte d'une brillante couche d'émail, se continue inférieurement avec une tumeur globuleuse et creuse, constituée par une coque d'ivoire sans émail. L'épaisseur de cette coque est fort inégale; en certains points, elle n'est que d'un demi-millimètre, ailleurs, elle a au moins 3 millimètres; enfin, elle présente, sur une de ses faces, une large solution de continuité qui n'a point été produite par une fracture, et à travers laquelle la pulpe intérieure s'implantait sur la paroi du follicule. On ne peut savoir dans quel état était cette pulpe, ni si la tumeur était encore en voie de dentification; la dentine aurait peut-être fini par combler plus ou moins complétement la cavité pulpaire ; peut-être aussi l'état de cet odontôme était-il devenu définitif. Il est clair, en tout cas, que la couronne n'aurait pu s'achever, et que la formation de la racine était impossible.

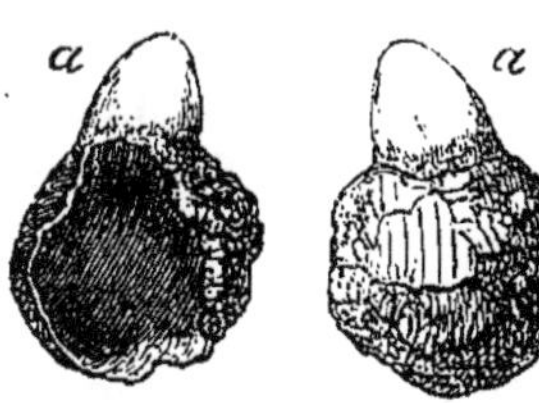

Fig. 19.
Odontôme coronaire d'une canine humaine (pièce de M. Oudet).
a, partie supérieure de la couronne, bien conformée.

L'autre pièce, déposée depuis plus de 40 ans dans la galerie d'anatomie comparée du Muséum d'histoire naturelle, salle 4 du 1er étage, n° 1324, a été mentionnée par Étienne Geoffroy-Saint-Hilaire dans son mémoire déjà cité, et figurée par M. Emmanuel

Rousseau dans la planche 26 de son *Anatomie comparée des systèmes dentaires.* Cet odontôme occupe la 4e molaire supérieure d'un cheval de deux ans. Une portion de couronne, qui avait fait son éruption et avait pris rang sur l'arcade dentaire, a été usée en grande partie par la mastication; sa surface triturante, tout à fait semblable à celle des dents voisines, est supportée par une portion de couronne bien normale, dont la hauteur, autrefois plus considérable, est réduite maintenant à 4 ou 5 millimètres, et qui se continue avec une masse dentaire irrégulière, haute d'au moins 6 centimètres, large de 8 à 9 centimètres. Cette masse est constituée par la réunion de deux globes volumineux et d'une douzaine de grosses végétations, pour la plupart digitiformes, dont plusieurs ont au moins 15 millimètres de large sur 4 à 5 centimètres de long. Une coupe, pratiquée depuis 40 ans par M. Rousseau sur l'un des globes principaux, a divisé en même temps l'une des grandes végétations digitiformes. Celle-ci n'offre aucune cavité; mais une cavité irrégulière, en forme de trèfle, occupe le centre de la masse globuleuse, et communique avec l'extérieur par une ouverture assez étroite. Cette cavité renfermait la pulpe non encore dentifiée. Ses parois, dont l'épaisseur varie de 1 à 2 centimètres, montrent sur leur coupe des traînées blanches, imitant, suivant l'expression de Geoffroy-Saint-Hilaire, la disposition des roches stratifiées.

Je n'ai pas pu pratiquer de coupes microscopiques sur cette tumeur, mais l'examen à l'œil nu suffit parfaitement pour reconnaître l'existence de traînées d'émail au milieu d'une masse d'ivoire. Y a-t-il en outre du cément? C'est ce qui reste douteux pour moi; mais il est bien certain qu'il s'agit d'un odontôme pulpaire à forme végétante et que le cément, s'il y existe, n'y est qu'accessoire.

Ici encore, la formation des racines a été rendue impossible. Mais je n'en conclurai pas que tous les odontômes pulpaires doivent nécessairement être privés de racines. Celles-ci pouvant, comme on l'a vu, se former exceptionnellement dans les odontômes odontoplastiques, il est probable que la même exception peut se présenter aussi dans le cas des odontômes pulpaires diffus.

2° *Odontômes pulpaires partiels ou circonscrits.* Cette affection a été décrite par M. Salter sous le nom de *dents verruqueuses* (1). Elle s'observe sur des dents qui, ayant d'ailleurs leur forme

(1) James Salter, *On Warty Teeth*, dans ses *Contributions to Dental Pathology*, dans *Guy's Hospital Reports*, 3e s., vol. IV, p. 276 (Lond., 1858, in-8°). — Le même, *On Warty Teeth*, dans *Transactions of the Pathol. Society of London*, 1855, p. 173 et pl. IX.

normale, leur collet et leurs racines, sont surmontées, sur une partie assez restreinte de la surface de leur couronne, d'une petite tumeur latérale d'apparence verruqueuse. Cette tumeur est tantôt simple, et formée d'une seule masse, tantôt constituée par la réunion d'un grand nombre de petites végétations semblables à des villosités ou à des papilles dentifiées. Dans ce dernier cas, chaque papille se compose d'une paroi d'ivoire qui est recouverte d'une couche régulière d'émail, et qui circonscrit une petite cavité centrale en communication avec la cavité de la couronne. On trouve également une cavité, simple ou ramifiée, et communiquant avec celle de la dent, au centre des odontômes coronaires partiels dont la surface n'est pas recouverte de végétations. La figure 20, que j'emprunte à M. Salter, donnera une idée de la constitution de ces tumeurs. L'odontôme, dans ce cas, paraissait appartenir à la racine plus qu'à la couronne, ou du moins s'implanter directement sur le collet; mais, la coupe une fois faite, on a vu que sa cavité intérieure communiquait avec la cavité de la couronne en un point *d* situé sensiblement au-dessus du collet.

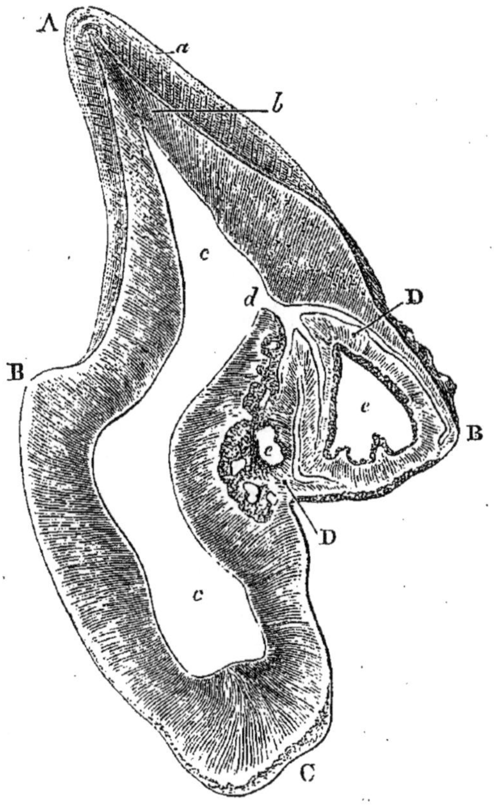

Fig. 20.

Coupe d'une incisive atteinte d'odontôme coronaire circonscrit. A, Bord de l'incisive. BB, le niveau du collet. C, la racine, DD, l'odontôme.
a, l'émail de la couronne, se prolongeant en couche très-mince à la surface de l'odontôme; *b*, l'ivoire de la couronne ; cette substance se continue avec l'odontôme qu'elle constitue presque entièrement; *cc*, la cavité de la pulpe ; elle se prolonge dans l'intérieur de l'odontôme, par un conduit, *d*, qui s'y ramifie ; *e*, *e*, cavités irrégulières creusées dans l'épaisseur de l'odontôme, communiquant probablement avec le conduit *d*, et logeant de grands îlots de pulpe non dentifiée.

M. Salter a parfaitement reconnu (1), que les tumeurs verruqueuses des dents ont leur origine dans la pulpe dentaire. Il était

(1) *Transact. of the Pathol. Society of London*, vol. VI, p. 176.

loin, cependant, d'en soupçonner la nature. Suivant lui, elles étaient la conséquence, non d'une maladie amenant la déformation de la pulpe, mais d'une malformation primitive de cet organe. « Leur « formation, dit-il, ne peut être expliquée qu'en supposant l'exis- « tence d'une pulpe aussi verruqueuse et aussi compliquée que la « dent qui lui a succédé. » Et il ajoute que « cette malformation « doit être considérée comme un vice de première formation, *vi- « tium primæ formationis.* » Ailleurs, il fait remarquer, à l'appui de sa théorie, que la disposition des dents verruqueuses est normale chez le labyrinthodon pour les plis villeux latéraux, et chez les galéopithèques pour les papilles verticales (1). Je ne pense pas, pour ma part, qu'un vice de conformation primordiale de la pulpe puisse rendre compte de la constitution de la tumeur ; tout s'explique, au contraire, très-bien par l'hypertrophie circonscrite de la pulpe pendant la troisième période du développement de la dent. On remarquera d'ailleurs qu'il y a dans la tumeur dentifiée plusieurs lacunes irrégulières, logeant des îlots de pulpe qui avaient échappé à la dentification, disposition que nous avons déjà eu l'occasion de constater sur plusieurs autres odontômes. Pour ces divers motifs, je range les tumeurs décrites par M. Salter au nombre des odontômes. L'affection, étant limitée à une partie très-restreinte de la surface de la pulpe, n'empêche pas le reste de la couronne de se développer à peu près régulièrement, et dès lors aucun obstacle ne s'oppose à la formation de la racine. La dent peut donc faire son éruption, et servir à la mastication comme une dent normale.

Je rattache à la même variété d'odontômes une tumeur dentaire remarquable dont l'observation a été publiée en 1826 par le dentiste Lemaire. Il s'agit d'une canine supérieure droite dont l'éruption, retardée jusqu'à l'âge de 16 ans, se fit au-dessus du niveau des autres dents. Sur l'un des côtés de la couronne, d'ailleurs bien conformée, existaient trois végétations que l'auteur attribua à la fusion d'autant de germes dentaires surnuméraires, primitivement distincts. Mais il suffit de jeter les yeux sur la figure qui accompagne son observation pour reconnaître qu'il s'agit d'un odontôme coronaire circonscrit. La tumeur, plus volumineuse que dans le cas de Salter, a troublé la formation de la racine, qui est assez irrégulière, mais qui s'est pourtant développée complétement (2).

(1) *Guy's Hospital Reports*, 3e sér., vol. IV, p. 280.

(2) Lemaire, *Deux observations d'anatomie pathologique sur les dents*, dans le *Journal de médecine* de Leroux, t. XXXVI, p. 252. — Paris, 1826, in-8°.

§ 4. — Odontômes radiculaires.

Lorsque la couronne est achevée, le bord inférieur de l'ivoire correspond exactement au col du follicule, qui dépose sur la racine, à mesure qu'elle se forme, une couche régulière de cément.

Les odontômes nés pendant cette période peuvent donc renfermer à la fois de l'ivoire et du cément. L'un ou l'autre de ces éléments peut être prédominant ou même constituer exclusivement la tumeur. De là deux variétés possibles : les *odontômes radiculaires cémentaires*, et les *odontômes radiculaires dentinaires*.

Quant à l'émail, les conditions qui président à sa formation ont disparu pour toujours. Il ne peut donc pas se produire dans les odontômes radiculaires.

Je ne connais pas d'exemples d'odontômes radiculaires dentinaires. Cela ne prouve rien contre l''existence de cette variété. Je ferai néanmoins une remarque, c'est que le tissu osseux, dont le cément est composé, se forme aisément et rapidement au milieu des conditions les plus diverses ; tandis que le développement de l'ivoire, beaucoup plus difficile, plus lent, et surtout plus spécial, exige le concours d'une rangée de cellules dentinaires, qu'une perturbation relativement légère prive de leur propriété de dentification. Il paraît donc probable que, dans les tumeurs où sont réunies les conditions de la production de l'ivoire et celles de la production du cément, les formations cémentaires auront toutes chances d'être prédominantes. Déjà on a vu que chez le cheval, qui possède un organe spécial du cément, les odontômes coronaires sont habituellement cémentaires. Il y a donc quelque raison de supposer que chez l'homme les odontômes radiculaires doivent affecter de préférence la forme cémentaire.

A l'état normal, le blastème où naît le cément radiculaire, s'organise et s'ossifie à mesure qu'il se produit, de sorte qu'on ne trouve, entre le col du follicule qui sécrète ce blastème, et la surface radiculaire sur laquelle se dépose le cément, aucune substance concrète, aucun tissu organisé ou en voie d'organisation ; et voilà pourquoi on dit que l'homme n'a pas d'organe du cément. Mais si, par une cause quelconque, la sécrétion du blastème ossifique est exagérée, s'il s'en produit, dans un temps donné, une quantité supérieure à celle qui peut, dans le même temps, se fixer et s'ossifier sur la racine en voie de formation, ce blastème en excès s'accumulera sous forme de tumeur. Un phénomène analogue se produit quelquefois après l'achèvement des racines ; mais alors il affecte une marche très-lente, la tumeur qui en résulte, et qui est toujours très-petite, fait corps avec la racine qui n'est pas autrement altérée, et dont tous les éléments se retrouvent, parfaitement normaux, au-dessous de la formation cémentaire. Celle-ci, étant née graduellement, par dépôts successifs et superposés, affecte une disposition stratifiée comme le cément radiculaire lui-même, et il en résulte une tumeur qui porte, à bon droit, le nom d'*exostose cémentaire*. Mais il en est autrement, lorsque la production exagérée du blastème cémentaire a lieu pendant la formation de la racine. D'une part, elle est beaucoup plus abondante, et, d'une autre part, elle constitue une tumeur qui comprime et déforme la pulpe, de sorte que le développement de la racine se trouve gravement troublé, et que celle-ci est entièrement défigurée et même dénaturée.

L'existence d'un odontôme radiculaire ne peut évidemment porter aucune atteinte à la constitution de la couronne, qui est déjà formée. Si la dent a plusieurs racines, il est possible, sans doute, que la tumeur, née sur l'une d'elles, vienne à rencontrer, en s'accroissant, la base des prolongements pulpaires sur lesquels doivent se développer les autres racines, et que, dès lors, celles-ci soient plus ou moins déformées. Mais cette conséquence n'est nullement nécessaire, et, sur la seule pièce que j'aie pu étudier, les deux racines étrangères à l'odontôme s'étaient développées d'une manière, sinon tout à fait normale, du moins, presque normale.

Quoi qu'il en soit, la tumeur, n'occupant que la région des racines, ne s'oppose pas à l'éruption de la couronne dentaire; elle peut même paraître, à son rang, sur le bord alvéolaire, après avoir dilaté l'ouverture de l'alvéole, ou plutôt après avoir déterminé l'atrophie et l'absorption de la partie correspondante de l'os maxillaire.

On comprendra maintenant, sans difficulté, tous les détails de l'observation suivante.

Un homme de 45 ans (1) vint consulter M. Maisonneuve pour une tumeur gênante et douloureuse qui occupait le côté gauche de la mâchoire inférieure, et faisait principalement saillie dans l'intérieur de la bouche. « A la petite extrémité de l'ovoïde représenté « par la tumeur, se voyait une dent cariée dont la couronne, in« complétement détruite, était en grande partie masquée par la « proéminence de la gencive que soulevait le produit morbide.

(1) Il est dit, dans les *Bulletins de la Société de chirurgie*, 1re sér. t. VI, p. 59, que le sujet était *un jeune homme*. Mais M. Forget, à qui M. Maisonneuve a communiqué l'observation, dit que le sujet avait 45 ans.

« Avant d'attaquer cette tumeur, M. Maisonneuve engagéa son ma-
« lade à se faire extraire la dent cariée, pensant ouvrir ainsi une
« voie qui permettrait de mieux explorer et d'aborder plus facile-
« ment le produit enkysté. — Cette opération préliminaire, qui fut
« pratiquée par M. Devillemur, dentiste, eut un résultat inattendu
« et définitif, car la dent, et avec elle la tumeur qui y était annexée,
« furent enlevées du même coup. »

M. Maisonneuve présenta la pièce à la Société de chirurgie le 11 juillet 1855, comme un exemple « de véritable exostose de la substance dentaire », et la déposa dans le musée Dupuytren, sous le n° 384 B. — M. Forget désirant connaître la structure de cette tumeur, pria MM. Robin et Magitot de l'examiner au microscope. Une tranche microscopique pratiquée par ces messieurs, et conservée par M. Magitot, qui a bien voulu me la prêter, montra que la masse morbide était presque exclusivement composée de cément. M. Forget supposa, d'après cela, qu'il s'agissait d'une *tumeur intra-maxillaire soudée à une dent molaire voisine*, et annonça dans le texte de l'observation que la coupe, pratiquée suivant l'axe de la dent, permettait de constater la ligne d'intersection entre elle et la racine dentaire; mais le dessin ci-contre prouve au contraire que la racine faisait partie intégrante de la tumeur. Ce dessin, copié sur une tranche très-amincie où les tissus dentaires, vus par transparence, se distinguent les uns des autres par des aspects très-caractéristiques, montre que la dent malade est une dent à trois racines; deux d'entre elles, parfaitement dessinées, sont presque normales, à cela près qu'elles sont trop courtes eu égard au volume de la dent, et trop massives eu égard à leur longueur. La troisième, sur laquelle s'est développé l'odontôme, est au contraire très-déformée; elle se prolonge en se recourbant au-dessous de la tumeur, et se termine en *d*, où elle se renfle en forme de cor de chasse. Du reste elle offre exactement la structure des deux autres racines, c'est-à-dire qu'elle est constituée par une masse d'ivoire tout

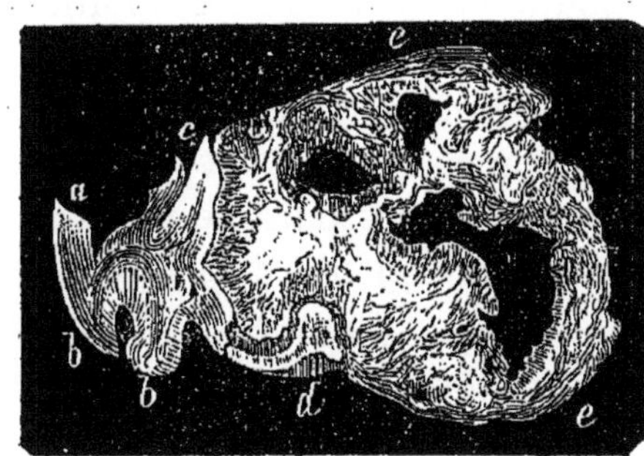

Fig. 21.
Odontôme radiculaire d'une molaire humaine (pièce de M. Maisonneuve). — *a*, les restes de la couronne qui est profondément entamée par la carie. — *b*, *b*, deux racines, courtes et massives, mais ayant d'ailleurs la structure normale. — *d*, la troisième racine faisant corps avec la tumeur cémentaire et se prolongeant au-dessous d'elle. — *ee*, l'odontôme cémentaire présentant des cavités centrales irrégulières.

à fait normal, revêtue, sur sa face libre ou convexe, d'une mince écorce de cément non moins normal. Par sa face profonde ou concave et par son extrémité, elle adhère d'une manière intime à la production accidentelle, qui est purement cémentaire ; mais le tissu osseux qui constitue cette masse morbide n'affecte pas la disposition du cément ordinaire. Elle n'est nullement stratifiée ; on y trouve un grand nombre de canalicules osseux à directions très-irrégulières ; enfin on aperçoit sur la coupe plusieurs grandes lacunes correspondant à des cavités creusées dans l'épaisseur de la tumeur, et privées de parois propres. Tous ces caractères indiquent qu'il s'agit d'une tumeur primitivement molle et vasculaire, qui, après avoir acquis tout son volume, après avoir déformé et étalé le prolongement de pulpe destiné à fournir l'une des racines de la dent, s'est irrégulièrement et incomplétement transformée en cément, pendant que la pulpe refoulée à sa surface produisait au-dessous d'elle la masse d'ivoire qui représente la racine proprement dite.

§ 5. — Odontômes composés.

Tous les odontômes peuvent évidemment rentrer dans l'un ou l'autre des quatre groupes qui précèdent ; tous en effet débutent nécessairement à une certaine époque de l'évolution des follicules dentaires, et doivent, dès lors, trouver leur place dans une division basée sur l'époque de leur début. Mais il y a des cas où la complexité des lésions laisse planer des doutes sur le mode de développement des odontômes. Ces cas sont très-rares, puisque jusqu'ici je n'en connais qu'un seul ; lorsqu'on en aura constaté plusieurs, il sera possible, selon toute probabilité, de les expliquer les uns par les autres : jusque-là il y aurait peut-être quelque inconvénient à les rapprocher des cas plus simples que nous venons de décrire.

Il serait superflu, sans doute, d'exposer ici dans tous ses détails l'observation de l'odontôme que je crois devoir désigner provisoirement sous le nom d'odontôme composé. Elle a d'ailleurs été publiée par M. Robin et par M. Forget, qui a donné en outre une belle planche où sont représentées la pièce et les particularités les plus frappantes de sa structure (1). Voici le résumé de ce fait sin-

(1) Robin, *Bulletin de l'Acad. impér. de médecine*, t. XXIV, p. 1205, et *Mémoires de la Société de biologie*, 1862, 3e série, t. IV, p. 216. — Am. Forget, *Étude histologique d'une tumeur fibreuse non décrite de la mâchoire inférieure*. Paris, 1861, brochure, in-4o avec une pl. Voy. aussi *Bull. de la Soc. de chirurgie*, 1re série, t. X, p. 60.

gulier. Un enfant de 12 ans fut présenté, en 1858, à M. Letenneur, de Nantes, qui constata l'existence d'une tumeur déjà volumineuse de la moitié droite du maxillaire inférieur, tumeur dont le début avait eu lieu 15 mois auparavant. La dent canine et la première molaire temporaires étaient en place; aucune autre dent n'apparaissait au delà de cette dernière. Le diagnostic ayant paru douteux, M. Letenneur invita les parents à lui ramener l'enfant de temps à autre, mais on ne le lui présenta de nouveau qu'au bout d'un an. La tumeur avait acquis le volume du poing. A sa partie antérieure, on apercevait la canine et les premières petites molaires permanentes, qui, bien que déviées, perforaient déjà la muqueuse pour faire leur éruption. (La première petite molaire temporaire, dont l'existence avait été constatée l'année précédente, était tombée depuis.) Aucune autre dent ne surmontait la tumeur ; en d'autres termes, on n'apercevait ni la seconde petite molaire, ni les deux premières grosses molaires, dont l'éruption ne s'était pas effectuée. M. Letenneur diagnostiqua une tumeur fibreuse du maxillaire inférieur, et résolut d'en pratiquer l'énucléation. Il excisa une partie de la coque osseuse, mais la tumeur était si volumineuse, qu'il ne put l'extraire qu'après l'avoir divisée en trois fragments (1). Du reste, l'énucléation fut parfaite. Deux mois après, l'enfant, déjà guéri, pouvait mâcher ses aliments sans aucune gêne. J'ai écrit à M. Letenneur, pour connaître la suite de l'observation. Il m'a répondu que son jeune opéré était mort de méningite aiguë, cinq ans après l'opération, sans avoir présenté la moindre apparence de récidive.

La tumeur envoyée à M. Forget a été présentée à la Société de chirurgie, et étudiée au microscope par M. Robin. Elle était surmontée de bosselures volumineuses que séparaient des sillons profonds. Elle était constituée, dans la plus grande partie de sa masse, par un tissu d'apparence fibreuse ou fibroïde, où l'on trouvait, au milieu d'une trame abondante de tissu fibreux, un grand nombre de noyaux fibroplastiques ovoïdes, tout à fait pareils à ceux de la pulpe dentaire. M. Robin n'hésita donc pas à considérer la tumeur comme la conséquence d'une hypertrophie de cette pulpe.

Près de la base de la tumeur, et occupant une situation superficielle, existaient bon nombre de petites masses plus ou moins coniques, plus longues que larges, principalement fibreuses, mais présentant des points de consistance osseuse, et offrant toute l'apparence de

(1) M. Forget a rapproché ces trois fragments pour faire dessiner la tumeur comme une seule pièce.

dents avortées. M. Forget en a indiqué quatre dans l'explication de sa planche, et on en aperçoit au moins cinq ou six sur la figure.

Jusqu'ici la description ne diffère pas de celle des odontômes odontoplastiques en voie de dentification; mais en disséquant la tumeur on y trouve trois dents molaires enkystées dans autant de cavités distinctes. L'une d'elles était parfaitement formée et complétement développée, et pouvait passer pour normale quoique son volume fût peut-être un peu exagéré. La seconde, située en avant, était une bicuspide complétement formée. La troisième, située au-dessous de la seconde, était encore une bicuspide; sa couronne était assez bien formée, mais elle n'avait pas de racine, et sa cavité s'ouvrait largement à l'extérieur. Enfin, des incisions plus profondes mirent à découvert deux tumeurs singulières, d'apparence osseuse, plus grosses que le bout du doigt, et enkystées dans deux cavités distinctes. La première présentait à sa base une masse dure et même compacte, constituée par du tissu osseux véritable ; l'extrémité opposée supportait plusieurs touffes de tissu fibreux qui pénétraient profondément dans la masse osseuse. La seconde tumeur présentait également à sa base une masse de tissu osseux, mais de l'autre extrémité émergeait une couronne dentaire parfaitement dessinée, et une coupe montra que cette dent était pourvue d'une racine unique, complète, bien formée, et longue de plus d'un centimètre, qui s'implantait dans la masse osseuse comme une dent s'implante dans son alvéole. Cette dent est désignée dans le texte de M. Forget, p. 13, sous le nom d'incisive, et sous le nom de petite molaire dans l'explication de la planche, p. 24. Cette légère contradiction laisse voir qu'elle ne présentait pas une forme très-caractéristique. Il y a enfin une particularité que M. Forget n'a pas signalée, mais qui est parfaitement évidente sur la figure : c'est l'existence de deux cavités très-circonscrites quoique peu régulières, au milieu de la masse osseuse, en dehors de la racine de la dent; elles renfermaient du tissu fibreux; ce n'étaient peut-être que des follicules dentaires étouffés dans leur développement.

Ces deux tumeurs à base osseuse étaient évidemment de même nature. La seconde supportait une dent, et provenait par conséquent d'un follicule dentaire; la première, quoique dépourvue de dent, avait certainement la même origine. En y ajoutant les trois dents précédemment décrites, cela faisait déjà cinq follicules dentaires englobés dans la tumeur principale. Celle-ci provenait d'un sixième follicule; enfin la première petite molaire temporaire, dont l'éruption avait été normale, avait été remplacée avant l'opération par la première petite molaire permanente, qui était indépendante de la tumeur. Cela porte à huit le nombre des follicules dentaires développés dans la région molaire, où les deux dentitions réunies ne fournissent normalement que sept follicules. Il y avait donc au moins un follicule surnuméraire. Voilà un premier point tout à fait insolite. Nous avons parlé jusqu'ici des *bulbes* surnuméraires des odontômes, mais nous n'avons pas encore signalé la formation de *follicules* surnuméraires. Nous venons de démontrer qu'il y en avait au moins un; mais tout permet de croire qu'en réalité il y en avait au moins deux, représentés par les deux masses ostéo-dentaires ou ostéo-fibreuses précédemment décrites.

Or, ces deux follicules surnuméraires n'avaient pas produit seulement les tissus fibreux ou dentaires qui se développent pendant l'évolution des bulbes. Une masse osseuse, compacte, dont l'étude microscopique n'a malheureusement pas été faite, mais qui me paraît pouvoir être considérée comme une formation cémentaire, s'était développée au fond de chacun de ces follicules. J'ai lieu de croire que ce cément avait été produit par la base des follicules qui est, comme on sait, chez l'homme, l'agent exclusif de la formation du cément.

Je suis donc disposé à interpréter ce fait de la manière suivante :

1° Un odontôme odontoplastique, avec formation de bulbes secondaires multiples, a pris naissance dans le follicule de l'une des dents molaires, probablement de la seconde molaire permanente. Plusieurs des bulbes secondaires de cet odontôme étaient en voie de dentification, lorsque l'opération a été pratiquée.

2° La tumeur, en s'accroissant, a détruit les cloisons alvéolaires qui la séparaient des follicules voisins, et a englobé ces follicules; de là les trois dents molaires qui étaient enkystées vers la partie antérieure de la tumeur, et qui représentent la seconde bicuspide temporaire, la seconde bicuspide permanente incomplétement développée, et la première grosse molaire.

3° Enfin deux follicules dentaires surnuméraires se sont développés dans l'épaisseur de la tumeur, et ont produit chacun un bulbe dentaire entouré d'une masse de cément. Il en est résulté deux petites tumeurs qui étaient isolées au milieu de la tumeur principale, et que je considère comme constituant une variété toute spéciale, et jusqu'ici sans analogue, d'odontômes cémentaires.

M. Forget a interprété tout autrement ces deux tumeurs isolées; il les a considérées comme provenant de deux alvéoles normaux, d'abord hyperostosés, puis séquestrés, et devenus libres au sein de la tumeur principale (1); mais d'une part, la paroi osseuse des alvéoles ne constitue pas un organe séparable ; et d'une autre part, il suffit de compter, comme nous l'avons fait, les dents qui se sont plus ou moins régulièrement formées dans la région molaire, pour reconnaître qu'il s'est développé au moins un et probablement deux follicules surnuméraires : on va voir en outre que les follicules surnuméraires sont exposés bien plus encore que les follicules normaux, à devenir le siége du travail d'hypergénèse qui produit les odontômes.

§ 6. — Odontômes hétérotopiques.

Je désigne sous ce nom les odontômes développés dans des follicules dentaires surnuméraires. Ceux-ci occupent tantôt la région maxillaire, et tantôt une région plus ou moins éloignée des mâchoires. Dans l'un et l'autre cas, ils sont dus à un travail hétérotopique ; car ce qui constitue l'hétérotopie, ce n'est pas la distance plus ou moins grande qui sépare le tissu ou l'organe nouveau des parties semblables qui rentrent dans le plan normal de l'économie : c'est l'absence de continuité entre la production accidentelle et les parties normales dont elle reproduit la structure (2). Une dent surnuméraire qui se développe dans les mâchoires à quelques millimètres des autres dents, est hétérotopique au même titre que celle qui naît sur l'os temporal, à cela près que l'écart de formation est plus considérable dans le second cas que dans le premier.

Chez l'homme, les dents surnuméraires (qu'on ne doit pas confondre avec les kystes dentaires, dits fœtaux) ne se développent guère que dans les mâchoires ; je dirais même qu'elles ne se développent jamais ailleurs, si je m'en rapportais aux faits qui me sont connus. Mais, chez les animaux herbivores, il n'est pas extrêmement rare de les rencontrer dans d'autres parties de la tête ; elles affectent d'ailleurs, ordinairement, des relations assez étroites avec le squelette, dans lequel elles sont quelquefois très-solidement implantées. Leur siége presque constant est la région de l'os temporal et les parties adjacentes du pariétal, de l'occipital et du sphénoïde. On en a vu, toutefois, qui adhéraient non au squelette, mais au cartilage scutiforme, qui fait partie de la base de la conque de l'oreille. Elles sont en général uniques, cependant il en existait deux, par-

(1) Forget, *Étude histologique d'une tumeur fibreuse*, etc. Paris, 1864, in-4°, p. 16.
(2) Voy. plus haut, t. I, p. 104 et *passim* dans le même chapitre.

faitement symétriques, chez le cheval dont MM. Robin et Georges Félizet ont publié l'observation. Il y avait, dans ce cas, une autre circonstance remarquable et insolite : c'est que la production osseuse dans laquelle s'implantait la dent surnuméraire droite, renfermait dans son épaisseur deux autres petites masses dentaires, entièrement incluses dans le tissu osseux et sans communication avec l'alvéole de la grosse dent. Il y avait donc en réalité, de ce côté-là, trois follicules dentaires surnuméraires, dans une masse osseuse qui représentait comme une petite mâchoire (1).

Les dents surnuméraires de l'homme, par cela même qu'elles occupent la région de la mâchoire, tendent en général à faire leur éruption, et la font quelquefois sans aucun accident. Mais les dents temporales ou péri-temporales des herbivores ne peuvent se comporter de la même manière; en soulevant les parties molles, elles forment une tumeur plus ou moins volumineuse, qu'accroît encore l'induration inflammatoire des tissus adjacents. Plus elles grandissent, plus la tension et l'inflammation augmentent; enfin il se forme un abcès et il reste une fistule.

Ces dents surnuméraires des herbivores peuvent avoir une conformation presque normale. Dans le cas de MM. Robin et Félizet, la dent principale du côté droit avait l'apparence d'une molaire, mais la structure d'une incisive. On y trouvait une racine qui était encore en voie d'accroissement, et une couronne pourvue d'un cornet dentaire plein de cément, avec un émail central et un émail d'encadrement. L'animal était un cheval de 18 mois. Dans le cas de Mage-Grouillé, un abcès s'étant formé, chez une pouliche de trois ans et demi, entre l'oreille gauche et la salière, on pratiqua une incision qui mit à nu une dent molaire solidement implantée dans l'os. Cette dent fut arrachée ; elle avait 6 centimètres de long, et 9 de circonférence ; « on y distinguait parfaitement l'émail, la couronne et les cannelures (2). » Dans un cas cité par Berger-Perrière, il survint, chez un agneau, un abcès qui s'ouvrit dans l'oreille droite, et resta fistuleux. A travers cette ouverture, on fit l'extraction d'une dent incisive caduque parfaitement conformée (3).

On voit que les dents surnuméraires peuvent se développer d'une manière à peu près régulière, et représenter assez exactement la

(1) Robin et Georges, *Comptes rendus de la Soc. de biolog.*, 1863, p. 167 (sér. III, t. V).

(2) Fromage de Feugré, *Correspondance sur les animaux domestiques*, 1811, t. IV, p. 267, cité par Goubaux dans *Recueil de médecine vétérinaire*, t. XXXI, p. 73. Paris, 1854, in-8°.

(3) Berger-Pierrère, *Recueil de méd. vétérinaire*, 1835, t. XII, p. 586.

structure et la forme de telle ou telle dent normale. Mais leurs follicules ont une tendance marquée à subir un développement hypertrophique, et à produire, au lieu de dents bien conformées, de véritables odontômes, que je décrirai sous le nom d'odontômes hétérotopiques. J'ai lieu de croire que chez l'homme cette évolution est très-exceptionnelle, car je n'en connais qu'un seul exemple, quoique les sur-dents ne soient pas extrêmement rares; mais les follicules dentaires extra-maxillaires des herbivores, si je puis m'en rapporter aux observations publiées, produisent bien plus souvent des odontômes que des dents figurées.

Le fait observé chez l'homme a été publié par M. James Salter, dans un travail que j'ai déjà cité (1). Chez un gentleman de 35 ans, qui éprouvait une très-vive douleur à l'angle de la mâchoire droite, M. Salter trouva, *derrière la dent de sagesse*, une petite masse irrégulière, d'apparence osseuse, qui perçait la gencive. Il l'enleva aisément, croyant extraire un séquestre ; mais c'était une petite masse dentaire à peu près ronde, où l'on ne distinguait ni racine ni couronne, et dont la face superficielle était hérissée d'un très-grand nombre de petites végétations, très-irrégulières et très-inégales en volume, sortes de papilles plus ou moins digitiformes, parfaitement blanches et couvertes d'émail. M. Salter considéra cette pièce comme une *dent verruqueuse*, sans la distinguer de celles que j'ai décrites sous le nom d'*odontômes coronaires partiels*. Mais l'absence de toute couronne ou partie de couronne prouve qu'il s'agissait, en réalité, d'un odontôme odontoplastique dentifié, développé dans un follicule surnuméraire. Ce qu'il y a de plus curieux, c'est que, quelque temps après, une seconde masse dentaire, exactement pareille à la précédente, se fit jour à travers la gencive, et prit la place de la première : c'était un second follicule surnuméraire développé en odontôme odontoplastique comme le premier. Ces deux tumeurs, la seconde certainement, et probablement aussi la première, se sont développées longtemps après l'éruption de la dent de sagesse, c'est-à-dire longtemps après la limite que nous avons assignée au début le plus tardif des odontômes. Mais cette limite n'est évidemment applicable qu'aux odontômes des follicules normaux, puisque les follicules surnuméraires peuvent se former jusque dans l'âge adulte. Maintenant, il n'est pas étonnant que les germes dentaires qui naissent ainsi après la fin de la croissance,

(1) J. Salter, *Contribution to Dental Pathology* dans *Guy's Hospital Reports*, sér. III, vol. IV, 1858, p. 279, et pl. I, fig. 3 et 4.

aient une évolution moins active que les autres, et que les odontômes dont ils deviennent le siége puissent se restreindre à un très-petit volume. C'est pour cela, sans doute, que les deux odontômes du sujet observé par M. Salter, étaient moins gros que la plus petite dent molaire, tandis que les odontômes odontoplastiques des follicules normaux sont toujours bien plus volumineux que les dents dont ils tiennent la place.

Les odontômes des follicules surnuméraires de la région temporale des herbivores peuvent au contraire acquérir un volume considérable. Leur évolution et leurs caractères anatomiques ne diffèrent pas essentiellement de ceux des odontômes maxillaires. Tantôt ils débutent pendant la période coronaire, et alors ils revêtent plus ou moins, dans une partie variable de leur étendue, la forme d'une dent figurée ; tantôt ils naissent avant la formation de la couronne, pendant la période odontoplastique, et alors ils constituent, après dentification, des masses informes, où l'émail, le cément et l'ivoire sont répartis de la façon la plus irrégulière, comme cela a lieu dans les odontômes odontoplastiques des mêmes animaux.

Comme exemple d'odontôme coronaire hétérotopique, je citerai un cas de M. Martin. Ce vétérinaire constata sur une pouliche l'existence d'une tumeur du volume d'un œuf de dinde, qui occupait la région temporale gauche, à égale distance de l'œil et de l'oreille, et dont le début remontait à 15 mois. Une fistule qui aboutissait à l'oreille fut incisée, et M. Martin mit à découvert une masse ossiforme qui adhérait fortement au pariétal, et qu'il arracha avec des *trichoises*. Cette tumeur singulière, qui offrait quelque ressemblance avec une molaire, présentait à sa surface des trous qui renfermaient, au moment de l'opération, une matière gélatineuse. M. Martin diagnostiqua une tumeur produite par l'ossification du cartilage scutiforme de l'oreille. M. Reynal, analysant l'observation, contesta ce diagnostic, et pensa, avec raison, qu'il s'agissait d'une dent molaire développée dans l'épaisseur du pariétal. Mais il est clair que cette dent devait être singulièrement monstrueuse, puisque l'auteur de l'observation l'avait prise pour une production osseuse. Du rapprochement des deux diagnostics, il résulte pour moi que la tumeur, dont le volume excédait d'ailleurs de beaucoup celui de la plus grosse des molaires, était un odontôme coronaire développé dans un follicule surnuméraire (1).

(1) Voy. l'observation analysée par M. Reynal, dans *Recueil de médecine vétérinaire*, mai 1853, p. 366.

M. Goubaux cite sommairement un fait analogue observé par M. Gurlt, de Berlin (1).

L'adhérence de l'odontôme avec le pariétal était considérable dans le cas de M. Martin; elle l'était bien plus encore dans un cas observé en 1848 par M. Goubaux, et publié par lui, en 1854, dans son important mémoire sur les *Aberrations dentaires des animaux domestiques* (2). En ouvrant le crâne d'un cheval, M. Goubaux trouva du côté gauche, dans l'épaisseur de la partie postérieure du sphénoïde, et au niveau de la suture occipito-temporale, deux tumeurs étranges qui sont déposées aujourd'hui dans le musée d'Alfort. La première, irrégulièrement cylindrique, épaisse de 36 millimètres, longue de 51, faisait une forte saillie dans l'intérieur du crâne. La seconde, sphéroïdale, de 45 millimètres de diamètre, faisait au contraire saillie en dehors, en soulevant une mince lame osseuse papyracée qui la séparait du péricrâne. Une coupe pratiquée à grand'peine sur cette dernière tumeur montra qu'elle se composait d'une masse d'ivoire, au milieu de laquelle se dessinaient des rubans d'émail. Une tranche détachée pour l'étude microscopique, et étudiée par M. Goubaux, avec le concours de MM. Mandl et Oudet, permit de constater d'une manière irrécusable l'existence de l'ivoire et celle de l'émail. Cela nous suffirait déjà pour affirmer qu'il s'agit d'un odontôme; mais M. Goubaux n'ayant pratiqué qu'une coupe partielle, et n'ayant pu étudier ainsi qu'un segment détaché de la tumeur la plus extérieure, la description de la lésion restait incomplète; et je ne saurais trop remercier M. Nicolet, conservateur du musée d'Alfort, qui a bien voulu, avec l'assentiment de MM. les professeurs Goubaux et Bouley, m'autoriser à compléter l'étude de cet odontôme, et à pratiquer une coupe d'ensemble qui a divisé à la fois les deux tumeurs principales. J'ai reconnu ainsi qu'il existe dans la région comprise entre le sphénoïde et l'occipital, non pas deux, mais quatre tumeurs distinctes, contiguës les unes aux autres en certains points, et séparées en d'autres points par des lamelles osseuses papyracées, qui émanent des os du crâne, et qui forment autour d'elles des kystes osseux incomplets. Deux d'entre elles présentent une légère mobilité. Trois d'entre elles se composent à la fois d'émail, d'ivoire et de cément, dont j'ai constaté l'existence sur des tranches microscopiques, et qui d'ailleurs se reconnaissent à l'œil nu sur la surface des coupes. La quatrième

(1) Gurlt, *ibid.*, 1854, p. 76.
(2) Goubaux, *Recueil de médecine vétérinaire*, 1854, t. XXXI, p. 71.

est exclusivement cémentaire au niveau de la coupe, mais il est probable que dans d'autres points elle renferme aussi les deux autres tissus dentaires. Quoi qu'il en soit, il me paraît certain que cette lésion compliquée est constituée par la réunion de quatre odontômes développés dans quatre follicules dentaires surnuméraires. Ces odontômes hétérotopiques renferment les trois tissus dentaires, mais ne présentent nulle part la forme de couronnes figurées, et doivent être par conséquent rangés au nombre des odontômes odontoplastiques. Quant à la multiplicité des follicules surnuméraires qui ont été simultanément le siége du travail d'hypergénèse dentaire, elle n'a rien qui doive nous surprendre, puisque nous avons vu, dans l'observation de MM. Robin et Félizet, trois de ces follicules très-rapprochés les uns des autres et rendus incontestables par les trois dents figurées qu'ils avaient produites.

CHAPITRE XII

DES LIPOMES.

Les lipômes, désignés par M. Cruveilhier sous le nom d'*adipômes*, sont des tumeurs constituées par du tissu adipeux de formation nouvelle.

Les éléments du tissu adipeux se développent fréquemment au sein de certains organes qu'ils envahissent par une sorte d'infiltration diffuse ; ils peuvent même finir par se substituer entièrement au tissu de ces organes, et les muscles, privés de leur action par la paralysie ou par toute autre cause, en offrent de nombreux exemples. Mais ces lésions, désignées sous les noms d'*altération*, ou de *substitution graisseuse*, et sous les noms moins exacts de *transformation* ou de *dégénérescence graisseuse*, diffèrent essentiellement de celle qui constitue le lipôme. Au point de vue de l'étiologie, l'altération graisseuse est la conséquence d'un défaut de nutrition ; les éléments adipeux ne font le plus souvent que combler les vides laissés dans les tissus par le travail de décomposition organique ; à défaut des éléments spéciaux qui, dans la nutrition régulière, remplacent ceux qui s'en vont, la graisse se dépose dans les interstices, tantôt sous la forme de granulations, tantôt sous la forme de cellules adipeuses. Le lipôme, au contraire, est la conséquence d'un excès de formation, qu'on a considéré à tort comme simplement hypertrophique, mais qui est évidemment hyperplastique, et comparable à celui qui fait naître les productions accidentelles proprement dites. Au point de vue de la forme, la différence n'est pas moins nette. L'infiltration graisseuse, essentiellement diffuse, n'a aucune tendance à augmenter le volume des organes qu'elle envahit ; le plus souvent même ce volume est plus ou moins diminué, et on ne découvre aucune tumeur ni sur le vivant, ni sur le cadavre. Le lipôme, au contraire, ajoute son volume à celui de la région où il se développe, et constitue une tumeur le plus souvent bien circonscrite, et qui, alors même qu'elle est plus ou moins diffuse, ne laisse pas de présenter des limites appréciables.

Le nom de lipôme, dérivé de λίπος, graisse, est presque moderne.

Il n'est en quelque sorte qu'un démembrement du nom plus général de *loupe*, sous lequel on avait confondu, jusque au commencement du dix-huitième siècle, les tumeurs formées de tissu graisseux, les kystes remplis de matières grasses, et même diverses autres tumeurs plus ou moins sous-cutanées, qui présentaient avec les tumeurs graisseuses quelque analogie de forme, de consistance ou de couleur. Ce fut Littre qui, en 1709, distingua le lipôme et lui donna son nom (1). A partir de cette époque, on divisa en trois l'antique groupe des loupes : 1° les kystes pleins de matières grasses, désignés sous les noms d'*athérômes*, ou de *mélicéris*, suivant la couleur et la consistance de leur contenu ; 2° les *lipômes* constitués par de la graisse ou plutôt par du tissu adipeux ; 3° enfin les *stéatômes*, qu'on croyait formés par du suif, comme l'indique l'étymologie. Cette dernière espèce de tumeurs est entièrement imaginaire, et lorsqu'on lit les observations du temps, on acquiert la certitude que le mot stéatôme désignait le plus souvent des tumeurs cancéreuses. Aujourd'hui ce mot est banni de la science. Il n'est plus employé que par quelques esprits attardés qui aiment à déguiser leur ignorance sous des mots dont ils ne connaissent pas la signification.

Structure. — Le lipôme est une tumeur à la fois homœomorphe et homologue. Sa structure, considérée soit à l'œil nu, soit au microscope, est exactement semblable à celle du tissu adipeux normal. Nous n'avons donc pas besoin de la décrire bien longuement. On sait que ce dernier tissu est formé de deux éléments : 1° les vésicules adipeuses primitives, visibles seulement au microscope ; ce sont de grandes cellules très-minces et très-transparentes, remplies d'un suc huileux ; 2° le tissu conjonctif, interceptant des aréoles dans l'intérieur desquelles s'accumulent les vésicules adipeuses. Le contenu de ces aréoles forme autant de petits lobes qu'on désigne sous le nom de paquets adipeux. Ils sont notablement plus gros dans le lipôme que dans le tissu adipeux normal ; c'est parce que les vésicules sont accumulées en plus grand nombre dans les aréoles du tissu conjonctif et parce, qu'en outre ces vésicules, ainsi que l'a constaté M. Verneuil, sont deux ou trois fois plus grandes qu'à l'état normal.

Il y a toutefois des cas où le tissu du lipôme est au contraire plus dense et à grains plus fins que le tissu graisseux ordinaire. Ces variétés dépendent de l'abondance relative du tissu conjonctif et des

(1) Voy. plus haut, t. I, p. 6. Je renvoie le lecteur à cette page pour lui fournir l'occasion de corriger une faute d'impression. Le correcteur, a substitué le nom bien connu de M. Littré à celui de l'anatomiste Littre.

vésicules adipeuses. Plus le tissu conjonctif prédomine, plus la trame du lipôme devient serrée; en même temps sa couleur pâlit légèrement. Enfin, il arrive quelquefois que le tissu conjonctif prédomine à tel point sur les vésicules adipeuses, que la tumeur devient ferme, d'un blanc jaunâtre; lorsqu'on y pratique des coupes, on ne voit plus les paquets adipeux circonscrits et facilement séparables qui appartiennent aux lipômes ordinaires et au tissu graisseux normal ; la coupe est lisse, d'un blanc grisâtre tacheté de marbrures jaunâtres, et la tumeur tend à se rapprocher des fibrômes. Ces tumeurs, désignées sous les noms de lipômes fibreux, ou de fibro-adipômes, forment une série de nuances intermédiaires entre les lipômes et les fibrômes.

La prédominance du tissu conjonctif et son passage à l'état fibreux peuvent se manifester seulement par places, et produire dans le lipôme des noyaux d'induration plus ou moins volumineux; mais ces indurations partielles peuvent être dues à d'autres causes. Elles peuvent dépendre d'une inflammation qui passe à l'état chronique, ou d'une altération toute différente, signalée dans un travail de M. Prat. En étudiant la partie indurée d'un lipôme extirpé par M. Sédillot, dans le service de clinique chirurgicale de Strasbourg, MM. Morel et Prat constatèrent d'abord que la trame fibreuse était moins abondante dans cette partie que dans le reste de la tumeur, mais que presque toutes les vésicules adipeuses étaient pleines de cristaux de margarine (1).

Le tissu des lipômes est quelquefois infiltré d'une certaine quantité de sérosité qui peut lui donner un aspect plus ou moins gélatiniforme. Cela s'observe quelquefois dans les tumeurs qui ont pris tout récemment un accroissement très-rapide. L'énorme tumeur de Dagorn, dont il sera question plus loin, devait à cette infiltration une partie de son poids.

On lit dans plusieurs traités classiques que les lipômes renferment quelquefois dans leur trame des masses cancéreuses ou tuberculeuses. C'est une de ces choses qui se répètent sans vérification depuis l'époque où florissait la doctrine de la dégénérescence des tumeurs. Mais personne n'en a cité d'exemple démonstratif. Le seul fait qui mérite quelque attention, à cause de sa grande célébrité, est celui qui s'est présenté à l'Hôtel-Dieu, en 1810, dans le service de Dupuytren. Cette date permet déjà de se méfier d'une observation

(1) Prat, *Considérations sur les tumeurs graisseuses en général, et sur les lipômes en particulier*, Strasbourg, 1858, in-4°, p. 17.

recueillie par des personnes imbues de la doctrine de la dégénérescence. La tumeur était énorme; elle occupait la partie supérieure et interne de la cuisse, et se prolongeait sous l'arcade crurale jusque dans le bassin. Elle fut jugée inopérable. La malade resta quelque temps à l'hôpital, puis il survint dans la tumeur un phlegmon aigu, qui se propagea à la peau sous forme érysipélateuse, et qui détermina la mort. A l'autopsie on trouva les vaisseaux lymphatiques sous-cutanés et les ganglions inguinaux injectés de pus. La tumeur renfermait dans son épaisseur un kyste séreux, comme cela s'observe quelquefois dans le lipôme. Elle était divisée en lobes, comme la plupart des grosses tumeurs graisseuses; enfin elle était graisseuse dans la plus grande partie de son étendue ; mais il y avait, à la partie supérieure et externe, un lobe dont la consistance et la couleur étaient modifiées à tel point qu'on admit qu'il était dégénéré en cancer. Du reste, aucune description, aucun caractère, même grossier, indiqué par les observateurs, ne vient légitimer ce diagnostic (1).

C'est donc sans raison suffisante qu'on reproduit partout ce fait comme un exemple de lipôme dégénéré en cancer, et si l'on songe que la tumeur avait été le siége d'une inflammation bien évidente, on est autorisé à attribuer soit à cette inflammation, soit à une inflammation plus ancienne, l'altération de structure qui fut considérée comme une dégénérescence cancéreuse. On sait bien aujourd'hui, et le fait précédent suffirait pour le démontrer, que le tissu des lipômes, surtout des lipômes volumineux, est susceptible de s'enflammer. Le résultat de cette inflammation est de produire des infiltrations de lymphe plastique, accompagnées d'une augmentation de consistance, et en même temps d'un certain degré de friabilité. Ce changement de structure peut être pris pour une dégénérescence par des observateurs superficiels. En 1850, on me présenta un énorme lipôme développé dans le tissu cellulaire sous-péritonéal de la fosse iliaque gauche. La tumeur, coiffée par le péritoine, avait 35 centimètres de longueur, sur 30 de largeur et 20 d'épaisseur; elle pesait près de 15 kilogrammes. A sa partie supérieure, dans une étendue égale au volume de la tête d'un enfant de 2 ans, existait une induration considérable due à une vaste infiltration de lymphe plastique et accompagnée d'un accroissement notable de vascularité. Les personnes qui avaient fait l'autopsie avaient considéré ce fait comme un exemple de lipôme dégénéré

(1) Voy. Cruveilhier, *Anat. pathol. générale,* t. III, p. 323. Paris, 1856, in-8°.

en cancer, et ce fut sous ce titre que la pièce me fut présentée. Mais il me fut facile de démontrer, à l'œil nu comme au microscope, que la partie suspecte ne renfermait ni suc lactescent ni éléments cancéreux. Je crus devoir montrer la pièce à la Société anatomique, afin que cette observation n'allât pas rejoindre dans la science la vieille observation de Dupuytren (1). Certes, je ne prétends pas que le tissu adipeux accidentel soit à l'abri de l'apparition du cancer; celui-ci peut se développer dans le tissu adipeux normal, et il n'y a aucune raison théorique qui permette de nier la possibilité du développement du cancer dans la trame d'un lipôme. Mais, d'une part, aucune observation n'a démontré la réalisation de cette éventualité hypothétique, et, d'une autre part, j'ose affirmer que l'existence d'un lipôme ne constitue pas une prédisposition au développement du cancer.

On lit dans une observation de M. Bernutz (2) que, chez un malade mort de cancer du pylore et du duodénum, avec cancers secondaires multiples du foie, de l'intestin et de l'épiploon, une petite tumeur graisseuse sous-péritonéale était le siége de plusieurs points cancéreux; mais il est clair que le cancer ne s'était emparé de cette tumeur graisseuse qu'à la suite de l'infection cancéreuse générale.

La vascularisation exubérante qui accompagne l'inflammation des lipômes peut persister après la résolution de l'inflammation, et après la résorption de la lymphe plastique épanchée. On a dit, en pareil cas, que le lipôme avait *dégénéré* en tumeur érectile dans une partie de son étendue (3). Mais ces foyers de vascularisation n'ont aucune tendance à s'accroître et ne se comportent pas comme les véritables tumeurs érectiles, avec lesquelles elles ne présentent d'ailleurs qu'une ressemblance très-éloignée. On ne confondra pas ces lipômes accidentellement vascularisés avec les *nœvus lipomatodes* dont il a été question plus haut (p. 199), et qui sont des tumeurs érectiles envahies par des dépôts de graisse.

On a dit enfin que les lipômes pouvaient s'ossifier, mais, dans tous les cas que j'ai pu examiner, j'ai trouvé que la prétendue ossification n'était qu'un dépôt inorganique de matières calcaires. Dans un cas que j'ai présenté à la Société anatomique, cette altération avait envahi une partie d'un lipôme circonscrit développé daus l'épaisseur du muscle extenseur commun des doigts. La masse calcaire

(1) Voy. *Bull. Soc. anat.*, 1850, t. XXV, p. 137.
(2) Bernutz, *Thèse inaug.* Paris, 1846, p. 56.
(3) Voy. *Bull. de la Soc. anat.*, t. XVII, p. 208.

était presque aussi dure que l'agate, et sous le microscope elle se montra entièrement privée d'organisation (1). On sait que des dépôts de ce genre peuvent s'effectuer dans un grand nombre de tumeurs, dans les hystérômes, ou corps dits fibreux de l'utérus, dans les fibrômes proprement dits, et même dans certains cancers désignés, pour cela, sous le nom de *cancers pierreux*. Ces dépôts n'ont aucune autre signification spéciale.

M. Lebert a présenté, en 1852, à la Société anatomique (2), une énorme tumeur de l'aine, enlevée par M. Denonvilliers. Au milieu d'une quantité considérable de graisse existaient plusieurs tumeurs cartilagineuses arrondies, qui me parurent avoir pour siége les ganglions inguinaux. On se demanda si ce n'étaient pas des foyers de substance cartilagineuse développés au sein d'une tumeur graisseuse ; mais il me parut que les choses s'étaient passées autrement. Je pense que l'affection était un chondrôme multiple des ganglions inguinaux, et que le dépôt de graisse s'était fait consécutivement dans le tissu conjonctif. Quoi qu'il en soit, cette observation est fort extraordinaire, et je ne connais aucun autre fait analogue.

Le *volume* des lipômes varie pour ainsi dire à l'infini. J'ai vu un lipôme de l'index à peine plus gros qu'un pois, et j'ai parlé tout à l'heure d'un lipôme sous-péritonéal qui pesait près de 15 kilogrammes. Pelletan a enlevé chez une jeune femme un lipôme de la paroi thoracique, dont la base pédiculée avait 43 centimètres de diamètre. Un lipôme intermusculaire de la cuisse, observé par M. Velpeau, qui en a déposé le moule dans le musée Dupuytren, pesait 16 kilogrammes. J.-L. Petit mentionne un lipôme du poids de 22 kilogrammes. Dagorn en a opéré un de 23 kilogrammes chez une jeune fille de 18 ans, qui avait en outre, sur le tronc, sept autres lipômes très-volumineux (3). Enfin Benivieni, médecin florentin de la fin du quinzième siècle, opéra avec succès par la ligature en masse, et le fer rouge, un lipôme de la hanche qui pesait plus de 60 livres; mais la livre florentine n'était que de douze onces, ce qui réduit le poids de la tumeur à environ 21 kilogrammes (4).

(1) *Bull. Soc. anat.*, 1848, t. XXIII, p. 15.

(2) *Ibid.*, t. XXVII, p. 81.

(3) Dagorn, *Observations chirurgicales sur une jeune fille de* 18 *ans et demi*. Paris, 1822, broch. in-8° avec 4 planches.

(4) Ant. Benivenius, *De abditis morborum causis*, cap. XIV. Basileæ, 1529, très-petit in-8°, p. 219, 3e édition, publiée à la suite de Scribonius Largus. C'est un des plus anciens et des plus curieux recueils d'observations. L'auteur désigne sa tumeur sous le nom de *struma*, mais c'est certainement un lipôme. La tumeur étant pédi-

En un mot, il n'y a aucune limite au volume que peuvent acquérir les lipômes. Ceux de la région dorsale, en particulier, atteignent quelquefois des dimensions monstrueuses.

Disposition. — Les lipômes sont en général bien circonscrits, leurs contours sont arrondis, parfaitement nets, et ils sont alors environnés d'une sorte d'atmosphère celluleuse très-lâche, qui ne présente aucune résistance, et qui permet de les enlever par énucléation, avec la plus grande facilité. On peut quelquefois les disséquer rapidement avec le *manche* du scalpel. Mais il n'est pas extrêmement rare de trouver des lipômes qui, dans une partie de leur surface, ou même dans toute l'étendue de leur base, se continuent sans interruption avec le tissu adipeux environnant; il est alors difficile d'établir une ligne de démarcation précise entre le tissu adipeux normal et la production accidentelle. D'autres fois, le lipôme, quoique libre dans l'origine, contracte consécutivement des adhérences avec les organes voisins, notamment avec les muscles, lorsque la tumeur est sous-aponévrotique, et même avec les nerfs, comme MM. J. Cloquet et Verneuil en ont vu des exemples. Ces adhérences sont fibreuses et dues à l'inflammation chronique. Enfin certains lipômes envoient autour d'eux, vers les parties profondes, des prolongements en forme de racines, qui peuvent même aller fort loin. Dans un cas cité par M. Cruveilhier (1), un chirurgien, qui enlevait un lipôme situé au devant du sternum, s'aperçut pendant l'opération que la tumeur envoyait, à travers les espaces intercostaux, plusieurs prolongements dans le médiastin antérieur. Par des tractions convenablement ménagées, il attira à l'extérieur quelques-uns de ces prolongements, et les enleva sans difficulté; mais la suppuration de la plaie pénétra dans le médiastin antérieur, et le malade succomba. Morel Lavallée a rencontré un cas à peu près semblable : le lipôme se prolongeait dans la poitrine au-dessus de la fourchette sternale; le chirurgien jugea prudemment qu'il fallait laisser ce prolongement en place, et se contenta d'enlever le reste de la tumeur. Cet exemple est bon à suivre, car l'inconvénient de laisser en place une parcelle de tissu graisseux est minime en comparaison de la gravité d'une plaie pénétrante de poitrine. Il y a du reste longtemps que Chopart a posé en principe que les prolongements des lipômes doivent être respectés lorsqu'il faudrait, pour les enlever, aggraver notablement l'opération.

culée, Benivieni appliqua d'abord sur le pédicule un lien qu'il resserra pendant cinq jours, puis il termina l'opération avec un couteau incandescent.

(1) Cruveilhier, *Anat. pathol. gén.*, t. III, p. 315.

Forme. — Les lipômes affectent fréquemment une forme lobulée, ou mamelonnée. On peut trouver, dans les intervalles qui séparent les lobes, un tissu conjonctif rendu très-lâche par la mobilité, et même de véritables bourses muqueuses ; celles-ci deviennent quelquefois le siége d'une exhalation de sérosité qui les transforme en kyste. On a déjà vu qu'un kyste de ce genre existait dans le lipôme observé en 1810 par Dupuytren. J'ai montré, en 1851, à la Société anatomique, un autre kyste semblable, développé dans l'épaisseur d'un lipôme du front, sous la pression du chapeau (1).

La forme générale des lipômes leur est imposée par le degré de résistance respective des parties qui les entourent. On peut dire, néanmoins, que ces tumeurs ont en général des contours arrondis. Les lipômes sous-cutanés, qui sont de beaucoup les plus communs, sont d'abord à peu près sphériques ; mais en s'accroissant ils prennent ordinairement la forme d'une demi-sphère, ou d'un demi-œuf. Ils sont convexes du côté de la peau, et plans (ou même concaves dans certaines régions) du côté de l'aponévrose périmusculaire. En s'accroissant davantage encore ils soulèvent de plus en plus le tégument ; bientôt, entraînés par la pesanteur, ils peuvent retomber au-dessus de la peau environnante, et finir même par se pédiculiser, circonstance importante à considérer au point de vue du traitement, car un lipôme pédiculé peut, quoique très-volumineux, être enlevé par une opération relativement légère. On sait, en effet, que la gravité des opérations est proportionnelle, toutes choses égales d'ailleurs, à l'étendue de la plaie. On a vu des lipômes très gros n'avoir qu'un pédicule assez étroit. Ces pédicules peuvent acquérir une longueur considérable. Richerand enleva une tumeur graisseuse du poids de 7 kilogrammes et demi, qui s'implantait sur la nuque par un pédicule très-étroit, exclusivement cutané, et qui retombait comme une besace jusque derrière la région lombaire. Tous les lipômes ne se pédiculisent pas avec la même facilité ; cela dépend de la résistance de la peau, et aussi de la situation primitive de la tumeur par rapport au derme. M. Cruveilhier pense que les lipômes développés entre le derme et le fascia superficialis (qu'il ne faut pas confondre avec l'aponévrose) se pédiculisent plus promptement que les autres. Le fait est qu'on a vu de toutes petites tumeurs pédiculées, prises pour de simples verrues avant l'opération, et cependant constituées

(1) *Bull. de la Soc. anat.*, 1851, t. XXVI, p. 234.

uniquement par un petit peloton de graisse, développé sans doute dans une des aréoles du derme.

Quoique renfermant une assez grande quantité de vaisseaux capillaires, les lipômes sont alimentés en général par des artérioles assez petites et peu nombreuses. Aussi peut-on enlever quelquefois de très-grosses tumeurs de ce genre sans même lier un seul vaisseau. Les veines sont relativement plus volumineuses, et les gros lipômes sous-cutanés s'accompagnent quelquefois d'un développement considérable des veines superficielles. Ce phénomène, auquel on a attaché tant d'importance dans le diagnostic du cancer, se retrouve aussi dans une espèce de tumeur dont la bénignité est pour ainsi dire proverbiale.

Siége. — Le siége le plus ordinaire des lipômes, comme nous l'avons déjà dit, est le tissu conjonctif sous-cutané. Ils sont fréquents surtout à la nuque, au dos, au cou, à la fesse et sur la paroi thoracique ; j'en ai vu trois ou quatre fois sur les doigts, plusieurs fois au front et à la face. En un mot, ils peuvent se développer dans toutes les parties du tissu conjonctif sous-cutané, excepté peut-être à la plante du pied. On disait, il n'y a pas longtemps, que le lipôme ne se formait jamais à la paume de la main, mais une observation de M. Robert est venue prouver que cette négation était prématurée.

Le tissu conjonctif sous-muqueux est rarement le siége de lipômes. Toutefois, M. Cruveilhier a vu un petit lipôme sous la muqueuse intestinale ; Marjolin en a observé un sur les parties latérales du frein de la langue, et M. Bastien a présenté à la Société anatomique (1) une tumeur graisseuse, du volume d'une noix, développée également sous la muqueuse linguale. Le centre de cette dernière tumeur renfermait des noyaux calcaires.

Le tissu conjonctif sous-aponévrotique et le tissu conjonctif intermusculaire ou sous-musculaire, sont assez souvent le siége de tumeurs graisseuses. On a vu ces tumeurs se développer entre les muscles de la cuisse (Velpeau, Michon), sous le muscle grand fessier (Br. Cooper), sous le deltoïde (Cruveilhier). J'en ai vu deux fois sous ce dernier muscle, dans le tissu conjonctif lâche qui le sépare de la tête humérale. Les lipômes développés au milieu des muscles de la région antérieure de l'avant-bras ne paraissent pas très-rares ; j'en ai vu trois cas à la Société anatomique, l'un présenté par moi, les deux autres par MM. Verneuil et Boullard. Enfin

(1) *Bull. de la Soc. anat.*, 1854, t. XXIX, p. 349.

M. Cruveilhier a observé sur le cadavre un lipôme développé entre le péricrâne et l'aponévrose épicrânienne (1).

Le tissu conjonctif sous-séreux est plus fréquemment le siége du lipôme que le tissu conjonctif sous-muqueux. M. Cruveilhier a vu une de ces tumeurs sous l'arachnoïde, au niveau du bulbe rachidien. Il a vu aussi, et j'ai vu comme lui une fois, de petits lipômes, développés sous la tunique vaginale du testicule, faire dans cette cavité séreuse une saillie pédiculée. Mais c'est surtout sous le péritoine qu'on observe la formation des lipômes sous-séreux. J'ai déjà cité l'observation d'un lipôme énorme développé sous le péritoine de la fosse iliaque gauche, et remplissant presque tout l'abdomen. Ce siége est exceptionnel. Toutefois, M. Moynier a présenté à la Société de biologie une pièce à peu près semblable (2).

M. Lebert a décrit un lipôme gros comme une noisette, appendu par un long pédicule à la face péritonéale de l'intestin (3). On peut ranger aussi parmi les lipômes sous-péritonéaux un lipôme du ligament large de l'utérus, observé par M. Pollock (4).

Le plus souvent les lipômes sous-péritonéaux occupent la région sus-ombilicale. — Scarpa a montré qu'ils peuvent érailler la ligne blanche, se prolonger jusque sous la peau, et constituer ce qu'on appelle des hernies graisseuses (5). Quelques faits que j'ai observés sur le cadavre me permettent de dire qu'il en est quelquefois ainsi. Mais je dois ajouter que, le plus souvent, les hernies graisseuses n'ont pas une semblable origine. On retrouve à leur centre les restes plus ou moins effacés, quelquefois très-évidents, d'un ancien sac herniaire ; elles sont dues à un dépôt de graisse qui s'effectue dans la paroi de ce sac abandonné par les viscères, et ainsi qu'Ambroise Paré l'avait déjà annoncé, elles constituent un procédé de guérison des hernies. M. Bernutz, dans son importante thèse inaugurale, a parfaitement démontré ce fait (6).

Les lipômes peuvent se développer dans l'épaisseur des muscles, des glandes et même des os. J'ai déjà cité un cas où un lipôme s'était formé dans l'épaisseur du muscle extenseur commun des

(1) Cruveilhier, *Anat. path. générale*, t. III, p. 308. Paris, 1856, in-8°.

(2) *Comptes rendus de la Soc. de biologie*, 1851, t. II, p. 139.

(3) Lebert, *Traité d'anat. pathologique*, in-folio, t. I, p. 125 (1857).

(4) Ranking, *Half-Yearly Abstracts*, 1852, vol. XVI, p. 357.

(5) Bigot, *Tumeurs graisseuses du péritoine, simulant des hernies*. Thèse inaug. Paris, 1820, in-4°.

(6) Bernutz, *Recherches sur les hernies graisseuses*. Paris, 1846.

doigts. M. Follin a vu un lipôme né dans la lèvre inférieure, au milieu des fibres de l'orbiculaire. M. Cruveilhier a fait représenter dans sa grande *Anatomie pathologique* in-folio (36e livraison, *fig.* 22) un rein dont la substance corticale renfermait un grand nombre de petits lipômes sphériques parfaitement circonscrits. Voici enfin une observation de lipôme développé dans le tissu osseux. Elle a été présentée, en 1850, à la Société anatomique par M. Viard. La tumeur, grosse comme un œuf de dinde, s'était formée dans l'épaisseur du maxillaire supérieur. Elle remplissait et distendait le sinus maxillaire, et on supposa d'abord qu'elle avait débuté sous la membrane muqueuse de ce sinus. Mais un examen plus approfondi montra que le tissu osseux en avait été réellement le siége primitif, car on trouvait encore à la partie centrale de la tumeur, au sein de la substance graisseuse, quelques lamelles osseuses séparées les unes des autres par du tissu adipeux (1).

Causes. — Le lipôme est ordinairement unique et se développe le plus souvent sans cause connue. Il est toutefois parfaitement certain, que les pressions fréquemment répétées peuvent provoquer la formation d'un lipôme. Tous les chirurgiens ont vu des cas où cette étiologie était évidente. On sait que les portefaix ont fréquemment des lipômes à la nuque et sur la face postérieure des épaules, par suite de la pression des fardeaux : les lipômes de la voûte du crâne siégent souvent, chez les sujets du sexe masculin, au niveau du cercle qui subit la pression du chapeau. Les lipômes de la partie supérieure du cou ne sont pas rares chez les militaires, et sont attribués avec juste raison à l'action de la haute et rude cravate qui fait partie de l'uniforme dans certaines armes, etc. J'ai enlevé un lipôme développé au-devant de la rotule, chez une religieuse qui faisait de longues et fréquentes séances de génuflexion (*fig.* 22); et pour le dire en passant, la peau qui recouvrait le sommet de ce lipôme, sans cesse irritée et froissée dans la génuflexion, était devenue le siége d'une hypertrophie papillaire qui avait pris un grand développe-

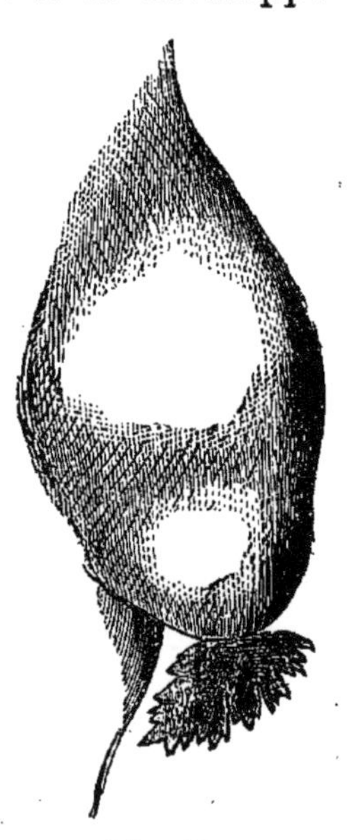

Fig. 22.
Lipôme développé au-devant de la rotule chez une religieuse.

(1) *Bull. de la Société anatomique*, 1850, t. XXV, p. 142.

ment, et revêtu la forme d'une crête de coq fort singulière (1).

L'action des causes locales mécaniques ne peut donc être révoquée en doute, mais elle ne s'exerce que dans la minorité des cas, et on ignore le plus souvent la cause du trouble de nutrition qui détermine la formation de la tumeur. Il n'y a aucun rapport entre cette production exubérante de tissu graisseux et l'état général d'embonpoint de l'individu, car on a vu des personnes extrêmement maigres porter des lipômes très-volumineux.

Les lipômes se développent quelquefois sous l'influence d'une de ces diathèses partielles dont nous avons plus d'une fois parlé dans nos généralités sur les tumeurs. L'existence de cette diathèse est rendue évidente par la formation d'un grand nombre de lipômes chez le même individu. J'ai trouvé une fois, dans le tissu conjonctif sous-péritonéal de la région sous-ombilicale, trois lipômes parfaitement distincts les uns des autres ; l'un d'eux avait déjà éraillé la ligne blanche, et était sur le point de constituer une hernie graisseuse, suivant le mécanisme indiqué par Scarpa. On n'a pas oublié qu'il y avait un grand nombre de petits lipômes dans un rein examiné par M. Cruveilhier. Tous les autres cas de lipômes multiples qui sont venus à ma connaissance, sont relatifs à des lipômes sous-cutanés. Les lipômes profonds ou sous-aponévrotiques en particulier sont toujours uniques. On peut dire, par conséquent, que la diathèse lipômateuse est presque invariablement limitée au tissu conjonctif sous-cutané. Quelques observations tendent à montrer que cette diathèse peut être plus circonscrite encore, et ne pas dépasser les limites d'une région. J'ai vû neuf lipômes développés spontanément à la nuque et dans la région dorsale, chez un homme qui n'avait jamais porté de fardeaux, et qui ne présentait aucune tumeur dans les autres parties du corps. Une dame de 33 ans, observée par M. Cruveilhier, avait un très-grand nombre de lipômes sur les deux avant-bras et sur l'un des bras, et n'en avait pas dans les autres régions (2). Mais le plus souvent la diathèse lipômateuse se manifeste dans les régions les plus diverses, et on a vu des individus dont la tête, le cou, le tronc et les membres étaient littéralement couverts de lipômes. Le nombre de ces tumeurs varie singulièrement. Tantôt il y en a seulement trois ou quatre ; d'autres fois, il y en a cinquante, cent, plusieurs centaines, comme dans les célèbres observations de Marjolin et

(1) Voy. *Bull. de la Soc. de chirurgie*, 2e série, 1860, t. I, p. 229.

(2) Cruveilhier, *Anat. path. générale*, t. III, p. 326.

d'Alibert, et même plusieurs milliers, ainsi que j'en ai vu, en 1862, un exemple à Bicêtre. J'ai publié plus haut (t. I, p. 304-306) l'observation de ce malade, sur lequel les internes comptèrent patiemment 2,080 lipômes extérieurs, indépendamment des tumeurs graisseuses multiples qui furent trouvées à l'autopsie dans les muscles, dans l'œsophage, dans les gaînes des artères, et jusque dans les valvules du cœur. Mais on a vu dans les commentaires qui suivent cette observation, que la multiplicité extraordinaire des lipômes s'était produite dans des conditions toutes particulières, comparables à celles qui, dans l'évolution des autres tumeurs, caractérisent le phénomène de la généralisation.

Chez un malade de M. Huguier, les lipômes multiples affectaient dans tout le corps une disposition à peu près symétrique. Il y en avait 43 : trois d'entre eux étaient médians; les autres étaient pairs et répartis deux à deux, d'une manière régulière, dans les deux moitiés du corps (1). Les lipômes multiples sont souvent assez petits et très-superficiels, de sorte que, malgré leur petit volume, ils forment à la peau de petites saillies hémisphériques, dont le volume varie depuis celui d'un pois jusqu'à celui d'un œuf de pigeon. Toutefois un ou plusieurs d'entre eux peuvent acquérir des dimensions considérables. Chez le malade de M. Huguier, deux lipômes symétriques, situés sur les côtés de la ligne blanche, dans la région hypogastrique, avaient acquis chacun le volume de la tête d'un fœtus à terme. Un malade de M. Gensoul avait un très-grand nombre de lipômes répartis dans toutes les régions ; l'une de ces tumeurs, implantée sur la région lombo-sacrée, avait acquis un tel volume qu'elle retombait jusqu'au niveau du jarret, et que le sujet, entraîné par ce poids énorme, tombait fréquemment en arrière (2).

Les lipômes multiples ne paraissent pas tous à la fois. Ils se développent ordinairement d'une manière successive, mais il peut s'en former plusieurs en même temps. Chez quelques malades on a vu un grand nombre de ces tumeurs paraître en deux ou trois ans. Il arrive pourtant quelquefois que leur succession est plus lente. Ainsi, dans un cas observé par M. Cruveilhier, un premier lipôme parut à l'âge de 4 ans dans la région coccygienne. Il se développa graduellement, et resta unique jusqu'à l'âge de 9 ans. A cette époque, il s'en forma plusieurs autres, et le sujet, examiné à l'âge de

(1) Perrotte, *du Lipôme*, thèse de Paris, 1857, p. 20.
(2) Pautrier, *Essai sur les lipômes*, th. inaug. Paris, 1834, in-4°, p. 12.

24 ans, avait des lipômes dans presque toutes les régions du corps (1).

Il ne paraît pas que la diathèse lipômateuse se transmette par hérédité. Je n'en connais du moins aucun exemple. L'hérédité du lipôme unique peut être niée sans hésitation. Le calcul des probabilités démontre qu'une affection si commune doit se montrer quelquefois sur deux ou plusieurs personnes de la même famille : je ne sais si cela a été observé ; mais il faudrait un grand nombre de faits de ce genre pour qu'on fût autorisé à admettre l'hérédité du lipôme.

Le lipôme peut se développer à tout âge ; il devient beaucoup plus commun après l'âge de 30 ans, mais il se présente aussi quelquefois chez les jeunes gens et même chez les enfants. Je viens de parler d'un lipôme coccygien qui s'était formé chez un enfant de 4 ans. M. Heyfelder père a même vu deux lipômes congénitaux (2). On a dit que les femmes étaient plus exposées que les hommes au développement du lipôme. Cette assertion me paraît dénuée de fondement.

Signes, marche et pronostic. — Le lipôme est une tumeur ordinairement indolente, presque toujours très-circonscrite, souvent lobulée, libre d'adhérence, soit avec les parties profondes, soit avec la peau, qui est plus ou moins distendue, mais qui conserve d'ailleurs tous ses caractères normaux. Cette tumeur n'est pas plus chaude que les parties environnantes ; elle est molle, flasque, et donne à la main qui la palpe la sensation d'un corps léger et solide, mais souple et comme spongieux. Pour obtenir cette sensation, il faut prendre la tumeur à pleine main, car si on se contentait de l'explorer par l'application des doigts, on serait le plus souvent tenté de croire qu'il s'agit d'une collection fluctuante. Au surplus, ces divers caractères peuvent présenter, suivant les cas, de notables variations, et le diagnostic est quelquefois rendu tellement difficile que les chirurgiens les plus expérimentés peuvent s'y tromper.

Ainsi certains lipômes, même peu volumineux, sont douloureux à la pression, et sont même le siége de douleurs spontanées. M. Perrotte a recueilli l'observation d'un lipôme, gros seulement comme une noisette, qui occupait le huitième espace intercostal et qui était douloureux au point de rendre le contact des vêtements

(1) Cruveilhier, *loc. cit.*, p. 327.

(2) Heyfelder, *De lipomate et de steatomate*, Stuttgard, 1842, in-8°. Anal. dans *Arch. générales de méd.*, 1843, sér. IV, t. I, p. 264.

intolérable. Le moindre effort musculaire, la toux, les grandes inspirations, suffisaient pour éveiller de vives douleurs. Le malade ne pouvait plus boutonner son gilet. Cette tumeur fut enlevée, et on reconnut avec surprise que c'était un lipôme pur et simple (1). Un autre cas analogue a été observé par Bégin et Sanson. La douleur, plus vive encore, avait fini par porter une grave atteinte à la santé générale (2).

Nous avons dit que la tumeur du lipôme est ordinairement libre d'adhérence et mobile à la fois sous la peau et sur l'aponévrose. Toutefois les lipômes très-superficiels sont quelquefois adhérents à la peau par leur partie centrale. L'adhérence avec les parties profondes est moins commune, mais elle n'est pas extrêmement rare. On a vu plus haut que ces adhérences profondes paraissent consécutives à un travail d'inflammation chronique.

Les variations de consistance du lipôme sont considérables, et on ne s'en étonnera pas, si l'on se souvient que certaines tumeurs graisseuses renferment une notable quantité de tissu fibreux. La tumeur en pareil cas est ferme, rénitente comme une tumeur fibreuse, elle est lourde à la main, et donne fréquemment lieu à des erreurs de diagnostic. — D'autres fois, au contraire, la trame celluleuse est fort peu développée, et le lipôme acquiert ainsi une mollesse qui le rend tout à fait fluctuant. Cette fausse fluctuation a plus d'une fois fait confondre les lipômes avec des abcès froids, ou avec des kystes peu distendus.

Les signes du lipôme deviennent fort obscurs lorsque la tumeur est située sous l'aponévrose et ensevelie sous des muscles. Il est alors ou difficile, ou impossible d'en constater les caractères avec précision : on ne peut en déterminer nettement les contours ; on n'en apprécie la consistance que d'une manière imparfaite ; enfin lorsque la tumeur est très-molle, elle donne la sensation d'une fluctuation profonde tout à fait semblable à celle d'un abcès.

Le développement du lipôme est habituellement assez lent. Mais il y a des exceptions à cette règle ; on a vu des tumeurs graisseuses acquérir en moins d'une année un volume considérable. L'accroissement peut être continu et sans limite. D'autres fois, et c'est le cas le plus ordinaire, la tumeur s'arrête dans sa marche pendant plusieurs mois ou plusieurs années. Souvent elle reste définitivement stationnaire, mais souvent aussi, à une époque quelconque,

(1) Perrotte, *Thèse citée*, p. 23.
(2) Sabatier-Dupuytren, *Médecine opératoire*, 1832, t. III, p. 98.

elle recommence à faire des progrès. Blaes parle d'un lipôme qui augmentait de volume à chaque époque menstruelle. Dans un cas cité par Littre, un lipôme de l'épaule s'accroissait chaque fois que le malade faisait des excès alcooliques. Cette affection, du reste, est extrêmement locale ; elle n'exerce aucune influence particulière sur l'ensemble de l'économie ; elle ne gêne que par son volume, et lorsqu'elle entrave certaines fonctions, c'est seulement d'une manière mécanique. Jamais les ganglions lymphatiques correspondants ne deviennent le siége d'un engorgement de même nature que la tumeur ; mais ils peuvent être atteints d'engorgement inflammatoire lorsque le lipôme vient à s'enflammer. Dans la célèbre observation de Dupuytren, les ganglions étaient même injectés de pus.

Les lipômes peuvent s'enflammer, suppurer, s'ulcérer, et se gangrener. Ces divers accidents sont presque toujours dus à l'intervention d'une cause extérieure, à une pression trop forte, à un coup, etc. Toutefois il y a des cas où l'inflammation des lipômes, surtout des lipômes très-volumineux, paraît spontanée. Cette inflammation peut être aiguë ou chronique. L'inflammation aiguë, tantôt diffuse, tantôt circonscrite, se révèle par les signes ordinaires de la phlogose, douleur, chaleur, tension et, quand la tumeur est superficielle, rougeur de la peau. Elle peut aboutir à la formation d'un abcès central dont le diagnostic est toujours assez épineux. Les abcès des lipômes peuvent aussi se développer à la suite d'une inflammation chronique, et le diagnostic en est encore plus difficile que dans le cas précédent. Voici un fait qui donnera une idée de cette difficulté : Il a été communiqué, en 1846, à la Société de chirurgie par Michon (1). Une femme de 30 ans, atteinte de lipôme volumineux de la cuisse, consulta Velpeau, qui trouva la tumeur fluctuante, et diagnostiqua un abcès froid. Quelque temps après Michon, consulté à son tour, porta le même diagnostic, et fit en conséquence une ponction avec un trocart. Il ne vint rien. Une seconde ponction pratiquée avec un bistouri aigu n'eut pas plus de succès. Alors le chirurgien fit une longue et profonde incision parallèle à l'axe du membre ; cette fois il s'écoula un verre de pus ; il resta une tumeur solide, encore volumineuse, dont l'extirpation fut faite séance tenante. C'était un lipôme sous-aponévrotique, à la partie centrale duquel existait une poche purulente, tapissée d'une membrane pyogénique semblable à celle des abcès froids.

Les abcès intérieurs des lipômes, déjà indiqués par Abernethy,

(1) Voy. *Gaz. des hôpitaux*, 20 janv. 1846.

sont fort rares. J.-L. Petit signale, il est vrai, dans le chapitre des *Gouêtres et loupes,* la grande tendance des loupes à se fondre en suppuration, et il en cite plusieurs exemples, dont l'un a été observé sur sa propre femme ; mais il confondait évidemment sous le nom de loupes des affections fort diverses. C'est à peine si en éliminant ces faits au moins douteux, on pourrait réunir en tout cinq ou six observations de suppuration produite à l'intérieur des lipômes. Ce n'est pas que l'inflammation des lipômes soit rare : ce qui est rare, c'est seulement la terminaison par suppuration, car les lésions que j'ai indiquées plus haut comme consécutives à l'inflammation des lipômes sont au contraire assez communes.

L'inflammation des lipômes peut se terminer par gangrène. En voici un exemple observé par M. Bertrand : Un Arabe, qui servait les maçons et qui portait fréquemment des fardeaux sur le dos, avait un lipôme de l'épaule; à la suite de pressions répétées, cette tumeur, qui avait le volume d'un œuf, s'enflamma et se gangrena. La gangrène ne fut que partielle ; lorsque la plaie fut détergée, on reconnut qu'une partie de la tumeur était encore vivante, et on en fit l'extirpation avec succès (1). La mortification spontanée fut totale et suivie d'une élimination en masse dans un cas cité par M. Prat, d'après Franz Hauser, et relatif à un énorme lipôme de la grande lèvre, qui s'était enflammé à la suite d'un effort (2). J.-L. Petit a donné l'observation d'un malade chez lequel une loupe de la région inguinale, grosse comme les deux poings, s'enflamma, se gangrena, et fut éliminée après avoir produit des accidents fort graves (3). Il est fort probable que cette loupe était un lipôme, mais je n'oserais l'affirmer.

L'ulcération se produit assez fréquemment sur les lipômes exposés à de trop fortes pressions. J'ai recueilli à la Charité, dans le service de Gerdy, l'observation d'une femme qui portait depuis plusieurs années, au pli de la fesse, un lipôme à demi pédiculé, plus gros que le poing. Cette femme était continuellement assise ; la peau qui recouvrait le sommet du lipôme s'enflamma et s'ulcéra dans une étendue de plusieurs centimètres. Gerdy pratiqua avec succès l'extirpation de cette tumeur. Maunoir rapporte l'observation d'un vieillard de 80 ans, qui avait depuis plus de 40 ans un énorme lipôme pédiculé de la nuque et du dos. Cette tumeur avait 1 mètre

(1) Hébert, *De l'inflammation du lipôme,* thèse inaug. Paris, 1849, in-4°, p. 17.

(2) Prat, *Considérations sur les tumeurs graisseuses,* etc. Strasbourg, 1858, in-4°, p. 24.

(3) J.-L. Petit, *Œuvres complètes,* édit. Pigné. Limoges-Paris, 1837, in-8°, p. 430.

de circonférence. Son poids était tel, que le malade était obligé de la soutenir au moyen d'une courroie passée sur les épaules. Le frottement de la courroie détermina une ulcération profonde qui rendait une suppuration infecte. Malgré le grand âge du sujet, Maunoir se crut obligé de pratiquer l'extirpation, qui réussit parfaitement (1).

Les ulcérations du lipôme peuvent se cicatriser par le repos. C'est ce qui eut lieu sur une malade citée par M. Paget (2). La tumeur occupait le périnée, et l'ulcération ressemblait à une ulcération cancéreuse. Quelques jours de repos au lit amenèrent la cicatrisation. Dans un autre cas cité par M. Lebert, la cicatrisation d'un gros lipôme ulcéré de la fesse ne fut complète qu'au bout de six mois (3).

Le pronostic des lipômes est ordinairement sans gravité ; toutefois on vient de voir que ces tumeurs peuvent quelquefois donner lieu à des accidents assez graves. En outre, elles peuvent s'accroître indéfiniment, occasionner une gêne insupportable, et porter atteinte à certaines fonctions. Il est donc prudent de les enlever de bonne heure, tant qu'ils sont petits; mais on ne doit pas être préoccupé de la crainte de voir la tumeur dégénérer en cancer. Nous nous sommes déjà expliqué sur ce point.

Il n'est pas rare qu'un nouveau lipôme se forme après l'ablation du premier. Ces récidives s'observent chez les sujets atteints de la diathèse lipômateuse; nous en avons apprécié la signification dans notre chapitre sur la récidive en général (t. I, p. 477); mais il peut arriver aussi que le lipôme récidive sur place, par continuation. C'est ce qui eut lieu dans un cas de Michon, dont nous avons déjà parlé. On se souvient que ce chirurgien enleva, en 1846, un lipôme de la cuisse, renfermant un abcès central. La malade resta bien guérie pendant sept ans. Mais, en 1853, une nouvelle tumeur se forma sous la cicatrice et s'accrut rapidement. Elle acquit en deux ans un poids de 2300 grammes. Michon en pratiqua l'extirpation avec beaucoup de difficulté, parce qu'elle pénétrait au milieu des muscles et leur était adhérente en plusieurs points. L'opération fut faite en mai 1866. La malade guérit, mais l'observation ayant été publiée seulement quelques mois plus tard, on ne peut savoir si la guérison a

(1) Maunoir, *Mélanges de chirurgie étrangère*, t. II, p. 544, Genève, 1825, in-8.
(2) Paget, *On Tumours*. Lond., 1853, in-8°, p. 100.
(3) Lebert, *Anat. pathologique générale et spéciale*, 4e livraison, p. 126. Paris, 1855, in-folio.

été définitive (1). Il est probable que, dans la première opération, un prolongement profond du lipôme avait été laissé en place. C'est ce qui explique la récidive, car il n'y avait aucune tumeur dans le reste de l'économie, et rien ne révélait l'existence d'une diathèse lipômateuse.

Diagnostic. — Lorsque la tumeur est superficielle et présente ses caractères ordinaires, le diagnostic en est en général facile. Lorsqu'elle est fibro-adipeuse, on peut être tenté de la prendre soit pour un fibrôme peu consistant, soit pour un encéphaloïde cru et enkysté. La confusion, qui serait sans gravité dans le premier cas, pourrait avoir dans le second cas des conséquences fâcheuses. Toutefois l'étude du développement et de la marche de la tumeur, qui est exempte de toute complication d'engorgement ganglionnaire, et a surtout son siége dans le tissu conjonctif sous-cutané, où l'encéphaloïde primitif est fort rare, constitue des présomptions qui peuvent dissiper en grande partie les incertitudes du praticien.

Les lipômes de consistance moyenne peuvent être confondus avec des tumeurs érectiles sous-cutanées. Ainsi Dupuytren, croyant enlever une tumeur érectile du grand angle de l'œil, ne trouva qu'un lipôme. M. Nélaton diagnostiqua chez un phthisique un lipôme de la partie latérale du thorax. La tumeur avait le volume du poing. Le malade mourut, et à l'autopsie on trouva qu'il s'agissait d'une grosse tumeur érectile (2). Il n'y a ici d'autre signe distinctif que le suivant. Les tumeurs érectiles sont toujours susceptibles de se réduire en partie sous une pression continuée pendant quelques instants, et elles se gonflent ensuite rapidement lorsqu'on fait faire un effort au malade. Les lipômes, au contraire, ne subissent dans ces conditions aucun changement de volume. M. Pautrier parle d'un anévrysme presque entièrement rempli de caillots, qui fut pris pour un lipôme. Mais à défaut de signes physiques actuels, il me semble que le siége de la tumeur et les antécédents du malade devraient suffire pour éviter une pareille erreur.

Les lipômes de consistance très-molle sont ceux qui occasionnent les erreurs les plus fréquentes. Ils peuvent être confondus soit avec des tumeurs liquides, soit avec des encéphaloïdes ramollis, qui, comme on sait, donnent à la palpation une sensation de fluctuation des plus trompeuses.

Les collections de liquide qu'on peut confondre avec les li-

(1) Perrotte, *du Lipôme*, thèse inaug. Paris, 1857, in-4°, p. 14, obs. I.

(2) Nélaton, *Éléments de pathologie chirurgicale*, t. I, p. 399. Paris, 1844, in-8°.

pômes mous et fluctuants sont les kystes de diverse nature, et les abcès froids. Les lipômes bosselés et lobulés (et ils sont nombreux) échappent par leur forme même à cette confusion. Mais il y en a dont la forme simple et arrondie rappelle tout à fait celle d'une collection de liquide. Il serait superflu de citer ici beaucoup d'exemples, car il est bien peu de chirurgiens qui n'aient commis ou vu commettre de semblables erreurs de diagnostic. Il suffira de rappeler qu'un jour Lisfranc déposa sur le bureau de l'Académie de médecine deux tumeurs encore recouvertes de peau, en invitant ses collègues à en déterminer la nature. Tous les chirurgiens présents y reconnurent de la fluctuation, et cependant c'étaient des lipômes. La même scène s'est reproduite à la Société de chirurgie de Paris, dans la séance du 13 novembre 1850. Une tumeur examinée successivement par plusieurs chirurgiens fut prise par les uns pour un kyste, par les autres pour un lipôme. M. Forget en pratiqua l'ablation et la porta, sans l'inciser, à la Société de chirurgie. Là tout le monde put la prendre, la palper, la retourner en tous sens. Finalement on décida que ce devait être un kyste; alors on l'incisa, et on trouva que c'était un lipôme (1).

Comme tout le monde, j'ai vu des cas où la fausse fluctuation d'un lipôme ou d'un encéphaloïde simulait, à s'y méprendre, la vraie fluctuation d'un kyste ou d'un abcès. Pour dissiper l'incertitude de ce diagnostic, j'ai recours à deux moyens qui m'ont souvent réussi, quoiqu'ils ne soient pas infaillibles. Le premier consiste à étudier comparativement la fluctuation dans le sens de la longueur et dans le sens de la largeur. Il est rare que la fausse fluctuation se fasse sentir également dans toutes les directions, tandis que la vraie fluctuation, due au déplacement d'un liquide est beaucoup plus uniforme. Le second moyen n'est applicable qu'aux tumeurs d'un grand volume. Il consiste à faire exercer une forte pression transversale sur le milieu de la tumeur, par le bord de la main d'un aide, pendant que l'on cherche soi-même avec les deux mains à renvoyer d'une extrémité à l'autre les oscillations produites par des pressions alternatives. S'il s'agit d'un liquide, la pression transversale n'arrête pas le flot; tandis qu'elle atténue considérablement l'oscillation, s'il s'agit d'une tumeur solide. Mais quelque utiles qu'ils soient, ces deux moyens de diagnostic, je le répète, ne sont pas absolus.

Il y a cependant des cas où il est de la plus haute importance de

(1) *Bulletin de la Soc. de chirurgie*, t. I, p. 879.

ne pas prendre un kyste ou un abcès pour un lipôme. J'ai vu Jobert à l'Hôtel-Dieu enlever un prétendu lipôme de l'aine, qui se trouva être un abcès par congestion d'origine vertébrale ; je n'ai pas besoin d'ajouter que le malade mourut. Il y a heureusement un moyen de diagnostic aussi simple que certain, et tout à fait inoffensif ; je parle de la ponction exploratrice avec un fin trocart. Avant même que le poinçon soit retiré, on sent que l'extrémité de l'instrument joue librement dans une cavité lorsqu'il s'agit d'une collection de liquide ; et lorsqu'on enlève le poinçon l'écoulement du liquide lève toute incertitude. Il y a toutefois des circonstances où l'emploi de ce moyen exige quelque attention. Ainsi certains abcès froids renferment des grumeaux de fibrine ou de matière tuberculeuse qui peuvent boucher l'étroite canule de l'instrument explorateur et empêcher l'écoulement. Mais on aperçoit toujours une petite couche de pus sur l'extrémité du poinçon qui a pénétré dans la cavité de l'abcès. De même, il y a certains kystes dont le contenu est trop épais pour couler à travers la canule. Beaucoup de kystes dermoïdes remplis de matières grasses et de cellules épithéliales sont dans ce cas ; et comme cette substance est fort peu diffluente, il peut se faire que l'extrémité du poinçon n'en entraîne aucune parcelle, et qu'il n'y en ait pas davantage dans l'extrémité de la canule. Voici toutefois un petit caractère qui lève aisément tous les doutes. S'il s'agit d'un lipôme, il y a toujours un peu de sang dans l'intérieur de la petite canule. S'il s'agit d'un kyste ou d'un abcès, il peut se faire que la canule soit vide, mais elle ne renferme jamais de sang. L'explication de cette particularité est trop simple pour que nous nous y arrêtions.

Nous avons annoncé que les lipômes mous peuvent encore être confondus avec les encéphaloïdes ramollis. L'origine, la marche des tumeurs, leur siége, l'état des ganglions, l'état des parties environnantes, permettent le plus souvent d'éviter l'erreur. Avant d'acquérir le degré de mollesse qui donne lieu à une fausse fluctuation, l'encéphaloïde primitif a commencé par présenter une dureté beaucoup plus grande ; puis il est rare qu'il soit ramolli uniformément dans toute son étendue. Enfin, lorsque le ramollissement est général, la tumeur a ordinairement fait assez de progrès pour se propager et devenir adhérente soit à la peau, soit aux couches profondes. Les cas où l'encéphaloïde peut simuler un lipôme sont donc très-exceptionnels ; mais ils n'en sont que plus trompeurs. Nous signalerons donc un moyen de diagnostic proposé par M. Nélaton. Lorsqu'on introduit une aiguille à acupuncture dans un encéphaloïde assez mou pour donner lieu à une fluctuation apparente, on peut aisément imprimer à l'extrémité profonde de l'aiguille, qui est engagée dans la substance cérébriforme, des mouvements de circumduction. La même aiguille, introduite dans le lipôme le plus mou, ne peut exécuter ce mouvement, parce qu'elle est arrêtée par les tractus celluleux qui forment pour ainsi dire le squelette des tumeurs graisseuses.

Traitement. — D'une manière générale, on doit enlever les lipômes accessibles à la chirurgie, parce que, s'ils sont déjà volumineux, ils occasionnent une gêne insupportable, et exposent à divers accidents décrits plus haut, et parce que, s'ils sont petits, on doit craindre qu'ils ne s'accroissent, et qu'ils ne nécessitent plus tard de graves opérations. Toutefois, cette affection n'ayant aucune tendance à revêtir la marche des tumeurs malignes, il est rare que l'opération soit urgente ; et ce que nous avons dit dans nos généralités sur les opérations *opportunes* trouve ici son application. Ajoutons que certains lipômes, quoique superficiels, ne pourraient être enlevés que par une opération fort grave, et qu'il vaut mieux les laisser en place, parce qu'en définitive, quelque gênants qu'ils soient, ils ne menacent pas directement les jours du malade. Ainsi j'ai refusé d'opérer un énorme lipôme du dos et de la partie supérieure de la région lombaire, lipôme non pédiculé dont l'extraction aurait laissé une très-large plaie de 30 centimètres de long. On peut sans imprudence enlever des lipômes *pédiculés* beaucoup plus gros que celui-là, parce qu'alors l'étendue de la plaie n'est pas en proportion avec le volume de la masse enlevée.

Il est clair que dans le cas de diathèse lipômateuse, lorsqu'il existe seulement une vingtaine de tumeurs, on ne peut songer à attaquer simultanément toutes ces productions accidentelles. On peut toutefois enlever par des opérations successives quelques-unes des tumeurs les plus gênantes. Lorsqu'il n'y a que deux ou trois lipômes, ou même cinq ou six, on peut également les guérir à quelques semaines d'intervalle.

Dans un cas de lipôme unique, mais très-gros et non pédiculé de la nuque, j'ai vu Blandin recourir à un procédé qui mérite d'être rappelé. Il enleva d'abord seulement la moitié de la tumeur, laissant en place l'autre moitié, dont la surface divisée faisait partie de la plaie. Il ne survint aucun accident, et, quelque temps après, lorsque la cicatrisation fut presque achevée, la seconde moitié du lipôme fut enlevée avec le même succès. Blandin pensait avec raison qu'il n'y avait aucun inconvénient à laisser au fond de la plaie un tissu accidentel qui ne possède aucune propriété nuisible, et que deux opérations d'une gravité moyenne sont préférables à une opération unique, mais beaucoup plus grave que chacune d'elles.

Toutes les méthodes d'extirpation que nous avons décrites dans nos généralités sont applicables au traitement des lipômes; de plus nous avons dit que Bonnet, de Lyon, avait traité ces tumeurs par le broiement sous-cutané, et nous avons fait connaître les résultats de cette opération aujourd'hui abandonnée (t. I, p. 427). La cautérisation en nappe ne doit recevoir ici aucune application. Les lipômes *pédiculés* pourraient être amputés par la cautérisation circulaire, par la ligature en masse, l'écrasement linéaire ou la galvano-caustie, mais l'instrument tranchant me paraît préférable. Il est préférable surtout lorsque la tumeur est sans pédicule.

L'opération diffère notablement pour les lipômes pédiculés et pour les lipômes non pédiculés. Dans le premier cas c'est une sorte d'amputation, car, pour rendre la plaie aussi petite que possible, on doit pratiquer la section en travers sur le pédicule, et enlever ainsi avec la tumeur la plus grande partie des téguments qui la recouvrent.

Il est bon, toutefois, lorsque le pédicule est volumineux, de conserver la quantité de peau nécessaire pour refermer la plaie; ce qu'on peut faire en taillant soit une sorte de manchette, soit un ou deux lambeaux. Maunoir, dans le cas que j'ai déjà cité, tailla sur la partie supérieure du pédicule, qui était fort large, un lambeau demi-circulaire, le disséqua jusqu'à sa base, et coupa ensuite transversalement le reste du pédicule. Dans le pansement, le lambeau retomba aisément sur la plaie et la recouvrit entièrement, comme le lambeau antérieur dans la désarticulation de la hanche (1). Dagorn préféra tailler deux lambeaux cutanés, l'un antérieur, l'autre postérieur, et put ainsi faire la réunion par la suture entortillée. Dans ce cas le poids de la tumeur était tel (23 kilog.) que, pour pouvoir la manier pendant l'opération, le chirurgien l'avait suspendue à l'aide d'une serviette disposée en hamac, et d'une corde qui passait dans une poulie fixée au plafond (2).

L'ablation des lipômes non pédiculés rentre dans les procédés ordinaires d'extirpation. Lorsque la tumeur fait une forte saillie, qu'il y a évidemment excès de peau et que celle-ci est amincie au sommet, on en retranche une partie comprise entre deux incisions

(1) Maunoir, *Mélanges de chirurgie étrangère*, t. II, p. 544. Genève, 1825, in-8°.
(2) Dagorn, *Obs. chir. sur une jeune fille*, etc. Paris, 1822, broch. in-8°, p. 28.

curvilignes. Pour les lipômes de moyen volume, on se contente le plus souvent de pratiquer à la peau une incision simple, droite ou courbe, ou une incision en T. On arrive ainsi à la surface de la tumeur, qu'on rase au plus près dans la dissection, et qu'on énuclée presque toujours avec la plus grande facilité. Cette opération, dans les cas ordinaires, est très-rapide ; mais il y a quelquefois dans la partie profonde des adhérences qu'il faut détruire, ou des prolongements qu'il faut poursuivre. Enfin, lorsque le lipôme est sous-aponévrotique ou intermusculaire, la dissection peut être extrêmement difficile. Si l'on trouve des prolongements qui pénètrent très-loin, et qu'on ne pourrait enlever sans aggraver beaucoup l'opération, il vaut mieux les laisser en place; l'expérience a démontré que pendant la suppuration de la plaie ils se fondent ou s'affaissent le plus souvent. C'est ce qui eut lieu dans le cas déjà cité de Morel-Lavallée. L'observation de Michon prouve, il est vrai, la possibilité d'une récidive locale par suite du développement ultérieur de ces prolongements, mais cette observation est jusqu'ici unique, et ce n'est pas en vue d'une éventualité tout à fait exceptionnelle qu'on doit instituer les règles de la pratique.

A l'époque où l'anesthésie était inconnue, et où il y avait avantage à abréger les opérations, ne fût-ce que de quelques secondes, on avait recours quelquefois à un procédé déjà appliqué par Dupuytren et par Roux, puis généralisé par Gensoul, de Lyon (1), et enfin renouvelé par Jobert sous le nom de *Méthode de transfixion.* Ce procédé consiste à diviser d'abord en deux la peau et le lipôme dans toute son épaisseur, puis à disséquer et extirper séparément les deux moitiés de la tumeur. Lorsque les lipômes sont très-mobiles, ce procédé est d'une exécution facile, mais le procédé ordinaire est alors tout aussi facile, et vraiment tout aussi rapide; quant aux lipômes plus adhérents, à ceux qui ont des prolongements, à ceux qui ont une base diffuse, il est bien plus aisé de les enlever d'une seule pièce parce qu'on a plus de prise sur la totalité de la tumeur qu'on n'en aurait sur chacune de ses deux moitiés. Somme toute, cette innovation de la transfixion est innocente, mais inutile, et ne mérite pas de nous arrêter plus longtemps.

Les moyens médicaux et les fondants de toute sorte n'ont absolument aucune action sur les lipômes.

(1) Voy. Pautrier, *Essai sur les lipômes*, th. inaug. Paris, 1834, p. 22.

CHAPITRE XIII

DES ADÉNOMES.

§ 1. — Des adénômes en général.

Les adénômes sont des productions accidentelles homœomorphes et homologues, dont les éléments autogènes ou essentiels sont des tubes ou des culs-de-sac glandulaires.

Quoique le mot élément, pris dans un sens absolu, désigne une particule organique simple, comme une fibre ou une cellule, on a étendu ce nom à des parties plus compliquées qui, par leur répétition, constituent certaines tumeurs ou certains organes. Les culs-de-sac glandulaires jouent, dans la structure d'une glande, le même rôle que les fibres musculaires dans la structure d'un muscle, et que les tubes nerveux dans la structure d'un nerf. On les retrouve partout, toujours semblables à eux-mêmes et toujours semblablement disposés dans la même glande ; c'est par eux que cette glande est caractérisée. On est donc conduit à les considérer comme les éléments des glandes, quoique l'on n'ignore pas que chacun d'eux est un organule décomposable en éléments plus petits.

Les éléments glandulaires se présentent le plus souvent sous la forme de culs-de-sac, quelquefois sous la forme de tubes. Ils sont caractérisés dans les deux cas par une paroi membraneuse dont la surface interne est tapissée d'épithélium. Celui-ci est tantôt *cellulaire*, c'est-à-dire formé de cellules à noyaux, plus ou moins étroitement juxtaposées ; tantôt *nucléaire*, c'est-à-dire formé de noyaux libres. Quant à la paroi, elle est le plus souvent amorphe et transparente. Les fibres et les vaisseaux qui semblent quelquefois se confondre avec elle sont simplement appliqués sur sa face externe et ne pénètrent pas dans son épaisseur. La présence des éléments glandulaires est facile à constater. Ils se reconnaissent très-bien sous des grossissements de cent diamètres. Mais lorsqu'on veut étudier leur épithélium, on est obligé de recourir à des grossissements beaucoup plus considérables.

Les tumeurs où les éléments glandulaires jouent le rôle d'éléments autogènes peuvent se diviser en deux groupes bien distincts, suivant que ces éléments sont analogues à ceux des glandes normales ou qu'ils diffèrent par leurs caractères morphologiques de toutes les formations glandulaires connues. Dans le premier cas, la production accidentelle de tissu glandulaire s'effectue toujours dans l'épaisseur ou dans le voisinage immédiat d'une glande, dont elle reproduit plus ou moins exactement la structure. Dans le second cas, la tumeur peut occuper des régions normalement privées de glandes, et, lorsqu'elle se développe dans une région glandulaire, elle diffère, par sa structure, des glandes adjacentes tout autant que des autres glandes de l'économie. Dans le premier cas, l'examen microscopique peut, sinon toujours à toutes les époques, toujours, du moins, aux époques rapprochées du début, déterminer la provenance de la tumeur, d'après la forme et la disposition des éléments qui la constituent ; dans le second cas, au contraire, on ne peut établir aucun rapport entre le siége de la tumeur et sa structure. Dans le premier cas, enfin, la tumeur n'est pas seulement *homœomorphe*, c'est-à-dire composée d'*éléments* analogues à certains éléments normaux, elle est encore *homologue*, c'est-à-dire que ces éléments, régulièrement agencés, forment un *tissu* déterminé, analogue à un certain tissu normal ; tandis que dans le second cas la tumeur, quoique homœomorphe, puisqu'elle renferme des éléments que l'on peut comparer à des éléments glandulaires, est en même temps tout à fait *hétérologue*, puisque le tissu constitué par ces éléments est sans analogue dans l'économie.

Ces différences anatomiques établissent entre les deux groupes de tumeurs à éléments glandulaires une distinction radicale, que l'observation clinique a pleinement confirmée. Tandis que les tumeurs du premier groupe sont, dans l'origine du moins, des affections purement locales, dues à une altération nutritive assez légère, celles du second groupe, au contraire, dépendent d'une perturbation très-grave et possèdent une malignité presque égale à celle du cancer. Soit donc que l'on se place au point de vue anatomique ou au point de vue clinique, on est obligé de considérer ces deux groupes comme essentiellement différents, de les étudier séparément, et de les désigner sous des noms assez caractéristiques pour couper court à toute méprise.

J'ai donné depuis plus de quinze ans, soit dans mes cours, soit dans mes écrits, le nom d'*adénômes* aux tumeurs du premier groupe. Les tumeurs du second groupe, découvertes en décembre 1852 par M. Robin, ne reçurent pas alors de nom particulier (1). Ayant eu l'occasion d'observer et de communiquer à M. Robin l'un des trois faits consignés dans son mémoire, je montrai cette tumeur à mon cours, et je la désignai sous le nom de *pseudadénôme*, que j'ai employé depuis lors dans mes publications. Mais, le 25 décembre 1854, dans un second mémoire sur le même sujet, M. Robin donna au tissu pathologique qu'il avait découvert le nom de *tissu hétéradénique* (2), et de là est venu plus tard le nom d'*hétéradénôme*. Au surplus, les noms de pseudadénôme et d'hétéradénôme expriment la même idée, sont également significatifs, et cette synonymie est tellement claire qu'elle ne peut induire personne en erreur.

J'ai dû signaler ici l'existence des hétéradénômes pour légitimer la définition que j'ai donnée des adénômes. On ne peut se borner, en effet, à dire que ceux-ci sont des tumeurs formées d'éléments glandulaires ; car cela s'appliquerait tout aussi bien aux hétéradénômes. Il faut ajouter que les adénômes sont homœomorphes par leurs éléments et homologues par leur tissu. Le tissu des hétéradénômes, au contraire, est hétérologue, encore bien que leurs éléments puissent être considérés comme homœomorphes.

Les adénômes, pendant longtemps, n'ont été étudiés que dans les glandes volumineuses, dans la mamelle d'abord, puis dans la parotide. Mais l'observation a montré ensuite que des tumeurs tout à fait semblables pouvaient avoir leur siége dans des glandes beaucoup plus petites, dans la glande lacrymale, dans la caroncule lacrymale, dans les glandes palatines, et même dans les glandes labiales. Puis on a reconnu qu'un grand nombre de tumeurs de la peau consistent en un amas de glandes sébacées ou sudoripares ayant subi une altération semblable à celle que subissent les éléments glandulaires dans les adénômes de la mamelle et de la parotide. Enfin, on a constaté que certaines tumeurs des membranes muqueuses (rectum, côlon, vulve, col utérin, etc.) sont constituées également par le développement des glandules correspondantes. Malgré les différences très-notables qui résultent du siége, du volume, de la nature et du nombre des glandes affectées, ces diverses tumeurs glandulaires n'en constituent pas moins un

(1) Robin et Laboulbène, *Mémoire sur trois productions morbides non décrites*, dans les *Mém. de la Soc. de biol.*, 1re sér., t. V, p. 185, 1853.

(2) Robin et Lorain, *Mém. sur deux nouvelles observations de tumeurs hétéradéniques* dans *Mém. Soc. de biol.*, 2e sér., t. I, p. 209, 1854.

groupe naturel caractérisé par le même genre de lésion. La circonstance que les unes n'occupent qu'une seule glande, et le plus souvent même qu'une partie assez limitée de cette glande, tandis que les autres occupent à la fois un grand nombre de petites glandes voisines, ne constitue pas une différence essentielle ; car on peut et on doit même considérer chaque lobule d'une glande en grappe comme formé par la réunion d'un grand nombre de petites glandes simples. Il y a, il est vrai, entre ces petites glandes simples une étroite solidarité résultant de leur abouchement dans le même conduit et de leur réunion dans une enveloppe commune, tandis que les glandules de la peau ou des muqueuses, quoique très-voisines les unes des autres, et quoique étroitement associées dans leurs fonctions, sont en réalité autant de petits organes indépendants. Cette différence est assez importante pour servir de base à la division du groupe des adénômes en deux groupes secondaires. Mais elle n'est pas essentielle, parce qu'il s'agit en définitive, dans les deux cas, d'un même accident pathologique, atteignant à la fois, dans une région très-circonscrite, un grand nombre de glandules semblables, et leur faisant subir des altérations de même nature.

Nous diviserons donc le groupe général des adénômes en deux catégories : 1° les *adénômes uniglandulaires* ou *monadénômes ;* 2° les *adénômes multiglandulaires* ou *polyadénômes*.

Les monadénômes ont été étudiés les premiers sous le nom d'hypertrophies glandulaires partielles, et ont été l'objet d'une description générale avant que l'on connût la parenté qui les unit aux polyadénômes. Lorsque, il y a quinze ans, cherchant à régulariser la nomenclature des tumeurs, je généralisai plus qu'on ne l'avait fait jusqu'alors la terminaison *ôme*, employée depuis longtemps pour exprimer l'idée de tumeur, je crus devoir substituer au nom d'*hypertrophie glandulaire partielle* le nom plus simple d'adénôme, aujourd'hui assez généralement adopté. Plus tard, ayant appris, grâce surtout aux travaux de M. Verneuil, à connaître les tumeurs multiglandulaires de la peau et de certaines muqueuses, je les fis entrer dans la nomenclature sous le nom de polyadénômes, et, comme conséquence de ce néologisme, je donnai par opposition le nom de *monadénômes* aux tumeurs uniglandulaires. Mais ce dernier nom n'a pas prévalu. L'opposition des mots adénômes et polyadénômes a paru suffisante, et je ne chercherai pas à réagir contre l'usage. Il est donc convenu que le nom pur et simple d'adénômes, lorsqu'il ne sera accompagné d'aucune autre indication, désignera, dans la suite de cet ouvrage, les adénômes uniglandulaires. Je les appellerai encore quelquefois *adénômes proprement dits*, lorsque je voudrai distinguer de ce groupe partiel le groupe entier des tumeurs glandulaires homologues, désigné sous le nom d'*adénômes en général.* Le lecteur évitera facilement de confondre ces deux acceptions d'un même mot. On sait, d'ailleurs, qu'il est fréquent de voir, dans les classifications naturelles, un groupe entier prendre le nom du plus remarquable des groupes partiels qui le composent.

Les adénômes et les polyadénômes présentent des caractères communs et des caractères distinctifs.

Les caractères communs sont tirés à la fois de leur structure, de leur nature et de leur évolution ordinaire. Les caractères distinctifs sont tirés de leur siége, de leurs rapports, de leur mode d'accroissement et de leurs complications.

Au point de vue de leur structure, les uns et les autres ont pour éléments autogènes des cavités glandulaires de même nature que les éléments normaux de la glande ou des glandes affectées. Ces cavités peuvent être agrandies, mais elles conservent toujours leurs caractères fondamentaux. Dans les deux cas, leur épithélium peut être inaltéré; mais, dans les deux cas aussi, cet épithélium peut présenter des modifications d'un certain ordre. S'il est cellulaire dans la glande normale, il l'est également dans les cavités glandulaires pathologiques, où les cellules toutefois peuvent être plus grandes et affecter, par suite, une disposition moins régulière. S'il est nucléaire à l'état normal, il l'est le plus souvent, au moins au début, dans la production accidentelle; mais, quelquefois dès le début, et très-souvent à une époque plus avancée, un certain nombre de noyaux passent à l'état de cellules, et cette transformation peut même atteindre la plupart des noyaux. Par suite de l'exagération de la production épithéliale, les cavités glandulaires de l'adénôme et du polyadénôme sont plus ou moins distendues par leur contenu, et peuvent subir des dilatations irrégulières, des poussées latérales qui donnent lieu à des culs-de-sac supplémentaires, et qui peuvent même, dans les polyadénômes sudoripares, masquer la disposition tubuleuse de certaines glandes. Enfin, autour des éléments glandulaires proprement dits que nous venons d'indiquer, les adénômes, uni ou multiglandulaires, possèdent un stroma de vaisseaux et de tissu conjonctif ou fibreux, emprunté aux tissus qui entouraient, avant la maladie, les éléments glandulaires de la glande ou des glandes affectées.

Ainsi les adénômes et les polyadénômes ne renferment, soit comme éléments autogènes, soit comme éléments accessoires, que les éléments normaux de la partie malade. Dans les deux cas, le volume relatif et la proportion numérique de ces éléments sont toujours plus ou moins altérés. Il ne s'agit donc pas d'une hypertrophie pure et simple, car celle-ci consiste en un accroissement uniforme, mais d'un développement irrégulier, dans lequel certains éléments augmentent en nombre ou en volume à l'exclusion des autres, quelquefois même aux dépens des autres. Ce travail, sans aucun doute, est de la nature de l'hypertrophie. C'est une *hypertrophie élémentaire ou irrégulière* qui, au lieu de porter à la fois et au même degré, comme l'*hypertrophie régulière*, sur tous les éléments de l'organe ou des organes malades, porte principalement ou exclusivement sur quelques-uns de ces éléments.

M. Lebert, qui donne à l'hypertrophie régulière le nom d'*hypertrophie générale*, a donné à cette hypertrophie élémentaire le nom d'*hypertrophie partielle*, qui, employé d'abord par lui pour désigner les adénômes uniglandulaires, a ensuite été appliqué par extension aux polyadénômes. Cette opposition des mots *générale* et *partielle* a fait naître de très-fausses interprétations : on a cru que le premier désignait l'hypertrophie de la totalité d'un organe, par exemple de tous les lobes et de tous les lobules de la mamelle, et que le second désignait l'hypertrophie d'un seul lobule ; et il en est résulté des confusions interminables, d'autant plus difficiles à éviter qu'il y a réellement une affection caractérisée par une hypertrophie régulière ou générale de la totalité de la mamelle. Ainsi, ceux qui ont combattu les idées de M. Lebert sur la nature des adénômes, méconnaissant la distinction de l'hypertrophie régulière et de l'hypertrophie élémentaire, et croyant apparemment qu'il n'y avait qu'un seul mode d'hypertrophie, ont déclaré que les adénômes ne pouvaient rentrer sous aucun prétexte dans la classe des hypertrophies, parce que, disaient-ils, l'hypertrophie respecte la structure et tous les caractères extérieurs des organes, tandis que l'adénôme n'a ni la couleur, ni la consistance, ni la forme, ni l'aspect du tissu glandulaire. Après avoir prouvé, ce qui n'était vraiment pas difficile, que les adénômes ne sont pas le résultat d'une hypertrophie régulière, on a cru avoir démontré qu'ils n'avaient rien de commun avec l'hypertrophie, et on en a conclu que c'étaient des productions entièrement nouvelles, développées au voisinage des éléments d'une glande, mais non à leurs dépens, et n'ayant avec eux aucune connexion. Cette conclusion est arbitraire, puisqu'on a négligé une troisième hypothèse, celle de l'hypertrophie élémentaire ou irrégulière, c'est-à-dire précisément celle de l'auteur qu'on croyait réfuter.

Les éléments spéciaux des tumeurs glandulaires proviennent directement, sinon toujours, du moins dans le plus grand nombre des cas, des éléments d'une ou plusieurs glandes préexistantes, par un travail qui ne peut être considéré que comme une hypertrophie. Cela est tout à fait évident pour les polyadénômes, car lorsqu'on examine ces tumeurs dans leur première période (qui dure quelquefois un grand nombre d'années, et même jusqu'à la fin de la vie), on trouve ordinairement, sur les nombreuses glandes qui les composent, tous les degrés intermédiaires, depuis l'état normal ou à peu près normal jusqu'à l'hypertrophie la plus irrégulière et la plus avancée. Pour les adénômes uniglandulaires, la démonstration est tout aussi facile dans un grand nombre de cas, où la tumeur est en continuité évidente avec le reste de la glande, non-seulement par ses vaisseaux et par son tissu, mais encore par ses canaux excréteurs. Ainsi, l'écoulement d'un liquide séro-sanguinolent par le mamelon est un caractère assez fréquent des adénômes de la mamelle ; ce liquide provient des culs-de-sac glandulaires de la tumeur, et s'il s'écoule à l'extérieur par les conduits excréteurs de la mamelle, c'est la preuve irrécusable que l'adénôme fait bien réellement partie de la glande mammaire. Dans plusieurs cas où ce symptôme avait fait défaut, et où l'adénôme, plus ou moins enkysté, paraissait tout à fait isolé de la masse glandulaire, l'injection récurrente des conduits galactophores a permis de constater que cet isolement n'était qu'apparent, et que les conduits galactophores, encore perméables, pénétraient dans la tumeur. D'autres fois enfin, les conduits galactophores, quoique devenus imperméables, ont pu être suivis par une dissection attentive jusque dans le tissu de l'adénôme. Il n'est donc pas contestable que les adénômes et les polyadénômes sont le plus ordinairement constitués par l'hypertrophie irrégulière d'éléments glandulaires *préexistants*. Il est même très-probable que telle est constamment l'origine première de ces tumeurs.

Mais lorsque la tumeur est une fois formée, il peut se faire que des éléments glandulaires *entièrement nouveaux* prennent naissance, par imitation, dans le blastème pathologique. Cela est démontré, pour les polyadénômes, par une observation que j'ai déjà invoquée, dans la première partie de cet ouvrage, pour établir l'*influence de la région* (1). Dans ce cas, de nombreuses glandules, analogues aux

(1) Voy. plus haut, t. I, p. 112.

sudoripares, mais sans conduits excréteurs, se formèrent, sans aucune continuité avec celles de la peau, sous le tendon extenseur, et jusque sous le périoste d'un doigt atteint de polyadénôme. Les conditions anatomiques spéciales qui ont permis, dans ce cas particulier, de constater la formation d'éléments glandulaires *entièrement nouveaux,* se rencontrent rarement dans les adénômes uniglandulaires. Il paraît assez probable, toutefois, que les végétations des *kystes prolifères* de la mamelle, observées par M. Paget dans une variété exceptionnelle d'adénômes que cet auteur distingué a prise à tort pour le type des adénômes mammaires, renferment *quelquefois* des éléments glandulaires tout à fait indépendants du tissu de la glande adjacente ; et une observation publiée par MM. Robin et Lorain (1) prouve que le blastème d'un adénôme de la mamelle, transporté par les ganglions lymphatiques jusque dans les ganglions de l'aisselle, peut revêtir dans ces ganglions, par hétérotopie, l'organisation du tissu mammaire. Les faits qui précèdent, excessivement rares eu égard au nombre des adénômes, nous obligent à admettre que, dans une période avancée du mal, lorsque l'activité du travail pathologique est portée à son comble, des éléments glandulaires nouveaux peuvent se former non-seulement par voie d'hypertrophie, mais encore par organisation directe du blastème épanché autour de la tumeur. Mais ce phénomène ne constitue qu'un accident tardif, éventuel et extrêmement exceptionnel de la marche des adénômes et des polyadénômes. C'est une complication fort grave, qui fait succéder à la bénignité habituelle de ces tumeurs une période de malignité relative, correspondant à ce qu'on appelait autrefois la dégénérescence, et cela ne porte aucune atteinte à la réalité des faits innombrables qui établissent que les adénômes et les polyadénômes sont constitués dans l'origine par l'hypertrophie irrégulière des éléments glandulaires préexistants.

La nature de ce travail d'hypertrophie ressort bien nettement de l'étude d'une série de tumeurs parvenues à diverses phases de leur développement. Lorsque le mal est à son début, les éléments glandulaires présentent une forme, une disposition et des dimensions qui diffèrent peu de l'état normal; le tissu particulier de la glande ou des glandes affectées est parfaitement reconnaissable. Mais s'il s'agit, par exemple, d'un adénôme de la mamelle, on constate que, dans un espace donné, le nombre des culs-de-sac

(1) *Gaz. des hôpit.*, 14 sept. 1854, p. 383.

glandulaires est plus considérable par rapport au stroma qu'il ne l'est à l'état normal. Puis, lorsqu'on examine isolément un grain glanduleux (acinus), on trouve qu'il se compose d'un nombre de culs-de-sac bien supérieur à celui qui constitue un acinus normal. Il y a donc eu multiplication des culs-de-sac, et une étude attentive permet le plus souvent de reconnaître que cette multiplication est due à une sorte de bourgeonnement diverticulaire, à des dilatations, à des protrusions des parois des anciens culs-de-sac. C'est surtout dans les polyadénômes des glandes en tube, des glandes sudoripares particulièrement, que ce mécanisme est facile à étudier, parce que les éléments glandulaires primitifs se distinguent nettement, par leur forme tubuleuse, des cavités surajoutées qui résultent de leur dilatation. A côté de tubes encore parfaitement cylindriques, on en trouve d'autres qui présentent une série de dilatations moniliformes, d'autres où un petit boyau latéral fort court commence à se détacher de la cavité cylindrique, d'autres enfin où cet appendice, dilaté à son tour, est surmonté de plusieurs ampoules très-rapprochées, disposées comme les culs-de-sac des acini des glandes en grappe. M. Verneuil a parfaitement décrit et figuré ces altérations des glandes en tube, et mis en évidence le mécanisme qui préside à la multiplication des éléments glandulaires (1).

Les adénômes et les polyadénômes sont donc des affections de même nature, caractérisées par une hypertrophie élémentaire, avec multiplication des éléments glandulaires, et pouvant toutes deux, mais seulement à une époque avancée et dans des cas exceptionnels, se compliquer d'un travail plus fâcheux qui donne lieu à la production d'éléments glandulaires de formation entièrement nouvelle.

Dire que ces deux affections sont de nature hypertrophique, c'est dire en même temps que toutes deux sont dues à un trouble local de la nutrition, et que par elles-mêmes, abstraction faite de leurs complications, elles ont peu de gravité. Toutes deux peuvent se présenter sous la forme de tumeurs multiples sans perdre leur caractère de tumeurs locales. J'ai vu cinq adénômes répartis dans les deux mamelles chez une dame âgée de 58 ans. Toutes ces tumeurs étaient fort anciennes; la plus récente avait paru vers l'âge de 13 ans. Les tumeurs développées dans la même glande étaient tout à fait indépendantes et séparées les unes des autres par des

(1) Verneuil, *Mémoire sur quelques maladies des glandes sudoripares*, dans *Archives générales*, série V, t. IV, p. 461 ; 1854.

lobes mammaires parfaitement sains. Ces adénômes multiples, quoique formés sans aucun doute sous l'influence d'une prédisposition particulière des glandes mammaires, n'en constituaient pas moins des tumeurs toutes locales, et parfaitement bénignes. La cause qui les avait engendrées était limitée à deux organes jumeaux, et n'avait aucun rapport avec les diathèses générales qui agissent sur l'économie tout entière. De la même manière, les polyadénômes peuvent être multiples sans perdre leur caractère de tumeurs locales. Ainsi beaucoup d'individus présentent sur le nez, les joues, les lèvres, le menton, un certain nombre de tumeurs charnues, arrondies, saillantes, ordinairement hémisphériques, de volume variable, stationnaires ou ne se développant qu'avec une extrême lenteur, et considérées autrefois comme des hypertrophies circonscrites ou des excroissances du derme. Ces tumeurs multiples du visage sont presque toujours des polyadénômes, et leur marche habituelle est celle des tumeurs locales et bénignes. Elles sont dues, comme les précédentes, à une prédisposition particulière; mais cette prédisposition est locale, limitée à la peau, et le plus souvent même à la peau d'une seule région. Dans ce cas, comme dans celui des adénômes uniglandulaires, la multiplicité des tumeurs ne fait pas naître l'idée d'une diathèse générale, et ne porte aucune atteinte à cette proposition que les adénômes et les polyadénômes sont sous la dépendance d'un trouble de nutrition tout à fait local.

Les uns et les autres, au surplus, qu'ils soient uniques ou multiples, peuvent persister fort longtemps sans donner lieu à aucun accident; ils peuvent même, après avoir acquis un certain volume, rester stationnaires jusqu'à la fin de la vie; mais ils peuvent aussi s'accroître d'une manière continue, avec plus ou moins de rapidité, en donnant lieu à des accidents et à des complications quelquefois fort graves.

Lorsque les tumeurs de l'une ou de l'autre catégorie ont été complétement enlevées ou détruites par une opération, les malades sont ordinairement guéris pour toujours. Il ne persiste en eux aucune diathèse générale, comparable à celle qui, après l'ablation la plus parfaite, peut, au bout d'un nombre quelconque de mois ou d'années, faire pousser un nouveau cancer dans un organe tout à fait indépendant de celui qui était le siége du cancer primitif. Les individus opérés d'un adénôme ou d'un polyadénôme ne sont cependant pas toujours à l'abri d'une récidive, qui est une véritable *répullulation*, puisque nous parlons des cas où la première tumeur a été complétement enlevée. Cette répullulation ne dépend pas, comme celle du cancer, d'une diathèse générale, mais d'une de ces prédispositions que j'ai désignées plus haut sous le nom de *diathèses partielles*, qui sont limitées à un organe ou à un système d'organes semblables, et qui sont la cause des lipômes multiples, des névrômes multiples, des chondrômes multiples du squelette, etc. On vient de voir que les adénômes et les polyadénômes sont quelquefois multiples ; que plusieurs foyers distincts d'hypertrophie glandulaire peuvent se développer, soit dans une seule mamelle ou dans les deux mamelles, soit dans la peau, chez des individus qui n'ont été soumis à aucune opération. Si la première tumeur avait été enlevée avant l'apparition des autres, cela aurait-il empêché celles-ci de se développer à leur heure ? Évidemment non. Cela permet de prévoir que nos deux espèces de tumeurs glandulaires doivent reparaître quelquefois par répullulation, les adénômes dans un autre lobule de la même glande, les polyadénômes dans un autre groupe de glandes semblables à celles qui avaient été atteintes la première fois. Et c'est ce que l'expérience a effectivement confirmé.

La récidive consécutive à une ablation incomplète, celle qu'on désigne sous le nom de *récidive par continuation*, s'observe assez fréquemment dans le polyadénôme, lorsque l'opération est pratiquée dans la deuxième période du mal, et que la tumeur a commencé à se propager au delà de ses premières limites. Il peut se faire que des glandes encore trop petites pour modifier l'apparence du tégument soient déjà le siége d'un commencement d'hypertrophie, et se développent ensuite en donnant lieu à une tumeur. L'ablation incomplète des adénômes uniglandulaires peut être également suivie de récidive ; mais cela est rare, parce que ces tumeurs, étant généralement circonscrites, sont faciles à énucléer.

Tels sont les caractères communs aux adénômes et aux polyadénômes. Ils sont assez nombreux, assez décisifs, pour légitimer le rapprochement que nous établissons entre ces deux catégories de tumeurs glandulaires. Mais il y a dans leur constitution organique, dans leur siége anatomique, des différences notables, qui doivent nécessairement donner lieu à des divergences multiples. Il s'agit d'étudier maintenant ces caractères différentiels.

L'adénôme n'occupe le plus souvent qu'une partie très-limitée d'une glande en grappe ; il n'atteint ordinairement qu'un seul lobule, ou tout au plus un petit groupe de lobules parfaitement circonscrit. Tandis que, d'une part, des connexions anatomiques immédiates établissent entre les culs-de-sac glandulaires affectés une étroite solidarité, d'une autre part, la membrane cellulo-fibreuse qui entoure le lobule ou le petit lobe hypertrophié forme autour de la tumeur une enveloppe isolante. Il en résulte, en premier lieu, que tous les culs-de-sac glandulaires de l'adénôme sont malades à peu près au même degré ; en second lieu, que la tumeur, en s'accroissant, refoule les parties environnantes, et qu'au lieu de se confondre avec elles et de les envahir, elle s'en isole de plus en plus, par suite de l'atrophie mécanique qu'elle leur fait subir et de l'épaississement de la membrane fibreuse qui l'entoure.

Le polyadénôme, au contraire, occupe des glandules très-voisines, mais tout à fait distinctes et anatomiquement tout à fait indépendantes les unes des autres. Il est constitué par l'hypertrophie d'un certain nombre de ces glandules, mais il n'y a aucune ligne de démarcation entre les glandules malades et les glandules encore saines qui les entourent ; quoique la tumeur puisse souvent paraître circonscrite, elle ne l'est jamais en réalité, elle n'a jamais de limites rigoureuses, elle n'est jamais entourée d'une membrane isolante. Il en résulte, en premier lieu, que les glandules d'un polyadénôme sont souvent affectées à des degrés très-inégaux, que les unes sont déjà le siége d'une hypertrophie très-avancée, alors que d'autres, situées au milieu des précédentes, ne sont encore que faiblement altérées ; que l'hypertrophie, en un mot, est beaucoup plus irrégulière que dans le cas précédent. Il en résulte, en second lieu, que la tumeur est en continuité directe avec la peau ou la muqueuse environnante, et que le travail pathologique a une certaine tendance à s'étendre, de proche en proche et de glandule en glandule, au delà de ses anciennes limites.

Ainsi les polyadénômes sont placés dans des conditions qui favorisent la propagation du mal, tandis que tout concourt à maintenir les adénômes à l'état de tumeurs circonscrites. Voilà un premier caractère distinctif fort important, mais qui n'est pourtant pas absolu, car j'ai déjà dit que beaucoup de polyadénômes restent définitivement stationnaires, et j'ajoute maintenant que dans certains cas, très-exceptionnels il est vrai, les adénômes peuvent perforer leur enveloppe fibreuse, contracter des adhérences nouvelles et peut-être même s'étendre par continuité à des lobules glandulaires adjacents.

Un second caractère distinctif, plus grave encore que le précédent, découle de l'inégale répartition du travail hypertrophique sur les diverses glandes d'un polyadénôme. C'est un fait qui avait déjà frappé Laennec, et qui ressortira, je l'espère, de l'ensemble des faits exposés dans cet ouvrage, que, toutes choses égales d'ailleurs, les tumeurs les plus fâcheuses sont celles dont le tissu est le moins *homologue*, c'est-à-dire dont l'aspect s'écarte le plus de celui des tissus normaux. L'hypertrophie des éléments glandulaires étant beaucoup moins irrégulière dans l'adénôme que dans le polyadénôme, le tissu du premier diffère beaucoup moins de celui d'un lobule glandulaire normal, que le tissu du second ne diffère de celui d'une peau ou d'une muqueuse normale, et, quoique les deux tumeurs soient homologues, il est évident que le polyadénôme est ordinairement bien moins homologue que l'adénôme. Il est permis de prévoir, d'après cela, que le polyadénôme doit avoir plus de tendance que l'adénôme à perdre le caractère habituellement inoffensif des tumeurs locales, et à se compliquer de quelques-uns des accidents que l'on désigne vulgairement sous le nom d'*accidents de malignité.*

Ces accidents surviennent à la suite d'une altération éventuelle, et même relativement assez rare, qui a pour conséquence de faire succéder au polyadénôme une affection incomparablement plus grave, l'*épithéliôme.*

L'hypertrophie des éléments glandulaires, dans les adénômes comme dans les polyadénômes, s'accompagne toujours d'une production exagérée d'épithélium. Il est même problable que cet excès de formation de l'épithélium glandulaire est le premier effet matériel du travail hypertrophique, et que la dilatation des tubes ou des culs-de-sac, la multiplication de ceux-ci, la transformation de ceux-là en cavités ampullaires surmontées plus tard de culs-de-sac analogues à ceux des glandes en grappes, sont la conséquence de la distension des parois par l'épithélium accumulé. Dans l'adénôme, cette distension est uniforme ; les culs-de-sac, partout étroitement appliqués les uns contre les autres, se soutiennent mutuellement, et ont peu de chance de se rompre ; mais dans le polyadénôme, dont la structure est beaucoup moins homogène, où l'on trouve des glandes hypertrophiées à des degrés très-inégaux, et où ces glandes sont séparées les unes des autres par de minces couches de tissu conjonctif, l'épithélium accumulé dans les cavités glandulaires tend à produire des ruptures sur les points les moins résistants, à s'extravaser et à s'infiltrer dans le tissu conjonctif environnant. Cette infiltration de l'épithélium dans l'épaisseur des tissus est la lésion caractéristique de l'épithéliôme. Lorsqu'elle survient, c'est un nouvel ordre de choses qui commence. Au polyadénôme, affection ordinairement inoffensive, qui aurait pu rester indéfiniment stationnaire, succède l'épithéliôme, affection destructive et envahissante, dont la marche locale est souvent aussi terrible que celle des cancers. On ne peut pas dire que les adénômes uniglandulaires soient tout à fait à l'abri de cette complication, mais ils y sont beaucoup moins exposés que les polyadénômes, et les conséquences qui en découlent sont moins rapides et moins graves, parce que l'infiltration épithéliale est rendue plus difficile par la nature du tissu et qu'elle est d'ailleurs arrêtée, lorsqu'elle se produit, par l'enveloppe fibreuse du lobule glandulaire correspondant. Le passage de l'adénôme uniglandulaire à l'état d'épithéliôme a été plusieurs fois observé par M. Robin ; mais je n'en ai pas vu d'exemple, et je puis affirmer que c'est un accident extrêmement rare, tandis qu'il est, au contraire, fréquent de voir des polyadénômes plus ou moins anciens subir cette altération, surtout lorsqu'ils sont soumis à des irritations mécaniques réitérées, propres à favoriser la rupture des parois glandulaires. On a dit de tout temps que les boutons charnus ou excroissances de la peau du visage avaient de la tendance à dégénérer en cancer (*noli me tangere*). Pour que cela soit exact, il faut ajouter que ces excroissances charnues sont presque toujours des polyadénômes, que ces *noli me tangere* sont des épithéliômes, et que cette prétendue dégénérescence n'est pas une transformation, mais seulement la succession d'une nouvelle affection à l'affection primitive.

Au point de vue du pronostic, l'éventualité de la formation d'un épithéliôme constitue le caractère différentiel le plus saillant entre les adénômes et les polyadénômes. Un autre caractère, presque aussi important, est tiré de l'étude des récidives. Considérée en soi, la récidive est de même nature dans les deux cas. Elle est due soit au développement d'un nouveau foyer d'hypertrophie, indépendant du premier, quoique dû à une influence toute locale, soit à la persistance et à l'accroissement ultérieur d'une parcelle de tissu morbide, respectée par l'opération. Ces deux espèces bien distinctes de récidives s'observent à la fois dans les adénômes et dans les polyadénômes, et font partie, comme on l'a vu plus haut, des caractères communs à ces deux affections. Mais si, au lieu de considérer les récidives dans leur nature, on les considère sous le point de vue pratique de leur fréquence, on trouve que, d'un côté, les récidives par répullulation après ablation totale sont plus fréquentes dans l'adénôme, et que, d'un autre côté, les récidives par continuation, après ablation incomplète, sont plus fréquentes et même beaucoup plus fréquentes dans le polyadénôme. Somme toute, la chance de voir récidiver un adénôme est minime, tandis qu'un polyadénôme, parvenu à un certain degré d'accroissement, est au nombre des tumeurs dont la récidive est sérieusement à craindre. Cette récidive, qui a lieu presque toujours par continuation, se conçoit parfaitement, si l'on songe que le polyadénôme n'a jamais de limites arrêtées, qu'il tend fréquemment à se propager aux glandules environnantes, que le travail d'hypertrophie peut être encore à son début sur des glandules situées à quelque distance des limites apparentes de la tumeur, et qu'on n'est jamais sûr d'extirper toutes les racines du mal, à moins d'enlever, avec la tumeur, une masse considérable de parties saines. Ajoutons pour compléter le parallèle de ces récidives, que, dans le cas où un adénôme récidivé est opéré une seconde, une troisième fois, etc., la chance des récidives ultérieures va en diminuant à chaque nouvelle opération, tandis qu'un polyadénôme qui a récidivé est plus diffus qu'il ne l'était la première fois, et que la chance des récidives ultérieures, loin de diminuer, s'accroît au contraire après chaque opération. Nous ne parlons ici que de la récidive des polyadénômes proprement dits; quant à ceux qui sont devenus le siége d'une infiltration épithéliale, ce ne sont plus des polyadénômes, mais des épithéliômes, et leur tendance à la récidive devient incomparablement plus grande.

Nous venons d'indiquer, dans ce chapitre général, les analogies et les différences principales de nos deux catégories d'adénômes. On a vu que si, sous le rapport des formes extérieures et des complications possibles, les différences sont grandes, au point de vue de la nature du mal les analogies sont plus grandes encore. Nous ne pouvons donc pas nous dispenser d'établir un rapprochement entre ces deux espèces de tumeurs.

Nous avons dû, au contraire, dans notre classification (t. I, p. 140-141), séparer entièrement les adénômes des pseudadénômes. Ceux-ci en effet diffèrent essentiellement de ceux-là sous le point de vue anatomique non moins que sous le point de vue clinique. Ils ne leur ressemblent que de loin, et par un caractère exclusivement microscopique. Ils renferment comme eux des cavités tapissées d'épithéliôme, et disposées suivant un type qui rappelle celui des glandes, mais ce type, extrêmement variable, ne peut jamais se rapporter à celui d'aucune glande normale, de sorte qu'il y a presque autant de raison pour ranger les pseudadénômes parmi les tumeurs hétéromorphes que parmi les tumeurs homœomorphes. M. Robin, qui les a découverts, les a désignés sous le nom de tumeurs *hétéradéniques* qui explique l'idée de l'hétéromorphisme. Nous avons cru devoir les grouper avec les homœomorphes pour constater qu'il est possible de les comparer à un tissu connu, mais nous leur avons assigné le dernier rang dans la série des productions homœomorphes, et on peut voir, sur notre tableau de classification (t. I, p. 141), qu'ils sont les plus proches voisins du groupe hétéromorphe. Si maintenant, au lieu des éléments anatomiques, nous considérons le tissu pathologique dans son ensemble, nous trouvons qu'il est complétement hétérologue. Sous ce rapport, on peut suivre, de l'adénôme uniglandulaire à l'adénôme multiglandulaire et de celui-ci au pseudadénôme, le passage de l'homologie à l'hétérologie. La production accidentelle, nettement homologue dans le premier cas, l'est beaucoup moins dans le second, et est tout à fait hétérologue dans le troisième ; et il est intéressant de constater que la gravité du mal est à son minimum dans le monadénôme, à son maximum dans le pseudadénôme, qu'elle croît par conséquent en proportion de la dégradation du tissu. Voilà pourquoi il m'a paru instructif de décrire les pseudadénômes immédiatement après les adénômes, pour rendre, par ce rapprochement, le contraste plus sensible.

J'étudierai donc dans les trois chapitres suivants les *adénômes uniglandulaires*, puis les *adénômes multiglandulaires*, et enfin les *pseudadénômes*.

CHAPITRE XIV

ADÉNOMES PROPREMENT DITS OU UNIGLANDULAIRES.

(Monadénômes.)

Cette affection est propre aux glandes en grappe ou glandes acineuses. Certaines glandes sanguines, telles que les ganglions lymphatiques, la rate et le corps thyroïde, sont sujettes à des hypertrophies plus ou moins irrégulières, qui pourraient, à l'extrême rigueur, rentrer dans la définition générale des adénômes; mais ces glandes, privées de conduits excréteurs, ont une structure et des fonctions tellement différentes de celles des glandes excrétoires, et les tumeurs dont elles sont le siége diffèrent tellement sous le rapport de leurs causes et de leur constitution anatomique de celles que nous allons décrire, qu'il est impossible non-seulement de faire rentrer ces tumeurs dans la description des adénômes, mais encore de les réunir en un groupe naturel, distinct du groupe des adénômes. Il n'y a pas plus de rapprochement à établir entre les tumeurs hypertrophiques des diverses glandes sanguines, qu'entre ces mêmes tumeurs et les adénômes des glandes en grappe. Ceux-ci forment, au contraire, un groupe très-naturel, qui se prête parfaitement à une description générale, et que nous nous proposons d'étudier ici.

§ 1. — Considérations anatomiques.

La structure des glandes acineuses est bien connue. Il nous paraît nécessaire toutefois d'en dire ici quelques mots pour déterminer la signification des termes dont nous aurons à nous servir.

Toute glande en grappe est formée par la réunion d'un certain nombre de *culs-de-sac glandulaires*, qui communiquent tous avec un appareil excréteur. Les culs-de-sac glandulaires, visibles seulement au microscope, sont des sortes d'ampoules formées d'une membrane ou *paroi* extrêmement mince, que tapisse intérieurement une couche d'épithélium. Celui-ci est toujours le même, à l'état normal, dans tous les culs-de-sac de la même glande, et dans toutes les glandes du même nom, mais il varie dans les diverses glandes. Il est tantôt *pavimenteux* ou *cellulaire*, c'est-à-dire composé de cellules à noyaux, plus ou moins polygonales et se touchant par leurs bords, comme les pièces d'un pavé, tantôt *nucléaire*, c'est-à-dire composé de noyaux libres, contenus dans une mince couche de matière amorphe qui les cimente mollement. Cet épithélium est le véritable épithélium glandulaire. Il est en continuité directe avec celui des conduits excréteurs, mais il en diffère souvent beaucoup: ainsi, tandis que l'épithélium des culs-de-sac est souvent nucléaire, celui des conduits excréteurs est presque toujours pavimenteux. Je passe sous silence d'autres caractères tirés de la forme, du volume et de la disposition de ces deux épithéliums. Le passage de l'un à l'autre est quelquefois brusque; le plus souvent il est graduel, et alors on peut voir, par exemple, à l'origine des conduits, les noyaux se transformer, çà et là, en petites cellules arrondies; plus loin, tous les noyaux sont entourés d'une membrane de cellule; plus loin enfin, les cellules, plus grandes et plus étroitement juxtaposées, affectent la disposition polygonale qui caractérise l'épithélium pavimenteux. Cette étude permet de comprendre comment, à l'état pathologique, l'épithélium nucléaire des culs-de-sac peut passer à l'état d'épithélium cellulaire, et réciproquement.

Les culs-de-sac sont les éléments essentiels et constants communs à toutes les glandes en grappe. Leur disposition, par rapport à l'origine des conduits excréteurs, peut être également considérée comme constante. On voit, dans tous les cas, un certain nombre de culs-de-sac converger vers une petite cavité centrale où ils s'ouvrent, et qui se continue avec un petit conduit excréteur rarement visible à l'œil nu, mais toujours visible sous des grossissements de vingt à trente diamètres. L'ensemble des culs-de-sac groupés autour de l'origine de ce conduit constitue une petite masse en général arrondie, visible à la loupe, souvent même visible à l'œil nu, et désignée sous le nom de *grain glanduleux*, de *glomérule* ou de *granulation glandulaire*, et enfin d'*acinus*. Chaque acinus a donc un conduit excréteur unique, que nous appellerons *conduit acinaire*, et qui, dans les glandes composées de plusieurs acini, ne tarde pas à se réunir par convergence avec ses voisins pour constituer un conduit plus volumineux. Celui-ci s'unit à son tour avec d'autres conduits, et de ces convergences successives résultent des conduits de plus en plus volumineux.

Les glandes en grappe formées d'un seul acinus sont dites *simples*. Telles sont les glandes sébacées. Les autres sont plus ou moins *compliquées* suivant le nombre des acini qui les composent, c'est-à-dire suivant le nombre des conduits acinaires qui doivent être mis en communication avec l'extérieur par un système de conduits excréteurs plus ou moins ramifiés. Le conduit qui se détache de la glande et qui va aboutir à la surface tégumentaire s'appelle le conduit principal ou de premier ordre. Lorsqu'il n'y a qu'un petit nombre d'acini, ce conduit de premier ordre ne se ramifie pas et reçoit directement tous les conduits acinaires. Mais, lorsque les acini sont très-nombreux, le conduit, par voie dichotomique, se subdivise dans l'intérieur de la glande en conduits de deuxième ordre, ceux-ci en conduits de troisième ordre, et ainsi de suite. Le nombre des ramifications successives interposées entre le conduit principal et les conduits acinaires est en rapport avec le nombre des acini; plus elles sont nombreuses, plus la glande est compliquée.

Outre les acini et les conduits excréteurs, les glandes en grappe possèdent un *stroma* plus ou moins abondant, qui relie ces diverses parties, et où se ramifient les vaisseaux et les nerfs de la glande. Ce stroma se compose d'un tissu conjonctif auquel se joint, dans certaines glandes, du tissu fibreux plus ou moins résistant. Chaque acinus en reçoit une membrane d'enveloppe qui, emprisonnant tous ces culs-de-sac, les enserre étroitement et envoie de petits prolongements dans leurs interstices. Ainsi limité par le stroma, l'acinus est un organule distinct qui peut être malade isolément; mais il est uni par d'étroites connexions avec ceux de ses voisins dont les conduits viennent s'aboucher avec le sien pour donner naissance au petit conduit excréteur commun à tout le groupe. Chacun de ces groupes d'acini constitue un *lobule*, et est entouré d'une membrane émanée du stroma. Le lobule est aux acini ce que l'acinus est aux culs-de-sac glandulaires : c'est un composé parfaitement déterminé, un petit organe distinct et indépendant, partout semblable à lui-même dans la même glande. Certaines glandes, telles que les palatines, ne se composent que d'un seul lobule. Ce sont les plus simples des glandes compliquées. D'autres, comme la mamelle et la parotide, renferment un grand nombre de lobules qui sont disposés autour des ramifications multiples des conduits excréteurs, en formant des groupes plus ou moins serrés, plus ou moins volumineux, plus ou moins distincts, connus sous le nom de lobes. Mais ces lobes, quoique séparés les uns des autres par des prolongements de l'enveloppe commune de la glande, ne sont pas des organes définis. Il en est, dans la même glande, de grands, de moyens et de petits; il en est qui, avant de se décomposer en lobules, se subdivisent en lobes secondaires; il en est d'autres qui ne présentent pas cette subdivision, et ceux-là sont quelquefois plus gros que les lobes subdivisés. Jamais, ni dans la même glande, ni dans deux glandes congénères du même individu, ni dans deux glandes provenant d'individus différents, on ne trouve deux lobes exactement pareils. Les lobes ne sont pas même des parties circonscrites : les sillons qui les séparent ne s'étendent pas jusqu'à leur base, qui se confond avec celle des lobes voisins; l'enveloppe commune de la glande pénètre jusqu'au fond de ces sillons, mais ne va pas au delà. L'anatomiste qui réussirait à isoler entièrement un lobe de la mamelle avec son conduit galactophore, sans entamer les lobules des lobes voisins, ferait un chef-d'œuvre de dissection. Le lobule, au contraire, est naturellement et parfaitement circonscrit par la membrane qui l'entoure, et qui se prolonge jusque sur son petit conduit excréteur, et on peut aisément, avec une aiguille à disséquer, le séparer des lobules adjacents. Tandis que le lobule est un groupe régulier et fixe, les lobes sont des assemblages variables qui échappent aux descriptions méthodiques, à moins qu'ils ne soient, comme ceux de la prostate, séparés les uns des autres par des organes étrangers à la glande. Lorsqu'on analyse par la dissection une glande compliquée, le premier composé défini que l'on rencontre est le lobule. La structure de la glande se ramène à celle du lobule. En allant du simple au composé, on trouve d'abord le cul-de-sac, puis l'acinus, puis le lobule, trois unités d'espèces différentes; mais les lobes grands ou petits, entiers ou subdivisés, ne constituent pas un quatrième système; ce ne sont, comme la glande elle-même, que des nombres plus ou moins grands, dont le lobule est l'unité.

J'ai dû préciser le sens du mot lobule, afin d'être compris lorsque je dirai que les adénômes sont le plus souvent limités à un seul lobule. Pour n'avoir pas tout d'abord déterminé l'acception de ce mot, plusieurs ont méconnu le siége ordinaire des adénômes, quelques-uns même en ont méconnu la nature. En entendant dire que l'adénôme était l'hypertrophie d'un lobule, ils ont cru que ce lobule n'était qu'un lobe plus petit que les grands lobes, par exemple un lobe gros comme une amande ou au moins comme une noisette; ils en ont conclu logiquement qu'un district glandulaire aussi étendu devait, à l'état d'hypertrophie comme à l'état normal, faire corps avec la glande, car un lobe, quelque petit qu'il soit, se confond toujours par sa base avec les lobes adjacents. Or, les adénômes de la mamelle, qui sont les plus communs et les mieux connus, sont ordinairement si mobiles, si bien circonscrits, si distincts de la masse glandulaire, qu'ils semblent n'avoir aucune connexion avec elle, et les auteurs dont je parle, ne pouvant admettre qu'une semblable tumeur fût un lobule hypertrophié, ont supposé que les adénômes étaient des productions accidentelles de formation entièrement nouvelle. Ils auraient conclu autrement, s'ils avaient su exactement ce que c'est qu'un lobule, s'ils avaient su que les lobules sont des organes naturellement distincts, naturellement enkystés, fixés seulement par un conduit excréteur de très-petit calibre, très-peu résistant, qui peut aisément s'allonger, s'atrophier, et devenir difficile à retrouver, même par la dissection.

J'appelle également l'attention sur les confusions qui résultent des diverses acceptions du mot *acinus*. Il désigne, suivant les uns, les petits grains glanduleux, arrondis et visibles à l'œil nu ou au moins à la loupe, qui sont appendus à l'extrémité terminale des conduits excréteurs comme les grains de raisin (*acini*) à l'extrémité des divisions de la grappe ; et, suivant les autres, les culs-de-sac glandulaires, visibles au microscope, dont la réunion constitue un grain glanduleux. Il en est résulté des confusions telles que Henle a cru devoir renoncer entièrement au mot *acinus* (1). Pour ma part, j'ai longtemps adopté la seconde acception. Mais d'une part, elle est contradictoire dans les termes, car le mot *grain glanduleux* n'est que la traduction française du mot *acinus glandulosus*, créé par Malpighi, qui écrivait en latin. Il est donc impossible de donner deux noms équivalents, exprimant la même idée, au grain glanduleux et aux culs-de-sac qui le composent. D'une autre part, le texte de Malpighi, quoique peu précis, nous présente les acini comme les petits globes (*globuli*), qui ont un conduit excréteur propre (2), ce qui exclut l'idée de nos culs-de-sac glandulaires. Je suis de ceux qui pensent qu'on doit autant que possible conserver aux mots leur sens primitif. Je suis donc revenu à la première acception du mot *acinus*.

En résumé : les culs-de-sac glandulaires par leur réunion forment un acinus, et les acini par leur réunion forment un lobule. Les glandes acineuses simples, telles que les glandes sébacées, ne se composent que d'un seul acinus ; d'autres glandes moins simples, comme les glandes palatines, ne se composent que d'un seul

(1) Henle, *Anat. générale*, t. II, p. 500, dans l'*Encyclop. anat.*, trad. française. Paris, 1843, in-8°.
(2) Malpighi, *Exercit. de structura viscerum*. Francfort, 1683, in-12, p. 104.

lobule ; et les glandes acineuses plus volumineuses et plus compliquées se composent d'un nombre indéterminé et quelquefois très-considérable de lobules. Les adénômes peuvent se développer dans ces trois variétés de glandes acineuses. Ils occupent toute la glande lorsque celle-ci ne renferme qu'un seul acinus ou un seul lobule ; mais ils n'occupent en général qu'une partie très-limitée des glandes multilobulées, et le plus souvent même ils n'atteignent qu'un seul lobule.

§ 2. — Historique.

Les premiers adénômes qui aient été distingués des tumeurs dites malignes sont les adénômes de la glande mammaire, et cette distinction ne remonte qu'à A. Cooper. Les auteurs du dernier siècle n'ignoraient pas que certaines tumeurs du sein peuvent rester stationnaires et inoffensives pendant un grand nombre d'années, en se comportant avec une bénignité qui contraste avec la marche ordinaire du cancer ; mais comme il y a aussi, au début de la plupart des cancers, une période de bénignité plus ou moins longue, on supposait que le cancer était le second degré de l'évolution des tumeurs de la mamelle, qu'il était le résultat de la dégénérescence accidentelle de ces tumeurs, et que celles qui échappaient à la dégénérescence ne différaient pas pour cela des autres.

Abernethy, qui eut le mérite de soumettre pour la première fois les tumeurs à une classification, admit huit espèces de sarcômes, parmi lesquels il fit figurer le *sarcôme pancréatique* et le *sarcôme mammaire*. On a supposé que ce sarcôme mammaire correspondait à nos adénômes ; mais tout permet de croire que cette tumeur n'était qu'une variété d'encéphaloïde, et je pense avec M. Paget que si les adénômes doivent trouver place dans la classification d'Abernethy, on ne peut les ranger que parmi les sarcômes pancréatiques (1). En tout cas, il n'est pas possible d'attribuer à Abernethy la découverte des adénômes.

Astley Cooper décrivit en 1829, sous le nom de *tumeur mammaire chronique*, une affection bénigne, observée principalement chez les femmes de 17 à 30 ans. Cette tumeur, comme enkystée dans un sac fibreux, très-mobile dans la mamelle, ordinairement indolente, susceptible de rester fort longtemps stationnaire, et même de se résoudre, n'était évidemment pas un cancer. A. Cooper constata

(1) Abernethy, *An Attempt to form a Classification of Tumours*. Lond., 1804, n-8°.

qu'elle naissait du tissu glandulaire, auquel elle restait unie par un prolongement délié du même tissu, et qu'elle était formée par la réunion d'une série de « petits lobes » semblables entre eux et semblables à ceux de la mamelle. Quoique l'auteur n'ait pas prononcé le mot d'hypertrophie, il est difficile de ne pas reconnaître dans cette description anatomique les caractères de l'hypertrophie glandulaire, et quant à la description clinique, c'est tout à fait celle des adénômes.

A. Cooper a connu les deux variétés, ou plutôt les deux types d'adénômes que nous décrirons plus loin. Il a observé surtout le second type, où prédomine le stroma ; mais il a évidemment indiqué aussi le premier, où prédominent les culs-de-sac glandulaires, lorsqu'il a parlé des tumeurs mammaires chroniques qui peuvent se développer rapidement, atteindre un poids de plusieurs livres, s'ulcérer et fournir des végétations volumineuses, sans perdre pour cela leur bénignité (1).

Pour compléter l'histoire des adénômes de la mamelle, il n'a manqué à ce grand chirurgien que le secours du microscope. Nous ne saurions trop admirer la sagacité avec laquelle il a réuni dans un même groupe deux variétés d'adénômes qui diffèrent entièrement par leur aspect, et dont la similitude anatomique n'est révélée que par le microscope.

Ajoutons enfin qu'il a parfaitement distingué de cette affection l'hypertrophie générale et régulière de la mamelle, qu'il a décrite dans un autre chapitre, et qui n'a rien de commun avec les adénômes (2).

La description donnée par A. Cooper fut acceptée en Angleterre par ses élèves, et aux États-Unis par M. Warren (3). Mais elle ne fut connue que beaucoup plus tard en France, où la traduction des œuvres du chirurgien anglais (1837) ne réussit pas même à la vulgariser.

En 1839, dans l'article Mamelle du *Dict. en* 30 *vol.* (t. XIX, p. 76), Velpeau consacra un court passage à une espèce de tumeurs bénignes qu'il nomma *tumeurs fibrineuses.* Il les considérait comme des amas de fibrine ou d'albumine solidifiée et ajoutait qu'elles « ne ressemblaient à aucun des éléments organiques de l'écono-

(1) A. Cooper, *Œuvres chirurgicales*, trad. fr. Paris, 1837, grand in-8°, p. 519 et suivantes.

(2) *Loc. cit.*, p. 525.

(3) J. Warren, de Boston, *Surgical Observations on Tumours.* Édit. de Londres, 1839, in-8°, p. 210.

mie. » Cinq ans après, dans une discussion académique, il compléta sa théorie en spécifiant que ces tumeurs fibrineuses étaient « dues à l'organisation d'une plus ou moins grande quantité de sang ou de toute autre matière qui a été extravasée dans la mamelle à la suite d'un coup, d'une contusion, des règles, » etc. (1). Il n'est pas douteux que ces tumeurs fibrineuses rentraient, à part la théorie, dans la catégorie des tumeurs mammaires chroniques d'A. Cooper. Mais cette théorie même avait empêché Velpeau de concevoir dans toute sa généralité le groupe des adénômes. Il n'y admettait que les tumeurs complétement enkystées, « se comportant au milieu des tissus à la manière des corps étrangers ; » il en excluait, par conséquent, toutes celles qui sont mises en continuité avec le tissu de la glande mammaire par un pédicule bien visible, et qui sont de beaucoup les plus fréquentes. Ce qu'il y a de plus significatif, c'est que, dans ce même article Mamelle où il décrivit les tumeurs fibrineuses, l'auteur consacra un autre paragraphe à la tumeur mammaire chronique d'A. Cooper, en la désignant sous le nom d'*hypertrophie fibro-cellulaire,* et sans soupçonner qu'il y eût la moindre analogie entre ces deux espèces de tumeurs (2). Malgré ces imperfections et plusieurs autres que je n'ai pas l'intention de signaler, l'article de Velpeau avait le mérite de montrer aux chirurgiens français que le groupe des tumeurs réputées cancéreuses de la mamelle renfermait des espèces très-différentes, et de constater que parmi ces tumeurs il en est d'essentiellement bénignes, qui n'ont aucune tendance à dégénérer en cancer. Ces idées n'étaient certainement pas nouvelles, mais elles étaient fort peu répandues en France, et on le vit bientôt, lorsque M. Cruveilhier communiqua à l'Académie son célèbre *Mémoire sur les corps fibreux de la mamelle* (3). Sous ce nom de *corps fibreux*, M. Cruveilhier décrivait des tumeurs dures, arrondies, bien circonscrites, mobiles et entièrement bénignes, qui, d'après l'examen à l'œil nu, lui paraissaient formées de tissu fibreux, et parmi lesquelles figuraient peut-être quelques fibrômes véritables, car ceux-ci peuvent se développer dans la mamelle ; mais ils y sont extrêmement rares, tandis que M. Cruveilhier parlait d'une affection « extrêmement fréquente, » et j'ajoute que je n'ai connaissance d'aucun cas où les fibrômes de la mamelle aient présenté les caractères assignés aux corps fibreux

(1) *Bulletin de l'Acad. roy. de médecine*, t. IX, p. 360. — 23 janv. 1844.
(2) *Dict. en* 30 *vol.*, t. XIX, p. 59.
(3) *Bull. de l'Acad. roy. de médecine*, t. IX, p. 330. — 9 janvier 1844.

par cet éminent professeur. Il est parfaitement établi aujourd'hui que les tumeurs décrites dans son mémoire n'étaient que des adénômes du deuxième type, avec prédominance du stroma. S'il n'en détermina pas exactement la nature, il en approfondit la structure aussi bien qu'on pouvait le faire sans le secours du microscope. L'opposition qu'il rencontra dans le sein de l'Académie, où tout le monde, excepté Velpeau, combattit ses idées, prouva combien les esprits étaient peu disposés à abandonner la vieille doctrine de la dégénérescence, qui paralysait toute tentative de classification. Velpeau lui-même ne lui prêta qu'un appui fort réservé, car tout en admettant avec lui que certaines tumeurs mammaires ne sont pas susceptibles de dégénérer en cancer, il n'admit pas comme suffisants les caractères diagnostiques assignés par son collègue à ces tumeurs bénignes, et conclut en disant que, dans le doute, il fallait les traiter comme des tumeurs malignes (1). Enfin il est bon de noter que Velpeau reprocha à M. Cruveilhier de n'avoir pas distingué les corps fibreux des tumeurs fibrineuses, c'est-à-dire les adénômes des adénômes. Tel était l'état de la question il y a vingt ans. Ceux qui ont prétendu que l'intervention du microscope avait été presque superflue et que les travaux de M. Lebert n'avaient été d'aucun secours aux cliniciens, feront bien de se reporter à la discussion académique de 1844.

Les premières recherches de M. Lebert sur les adénômes de la mamelle parurent, en 1845, dans sa *Physiologie pathologique* (2). Il y donna la description de quatre tumeurs mammaires, très-diverses par leur apparence extérieure, mais ayant ceci de commun qu'elles renfermaient dans toute leur étendue des cavités glandulaires tapissées d'épithélium. M. Lebert n'hésita pas à considérer ces tumeurs comme des hypertrophies ; il les rapprocha à la fois des tumeurs mammaires chroniques d'A. Cooper, des corps fibreux de M. Cruveilhier et des tumeurs à kystes multiples désignées en Angleterre sous le nom de *tumor mammæ hydatides*. Dans un mémoire ultérieur intitulé : *De l'hypertrophie partielle de la glande mammaire*, il joignit à cette énumération des tumeurs à structure glandulaire les *tumeurs fibrineuses* de Velpeau, les *cysto-sarcômes* de Müller, et enfin les *tumeurs irritables* d'A. Cooper (3). Ce mémoire est le premier travail où les adénômes de la mamelle aient été étu-

(1) *Loc. cit.*, p. 364.

(2) Lebert, *Physiol. pathol.* Paris, 1845, in-8°, t. II, p. 189-202.

(3) *Bull. de la Soc. anatomique*, 1850, t. XXV, p. 11-28 et p. 49-51.

diés dans leur généralité, décrits dans leurs variétés, dans leur évolution, dans leur marche clinique. M. Cruveilhier, Velpeau, Müller, avaient vu des types spéciaux d'adénômes, qu'ils avaient décrits sous des noms divers, sans en connaître la nature, sans en soupçonner la parenté. A. Cooper, qui avait soupçonné la première et connu la seconde, est le seul auteur qui ait précédé M. Lebert dans la découverte des adénômes; mais la concision de son texte, la brièveté de la description anatomique, l'absence de toute discussion laissaient au doute une trop grande place ; il est certain d'ailleurs qu'il n'a pas connu toutes les variétés d'adénômes de la mamelle, qu'il n'a pas suivi leur évolution anatomique et les altérations de leur tissu, qu'il a continué à confondre avec les cancers un grand nombre de ces tumeurs, qu'enfin, s'il a admis qu'elles provenaient de la glande mammaire, il ne l'a pas démontré, et que l'honneur d'avoir donné cette démonstration appartient à M. Lebert.

J'ai déjà expliqué le sens du nom d'*hypertrophie glandulaire partielle*, adopté par ce dernier auteur, et j'ai signalé la confusion à laquelle a donné lieu l'épithète de *partielle*, mal interprétée par beaucoup de lecteurs.

Quelques-unes des pièces examinées par M. Lebert provenaient du service de Velpeau, qui, à cette époque, les désignait encore sous le nom de tumeurs fibrineuses. Lorsqu'il fut bien avéré que ces tumeurs renfermaient partout des culs-de-sac glandulaires, Velpeau dut renoncer à les appeler fibrineuses ; mais, habitué depuis plusieurs années à les considérer comme des productions tout à fait indépendantes de la glande, il ne put se résoudre à sacrifier entièrement sa théorie. Il supposa donc que c'étaient des néoplasmes dus à une exsudation plastique, qui revêtait en s'organisant une structure analogue à celle de la glande adjacente. La conséquence de cette théorie était qu'il ne pouvait y avoir, à aucune époque, aucune communication entre les cavités glandulaires de la tumeur et l'appareil excréteur de la mamelle. Les tumeurs ci-devant fibrineuses étaient donc comparables aux glandes sans conduits excréteurs, que Béclard avait désignées sous le nom d'*adénoïdes*, pour les distinguer des glandes excrétoires (1). De là vint sans doute le nom d'adénoïdes, donné par Velpeau aux tumeurs dont la structure glandulaire avait été dévoilée par M. Lebert. Ce nom exprimait très-exactement la nouvelle théorie de Velpeau ; mais il était inséparable de cette théorie, qui n'a pu résister au contrôle de

(1) Béclard, *Anat. générale*, p. 362. Paris, 1823, in-8°.

l'anatomie pathologique. Il m'a donc paru nécessaire de choisir un nom qui exprimât le fait anatomique indépendamment de toute idée théorique, et j'ai choisi depuis longtemps le nom d'adénômes, qui est aujourd'hui assez généralement accepté.

Jusqu'ici, dans cette esquisse historique, je n'ai parlé que des adénômes de la glande mammaire. Ce sont eux qui ont été connus les premiers ; ce sont presque les seuls qui aient donné lieu à des discussions. J'ai dû, par conséquent, leur accorder la première place. Lorsque ces tumeurs furent connues, on ne tarda pas à trouver des productions analogues dans des glandes autres que la mamelle. Il serait superflu de donner l'histoire de ces découvertes partielles, et il serait même quelquefois impossible d'en indiquer les auteurs avec quelque certitude ; l'espèce une fois connue, l'observation d'un nouveau cas particulier n'offre pas un intérêt suffisant pour que l'observateur soit sollicité à prendre date par une publication spéciale. Ainsi, M. Lebert n'a rien publié sur l'adénôme (hypertrophie) de la parotide avant 1857, époque où il en a donné une courte description dans sa grande *Anatomie pathologique* (1) ; je me souviens cependant d'avoir étudié avec lui, en 1847, un adénôme de la parotide que je lui présentai de la part de Blandin, et dont il détermina exactement la nature et le siége, quoique Blandin m'eût remis cette tumeur sans me dire de quelle région elle provenait.

J'ai lieu de croire que les adénômes de la prostate ont été découverts par M. Rokitansky. Ces tumeurs circonscrites, bien distinctes de l'hypertrophie classique de cette glande, avaient été jusqu'alors considérées comme des corps fibreux. M. Rokitansky a constaté qu'elles sont composées de culs-de-sac glandulaires tout à fait semblables à ceux de la prostate (2).

MM. Lloyd et Paget (3) ont décrit les adénômes des glandes labiales, observés également par M. Robin (4).

La première observation d'adénôme de la glande lacrymale appartient, je pense, à M. Lebert. La malade, opérée par M. Chassaignac, fut présentée après guérison à la Société de chirurgie, le 14 janvier 1852. L'observation n'a été publiée qu'en 1857 (5).

Les adénômes du voile du palais, décrits avec beaucoup de soin

(1) Lebert, *Anat. pathologique*, in-fol., t. I, p. 102 et 110.

(2) Paget, *Lectures on Tumours*. Lond., 1853, in-8°, p. 264. — Rokitansky, *Ueber die Cyste*, 1849.

(3) Paget, *On Tumours*, p. 262.

(4) Toutant, *Essai de classification des tumeurs*. Th. inaug. Paris, 1851, in-4°.

(5) Lebert, *Anat. pathologique*, in-fol., t. I, p. 111, et pl. XII, fig. 19-22.

par M. Rouyer, en 1857 (1), avaient déjà été l'objet de plusieurs communications faites à la Société de chirurgie. La plus ancienne observation appartient à M. Robin (1847).

C'est encore à M. Robin qu'on doit la description des adénômes *isolés* ou monadénômes des glandes sébacées de la vulve, affection qu'on ne confondra pas avec les polyadénômes des glandes sébacées. Cette description a été publiée en 1850 dans le grand mémoire de M. Huguier *sur les maladies des appareils sécréteurs des organes génitaux externes de la femme* (2).

M. Toutant, dans sa thèse déjà citée (p. 23), parle, d'après son maître, M. Robin, de l'adénôme des glandes de Cowper, mais il ne cite pas l'observation, que je n'ai pu retrouver, et qui n'a peut-être pas été publiée.

J'ai eu, de mon côté, l'occasion d'observer sur une chienne un adénôme de la caroncule lacrymale. J'enlevai cette tumeur rouge et globuleuse, dont le volume égalait celui d'une grosse cerise. Elle était presque entièrement constituée par l'hypertrophie des glandules qui composent la caroncule lacrymale. J'ai recueilli cette ob-

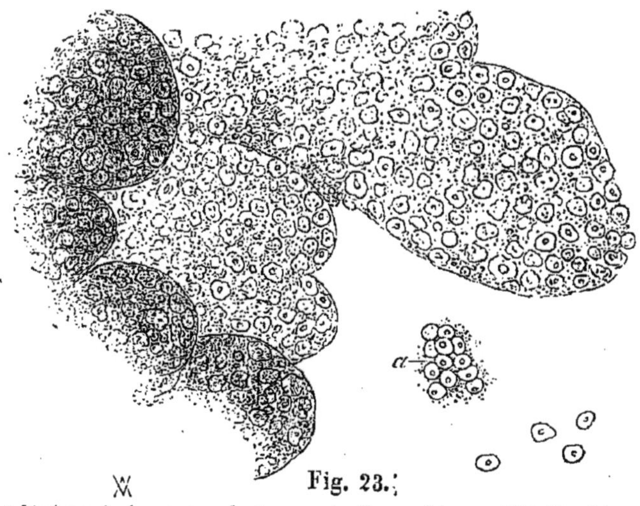

Fig. 23.

Adénôme de la caroncule lacrymale d'une chienne, 250 diamètres.

servation en 1851, mais c'est en 1856 seulement que je l'ai mentionnée, dans l'article CANCER du dictionnaire de MM. Bouley et Reynal (3). La figure 23 représente le tissu de la tumeur dessiné sous un grossissement de 250 diamètres.

(1) J. Rouyer, *Mémoire sur les tumeurs de la région palatine*, dans *Moniteur des hôpitaux*, t. V, p. 9, 20 et 27.

(2) *Mém. de l'Acad. de médecine*, t. XV, p. 595.

(3) *Nouveau Dictionnaire pratique de médecine, de chirurgie et d'hygiène vétérinaires*, t. IV, p. 52. Paris, 1856, in-8°.

Enfin M. Robin, qui, comme on vient de le voir, a largement contribué à la découverte des cas particuliers de l'adénôme, a eu le mérite de publier le premier travail où cette question ait été envisagée dans toute sa généralité, eu égard non-seulement à la constitution du groupe des adénômes, mais encore à la constitution d'un groupe plus général comprenant à la fois les adénômes et les polyadénômes (1).

§ 3. — Anatomie pathologique.

Dans les glandes simples, telles que les follicules sébacés, et dans les glandes composées d'un seul lobule, comme les glandes palatines, l'adénôme occupe toujours la totalité de la glande ; mais dans les glandes volumineuses, comme la mamelle et la parotide, il n'occupe généralement qu'un lobule ou un petit groupe de lobules. On peut s'en assurer lorsqu'on a l'occasion d'étudier la tumeur encore petite et rapprochée de son début. Elle forme alors une masse circonscrite, globuleuse, dont la surface ne présente ni sillons ni bosselures. Dans le cas où la tumeur est assez superficielle pour devenir apparente de très-bonne heure, elle se présente fréquemment au début sous la forme d'un petit engorgement déjà dur et globuleux, gros comme une petite noisette, comme un haricot, ou seulement comme un pois. Une tumeur aussi minime ne peut évidemment pas avoir pour point de départ une masse glandulaire considérable; on est donc certain, dans ce cas, que l'adénôme n'occupe qu'une parcelle très-circonscrite de la glande, qu'il est par conséquent limité à un seul lobule ou à un très-petit groupe de lobules.

Le plus souvent, il est vrai, on manque de renseignements sur cette première période; les tumeurs, lorsqu'on en constate l'existence, et à plus forte raison lorsqu'on en étudie la structure après une opération, ont presque toujours au moins le volume d'une amande ou d'une petite noix ; et on peut alors se demander si l'hypertrophie n'a pas eu primitivement son siége dans une masse glandulaire assez volumineuse. Mais lorsqu'on compare ces tumeurs avec les tumeurs de même volume dont on a suivi le développement depuis l'époque où elles étaient toutes petites, on trouve que la forme, la disposition, la structure du produit morbide, sont exactement les mêmes dans les deux cas, et l'on est autorisé à penser que dans les

(1) Robin, *Note sur quelques hypertrophies glandulaires*, brochure extraite de la *Gazette des hôpitaux*, 1852.

deux cas aussi le début a été le même. Il y a une autre circonstance plus décisive encore, qui conduit à la même conclusion : c'est la parfaite identité de forme, de structure et de volume que l'on constate entre certains adénômes de la mamelle et les adénômes des glandes palatines. Ceux-ci, étant régulièrement sphériques et tellement bien circonscrits qu'ils s'énucléent avec la plus grande facilité, étant en outre formés d'une seule masse partout continue, sans aucune séparation superficielle ou profonde, proviennent évidemment d'une seule et unique glande palatine, c'est-à-dire d'un seul et unique lobule, et il est dès lors infiniment probable que les adénômes de même forme et de même volume que l'on observe fréquemment à la mamelle ont également leur point de départ dans un seul lobule, ou du moins dans un très-petit nombre de lobules, groupés autour d'un petit conduit excréteur et naturellement entourés d'une membrane commune.

Cette règle toutefois n'est point sans exceptions. Elle est probablement applicable à la plupart des adénômes circonscrits et mobiles, qui sont de beaucoup les plus communs. Mais on trouve quelquefois, particulièrement dans la mamelle, des adénômes diffus, qui, par une partie plus ou moins étendue de leur surface, se continuent insensiblement avec le reste de la glande, et la dissection permet de reconnaître que le tissu glandulaire sain fait suite, par des transitions graduelles, au tissu de la tumeur. Cette forme diffuse diffère de la forme circonscrite par des caractères assez tranchés pour qu'on ait songé à en faire une espèce à part. Mais on observe entre ces deux formes des formes intermédiaires qui ne permettent pas d'établir entre elles une distinction absolue. En outre, il m'est arrivé plusieurs fois de trouver dans la même mamelle un adénôme circonscrit, parfaitement caractérisé, et un peu plus loin un engorgement diffus constitué également par l'hypertrophie irrégulière du tissu glandulaire. Enfin, il est bon de constater que la structure microscopique est la même dans ces deux variétés de tumeurs. Ce ne sont donc pas des espèces différentes, mais seulement deux variétés d'adénômes. Je m'empresse d'ajouter que la forme diffuse est très-exceptionnelle.

Certains adénômes, d'ailleurs bien circonscrits, présentent des bosselures arrondies, séparées par des sillons profonds qui en font des espèces de lobes, et la première idée qui se présente à l'esprit, est que ces divers lobes de la tumeur proviennent d'autant de lobes ou de lobules de la glande. Je ne prétends pas que cette interprétation soit toujours fausse. Mais lorsqu'on étudie sur le vivant le développement des adénômes, on voit quelquefois, dans l'espace de quelques mois, un adénôme globuleux, lisse et sans bosselures, revêtir peu à peu la forme lobée que nous venons de signaler. Cette forme ne suffit donc pas pour prouver que l'adénôme ait occupé dans l'origine plusieurs lobules ou plusieurs groupes de lobules distincts.

En résumé, malgré le volume énorme que peuvent acquérir certains adénômes de la mamelle ou de la parotide, et malgré l'innombrable quantité de culs-de-sac qu'ils renferment, ils ont presque toujours pour point de départ une partie extrêmement limitée de la glande. Ils semblent quelquefois occuper toute la glande ; mais celle-ci, refoulée, amincie et plus ou moins atrophiée, se retrouve ordinairement derrière la tumeur. Il semble à peine croyable qu'une parcelle de la mamelle ou de la parotide puisse s'hypertrophier au point de donner une tumeur du poids de plusieurs kilogrammes. Mais quand on songe qu'une glandule palatine a pu acquérir, dans le cas de Michon, le volume d'*un gros œuf de poule* (1), et que cette tumeur aurait sans doute continué à s'accroître, si le siége qu'elle occupait n'eût rendu l'opération absolument nécessaire, on est bien obligé de reconnaître que le volume considérable de certains adénômes mammaires ou parotidiens n'est nullement incompatible avec l'idée d'une origine très-circonscrite et très-limitée.

Ceci dit sur le point de départ des adénômes, nous allons nous occuper de leur disposition et de leur structure. Ils sont constitués par l'hypertrophie irrégulière des éléments des glandes acineuses. Ces éléments sont de deux ordres : 1° les culs-de-sac glandulaires ; 2° le stroma cellulo-fibreux qui fournit des enveloppes membraneuses aux acini, aux lobules, et même à de petits groupes de lobules, qui, en outre, dans certaines glandes, envoie des prolongements entre les lobes, et dans lequel enfin se ramifient les vaisseaux de la glande.

L'hypertrophie qui produit les adénômes, étant irrégulière, ne porte jamais à un égal degré sur les deux éléments des glandes. Elle peut les atteindre l'un et l'autre, mais l'un d'eux est toujours plus particulièrement affecté. De là deux types d'adénômes : ceux où prédominent les culs-de-sac glandulaires, et ceux où prédomine le stroma cellulo-fibreux. Ces deux types sont bien distincts, mais il existe entre eux beaucoup de formes intermédiaires. Nous reviendrons sur ce point après avoir décrit les deux types principaux.

(1) *Bull. de la Société de chirurgie*, t. II, p. 434. — 14 janvier 1852.

Premier type. — *Adénômes avec prédominance des culs-de-sac glandulaires.* La tumeur à son début affecte une forme à peu près sphérique, qu'elle conserve souvent dans son développement ultérieur, mais qu'elle peut perdre cependant lorsqu'elle vient à s'accroître beaucoup. Elle est entourée d'une sorte de capsule fibreuse qui lui adhère assez fortement, mais qu'on peut en séparer par la dissection et même quelquefois par simple décortication. La surface extérieure de cette capsule fibreuse est en rapport avec le tissu conjonctif ambiant qui est ordinairement lâche, ce qui permet à la tumeur de rouler sous le doigt comme un ganglion engorgé. Il en résulte que l'adénôme est ordinairement facile à énucléer. Dans les régions soumises, comme celle du sein, à la pression des vêtements, le tissu conjonctif très-lâche qui entoure la tumeur peut se transformer en bourse muqueuse, et même devenir le point de départ d'un kyste. Nous y reviendrons tout à l'heure.

Pour étudier la substance propre de l'adénôme il faut pratiquer des coupes, et les caractères extérieurs de cette substance, ceux qu'on constate sans le secours du microscope, peuvent varier beaucoup suivant l'époque où on l'examine. Les caractères microscopiques varient beaucoup moins ; ils peuvent présenter toutefois quelques modifications suivant que la tumeur est petite ou grosse, ancienne ou récente. C'est par eux que nous commencerons, et nous parlerons d'abord des adénômes peu volumineux, encore rapprochés de leur début.

Lorsqu'on examine à cette époque, sous les verres grossissants, une parcelle de la tumeur suffisamment mince et suffisamment étalée, on y découvre tout d'abord un grand nombre de culs-de-sac glandulaires, tout à fait semblables par leur forme, leur disposition, leur structure, et souvent même par leur volume, à ceux de la glande normale. L'épithélium lui-même présente des caractères normaux ; il est nucléaire dans les glandes à épithélium nucléaire, cellulaire dans les glandes à épithélium cellulaire. Ces culs-de-sac constituent la majeure partie de la tumeur, mais autour d'eux on aperçoit une quantité assez notable de fibres de tissu conjonctif, fines, transparentes, lâches, moins nombreuses et moins serrées qu'elles ne le seraient dans une préparation faite avec le tissu glandulaire sain. Il en résulte que l'étude des culs-de-sac est beaucoup plus facile à faire sur le tissu de l'adénôme que sur celui de la glande normale, parce que la netteté de leurs contours n'est pas masquée par le tissu cellulo-fibreux du stroma.

Ce premier examen prouve que l'hypertrophie a atteint les culs-de-sac glandulaires bien plus que le stroma ; qu'il s'agit par conséquent d'une hypertrophie irrégulière ou élémentaire. Quant au stroma, il semble toujours plus ou moins atrophié ; mais cette atrophie, le plus souvent, n'est que relative ; on peut même, dans beaucoup de cas, se convaincre que la masse totale de tissu conjonctif contenue dans la tumeur est bien supérieure à celle qui existait dans le petit district glandulaire qui a été le point de départ de l'adénôme. Je ne nie pas que les culs-de-sac ne puissent, en se développant, comprimer et étouffer en quelque sorte le tissu conjonctif interposé, mais il me paraît certain que, généralement, ce tissu est plutôt le siége d'un certain degré d'hypertrophie. Cette question, au surplus, n'est pas de celles qu'on puisse résoudre d'une manière rigoureuse. Ce qu'il importe de constater, en tout cas, c'est que l'hypertrophie porte principalement sur les culs-de-sac, et que la quantité de stroma contenue dans un espace donné est toujours moindre qu'à l'état normal. Or, la solidité du tissu, soit dans la glande saine, soit dans l'adénôme, est déterminée exclusivement par le stroma. Les adénômes du premier type ont donc, dès leur origine, une résistance de tissu inférieure à celle de la glande adjacente, quoiqu'ils semblent plus fermes et plus denses que celle-ci lorsqu'on les palpe à travers leur enveloppe fibreuse. La prédominance des culs-de-sac sur le stroma va en se prononçant davantage à mesure que la tumeur se développe. L'hypertrophie croissante continue à affecter principalement les culs-de-sac, l'atrophie relative du stroma se manifeste de plus en plus, et la consistance de la tumeur peut diminuer au point de donner lieu à une fausse fluctuation et à une friabilité de tissu qui simulent les caractères des encéphaloïdes ramollis.

En quoi consiste l'hypertrophie des culs-de-sac glandulaires? Est-elle due à leur ampliation, ou à leur multiplication, ou à ces deux causes réunies? Pour répondre à cette question, il faut d'abord comparer les dimensions des culs-de-sac de l'adénôme à celles des culs-de-sac normaux de la glande. Il arrive quelquefois que ces dimensions sont à peu près les mêmes dans les deux cas, et alors il est de toute évidence que l'accroissement de la tumeur a été dû uniquement à la multiplication des culs-de-sac. Le plus souvent, il est vrai, le diamètre des culs-de-sac est plus ou moins accru ; il peut être doublé, et au delà, mais je ne l'ai jamais vu atteindre le triple du diamètre normal. Considérons donc le cas extrême où les trois dimensions des culs-de-sac seraient triplées, et où chacun d'eux, par conséquent, occuperait à peu près le même espace que vingt-sept culs-de-sac normaux. Nous arrivons ainsi à cette conclusion que l'ampliation pure et simple des culs-de-sac peut tout au plus donner à l'adénôme un volume vingt-sept fois plus considérable que le volume primitif du lobule ou des lobules malades. Le stroma, il est vrai, peut être le siége d'un certain degré d'hypertrophie ; mais cette hypertrophie, dans les tumeurs que nous considérons, est toujours bien moindre que celle des culs-de-sac, et nous irions certainement bien au delà de la réalité si nous disions qu'un lobule hypertrophié par ampliation des culs-de-sac, sans production de culs-de-sac nouveaux, peut acquérir au maximum un volume total cinquante fois plus considérable que son volume primitif. Tout accroissement qui dépasse cette limite ne peut donc être expliqué que par la multiplication des culs-de-sac. Or, une glande palatine de 2 millimètres de diamètre peut devenir un adénôme de 3 centimètres de diamètre, c'est-à-dire acquérir un diamètre 15 fois plus considérable, et en élevant 15 à la troisième puissance, on trouve que son volume s'est accru 3375 fois. Prenons maintenant un de ces adénômes de la mamelle qui pèsent plusieurs kilogrammes, qui ont 12 ou 15 centimètres de diamètre en tous sens, et qui avaient à peine le volume d'une noisette lorsqu'on s'est pour la première fois aperçu de leur existence. Leur masse, depuis lors, s'est accrue deux ou trois mille fois, et elle était cependant déjà bien supérieure à la masse primitive des lobules affectés. L'ampliation des culs-de-sac n'entre donc que pour une part très-minime dans l'accroissement des adénômes du premier type ; et cet accroissement est dû presque entièrement, souvent même il est dû entièrement, à la multiplication des culs-de-sac, c'est-à-dire à la formation continuelle de culs-de-sac nouveaux qui s'ajoutent aux anciens.

L'origine de ces nouveaux culs-de-sac est un point encore obscur de l'histoire des adénômes. Il est fort probable qu'ils naissent des anciens culs-de-sac par voie de protrusion ou de dilatation latérale (*fig.* 24). Ce mécanisme est facile à constater dans les polyadénômes des glandes tubuleuses, où l'on voit des ampoules d'abord simples, puis bilobées, se former de distance en distance sur le trajet des tubes dilatés. Mais la démonstration est moins facile dans les adénômes des glandes acineuses.

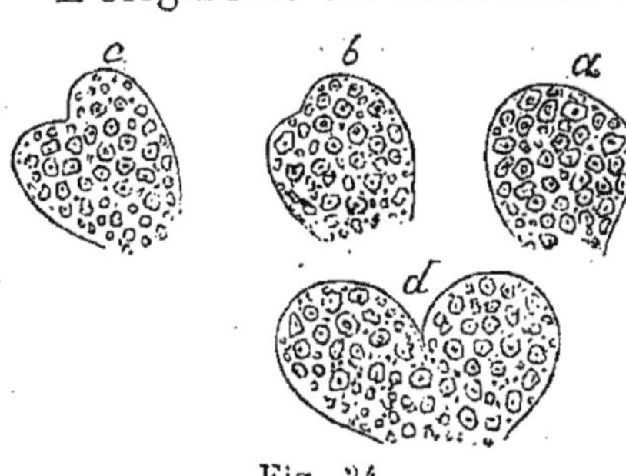

Fig. 24.

Les culs-de-sac des adénômes peu volumineux sont quelquefois tout à fait semblables à ceux de la glande correspondante. Ils ont le même volume, le même aspect, la même disposition, et, n'était la raréfaction du stroma, on pourrait se demander si l'on n'a pas sous les yeux du tissu glandulaire normal. La paroi anhiste des culs-de-sac n'est ni épaissie ni amincie, ni ramollie, ni indurée, autant qu'on puisse en juger. Cet état persiste quelquefois dans des tumeurs assez grosses. Mais souvent, et surtout dans les adénômes volumineux, la paroi du cul-de-sac subit diverses modifications. Tantôt elle s'épaissit au point de présenter un double contour, tout en restant anhiste, c'est-à-dire transparente et sans fibres. Cela est assez rare. Tantôt elle perd en partie sa transparence en s'épaississant; cela est rare encore. Le plus souvent elle s'amincit et devient plus fragile; de telle sorte qu'elle se rompt aisément dans la préparation, et que son contenu épithélial s'échappe sous la pression du verre. Ce contenu est fréquemment expulsé en masse, en conservant sa forme; les éléments épithéliaux qui le composent restent accolés et adhérents, et forment des îles flottantes dont l'aspect est aussi caractéristique que le serait celui du cul-de-sac dont elles représentent le moule. Souvent aussi des fragments plus petits, sans forme déterminée, composés d'un certain nombre d'éléments épithéliaux (v. fig. 23, *a*, p. 426), se détachent de certains culs-de-sac, et l'on trouve, en outre, dans le liquide de la préparation, un grand nombre d'éléments épithéliaux isolés, cellules ou noyaux, provenant des culs-de-sac les plus maltraités. Enfin, il y a toujours bon nombre de culs-de-sac dont la membrane reste entière.

Les culs-de-sac sont souvent groupés de manière à former des acini. Lorsqu'on divise, et surtout lorsqu'on déchire le tissu de l'adénôme, on voit sur la surface de la préparation de petites saillies molles, arrondies, de un à deux millimètres de diamètre; chacune de ces saillies glanduleuses représente un acinus; mais le volume des acini, comme celui des culs-de-sac, ne s'accroît nullement en proportion du volume des adénômes. Il est donc certain qu'il y a multiplication du nombre des acini.

L'épithélium des culs-de-sac hypertrophiés est quelquefois tout à fait normal, et reste tel jusqu'à une période avancée de la maladie. Mais il subit le plus souvent des modifications diverses. Si l'épithélium est normalement composé de cellules, celles-ci s'élargissent plus ou moins, mais en général leurs noyaux ne s'accroissent pas. Une quantité quelquefois considérable de granulations moléculaires peut se déposer dans les cellules ou dans l'espèce de suc gélatineux qui les cimente. Quelquefois même de véritables globules huileux viennent s'y joindre. La modification la plus remarquable est celle qui survient assez souvent dans les glandes à épithélium nucléaire. Les noyaux, tout en conservant leur volume, s'entourent d'une membrane de cellule. En d'autres termes, l'épithélium nucléaire devient cellulaire. Ce n'est pas une transformation, ce n'est qu'un excès de développement. Ce changement peut atteindre tous les noyaux d'un cul-de-sac, ou seulement quelques-uns d'entre eux; il peut se présenter dans certains culs-de-sac et non dans les autres. Il se manifeste de préférence dans les tumeurs très-grosses, qui se sont accrues rapidement.

Tels sont les caractères microscopiques des adénômes du premier type. Les caractères extérieurs varient beaucoup plus que les précédents, de telle sorte que la tumeur, à ses diverses périodes, peut offrir des aspects différents.

Lorsque l'adénôme est petit et récent, il présente une consistance assez ferme et un certain degré d'élasticité. Sa forme est en général celle d'une sphère ou d'un ovoïde. Sa surface offre quelquefois déjà de petites saillies mamelonnées; mais elle est ordinairement parfaitement lisse. Sa coupe est d'un blanc grisâtre ou jaunâtre; on n'y aperçoit que de très-petits vaisseaux, parfois même on n'y en aperçoit pas du tout (ce qui ne veut point dire qu'il n'y en ait pas). La couleur et la densité de cette tumeur l'ont fait longtemps confondre avec le squirrhe ou avec l'encéphaloïde à l'état de crudité, mais il suffit de la plus légère attention pour éviter cette erreur, car on ne peut extraire de l'adénôme, soit par la pression, soit par le grattage, aucune trace de suc. On sait, en outre, que le squirrhe est toujours plus ou moins diffus, tandis que notre tumeur est nettement limitée par une membrane d'enveloppe qui lui donne des contours bien arrondis. L'encéphaloïde cru et enkysté se rapproche davantage de la forme des adénômes; mais il laisse aisément sourdre une quantité notable de suc lactescent, et de plus sa coupe est lisse et homogène. La coupe de l'adénôme, au contraire, examinée de près à l'œil nu, et mieux encore à la loupe, présente un aspect granuleux, c'est-à-dire qu'on y aperçoit un grand nombre de petites granulations arrondies qui dénoncent la nature glandulaire de la tumeur. Le fait est qu'on n'avait pas attendu le contrôle du microscope pour soupçonner que l'adénôme du sein est composé des mêmes éléments que la glande mammaire. Cette supposition, qui s'était déjà présentée à l'esprit d'Astley Cooper, a été, comme on vient de le voir, changée en certitude par l'examen microscopique.

Certains adénômes peuvent acquérir le volume d'une noix, et même d'un gros œuf, en conservant presque tous les caractères qui précèdent. Leur consistance diminue seulement un peu, et les granulations qui se présentent sur la surface des coupes deviennent un peu plus apparentes. Cet état peut se maintenir dans des tumeurs très-anciennes, mais depuis longtemps stationnaires. Quant à celles qui ont pris un accroissement rapide et à celles qui ont acquis lentement un volume très-considérable, elles présentent des caractères extérieurs tout à fait différents.

En premier lieu, leur forme change; elles ont toujours des contours arrondis, parfaitement nets et limités par une membrane; mais cette membrane est devenue extrêmement mince, et presque transparente. En outre, elles ont cessé d'être à peu près sphériques ou ovoïdes comme elles l'étaient dans l'origine; leur surface présente des bosselures, séparées par des dépressions quelquefois assez profondes pour diviser la masse morbide en plusieurs lobes. Cette division en lobes n'implique point la pensée que plusieurs *lobes* de la glande aient été simultanément ou successivement atteints par l'hypertrophie; car on la voit quelquefois se produire graduellement à la surface d'une tumeur parfaitement simple dans l'origine, chez les malades qu'on observe fréquemment et attentivement. L'apparition des bosselures ne peut être attribuée alors à l'engorgement d'un nouveau lobe, voisin du premier; mais il est possible que l'hypertrophie ait atteint primitivement et simultanément plusieurs *lobules* constituant un des petits lobes secondaires de la glande, et que ces lobules, d'abord confondus en une seule masse, aient fini, en s'hypertrophiant davantage, par faire des saillies distinctes à la surface de la tumeur. Ce qui vient quelquefois à l'appui de cette opinion, c'est qu'une dissection, même assez grossière, permet de retrouver dans ces grosses tumeurs bosselées des couches minces de tissu conjonctif, lâche et transparent, divisant profondément l'adénôme en un nombre quelquefois considérable de masses inégales. Cette disposition n'est pas rare dans l'adénôme de la mamelle, où la pression des vêtements ou des bandages suffit souvent pour faire développer, dans les couches de tissu conjonctif que nous venons d'indiquer, des espèces de bourses muqueuses décrites par M. Lebert sous le nom de *lacunes*.

La consistance des adénômes parvenus à cette période diminue considérablement. Leur tissu est si fragile qu'on y pénètre aisément avec le doigt, et qu'on le déchire par de légères tractions. Ces tumeurs ont été longtemps et sont encore souvent confondues avec l'encéphaloïde ramolli ; mais elles en diffèrent par deux caractères extrêmement faciles à constater : 1° L'encéphaloïde ramolli se résout presque entièrement, sous la pression ou le grattage, en un suc lactescent caractéristique. L'adénôme ramolli, au contraire, ne fournit aucun suc à la pression ; lorsqu'on gratte la coupe avec un scalpel émoussé, on en extrait souvent une matière blanche qu'on pourrait être tenté de prendre pour du suc véritable ; mais, en regardant de plus près, on voit que ce pseudo-suc se compose d'un grand nombre de petits corps arrondis, parfaitement visibles à l'œil nu, qui flottent isolément lorsqu'on les suspend dans quelques gouttes d'eau. 2° La coupe de l'encéphaloïde ramolli est lisse et unie comme celle du cerveau ; celle de l'adénôme ramolli est au contraire grenue. On y aperçoit un grand nombre de petites saillies arrondies, grosses en général comme des têtes d'épingles. Ce sont des grains glanduleux, bien plus apparents, bien plus évidents ici que dans l'adénôme plus petit et plus récent. Si, au lieu de pratiquer la coupe avec un instrument bien aiguisé, on se sert d'un mauvais tranchant, ou, mieux encore, si l'on se borne à déchirer le tissu, les saillies glanduleuses deviennent encore plus apparentes, et l'aspect de la substance ainsi divisée rappelle, sauf la couleur, celui d'un foie granuleux déchiré par des tractions.

Pendant que ces changements de consistance se manifestent, la couleur de l'adénôme subit peu de modifications ; quelquefois cependant elle devient jaunâtre ou légèrement rosée. Elle ne présente jamais le blanc de lait de l'encéphaloïde. Les vaisseaux, si petits et si peu nombreux dans l'origine, ont acquis ici un plus grand développement. On en voit d'assez gros dans les traînées de tissu conjonctif qui parcourent la tumeur. Il n'est pas rare qu'en un ou plusieurs points les vaisseaux capillaires forment un réseau très-riche, qui donne à cette partie de la tumeur une couleur d'un rouge plus ou moins foncé.

On trouve fréquemment des kystes dans les adénômes volumineux ; on en trouve aussi quelquefois dans les tumeurs de petit volume, mais ils y sont beaucoup moins communs ; voilà pourquoi nous plaçons ici la description de ces kystes. Ils méritent quelque attention, à cause de la théorie des *kystes prolifères*, que nous aurons bientôt à examiner.

Les kystes des adénômes sont de deux sortes : ils sont désignés par M. Lebert sous les noms de *kystes clos* et de *kystes lacuneux*. Nous conserverons cette seconde dénomination ; mais nous remplacerons le nom de kystes clos, qui n'a rien de caractéristique, par celui de *kystes glandulaires*, dont nous démontrerons l'exactitude.

Les *kystes glandulaires* ont pour siége et pour point de départ les cavités de la glande. Il est assez rare qu'il n'y en ait qu'un seul dans la même tumeur, et il y en a quelquefois un nombre très-considérable. Il peut même se faire qu'ils constituent la majeure partie de la masse de la tumeur ; ce sont les cas de ce genre qu'on a décrits sous le nom inexact d'*hydatides de la mamelle*. Leur volume varie depuis celui d'une lentille, jusqu'à celui d'un œuf et même au delà ; ils s'arrêtent fréquemment au volume d'une noisette. Ils sont toujours parfaitement réguliers, tapissés par une membrane lisse et luisante. Les plus petits renferment en général un liquide visqueux ou gélatineux, incolore ou légèrement rosé. Le contenu des kystes plus volumineux est ordinairement séreux et presque incolore ; mais il offre quelquefois, sans perdre sa transparence, une teinte rougeâtre et une consistance visqueuse. Ces kystes peuvent devenir le siége d'une exhalation sanguine et présenter les divers caractères qui appartiennent aux kystes sanguins. M. Lebert en a vu qui renfermaient une matière butyreuse, où le microscope révélait l'existence de globules de lait. Il est disposé à admettre qu'en pareil cas l'hypertrophie a débuté pendant la lactation. Enfin, dans les kystes les plus petits, on trouve toujours un revêtement interne de cellules épithéliales, attestant que le liquide s'est accumulé dans une cavité glandulaire. Plus tard les cellules altérées peuvent cesser de former une couche continue, mais elles ne disparaissent jamais entièrement. Cela prouve que ces kystes ont leur point de départ dans les cavités glandulaires, transformées en cavités closes par l'oblitération de leur goulot. On sait d'ailleurs que telle est l'origine de la plupart des kystes qui se développent dans les glandes. C'est un nouveau point de ressemblance entre le tissu des adénômes et le tissu glandulaire.

Lorsque les kystes que nous venons de décrire sont petits, il est facile d'en reconnaître l'origine ; lorsqu'ils sont volumineux, on peut aisément les confondre avec les suivants.

Les *kystes lacuneux* sont moins communs que les kystes glandulaires. Ils ne se rencontrent guère que dans les tumeurs très-grosses, plus ou moins mamelonnées, et divisées profondément en plusieurs masses distinctes, que séparent des couches de tissu conjonctif lâche. Nous avons dit que des *lacunes*, comparables aux bourses muqueuses, pouvaient se former dans ces couches minces de tissu conjonctif par suite de pressions ou de frottements. Les lacunes en question sont souvent anfractueuses, irrégulières et même multiloculaires; elles présentent quelquefois sur leurs bords des trabécules de tissu conjonctif plus ou moins saillantes, plus ou moins libres, qui rappellent jusqu'à un certain point l'aspect des colonnes charnues du cœur. Enfin la substance glandulaire adjacente peut faire saillie dans leur cavité sous forme d'un gros champignon, ou sous forme de petites masses arrondies, multiples, inégales, quelquefois plus ou moins pédiculées. Au reste, quelles que soient la forme et la dimension des lacunes, il n'existe jamais à leur surface interne de revêtement épithélial.

Comme les bourses muqueuses ordinaires, et plus fréquemment qu'elles, ces lacunes deviennent le siége d'épanchements, comparables à l'hygroma, et constituant les kystes lacuneux. Ceux-ci renferment tantôt de la sérosité pure, tantôt une substance quelque peu gélatineuse, tantôt enfin un liquide plus ou moins sanguinolent. Tous ces caractères rappellent les hygromas sous-cutanés. Leur forme varie comme celle de la lacune où ils ont pris naissance; les uns sont à peu près réguliers, les autres sont anfractueux ou multiloculaires. Quel que soit leur contenu, leur membrane interne n'est jamais revêtue d'épithélium. Il y a souvent dans la même tumeur plusieurs kystes lacuneux qui peuvent présenter les diverses dispositions que nous venons de décrire. Mais ils ne deviennent jamais aussi nombreux que peuvent l'être les kystes glandulaires.

On trouvera des renseignements plus étendus sur ces kystes lacuneux, dans une bonne thèse de M. Massot (1).

Les tumeurs petites et de consistance ferme ne présentent jamais de kystes lacuneux interstitiels; mais ces kystes peuvent se former à leur surface, dans le tissu conjonctif qui les entoure, et dont la laxité permet à la tumeur de rouler sous la peau. L'adénôme se trouve alors coiffé d'une cavité kystique, qui peut l'environner presque entièrement, à la réserve d'un pédicule toujours assez large par lequel la tumeur reçoit ses vaisseaux. On trouve aussi quelquefois dans les kystes lacuneux interstitiels des masses de consistance assez molle, mamelonnées ou même pédiculées, disposées en forme de végétation, et possédant exactement la même structure glandulaire que la tumeur principale, avec laquelle elles se continuent par leur base d'implantation. Ces tumeurs, dont nous avons déjà parlé, surmontaient déjà la paroi de la lacune avant

(1) Massot, *Des hygromas ou des kystes séreux qui compliquent les tumeurs*, thèse de Paris, 1854.

qu'elle fût transformée en kyste, et elles ont continué à s'accroître depuis lors. Les faits de ce genre ne sont pas communs. Toutefois ils ont conduit M. Paget à émettre sur l'origine et la formation des adénômes une théorie qu'il n'énonce qu'avec réserve, mais à laquelle il paraît attacher quelque importance, car il y revient plusieurs fois dans son ouvrage (1).

Suivant lui, l'adénôme commence par être un kyste dont la paroi est simplement cellulo-fibreuse, et dont la cavité est entièrement remplie de liquide. Mais bientôt ce kyste se comporte comme les *kystes prolifères*, c'est-à-dire que sa paroi devient le siége d'une végétation qui, en s'organisant, revêt sous l'influence du voisinage une structure analogue à celle de la glande adjacente, et qui, en s'accroissant, fait exclusivement saillie dans la cavité du kyste. A mesure qu'elle s'accroît, le liquide du kyste diminue : il arrive un moment où elle remplit entièrement le kyste, où elle entre en contact intime et définitif avec sa paroi. A partir de ce moment le kyste n'existe plus; il est remplacé par une tumeur solide, dont il constitue l'enveloppe.

Telle est, suivant M. Paget, l'origine probable des adénômes ; il se base sur un certain nombre d'observations qui, comme on l'a vu, peuvent aisément s'interpréter d'une autre manière. Il reconnaît toutefois que les faits qui viennent à l'appui de cette théorie sont peu communs. Et il avoue, d'ailleurs (p. 249), que les adénômes doivent fréquemment perdre de très-bonne heure la forme kystique, puisqu'on constate que des adénômes très-petits sont déjà entièrement solides. C'est la meilleure réfutation qu'on puisse donner de la théorie des adénômes intra-kystiques. Ce n'est presque jamais sur les tumeurs de petit volume qu'on observe les kystes auxquels l'auteur rapporte l'origine des adénômes ; ces kystes ne se présentent guère que dans les grosses tumeurs ; ce sont des altérations consécutives, et non des lésions primitives. On peut ajouter un argument beaucoup plus péremptoire. Si les adénômes naissaient par végétation dans un kyste prolifère, ce seraient des tumeurs de formation entièrement nouvelle, n'ayant aucune connexion directe, aucune relation de continuité avec la glande adjacente. Or, des observations très-précises ont démontré que cette continuité existe, lorsqu'on la cherche à une époque rapprochée du début de la tumeur. Nous donnerons tout à l'heure la preuve de cette assertion.

Velpeau, frappé, comme M. Paget, de la facilité avec laquelle

(1) Paget, *Lectures on Tumours*, p. 8, p. 67, p. 249, etc. London, 1853, in-8°.

les adénômes se laissent isoler du reste de la glande, a pensé comme lui qu'ils naissaient de toutes pièces, qu'ils n'avaient aucun rapport de continuité avec les éléments glandulaires primitifs, et que c'étaient des tumeurs de formation entièrement nouvelle, revêtant dans leur organisation, sous l'influence du voisinage, une structure analogue à celle de la glande adjacente. Mais nous avons pu, M. Verneuil et moi, démontrer bien des fois, soit à la Société anatomique, soit à la Société de chirurgie, l'existence d'une continuité directe entre les adénômes les mieux enkystés et le tissu glandulaire adjacent. Lorsqu'on pratique attentivement la dissection des adénômes rapprochés de leur début, on isole les contours de la tumeur, dans la plus grande partie de son étendue, avec la plus grande facilité ; mais on arrive bientôt à un pédicule plus ou moins étroit qui établit nettement la continuité de la tumeur avec la glande. Dans ce pédicule, où cheminent les vaisseaux nourriciers principaux de l'adénôme, on aperçoit souvent un prolongement très-manifeste de tissu glandulaire. D'autres fois on n'y voit que de simples petits cordons tubuleux, légèrement opaques, qui vont se continuer avec les conduits excréteurs. Il faut avouer cependant, que, dans beaucoup de cas, le pédicule, examiné à l'œil nu, paraît ne renfermer que du tissu conjonctif et des vaisseaux ; mais on y découvre encore quelquefois, sous le microscope, des tubes longs et étroits, remplis d'épithélium, et provenant évidemment des conduits excréteurs des lobules hypertrophiés de l'adénôme. M. Verneuil et Robert ont communiqué à la Société de chirurgie des faits de ce genre, qui sont parfaitement démonstratifs. Ces faits prouvent en même temps que dans beaucoup de cas les conduits excréteurs des lobules hypertrophiés s'amincissent, s'oblitèrent et disparaissent à la longue, surtout quand la tumeur acquiert un grand volume. Il n'y a rien là qui doive nous étonner, car ces conduits, comprimés par suite du développement des acini, deviennent fréquemment imperméables, comme le prouve la formation des kystes qu'on trouve si souvent dans les adénômes ; et on sait que les conduits excréteurs qui cessent de fonctionner tendent le plus souvent à s'atrophier et à disparaître. N'est-ce pas ainsi que disparaît la plus grande partie de l'appareil excréteur du corps de Wolf? Il est donc naturel que les tubes excréteurs des lobules hypertrophiés de l'adénôme tendent souvent à s'effacer à la longue. Mais il n'en est pas toujours ainsi, et un phénomène qu'il n'est pas rare d'observer sur le vivant prouve que ces tubes peuvent rester parfaitement perméables. Je veux parler de l'écoulement séro-sanguinolent qui s'effectue par le mamelon, chez les femmes atteintes d'adénômes de la mamelle. Cet écoulement provient de la partie altérée de la glande ; il est même d'assez mauvais augure, car il indique que les acini sont le siége d'une sorte d'ulcération intérieure, et il annonce en général que la tumeur est sur le point de prendre un accroissement rapide. En voilà bien assez sur cette discussion relative au siége primitif des adénômes. Il en résulte clairement, je pense, que ces tumeurs proviennent réellement de la glande, et qu'elles sont rangées avec raison dans la classe des hypertrophies partielles (1).

Deuxième type. — *Adénômes avec prédominance du stroma.* Les adénômes où prédomine le stroma sont moins fréquents que les autres. Examinés à l'œil nu, ils ressemblent beaucoup à des tumeurs fibreuses, et c'est pour cela que M. Cruveilhier les a décrits sous le nom de *corps fibreux de la mamelle*. Leur couleur est presque aussi blanche que celle des ligaments et des tendons. Leur tissu est d'une fermeté et d'une résistance presque égale à celle du tissu fibreux. Enfin, lorsqu'on y pratique des coupes, on y aperçoit bien évidemment des fibres blanches, presque nacrées, très-serrées, qui forment fréquemment, par leur disposition concentrique, un grand nombre de petits pelotons arrondis. On remarque alors habituellement que la partie centrale de ces petits pelotons devient légèrement saillante sur la coupe, et on peut quelquefois constater qu'au centre de chaque peloton le tissu de la tumeur est un peu moins résistant. Ces pelotons de fibres offrent un volume qui varie depuis celui d'un pois jusqu'à celui d'une lentille ; ils sont très-solidement unis les uns aux autres par un tissu fibreux très-dense, à fibres entre-croisées. La disposition concentrique des fibres n'a pas peu contribué à faire confondre cette variété d'adénômes avec les tumeurs purement fibreuses ; mais elle sert, au contraire, à les en distinguer, car dans les tumeurs fibreuses les pelotons de fibres forment des masses considérables, et par conséquent peu nombreuses ; souvent même la tumeur tout entière est formée d'un seul peloton, et jamais on n'y trouve ces pelotons petits, nombreux et régulièrement disposés, qui se montrent seulement dans les adénômes où prédomine le stroma.

La disposition pelotonnée se présente assez souvent dans les tumeurs qui ne dépassent pas le volume d'un œuf de pigeon. Mais

(1) Voy. encore la discussion de la Société de chirurgie, 2 mai 1855, *Bulletins*, t. V, p. 371 à 382.

elle est plus rare dans les adénômes plus avancés dans leur développement, d'où il est permis de conclure qu'elle s'efface avec le temps. Au surplus, elle manque quelquefois même dans les tumeurs les plus petites. Les fibres affectent alors une disposition irrégulièrement entre-croisée, et il peut être difficile de distinguer l'adénôme d'une tumeur simplement fibreuse, sans le secours du microscope. Enfin il arrive quelquefois que les fibres sont tellement fines, tellement serrées, qu'on ne les distingue pas à l'œil nu, et que la coupe de la tumeur présente l'apparence du tissu fibro-cartilagineux.

Les adénômes qui nous occupent ont en général moins de tendance à s'accroître que ceux du premier type. Toutefois ils peuvent acquérir des dimensions considérables ; M. Hipp. Larrey en a décrit un qui dépassait le volume des deux poings (1). Il est vrai que la tumeur avait mis 15 ans à se développer. Dans cette période avancée, les adénômes présentent quelquefois des altérations de structure tout à fait semblables à celles qui se produisent dans les fibrômes purs. Il s'y produit de petits foyers de ramollissement, au centre desquels le tissu de la tumeur se résout en une pulpe gélatineuse. Plus tard, cette substance diffluente peut être résorbée, et remplacée par un liquide plus ou moins séreux ; il arrive même quelquefois qu'aucun liquide ne remplace la substance résorbée et que la tumeur reste creusée de lacunes plus ou moins irrégulières, que ne limite aucune membrane propre, que ne remplit aucun liquide, et dont la cavité, effacée par aplatissement, devient béante sur les coupes. La tumeur déjà citée de M. Larrey présentait un grand nombre de ces lacunes, pour la plupart étroites, longues et tubuliformes.

Nous avons peu de chose à dire de l'examen microscopique des adénômes de la deuxième espèce. Ils se composent presque entièrement de tissu fibreux, provenant de la condensation et de l'hypertrophie du tissu cellulo-fibreux de la glande. Les fibres, très-serrées, forment des écheveaux opaques qu'on est obligé de déchirer avec des aiguilles pour en distinguer les éléments. On fait souvent plusieurs préparations de suite sans apercevoir autre chose que du tissu fibreux ; mais on tombe bientôt sur des tranches où l'existence des culs-de-sac glandulaires est parfaitement évidente. Cet examen est assez délicat. Il faut pratiquer des tranches extrêmement minces, afin que l'opacité du tissu fibreux ne masque pas les éléments

(1) H. Larrey, *Mémoires de la Soc. de chirurgie*, t. II, p. 159; 1851, in-4°.

glandulaires : sans cela on est exposé à commettre une erreur de diagnostic. C'est ainsi que Rochoux fut conduit à dire, de par le microscope, que la tumeur de M. Larrey était purement fibreuse ; cette tumeur cependant, examinée par M. Mandl et par M. Lebert, montra dans toute son étendue des culs-de-sac glandulaires emprisonnés dans le tissu fibreux.

Dans les tumeurs qui présentent des fibres concentriques enroulées en petits pelotons, la recherche des culs-de-sac glandulaires est très-facile. Il suffit de pratiquer une tranche au centre des pelotons ; on tombe toujours sur un certain nombre de culs-de-sac formant un acinus. Les acini, ainsi ensevelis et comme étouffés par le tissu fibreux environnant, ne subissent pas l'ampliation qu'ils présentent si souvent dans la première espèce d'adénômes. Ils restent aussi petits qu'ils le sont à l'état normal dans la mamelle des vierges. Leur épithélium conserve d'ailleurs tous ses caractères.

Il résulte de la description précédente que les tumeurs qui nous occupent sont principalement constituées par l'hypertrophie du tissu cellulo-fibreux interstitiel de la glande. On peut se demander maintenant si les éléments glandulaires proprement dits subissent aussi un certain degré d'hypertrophie numérique, ou s'ils restent dans le *statu quo*, ou enfin si un certain nombre d'entre eux ne sont pas quelque peu atrophiés par la compression qu'exerce sur eux le tissu fibreux environnant. Ces trois éventualités me paraissent également possibles. Mais il y a trop d'inconnues dans le problème pour qu'on puisse le résoudre avec quelque certitude.

Telles sont les deux espèces d'adénômes. Nous nous sommes attaché à décrire surtout les tumeurs qui présentent au plus haut degré les caractères propres à chaque type, mais nous devons ajouter qu'il existe beaucoup de tumeurs intermédiaires entre ces deux types, sous le rapport de la consistance comme sous le rapport de la structure. Les adénômes de la première espèce peuvent renfermer une quantité assez considérable de tissu conjonctif, et les adénômes de la deuxième espèce peuvent renfermer un assez grand nombre de culs-de-sac, pour qu'on soit autorisé à admettre que les deux éléments constitutifs de la glande ont subi l'un et l'autre une hypertrophie très-prononcée. Les caractères extérieurs et l'évolution de ces adénômes de forme intermédiaire n'ont pas besoin d'être indiqués. Ils se rapprochent plus ou moins de l'un des deux types que nous venons de décrire.

Le tissu glandulaire des adénômes n'est jamais le siége d'une sécrétion régulière. Le liquide séro-sanguinolent qui s'écoule quelquefois par le mamelon chez les femmes atteintes d'adénôme mammaire n'est pas dû à une sécrétion glandulaire; les globules de sang qu'il renferme prouvent que les culs-de-sac de l'adénôme sont le siége d'une solution de continuité, d'une sorte d'ulcération, et cette sécrétion accidentelle ne peut être comparée à celle des glandes. Mais on trouve quelquefois, dans la cavité de certains adénômes, des produits de sécrétion qui prouvent que le tissu glandulaire a continué à fonctionner pendant quelque temps après le début de l'adénôme. Ainsi, les kystes des adénômes mammaires peuvent contenir une matière butyreuse. Les adénômes de la parotide renferment quelquefois de petits calculs. On trouve encore assez souvent (environ une fois sur deux), dans les adénômes des glandules palatines, de petits calculs microscopiques qui, en général, ne dépassent pas un dixième de millimètre; or, des calculs analogues, quelquefois même beaucoup plus gros, se rencontrent fréquemment dans ces glandules non hypertrophiées (1). Il est donc certain que les calculs des adénômes palatins proviennent d'un liquide de sécrétion, et il est fort probable qu'ils datent de l'époque où l'hypertrophie commençante n'avait pas encore suspendu les fonctions de la glande malade. Les adénômes uniglandulaires des glandes sébacées de la vulve, décrits par M. Huguier sous le nom d'*exdermoptosis*, renferment toujours à leur partie centrale une petite cavité remplie de matière sébacée : c'est le bouchon sébacé qui remplissait la glande avant qu'elle fût hypertrophiée. On pourrait, d'après cela, être tenté de se demander si ces tumeurs sont de véritables adénômes, si ce ne sont pas plutôt des kystes en voie de formation. Mais le premier résultat de la transformation kystique d'une glandule ou d'un adénôme est l'atrophie des culs-de-sac glandulaires, tandis que ces culs-de-sac sont, au contraire, le siége d'une hypertrophie très-considérable, qui porte à la fois sur leur nombre et sur leur volume (2).

Il n'est pas rare que le tissu de la mamelle ou de la parotide soit le siége d'un certain degré d'hypertrophie au voisinage des cancers diffus, et, pour le dire en passant, c'est de là qu'on a conclu, en renversant les phénomènes, que les adénômes pouvaient dégénérer en cancers. Ces hypertrophies de voisinage sont toujours diffuses, tandis qu'au contraire elles devraient être presque toujours

(1) *Voy.* Rouyer, *Mémoire cité* dans *Moniteur des hôpitaux*, 1857, p. 20, et le travail de M. Anselmier, dans *Union médicale*, oct. 1856, t. X, p. 509.

(2) *Voy.* le mémoire déjà cité de M. Huguier dans *Mém. de l'Acad. de méd.*, 1850, t. XV, p. 595, pl. 4, fig. 2.

circonscrites si elles étaient primitives. On trouve aussi, dans beaucoup de cas, un degré assez notable d'hypertrophie autour des chondrômes de la mamelle et de la parotide, sans qu'on puisse en conclure que le chondrôme se soit développé au sein d'un adénôme préexistant. Mais M. Paget et Bauchet ont vu des culs-de-sac glandulaires dispersés parmi les éléments cartilagineux dans certains chondrômes de la parotide (1). Bauchet m'a montré un de ces cas. Il a vu, d'autres fois, plusieurs masses cartilagineuses disséminées dans la substance d'une tumeur hypertrophique. Il en a conclu que les adénômes parotidiens pouvaient devenir le point de départ du chondrôme. Je ne le nierai pas; mais je ferai remarquer que l'hypertrophie glandulaire pourrait fort bien n'être qu'une complication provoquée par la présence des chondrômes.

§ 4. — Pathologie des adénômes.

Étiologie. — L'adénôme se développe quelquefois sous l'influence de causes locales, comme des coups ou des pressions réitérées. Cette étiologie a été bien manifeste dans plusieurs cas, et c'est même pour cela que Velpeau avait adopté dans l'origine sa théorie des *tumeurs fibrineuses* consécutives à des épanchements de sang. J'ai vu un petit adénôme de la mamelle se former chez une brodeuse dans le point où elle appliquait continuellement sur son sein le bord de son métier. Au surplus, la cause des adénômes de la mamelle est le plus souvent inconnue, et les adénômes des autres glandes n'ont pu jusqu'ici être rapportés à aucune cause directe.

Les adénômes se développent ordinairement chez des sujets encore jeunes, et diffèrent en cela du cancer, qui sévit de préférence sur les individus plus âgés. Pour faire apprécier cette différence, j'ai dressé le tableau suivant d'après les cas relevés par MM. Lebert et Velpeau pour les adénômes du sein, Bauchet pour ceux de la parotide, et Rouyer pour ceux des glandules palatines. J'ai reproduit, dans les deux premières colonnes, deux tableaux publiés par M. Lebert (2). Dans la troisième colonne figurent les observations recueillies par Velpeau. Ce professeur a publié (3) un relevé de 54 observations d'adénômes; mais l'époque du

(1) Paget, *On Tumours*, p. 204. — Bauchet, *De l'hypertrophie de la parotide*, dans *Mém. de la Soc. de chirurgie*, t. V, p. 312. Paris, 1860, in-4°.

(2) Lebert, *Traité des maladies cancéreuses*, in-8°, p. 354 et 381, Paris, 1851.

(3) Velpeau, *Traité des maladies du sein*, 1854, p. 416.

début de l'affection n'est précisée que quarante-trois fois. Sur les 12 observations d'hypertrophie de la parotide que Bauchet a réunies dans son mémoire (y compris l'observation supplémentaire de M. Gosselin), l'époque du début est indiquée onze fois. Enfin ce renseignement n'a été donné que neuf fois sur les 11 observations d'adénômes des glandes palatines réunies par M. Rouyer.

	CANCER DU SEIN. (Lebert.)	ADÉNOMES DU SEIN. (Lebert.)	ADÉNOMES DU SEIN. (Velpeau.)	ADÉNOMES de LA PAROTIDE. (Bauchet.)	ADÉNOMES DES GLANDES PALATINES. (Rouyer.)
Avant 20 ans....	0	1	5	3	3
De 20 à 25 ans..	0	3	14	1	1
De 26 à 30 ans..	1	5	4	1	1
De 31 à 40 ans..	12	9	11	5	3
De 41 à 50 ans...	21	7	8	1	1
De 51 à 55 ans...	12	2	1	0	0
Au delà de 55 ans	16	0	0	0	0
Total..... ..	62	27	43	11	9

Ajoutons, pour compléter ce tableau, que l'une des malades de Velpeau avait sa tumeur depuis l'âge de 8 ans; que dans la neuvième observation de Bauchet le début remontait également à l'âge de 8 ans; qu'enfin, dans la troisième observation de M. Rouyer, l'adénôme palatin avait paru à l'âge de 11 ans.

Les cas publiés d'adénômes des autres glandes sont trop rares pour qu'on puisse apprécier avec quelque précision l'influence de l'âge; mais il résulte des faits isolés que là encore, comme dans les cas précédents, la maladie se développe de préférence chez les sujets âgés de moins de 30 ans, et devient beaucoup moins commune après 40 ans. Le cancer, au contraire, se montre principalement chez les individus âgés de plus de 40 ans, et il est rare que le cancer des glandes débute avant 30 ans. Lorsqu'on est consulté pour une tumeur du sein chez une jeune fille, on peut presque à coup sûr, avant tout examen, diagnostiquer un adénôme.

On a vu un assez grand nombre d'adénômes de la mamelle débuter pendant la durée de la lactation. D'autres fois, on a vu des adénômes rester stationnaires dans l'intervalle des grossesses et prendre un accroissement marqué pendant la gestation et l'allaitement.

Velpeau croit avoir vu un adénôme de la glande mammaire, chez un vieux médecin âgé de 85 ans. Mais l'observation remonte à 1836, époque où cette espèce de tumeur était à peu près inconnue; il est donc prudent de n'accepter qu'avec réserve ce fait, jusqu'ici unique. Dans tous les autres cas connus, l'adénôme de la mamelle s'est montré chez les femmes. Il est assez singulier que l'adénôme de la parotide affecte également une prédilection marquée pour le sexe féminin. Bauchet, dans son mémoire, a mentionné le sexe de 13 malades ; sur ce nombre il y avait 12 femmes. Pour ma part, j'ai vu opérer par Blandin trois de ces tumeurs, et toutes sur des femmes; mais j'en ai enlevé une, en 1857, chez un jeune homme de 19 ans, et une autre, la même année, chez un jeune docteur brésilien, âgé de 23 ans. En réunissant tous ces faits, nous trouvons 18 cas, dont 15 se sont présentés chez les femmes. Quant aux adénômes des glandes palatines, ils paraissent à peu près également fréquents dans les deux sexes, car, sur les observations réunies par M. Rouyer, je trouve 5 hommes, 5 femmes, et 1 cas où le sexe n'est pas indiqué.

Quoique entièrement locaux dans leur évolution, et probablement aussi dans leur étiologie, les adénômes peuvent quelquefois se transmettre par hérédité, ou plutôt se développer sur plusieurs femmes de la même famille. J'en ai cité un exemple remarquable dans la première partie de cet ouvrage (t. I, p. 156).

Du reste, aucune diathèse ne paraît présider à la formation des adénômes. Ces tumeurs sont le plus souvent uniques. Celles de la mamelle sont les seules dont on ait constaté la multiplicité. On a vu jusqu'à trois et quatre tumeurs dans une seule mamelle, et quelques femmes ont les deux seins affectés à la fois. J'ai déjà parlé d'une dame qui avait depuis son enfance cinq adénômes répartis dans les deux mamelles. Il est clair qu'une cause commune préside au développement de ces tumeurs multiples; mais cette cause, limitée à un seul organe ou à deux organes identiques qui sont soumis aux mêmes influences, ne peut être en aucune façon comparée aux causes générales qui président au développement des tumeurs diathésiques. Les adénômes multiples de la mamelle ne se développent pas toujours simultanément ; il s'écoule quelquefois plusieurs années entre l'apparition de la première tumeur et celle des suivantes. Il ne faut pas oublier ce fait, qui nous fournira l'explication de la récidive des adénômes.

Signes, marche, pronostic. — Les adénômes sont des tumeurs parfaitement circonscrites, ordinairement sphériques ou ovoïdes; ceux de la mamelle et de la parotide offrent souvent une forme lobulée, mais cela ne s'observe guère que dans les tumeurs qui ont déjà acquis un volume assez considérable.

Ces tumeurs sont très-mobiles; elles n'ont aucune adhérence avec les parties voisines; elles sont presque toujours tout à fait indolentes. Cependant elles peuvent devenir le siége de douleurs sourdes, surtout chez les femmes, aux époques menstruelles. Les adénômes du sein s'accompagnent quelquefois de douleurs névralgiques extrêmement vives, qui n'ont aucune ressemblance avec les élancements du cancer, et qui ressemblent bien plutôt aux douleurs irradiées des névrômes, ou des tubercules sous-cutanés douloureux. Ils constituent alors la principale variété de l'affection qui a été décrite sous le nom de *mamelle irritable,* ou de *tumeur irritable de la mamelle.* Les tumeurs irritables présentent des caractères cliniques assez curieux pour qu'il soit opportun de leur accorder quelque attention dans cet ouvrage. Je leur consacrerai donc tout à l'heure un chapitre spécial.

Mais je répète que, dans la très-grande majorité des cas, la tumeur de l'adénôme est tout à fait indolente.

Sa consistance, ordinairement, est à peu près celle de l'encéphaloïde cru, mais les adénômes avec prédominance du stroma présentent quelquefois la dureté et le poids des tumeurs fibreuses.

Lorsque la tumeur se développe davantage, elle peut se recouvrir de bosselures et se ramollir au point d'offrir une fausse fluctuation comparable à celle de l'encéphaloïde ramolli, et j'ai vu pour cela confondre plusieurs fois ces deux affections l'une avec l'autre.

Les adénômes des glandules palatines ou labiales peuvent acquérir le volume d'un gros œuf (Michon), mais ils dépassent rarement celui d'une petite noix ; il est vrai qu'on les enlève presque toujours sans leur permettre de prendre un plus grand développement. Dans un cas d'adénôme de la glande lacrymale opéré par M. Chassaignac, la tumeur avait le volume d'un petit œuf, remplissait tout l'orbite et faisait saillie jusque sous la peau.

Les adénômes de la parotide et de la mamelle peuvent acquérir un volume énorme. Bauchet a extirpé un adénôme parotidien du poids de 3 kilogrammes. Ceux de la mamelle peuvent devenir plus gros encore, s'étendre depuis le bord antérieur de l'aisselle jusque tout près de la ligne médiane et retomber au-devant de la paroi thoracique jusqu'au niveau du bord inférieur des côtes. J'ai vu une de ces tumeurs qui, en retombant ainsi, s'était pédiculisée à tel point qu'on aurait pu l'enlever à peu de frais. Mais la malade refusa de se soumettre à l'opération. J'ai donné plus haut l'observation de ce fait (t. I, p. 156).

J'ai déjà parlé du suintement séro-sanguinolent qui s'effectue assez souvent par le mamelon, chez les femmes atteintes d'adénômes du sein. Ce phénomène coïncide en général avec une aggravation de la marche locale de la maladie.

Les tumeurs parvenues à un volume considérable distendent et amincissent la peau qui, froissée par les vêtements, peut s'ulcérer dans une grande étendue. La tumeur subjacente étant en général molle et bosselée, ses bosselures font saillie à travers l'ulcération comme des espèces de champignons : les anfractuosités qui les séparent retiennent le pus, qui s'y corrompt. La suppuration est d'ailleurs abondante, et finit par épuiser les malades. La dame dont je parlais tout à l'heure, et qui avait une énorme tumeur pédiculée du sein, est morte ainsi épuisée par la suppuration. On a vu, dans quelques cas, une inflammation gangréneuse s'emparer des couches de la tumeur mises à nu au fond de l'ulcère, mais je ne connais pas d'exemple où l'élimination ait été totale, et suivie de cicatrisation.

Tels sont les accidents qui peuvent survenir lorsque la tumeur s'accroît sans limites ; mais heureusement beaucoup d'adénômes s'arrêtent avant de devenir sérieusement nuisibles, et restent ensuite stationnaires pendant un grand nombre d'années, ou même pendant toute la vie. J'ai vu toutefois un adénôme, stationnaire depuis plus de quarante-cinq ans, prendre ensuite un accroissement très-rapide (chez la dame qui avait des adénômes multiples). Il faut donc savoir qu'un adénôme stationnaire peut à toutes les époques recommencer à s'accroître. Mais cette éventualité se présente assez rarement, d'où il résulte qu'on est pleinement autorisé à laisser en place les adénômes qui n'occasionnent aucune gêne, et qui paraissent stationnaires.

L'adénôme peut-il se résoudre spontanément ? On en a cité plusieurs exemples, et j'y crois volontiers, car, si je n'en ai pas vu moi-même, j'ai vu du moins des adénômes du sein diminuer notablement de volume en quelques mois, sans aucun traitement.

Le pronostic de l'adénôme n'est pas tout à fait sans gravité, mais on peut dire que cette tumeur est au nombre des plus bénignes. Il n'existe qu'une seule observation d'adénôme compliqué de l'engorgement spécifique des ganglions correspondants (Robin et Lorain). Dans tous les autres cas connus, les ganglions étaient intacts, ou atteints seulement d'inflammation chronique, ce qui est d'ailleurs fort rare. Jamais l'adénôme n'infecte l'économie; jamais il ne se propage aux tissus qui l'entourent; et s'il produit quelquefois l'ulcération de la peau, cette ulcération *accidentelle*, comparable à celle des gros lipômes, diffère entièrement de celle des tumeurs qui s'ulcèrent *naturellement* (1). L'adénôme peut devenir très-gênant et même nuisible par son volume. Celui du voile du palais déterminerait l'asphyxie ou la dysphagie si on ne l'enlevait à temps; celui de la glande lacrymale peut produire une exophthalmie compliquée d'une amaurose incurable; c'est ce qui eut lieu chez le malade de M. Chassaignac. La tumeur avait sans doute comprimé et atrophié le nerf optique, car la vue ne se rétablit pas après l'opération, quoique l'œil eût repris sa place. Enfin la compression du nerf facial par les adénômes de la parotide a donné plusieurs fois lieu à la paralysie faciale.

L'adénôme peut récidiver après l'opération; cette récidive n'a été observée jusqu'ici que dans les glandes compliquées comme la mamelle et la parotide. Elle n'est pas due à la continuation d'un mal incomplétement enlevé, car le plus souvent l'énucléation de l'adénôme est tellement facile, ses caractères sont tellement nets, que, pour en laisser une partie dans la plaie, il faudrait vraiment le faire exprès. C'est donc une répullulation véritable dans la plupart des cas, et on en est certain surtout lorsqu'elle a lieu après l'ablation d'un adénôme petit, sphérique et roulant de la mamelle. Mais ces récidives, qui sont d'ailleurs assez rares, n'ont pas un caractère inquiétant, elles ne sont pas l'indice d'une diathèse; elles reconnaissent une cause toute locale. Elles se produisent lorsqu'un nouveau lobule de la glande vient à s'hypertrophier à son tour; si on les enlève, elles ne sont suivies d'une troisième récidive que dans des cas infiniment rares, et le mal guérit tôt ou tard radicalement par une dernière opération.

Diagnostic. — Les adénômes, suivant leur degré de consistance,

(1) *Voy.* t. I, p. 223-225.

leur volume et l'époque où on les examine, peuvent présenter des caractères tendant à les faire confondre avec le fibrôme, le chondrôme, le squirrhe, l'encéphaloïde cru, l'encéphaloïde ramolli, les tumeurs fibroplastiques, les tumeurs gommeuses syphilitiques, les engorgements ganglionnaires, avec l'hypertrophie générale de la glande malade, et enfin avec le lipôme. Le diagnostic serait donc très-compliqué, si nous devions le faire d'une manière abstraite, sans tenir compte du siége de la tumeur. Mais nous pourrons le simplifier beaucoup en remarquant que l'énumération précédente renferme plusieurs tumeurs qui n'existent jamais dans quelques-unes des régions occupées par les adénômes. Ainsi les tumeurs des ganglions lymphatiques ne peuvent se former ni dans la mamelle, ni dans le voile du palais, ni dans la glande lacrymale; elles ne peuvent donc être confondues qu'avec les adénômes de la parotide. De même les gommes syphilitiques du voile du palais sont à peu près les seules qui doivent être mises en parallèle avec les adénômes; les adénômes de la mamelle sont les seuls qui puissent ressembler au lipôme ou à l'hypertrophie glandulaire générale, etc. Nous pourrons donc simplifier notre tâche en étudiant séparément le diagnostic des adénômes de chaque région. Mais auparavant, pour éviter les répétitions, nous établirons le diagnostic de ces tumeurs et des productions accidentelles qui, comme les cancers, les fibroïdes, les fibrômes et les chondrômes, peuvent se développer partout.

Les cancers, squirrhes ou encéphaloïdes, affectent une marche tellement différente de celle des adénômes que le diagnostic ressort souvent d'une manière presque évidente des seuls commémoratifs. Ainsi, lorsqu'une tumeur de la mamelle ou de la parotide a mis vingt ou trente ans à se développer, on peut, quel qu'en soit le volume, être à peu près certain qu'elle n'est pas cancéreuse. De même, lorsque le début d'une tumeur peu volumineuse remonte déjà à cinq ou six ans, que cette tumeur est stationnaire ou ne fait que des progrès extrêmement lents, qu'elle n'a pas contracté d'adhérences, qu'elle n'a produit ni ulcération ni engorgement ganglionnaire, on éloigne tout d'abord l'idée de cancer. Toutefois on ne doit pas oublier que le cancer, dans des cas fort rares il est vrai, peut affecter pendant de longues années des allures tout à fait inoffensives. J'ai commis une fois une erreur de diagnostic à l'occasion d'un squirrhe du sein qui datait de sept ans, qui était resté presque stationnaire pendant six ans, et qui, lorsque je l'examinai, n'avait pas dépassé le volume d'un œuf de pigeon. Quoique les limites de cette tumeur ne fussent pas nettement circonscrites du côté de la glande, je pensai que ce pouvait être un adénôme, et j'essayai vainement de la traiter par la compression.

Mais les cas de ce genre sont très-exceptionnels, et on peut dire d'une manière très-générale que l'étude des commémoratifs et de la marche clinique de la tumeur fournit un élément de diagnostic fort précieux lorsque le mal remonte déjà à une origine fort éloignée. Les difficultés du diagnostic ne se présentent guère que pour les tumeurs plus récentes, considérées à une époque où les cancers sont en général inoffensifs.

Les adénômes examinés à cette époque présentent presque toujours une consistance assez dure, car ils n'ont pas encore subi les modifications de structure qui déterminent leur ramollissement. Ils peuvent par conséquent être pris pour des squirrhes. C'était effectivement avec le squirrhe qu'on confondait généralement les adénômes durs avant les travaux d'Astley Cooper, de M. Cruveilhier, de Velpeau, et des chirurgiens de l'École moderne. Mais le squirrhe est toujours plus ou moins diffus, ses contours sont irréguliers. Il peut présenter une mobilité apparente lorsqu'il occupe un organe mobile comme la mamelle; mais, en fixant la glande à pleine main, on peut s'assurer que la tumeur squirrheuse fait corps avec elle, qu'elle est mobile seulement par rapport au tissu conjonctif péri-glandulaire, et non par rapport à la glande elle-même. L'adénôme dur, au contraire, est parfaitement circonscrit, et, à l'époque où nous le considérons ici, il constitue une petite tumeur roulante, régulière, et tellement peu adhérente à la mamelle, qu'elle paraît le plus souvent n'avoir aucune connexion avec cette glande.

Ce n'est pas avec le squirrhe que les adénômes durs ont le plus de chance d'être confondus; c'est avec l'encéphaloïde cru, qui, comme on sait, est souvent enkysté, limité par des surfaces bien nettes et bien arrondies, et enfin parfaitement mobile. La consistance de cette dernière tumeur est à peu près la même que celle de l'adénôme avec prédominance des culs-de-sac, et ce qui rend la ressemblance plus grande encore, c'est que les deux tumeurs, en s'accroissant, peuvent devenir graduellement moins fermes. Il y a donc beaucoup d'adénômes dont la consistance est à peu près égale à celle des encéphaloïdes de même volume. Mais le tissu des adénômes donne au doigt une sensation d'élasticité qu'on ne retrouve pas dans l'encéphaloïde. L'adénôme, en outre, présente fréquemment de petites bosselures mamelonnées et assez régulières, qu'on n'observe pas dans l'encéphaloïde cru; lorsque ce dernier tend à se ramollir en prenant de l'accroissement, il perd ses contours réguliers et se recouvre de bosselures arrondies, mais on remarque alors que ces bosselures sont très-inégales entre elles et plus molles que le reste de la tumeur, tandis que celles de l'adénôme sont beaucoup plus uniformes, et conservent la même consistance que la masse principale. S'il restait des doutes après cet examen, l'âge du sujet pourrait fournir des indications précieuses, car on a vu plus haut que les adénômes sont très-communs avant 30 ans, extrêmement rares après 50 ans, et que la fréquence des cancers glandulaires est précisément inverse.

A une époque plus avancée, certains adénômes se ramollissent, donnent une fausse fluctuation et peuvent ainsi ressembler à l'encéphaloïde mou. Mais ici les caractères distinctifs deviennent plus évidents. Le ramollissement, en effet, ne se montre que dans les adénômes très-anciens et très-volumineux ; or, l'encéphaloïde de même âge et de même volume est très-rare, attendu que cette affection ne laisse presque jamais vivre les malades un grand nombre d'années. Dans les cas, très-exceptionnels, où il en est autrement, la tumeur a perdu sa forme circonscrite, elle est adhérente aux muscles, à la peau ; elle est compliquée d'engorgements ganglionnaires ; les bosselures fluctuantes qui la recouvrent sont devenues de plus en plus inégales, et lorsqu'on les palpe on ne leur trouve aucune élasticité. L'adénôme ramolli, au contraire, conserve, malgré son volume, des contours libres d'adhérences. Ses bosselures, plus nombreuses que celles de l'encéphaloïde, sont plus uniformes, et en même temps plus distinctes ; ce sont plutôt des lobes, unis entre eux dans leur partie profonde, que des mamelons surajoutés à la surface de la tumeur ; enfin elles donnent au toucher la sensation d'un corps légèrement élastique, qui revient sur lui-même en repoussant les doigts, comme le ferait une éponge étroitement emprisonnée dans un sac. On a vu plus haut que dans cet état l'adénôme peut s'ulcérer et on pourrait voir dans cette complication un nouveau point de ressemblance avec l'encéphaloïde ramolli ; mais, au lieu de rendre le diagnostic plus obscur, la présence d'une ulcération le rend, au contraire, plus facile. Cette ulcération est souvent limitée à la peau, et la substance propre de la tumeur n'est pas entamée, ce qui ne s'observe jamais dans l'encéphaloïde. Lorsqu'elle pénètre jusque dans le tissu de l'adénôme, on reconnaît celui-ci à son aspect granuleux, qui diffère notablement de l'apparence de l'encéphaloïde ulcéré. La peau, à quelques millimètres des bords de l'ulcère, est amincie sans doute, mais souple et mobile, tandis qu'elle est indurée et adhérente dans une étendue notable au delà des bords de l'ulcère encéphaloïde. Enfin, l'absence d'engorgement ganglionnaire constitue un caractère d'une grande importance ; car on sait que cet engorgement accompagne presque toujours l'ulcération de l'encéphaloïde.

On voit que le diagnostic entre les adénômes et les cancers est le plus souvent facile ; toutefois on éprouve quelquefois de l'hésitation, et on peut même commettre une confusion, lorsqu'une tumeur circonscrite, de volume et de consistance moyens, datant seulement de quelques mois, ou même d'un ou deux ans, existe chez un sujet de 30 à 50 ans, époque où l'on peut tout aussi bien songer au cancer qu'à l'adénôme. On se demande alors s'il s'agit d'un adénôme à marche rapide, ou d'un encéphaloïde à marche lente, n'ayant pas encore dépassé la période de crudité. Le célèbre caractère des douleurs lancinantes ne fournit que des indications assez incomplètes, car il peut faire entièrement défaut pendant toute la durée de l'encéphaloïde, et exister jusqu'à un certain point dans l'adénôme. M. Ad. Richard a signalé un autre signe qui ne manque pas entièrement de valeur : l'écoulement séro-sanguinolent qui s'effectue par le mamelon dans certains adénômes du sein (1). Il est certain que cet écoulement est rare dans le cancer; si l'on a pu croire le contraire, c'est parce qu'on a longtemps confondu et que beaucoup de praticiens confondent encore ces deux affections si différentes. Mais MM. Follin et Guérin ont vu chacun une fois l'écoulement séro-sanguinolent coïncider avec le cancer non ulcéré de la mamelle. Il ne faut donc pas accorder à ce caractère une valeur absolue dans le diagnostic (2).

Les *fibroïdes* ou *tumeurs fibroplastiques* peuvent encore quelquefois être confondus avec les adénômes. Comme les adénômes, ces tumeurs sont tantôt dures, tantôt molles; elles sont souvent circonscrites, mobiles, et peuvent se comporter longtemps comme des tumeurs bénignes. Mais elles sont rares dans les organes glandulaires où se développent les adénômes. Ainsi, je n'ai jamais vu jusqu'ici de tumeurs fibroplastiques de la *glande* mammaire. J'en ai vu deux dans la région mammaire, l'une située entre la mamelle et le grand pectoral, l'autre située sous le grand pectoral, mais dans les deux cas, la glande était restée étrangère à la maladie. Vel-

(1) Ad. Richard, *Sur un symptôme négligé de certaines tumeurs du sein* dans *Revue médico-chirurgicale*. Paris, 1852, t. XI, p. 18-29.

(2) *Bull. de la Soc. de chirurgie*, 1855, t. V, p. 371-3.

peau parle de deux cas de tumeurs fibroplastiques de la mamelle ; mais il se trouve que l'un de ces faits date de 1823, l'autre de 1816, c'est-à-dire d'une époque où l'existence des éléments fibroplastiques était inconnue. En 1854, Velpeau, se proposant de prouver que les tumeurs fibroplastiques étaient de véritables cancers, exhuma ces deux faits, et, leur appliquant un diagnostic rétrospectif tout à fait arbitraire, les donna comme des exemples de tumeurs fibroplastiques cancéreuses. Mais il ajouta que ces tumeurs étaient *napiformes*, nom qui désignait, à l'époque où les observations furent recueillies, la variété la mieux caractérisée du cancer squirrheux (1). Je suis loin de nier l'existence des fibroïdes de la mamelle, mais les observations cliniques faisant défaut, je ne puis essayer d'établir le diagnostic de ces tumeurs et des adénômes.

Même incertitude pour les fibroïdes du voile du palais et de la glande parotide. On en a vu un très-petit nombre d'exemples qui ont été constatés par l'examen microscopique, mais les caractères cliniques de ces tumeurs n'ont pas été indiqués. J'ai lieu de croire qu'il doit être fort difficile, au moins pendant les premiers temps, de les distinguer des adénômes.

La grande rareté des fibroïdes dans les organes où se développent les adénômes, laisse donc jusqu'ici planer le doute sur le diagnostic différentiel de ces deux espèces de tumeurs.

Les *fibrômes*, sous ce rapport, sont à peu près dans le même cas que les fibroïdes. Toutefois, M. Paget a vu un cas de fibrômes de la mamelle, j'en ai vu également un exemple. Les fibrômes sont des tumeurs très-dures qui, par cela même, ne pourraient être confondues qu'avec les adénômes où prédomine le stroma. Ceux-ci, comme on l'a vu, ne se présentent guère que dans la mamelle. C'est donc là, seulement, qu'il y a lieu d'établir un parallèle entre l'adénôme et le fibrôme. Jusqu'ici, toutefois, ces deux affections n'ont pas été confondues l'une avec l'autre. Dans le cas de M. Paget (2), la tumeur était douloureuse, elle avait pris depuis quelques semaines un accroissement rapide, et le chirurgien ne fut pas tenté de la prendre pour un adénôme. Il crut qu'il s'agissait d'un cancer dur, mais s'il eût examiné la malade quelques semaines plus tôt, il eût trouvé une tumeur bien circonscrite, très-dure, indolente, à peu près stationnaire, datant de 10 ans, chez une femme de 47 ans, et il eût, selon toutes probabilités, pris ce fibrôme pour

(1) Velpeau, *Maladies du sein*. Paris, 1854, in-8, p. 458-460.
(2) Paget, *On Tumours*, p. 151.

un adénôme dur. Pour ma part, je ne connais aucun caractère propre à faire éviter cette erreur. Peut-être les observations ultérieures dissiperont-elles l'incertitude. Quant au fibrôme mammaire que j'ai observé, il différait entièrement de toutes les tumeurs connues et même des fibrômes ordinaires. J'en parlerai plus loin dans le chapitre des fibrômes.

Les *chondrômes* enfin ont une dureté qui ne permettrait de les confondre qu'avec les adénômes où prédomine le stroma. Mais la mamelle, où se montre cette espèce d'adénôme, n'est presque jamais le siége du chondrôme. Je n'en ai vu qu'un seul cas, et la tumeur, bien différente de la plupart des chondrômes, était extrêmement irrégulière et ne ressemblait nullement à l'adénôme. Les chondrômes sont fréquents dans la glande parotide, mais les adénômes de cette glande ont une consistance bien inférieure à celle des tumeurs cartilagineuses. Nous signalerons toutefois le cas où une tumeur parotidienne est constituée en partie par des masses cartilagineuses, et en partie par du tissu glandulaire hypertrophié, comme Bauchet en a cité des exemples. La consistance inégale des tumeurs, les noyaux durs qu'on y sentait au milieu d'une substance plus molle, ont permis dans ces cas aux chirurgiens de diagnostiquer la nature complexe de la production accidentelle.

Après ces généralités, nous aurons à examiner quelques questions particulières de diagnostic local, relatives aux adénômes des principales régions.

Les *adénômes des glandes palatines* ont presque toujours leur siége soit sur la partie mobile du voile du palais, soit à son point d'insertion sur la voûte palatine, quoique M. Rouyer ait cité un cas où l'adénôme était situé directement sous la voûte osseuse. Il résulte de là que, faute de point d'appui, le chirurgien peut éprouver quelque difficulté lorsqu'il cherche à apprécier avec le doigt le degré de consistance de la tumeur et à en préciser les contours. Je pense qu'une sonde métallique recourbée, introduite dans l'une des narines jusque derrière le voile, peut rendre service en pareil cas, car elle fournit un point d'appui pour le toucher. On reconnaît ainsi que la tumeur est ferme et élastique, qu'elle est sphérique ou ovoïde et nettement circonscrite par des contours bien réguliers. Quelquefois même il n'est pas nécessaire de recourir au toucher, et il suffit de jeter un simple coup d'œil dans l'intérieur de la bouche pour reconnaître à la fois le volume de la tumeur, son siége, sa forme et sa nature. En effet le cancer du voile du palais ne forme jamais une tumeur régulière et bien circonscrite, et on n'a jamais vu jusqu'ici de chondrôme dans cet organe. Les gommes syphilitiques, il est vrai, n'y sont pas fort rares, et ces petites tumeurs, à l'état de crudité, sont fermes, arrondies et circonscrites. Elles pourraient donc être confondues à la rigueur avec un *petit* adénôme. Mais elles sont ordinairement multiples, tandis que l'adénôme est unique. Elles ne font en général vers la cavité buccale qu'une saillie assez faible, parce qu'elles ont leur siége au-dessus de la forte aponévrose qui constitue, pour ainsi dire, le squelette du voile du palais. C'est donc vers le pharynx qu'elles se développent surtout, tandis que les adénômes se développent surtout vers la bouche. On voit que le diagnostic des adénômes palatins est généralement facile.

Les *adénômes de la parotide* demandent à être distingués spécialement des chondrômes et des hypertrophies ou engorgements chroniques des ganglions lymphatiques. Ce diagnostic est beaucoup plus épineux que le précédent. Dans les cas ordinaires, le chondrôme est beaucoup plus dur que l'adénôme, et ce caractère différentiel est parfaitement suffisant lorsque la tumeur est petite. Mais les chondrômes volumineux peuvent se ramollir et descendre même à un degré de consistance inférieur à celui des adénômes. On voit d'après cela qu'il y a des cas où les deux espèces de tumeurs se ressemblent beaucoup, d'autant mieux que toutes deux ont des contours arrondis, une forme bosselée, une marche ordinairement lente et bénigne. Mais comme elles donnent lieu l'une et l'autre aux mêmes indications thérapeutiques, l'erreur de diagnostic que le chirurgien pourrait commettre ne compromettrait pas les intérêts du malade.

Il existe dans la région parotidienne un certain nombre de ganglions lymphatiques situés, pour la plupart, au-dessous de la glande; mais il en est de superficiels; en outre, presque tous les anatomistes admettent qu'il y a quelques ganglions dans l'épaisseur même de la parotide, autour du tronc de l'artère carotide externe. L'engorgement de ces ganglions peut donner lieu à des tumeurs qui se rapprochent beaucoup des adénômes par leur consistance, leur mobilité, la lenteur de leur développement, la bénignité de leur marche, par la régularité de leurs contours arrondis. Enfin, lorsque plusieurs ganglions s'hypertrophient à la fois, ils peuvent constituer, comme certains adénômes, une tumeur bosselée. On ne s'étonnera pas que deux affections qui présentent tant de caractères communs, aient été souvent confondues. Jusqu'à une époque presque récente, les adénômes de la parotide ont été constamment considérés comme des tumeurs ganglionnaires ; mais on sait aujourd'hui que celles-ci sont bien plus rares que les adénômes, à tel point qu'on a même pu se demander si l'affection décrite sous le nom d'hypertrophie des ganglions parotidiens n'était pas toujours due à l'hypertrophie partielle de la parotide. Pour ma part, je n'ai vu qu'une seule tumeur parotidienne qui fût réellement ganglionnaire, mais je n'ai pas vu le malade, et ne puis rien dire, par conséquent, des caractères cliniques. Bauchet dit que les tumeurs ganglionnaires sont douloureuses, chaudes, que leur accroissement est plus rapide que celui des adénômes. Il est clair, d'après cela, qu'il n'a vu dans les parotides que des engorgements ganglionnaires à marche inflammatoire. Or ce ne sont pas ceux-là qui peuvent simuler les adénômes; quant à ceux qui sont indolents et chroniques, je ne vois pas par quels caractères ils pourraient être reconnus.

Les adénômes de la partie inférieure de la parotide peuvent se détacher presque entièrement de la glande et simuler, à s'y méprendre, l'engorgement des ganglions *cervicaux*. J'ai opéré, en 1857, aux Ternes, une de ces tumeurs qui avait le volume d'une très-petite noix, qui était indolente, globuleuse, roulante et située derrière l'angle de la mâchoire et même un peu au-dessous. Elle paraissait tout à fait indépendante de la parotide. Le malade, qui était un jeune homme de 18 ans, avait consulté Velpeau et plusieurs chirurgiens, qui tous avaient diagnostiqué un engorgement ganglionnaire. Sa constitution, quelque peu strumeuse, paraissait confirmer ce diagnostic. Il y avait deux ans que la tumeur avait débuté ; elle faisait des progrès lents, mais continus, en dépit de toutes les médications locales ou générales. Après avoir moi-même essayé sans aucun succès, pendant plusieurs mois, les badigeonnages d'iode, je cédai aux sollicitations du jeune homme et de sa famille, et je pratiquai l'ablation de la tumeur. Je ne fus pas peu surpris de constater à l'œil nu et au microscope, que ce prétendu ganglion était un bel adénôme de la parotide. J'ajoute que j'ai revu l'opéré deux ans après, et qu'il n'avait pas de récidive. J'ai cité ce fait pour montrer jusqu'à quel point le diagnostic des adénômes parotidiens et des engorgements ganglionnaires peut devenir difficile dans certains cas.

Le diagnostic des *adénômes de la mamelle* a déjà été fait en partie dans nos généralités sur le diagnostic des adénômes.

Le siége de ces tumeurs fournit un élément important de diagnostic. Elles occupent le plus souvent (18 fois sur 25, Lebert) la circonférence de la glande, surtout la partie supérieure de son bord externe, en tirant vers le tendon du grand pectoral. Les adénômes périphériques paraissent détachés de la glande, mais en exerçant sur eux, avec attention, des tractions légères, on constate que la mamelle leur est unie par un pédicule et se déplace avec eux. Ce caractère est très-remarquable et ne se retrouve pas dans les autres tumeurs mammaires, qui ont, dès l'origine, des connexions plus étroites avec la glande. La multiplicité des tumeurs, lorsqu'elle existe, fournit un autre indice pour le diagnostic. Soit qu'il y ait plusieurs tumeurs distinctes dans la même mamelle, ou qu'il y en ait dans les deux mamelles, l'idée de tumeurs hypertrophiques doit se présenter immédiatement à l'esprit, car le cancer primitif multiple d'un seul sein, ou des deux seins, est extrêmement rare.

Ces renseignements viendront en aide aux indications générales que nous avons données relativement au diagnostic entre l'adénôme et le cancer. Occupons-nous maintenant de quelques questions de diagnostic qui concernent spécialement les adénômes de la mamelle.

On ne les confondra pas avec les indurations chroniques inflammatoires de la glande, et il ne sera même pas nécessaire de recourir pour cela aux commémoratifs. L'induration limitée à un ou plusieurs lobes forme une tumeur irrégulière, diffuse à sa base, et faisant corps avec le reste de la glande, tandis qu'un adénôme de même volume constitue une tumeur bien circonscrite, isolable et mobile par rapport à la mamelle. Si l'induration occupe toute la glande, elle ressemble bien moins encore à l'adénôme que dans le cas précédent ; car, à côté de l'adénôme, on retrouve toujours une masse glandulaire saine, à moins que l'adénôme ne soit assez volumineux pour empiéter sur toute la région et pour masquer la glande proprement dite; mais la tumeur alors est cinq ou six fois plus grosse que ne peut l'être l'induration chronique la plus étendue.

Les kystes de la mamelle peuvent se présenter dans deux conditions différentes. Le plus souvent ils coexistent avec un adénôme dont ils ne sont qu'une complication. Quelquefois, cependant, ils sont idiopathiques. Dans ce dernier cas, ils sont ordinairement uniques, leur volume ne dépasse guère celui d'une noix, et leur forme sphérique rappelle celle des adénômes de même volume ; mais leur mollesse et la fluctuation dont ils sont le siége les en distinguent parfaitement car les petits adénômes sont toujours trop fermes pour donner lieu à la moindre apparence de fluctuation. Les tumeurs mammaires polykystiques peuvent acquérir un volume beaucoup plus considérable, et constituer une tumeur bosselée qui ressemble plus ou moins à un adénôme du premier type, et qui en réalité est presque toujours un adénôme compliqué de la dilatation kystique d'un certain nombre d'acini. L'existence de cette complication se reconnaît à la mollesse et à la fluctuation de certaines bosselures, ainsi qu'à la multiplicité de ces bosselures, ou à la grande inégalité de leur volume. Les unes sont à peine grosses comme des pois, tandis que d'autres peuvent être plus grosses que des noix. Les bosselures d'un adénôme non compliqué de kyste, sont beaucoup moins inégales en volume ; elles sont aussi, en général, moins nombreuses. Quoique les tumeurs mammaires polykystiques soient presque toujours, comme je l'ai déjà dit, de même nature que les adénômes, il importe beaucoup de pouvoir les en distinguer, parce qu'elles ne comportent d'autre traitement curatif que l'extirpation, tandis que les adénômes ordinaires peuvent être guéris par la compression. Les caractères que je viens d'indiquer permettront d'établir le diagnostic.

L'*hypertrophie générale de la mamelle* présente une consistance molle à peine supérieure, si même elle l'est, à celle de la glande normale. Elle ne peut donc simuler les adénômes avec prédominance du stroma, qui sont toujours très-durs. Les adénômes avec prédominance des acini sont également beaucoup plus fermes que la tumeur de l'hypertrophie générale, à moins qu'ils n'aient atteint un volume énorme, car c'est alors seulement qu'ils se ramollissent beaucoup. Ce sont donc seulement ces énormes adénômes, occupant et débordant toute la région mammaire, qui peuvent être pris pour des hypertrophies générales.

Nous mettrons d'abord de côté les cas où l'hypertrophie générale n'occupe qu'un ou plusieurs lobes de la glande, car alors la tumeur est moins volumineuse, elle se continue sans interruption avec les autres lobes, enfin elle a une consistance molle bien différente de la fermeté des adénômes de même volume. Parlons donc maintenant de l'hypertrophie générale et *totale* du sein.

Celle-ci s'est développée uniformément et simultanément dans toute l'étendue de l'organe, tandis que l'adénôme a débuté en un point circonscrit ; les malades peuvent toujours fournir ce renseignement caractéristique. La tumeur de l'hypertrophie générale a présenté dans son développement peu de changement de consistance, elle n'a pas été dure à son début comme l'est toujours l'adénôme, ou plutôt elle n'a pas eu de début appréciable ; la malade a cru longtemps qu'il s'agissait simplement du développement naturel de l'organe ; elle n'a commencé à s'en inquiéter que lorsque la tumeur a dépassé de beaucoup les dimensions que le sein peut atteindre chez les nourrices les plus rebondies; jusque-là elle s'est plutôt félicitée de l'ampliation croissante de ses charmes. Lorsque l'hypertrophie générale est parvenue à un volume suffisant pour dissiper cette illusion, elle offre presque toujours une consistance supérieure à celle d'un adénôme ramolli de même volume. Elle est plus franchement glandulaire au toucher, et on y sent non-seulement les lobes principaux, mais encore les divisions et les subdivisions de ces lobes. Enfin l'hypertrophie générale totale se développe presque toujours de front dans les deux seins à la fois. Les deux mamelles présentent exactement la même forme et le même volume, et il faudrait un hasard bien singulier pour que l'adénôme bilatéral reproduisît cette disposition régulière et parfaitement symétrique.

Disons enfin que les énormes adénômes ramollis de la mamelle peuvent descendre jusqu'à une consistance voisine de celle des lipômes, et présenter comme eux, en certains points, une fausse fluctuation. Mais les lipômes de la mamelle sont rares; et dans les cas dont j'ai pu avoir connaissance, ils étaient bien loin d'atteindre le volume des adénômes assez avancés dans leur accroissement et dans leur ramollissement pour être susceptibles d'être confondus avec des tumeurs graisseuses. Toutefois, il n'y a pas de raison pour qu'un lipôme de la mamelle ne puisse atteindre un volume égal à celui-là. Voici donc les caractères propres à établir le diagnostic en pareil cas : le lipôme est moins lourd que l'adénôme, chose facile à constater à la main. Lorsqu'on le palpe à pleine main, il est moins élastique, moins rénitent que la tumeur glandulaire. Il présente fréquemment une disposition lobée; mais les lobes n'ont pas la régularité, l'uniformité de ceux des gros adénômes ramollis.

§ 5. — Traitement des adénômes.

Les traitements internes et les applications topiques dites résolutives ont quelquefois réussi à faire résorber entièrement les adénômes de la mamelle. Je n'en ai pas vu d'exemple, mais j'ai donné des soins, en 1851, à une dame chez laquelle les mercuriaux, administrés à la fois à l'intérieur et en frictions locales, avaient, en un mois et demi, fait résoudre en grande partie un adénôme du sein, gros comme un œuf de poule et datant de dix-huit mois. Ce traitement, prescrit et dirigé par Thierry, réduisit la tumeur au tiers environ de son volume. Mais l'année suivante l'adénôme recommença à s'accroître, et redevint aussi gros qu'auparavant. Consulté à mon tour, j'appliquai la compression qui en cinq semaines fit disparaître entièrement et définitivement la tumeur (1). Dans ce cas, le traitement interne et les frictions n'ont produit qu'une amélioration passagère, mais je suis convaincu que certains adénômes peuvent guérir complétement par les mêmes moyens.

M. Lebert dit avec raison que le traitement médical ne peut avoir aucune prise sur les adénômes volumineux, ou sur ceux qui sont compliqués de kystes, mais il pense qu'il peut agir favorablement sur les adénômes simples et de petit volume, soit en les rendant stationnaires, soit en les faisant rétrograder, et même disparaître. Il donne la préférence à l'iodure de potassium administré à la fois à l'intérieur et en frictions locales. Il a vu également réussir une fois les douches d'eau froide (2). Quant aux applications de sangsues, qu'il recommande dans les cas où la tumeur se complique de tension et de douleur, je ne conseillerai pas d'y avoir recours.

Les nombreux médicaments qui ont été préconisés comme spécifiques du cancer ont dû principalement leur réputation à quelques succès obtenus dans le traitement des adénômes de la mamelle. Il y a toujours lieu de se demander toutefois, si la résolution a été réellement provoquée par l'art, ou si elle ne s'est pas faite tout naturellement. On n'a pas oublié, en effet, que l'adénôme peut, dans des cas, il est vrai, fort rares, se résoudre spontanément.

Il est digne de remarque que les cas de guérison spontanée, comme ceux où la guérison a été obtenue par les résolutifs ou les médicaments externes, se rapportent tous aux adénômes de la mamelle. Les adénômes des autres glandes paraissent jusqu'ici rebelles aux moyens non chirurgicaux.

Après avoir bien des fois essayé inutilement, ou du moins sans résultat durable, les divers moyens résolutifs qui ont été préconisés, il m'a paru que le succès était trop incertain et trop rare pour qu'on pût y compter. Il y a d'ailleurs un moyen d'une efficacité remarquable et d'une innocuité complète, auquel je donne la préférence sur tous les autres. Je veux parler de la compression.

Cette méthode n'est malheureusement applicable qu'aux adénômes de la mamelle, car ceux des autres glandes échappent à

(1) Voir l'observation dans le *Bulletin de thérapeutique*, 1862, t. LXII, p. 156.

(2) Lebert, *Traité des maladies cancéreuses et des affections confondues avec le cancer*, p. 384-387. Paris, 1851, in-8°.

l'action des bandages. Elle paraît même n'avoir que fort peu d'efficacité dans le traitement des adénômes mammaires mous et très-volumineux. J'ai essayé une fois, en pareil cas, d'appliquer un bandage méthodique, sans pouvoir réussir à comprimer uniformément toute la tumeur. Je n'ai pas recommencé cet essai, et je doute d'ailleurs qu'à une époque aussi avancée de leur développement, les adénômes puissent se résoudre.

J'ai tracé, dans la première partie de cet ouvrage, l'histoire du traitement des tumeurs en général, et des adénômes en particulier, par la méthode de la compression (1). On n'a pas oublié que Young est le véritable inventeur de cette méthode, dont Récamier a été le promoteur en France, que ces auteurs croyaient guérir ainsi des tumeurs cancéreuses, et que de nombreux échecs firent bientôt oublier leurs succès. On put donc croire que la compression était une méthode sans efficacité, et, dans le fait, la plupart des tumeurs sur lesquelles on l'appliquait étaient des cancers qu'elle était impuissante à résoudre. Mais elle est, au contraire, très-efficace dans le traitement des adénômes ; et c'est ce que je crois avoir démontré dans un mémoire spécial que j'ai publié en 1862 (2).

Depuis 1851, époque où j'y ai eu recours pour la première fois chez la dame dont j'ai déjà parlé, et que Thierry avait auparavant traitée, avec un succès passager, par les mercuriaux, j'ai adopté la compression comme méthode générale dans le traitement des adénômes de la mamelle, à l'exception de ceux qui sont compliqués de kystes ou qui sont à la fois bosselés et très-volumineux. Je ne puis préciser le nombre des cas dans lesquels je l'ai appliquée; j'avais pris, pendant les premiers temps, l'observation de toutes mes malades; mais plus tard, lorsque mes convictions ont été bien arrêtées, j'ai cessé de recueillir les observations avec le même soin, et si je me souviens exactement de toutes les malades que j'ai traitées dans ma pratique privée, je n'en puis dire autant de celles que j'ai soumises à la compression dans les hôpitaux, surtout dans les services intérimaires dont j'ai été chargé lorsque j'étais chirurgien du Bureau central. Il faut bien dire, d'ailleurs, que, sous le rapport de l'appréciation des résultats, la pratique hospitalière laisse beaucoup à désirer ; bien des malades, en effet, demandent leur sortie avant que l'engorgement soit entièrement dissipé, et le résultat dé-

(1) *Voy.* t. I, p. 405-411.

(2) P. Broca, *Sur le traitement des adénômes et des tumeurs irritables de la mamelle, par la compression*, dans *Bulletin de thérapeutique*, 1862, t. LXII, p. 154, 199 et 246.

finitif demeure inconnu. D'autres, gênées par le bandage, se découragent au premier essai et vont se faire opérer dans un autre service. Pour ces divers motifs, je me trouve dans l'impossibilité de donner ici un relevé numérique rigoureux des cas que j'ai traités, mais ce que je puis dire, c'est que la compression, appliquée avec persévérance, est presque toujours efficace, qu'elle guérit complétement et définitivement beaucoup de malades, qu'elle amène, chez la plupart des autres, une amélioration permanente qui équivaut à une guérison, que quelquefois enfin elle ne produit que des effets passagers, mais que jamais je ne l'ai vue donner lieu au moindre accident. D'après cela, je diviserai en trois séries les résultats que j'ai obtenus.

Les guérisons complètes, qui étaient au nombre de six en 1862, sont maintenant au nombre de neuf; mais sur ces neuf malades, il y en a quatre que j'ai perdues de vue peu de temps après leur guérison. Les cinq autres n'ont eu aucune récidive. L'une, celle de 1851, est morte en 1861 d'une affection aiguë de l'abdomen. Deux que j'ai traitées à Sainte-Foy, en 1853 et en 1857, sont encore aujourd'hui, après onze et quinze ans, parfaitement guéries. Les deux derniers cas sont plus récents : l'un date de deux ans seulement, et l'autre de dix-huit mois. J'ai revu les deux malades il y a peu de temps et constaté que la guérison est complète, qu'il ne reste absolument aucune trace de la tumeur. L'un de ces deux derniers cas mérite une mention particulière. La malade était une dame de 50 ans. Sa tumeur datait de dix mois seulement et faisait toujours des progrès. C'était un adénôme du premier type, du volume d'un œuf de poule. Je commençai la compression en mai 1866. En cinq semaines la tumeur se réduisit de moitié; la résolution avait d'abord marché rapidement, puis s'était notablement ralentie; quinze jours de plus n'ajoutèrent que peu de chose au résultat. Sur ces entrefaites, la malade fut appelée en province pour des affaires de famille, et je ne la revis qu'au commencement d'août. Elle me raconta que, dans les premiers jours qui avaient suivi l'ablation du dernier bandage, sa tumeur s'était sensiblement accrue, mais que bientôt, sans aucun nouveau traitement, elle avait commencé à décroître. La résolution avait alors marché lentement, mais d'une manière continue, si bien que l'adénôme n'avait plus que le volume d'une coque d'amande. Je jugeai inopportun d'intervenir, et lorsque la malade vint me revoir, au mois d'octobre suivant, il ne restait plus aucune trace de la tumeur. J'ai cru devoir citer ce fait, parce qu'il est exceptionnel. C'est le seul cas où j'aie vu un adénôme encore volumineux et déjà réduit par la compression, se résoudre entièrement après l'ablation du bandage; mais j'ai vu deux autres fois disparaître peu à peu, au bout de quelques mois, les derniers restes d'un adénôme ramené par la compression au volume d'un haricot.

Je range dans une seconde série les cas où la compression, sans amener la résolution complète, a produit une diminution très-notable et rendu la tumeur stationnaire. J'avais, en 1862, une dizaine de faits de ce genre; j'en ai depuis lors recueilli au moins quatre autres. J'ai lieu de croire que ce sont surtout les adénômes du deuxième type, avec prédominance de l'élément fibreux, qui se comportent ainsi. Il m'a paru, toutefois, que l'élément glandulaire prédominait dans un de ces cas. La tumeur, au début du traitement, avait le volume d'une orange; elle datait de plusieurs années et était encore en voie d'accroissement. L'embonpoint de la malade, qui était une demoiselle de 40 ans, rendit fort difficile l'application du bandage. Néanmoins la tumeur diminua assez rapidement; au bout d'un mois elle était réduite au volume d'un œuf de poule; le mois suivant elle ne fit aucun progrès vers la guérison ; le traitement fut alors abandonné, mais la tumeur, depuis quatorze ans, est restée stationnaire sous le volume auquel la compression l'a réduite.

Chez une dame qui avait, dans le sein gauche, trois tumeurs, dont la plus grosse avait le volume d'un œuf, une tumeur a disparu; la seconde est réduite au volume d'une petite noix ; la troisième n'est pas plus grosse qu'une noisette. Cet état persistait depuis cinq ans, lorsque j'ai vu la malade pour la dernière fois.

Je n'ai pas suivi aussi longtemps toutes les malades chez lesquelles la tumeur a ainsi été réduite à un petit volume par l'action du bandage ; mais je n'ai rangé dans cette catégorie que celles que j'ai revues ou dont j'ai eu des nouvelles au moins six mois après la suppression de la compression.

Parmi ces malades, il en est plusieurs qui ne conservent dans le sein qu'un petit nodule engorgé, dur, indolent, gros comme un haricot ou même comme un pois, qu'on ne découvre qu'en palpant la glande avec attention. Cet état, qui persiste chez elles depuis plusieurs années, peut être considéré comme équivalant à une guérison complète. On peut même, sans exagération, considérer comme guéries les femmes qui conservent une tumeur plus volumineuse, mais beaucoup moindre qu'avant le traitement et devenue stationnaire.

Je dois ajouter pourtant que cette amélioration n'est pas toujours définitive. J'ai traité à l'Hôtel-Dieu, en 1854, une femme de 45 ans, pour un adénôme dur, bien circonscrit et gros comme une petite pomme, qui fut réduit, en quelques semaines, à la moitié de son volume primitif. La malade refusa de continuer le traitement et sortit de l'hôpital; mais elle revint me voir six mois après, dans un état semblable à celui où elle était avant la compression. Elle refusa de se soumettre de nouveau au même traitement. Je l'opérai et constatai que sa tumeur était un adénôme avec prédominance du tissu fibreux.

J'ai lieu de croire que la compression a beaucoup plus de prise sur l'élément glandulaire des adénômes que sur leur élément fibreux. Le petit nodule qui persiste si souvent après une résolution presque complète, est en général très-dur et paraît constitué principalement, peut-être exclusivement, par le stroma fibreux de l'adénôme.

Enfin, dans une troisième série de cas, dont je ne puis préciser le nombre, mais qui sont beaucoup moins nombreux que les précédents, la compression a été sans efficacité ou n'a produit que des résultats tout à fait passagers. Je dois dire que la plupart des malades de cette catégorie ont manqué de persévérance. La compression produit toujours, au moins pendant la première semaine, une gêne assez notable de la respiration; quelques malades en ont le sommeil troublé, et, lorsque les résultats du traitement ne sont pas bien manifestes au bout de huit ou dix jours, elles se découragent et refusent de continuer le traitement; mais je suis loin d'attribuer à cette cause tous les insuccès de la compression. Il m'est arrivé deux fois de renoncer de moi-même au traitement après en avoir constaté l'inefficacité. Dans ces deux cas, la tumeur s'affaissa d'abord d'une manière notable pendant la première semaine; puis la résolution ne fit aucun progrès ultérieur, et lorsque, au bout de trois à quatre semaines, je supprimai la compression, les tumeurs revinrent promptement à leur volume primitif. J'ai opéré l'une de ces malades, qui avait un adénôme du deuxième type. J'ai perdu l'autre de vue.

Les faits que je viens de résumer permettent, je pense, d'établir en principe que les adénômes mammaires, de petit et de moyen volume, doivent être traités par la compression, attendu que cette méthode est presque toujours efficace, souvent tout à fait curative, et, en tout cas, exempte d'inconvénients sérieux. Le seul reproche qu'on puisse lui faire, est d'imposer aux malades, au moins pendant les premiers jours, une gêne assez notable ; mais cet inconvénient est de peu de poids, si on le met en balance avec une opération dont les suites peuvent devenir fort graves.

J'ai essayé deux ou trois fois d'éviter à mes malades cette gêne des premiers jours, en appliquant d'abord sur la glande, au lieu des rondelles d'agaric dont je me sers ordinairement, une pelote à air en caoutchouc vulcanisé. Mais ç'a été en pure perte, et la résolution n'a commencé à s'effectuer que lorsque je me suis servi d'une pelote plus ferme. Les pelotes à air et les bandages peu serrés conviennent au contraire parfaitement pour terminer la cure, lorsque la résolution est déjà avancée. Si l'on devait continuer l'application du bandage serré jusqu'à complète résolution, il faudrait, dans beaucoup de cas, prolonger pendant plusieurs mois ce traitement pénible ; or, peu de malades consentiraient à se soumettre aussi longtemps à une constriction aussi forte. D'un autre côté, lorsqu'on supprime tout d'un coup le bandage avant la guérison, il arrive quelquefois que la tumeur s'accroît notablement en peu de jours. Il faut donc diminuer graduellement la compression. J'ai l'habitude d'appliquer d'abord, pendant les deux ou trois premiers jours, un bandage médiocrement serré ; puis un second bandage plus serré que je laisse en place pendant une semaine ; quelquefois, j'augmente encore la constriction au bout de ce temps ; mais, dès que la tumeur est réduite environ de moitié, je serre un peu moins les bandes. Quelquefois la résolution est complète au bout de quatre à cinq semaines, mais le plus souvent il reste encore un noyau d'induration représentant par exemple le quart du volume primitif de la tumeur. C'est alors que l'emploi de la pelote à air est indiqué. Je me sers pour cela d'une pelote que M. Galante a construite spécialement pour maintenir certaines hernies ombilicales ou abdominales : c'est une plaque métallique circulaire, de 12 centimètres environ de diamètre, qui supporte sur une de ses faces une poche aplatie en caoutchouc vulcanisé. L'une des faces de cette poche est appliquée sur la plaque ; un tube en caoutchouc, qui sort à travers un trou central de la plaque, sert à insuffler la pelote ; enfin, une bordure en très-fort coutil, fixée circulairement sur la plaque, permet de fixer celle-ci soit avec des épingles, soit avec des courroies. Lorsque le moment de substituer cette pelote aux rondelles d'agaric me semble venu, je l'insuffle modérément, et je la fixe d'abord sous des tours de bande, puis sous le corset sans baleine dont j'ai parlé ailleurs (1), ou plus simplement, à l'aide de deux cour-

(1) *Voy.* T. I, p. 423. On trouvera dans ce passage (p. 420-422) quelques détails sur les procédés de compression.

roies élastiques de la largeur de la main, dont l'une passe obliquement sur l'épaule du côté opposé, et l'autre transversalement sous la mamelle saine. Ce petit appareil, qui se trouve tout préparé chez M. Galante, est appliqué avec la plus grande facilité par les malades elles-mêmes. Il ne produit aucune gêne. Je m'en suis servi cinq ou six fois depuis trois ans, avec le meilleur succès. J'ai pu ainsi réduire à la grosseur d'un pois plusieurs adénômes que je n'aurais pu ramener à un aussi petit volume à l'aide des bandages ordinaires, dont l'application ne pourrait être supportée plus d'un ou deux mois. J'ai même constaté une guérison complète chez une demoiselle anglaise qui, après deux mois de compression, avait encore un noyau d'induration du volume d'un haricot ; comme elle avait dépassé l'âge critique, je lui dis qu'elle pouvait être pleinement rassurée, que sa petite tumeur resterait désormais stationnaire, et qu'elle pouvait interrompre le traitement. Mais elle me déclara qu'elle ne serait satisfaite que lorsque tout aurait disparu. En conséquence elle continua à porter l'appareil Galante, qu'elle appliquait tous les matins entre sa robe et sa pèlerine. Elle eut la patience de persévérer ainsi pendant 15 mois, au bout desquels il ne restait plus aucune trace de l'adénôme. Un an s'est écoulé depuis lors, et la guérison ne s'est pas démentie.

En suivant les préceptes que je viens d'indiquer, on amènera à la guérison, ou à un état équivalant à la guérison, la plupart des adénômes mammaires de petit ou de moyen volume, sans complication de kystes. Pour ma part il ne m'est arrivé jusqu'ici que deux fois de finir par opérer des adénômes que j'avais jugés susceptibles de guérir par la compression.

Lorsque la compression a échoué, ou qu'elle n'est pas applicable, ou qu'on la croit inutile, ou que les malades refusent de s'y soumettre, il reste la ressource de l'opération. Celle-ci est en général facile et relativement peu dangereuse, car aucune tumeur ne se laisse aussi aisément énucléer que l'adénôme ; mais pourtant, avant de l'entreprendre, on doit se demander si elle est bien nécessaire. Or, il y a des cas, et ils sont nombreux, où le chirurgien, après avoir nettement établi son diagnostic, est autorisé, non-seulement à ne pas conseiller l'opération, mais encore à en détourner les malades, en leur assurant que leur mal ne dégénérera pas en cancer.

Ces cas, où une sage expectation doit recevoir la préférence, ne se présentent que pour les adénômes du sein ; car ceux du voile du palais menacent en s'accroissant de faire périr les malades, et occasionnent d'ailleurs, même sous un petit volume, une gêne notable.

On doit enlever aussi les adénômes des lèvres et de la face interne de la joue. Enfin, ceux de la parotide constituent une difformité choquante, et il est indiqué de les opérer le plus tôt possible, parce que la gravité d'une opération pratiquée *sur la parotide* augmente beaucoup lorsque la tumeur s'accroît seulement un peu.

Mais les adénômes du sein d'un volume médiocre (et ce sont les plus nombreux), ne doivent être opérés que lorsqu'ils s'accroissent d'une manière inquiétante. Ceux qui sont stationnaires doivent être laissés en place. Ils n'occasionnent ni gêne, ni difformité, ni douleur. On sait qu'ils peuvent rester dans cet état pendant toute la vie. Pourquoi donc les opérerait-on ? Si la tumeur, à une époque quelconque, commence à faire des progrès, il sera temps de l'enlever par une opération toujours facile et relativement légère. Quant aux adénômes qui sont actuellement en voie de progrès, et qui surtout paraissent se ramollir, il est indiqué de les enlever le plus tôt possible. Ceux qui ont acquis une grosseur considérable nécessitent une opération nécessairement assez sérieuse ; mais c'est alors surtout que le chirurgien doit opérer sans hésitation, parce que la tumeur est au nombre de celles qui menacent de s'ulcérer et de déterminer de fâcheux accidents.

Je considère l'écoulement de sang par le mamelon, et l'apparition de douleurs permanentes dans la tumeur, comme l'indice d'une altération intérieure qui annonce le prochain accroissement de l'adénôme. Je pense donc que les adénômes qui présentent ces symptômes doivent être opérés sans retard. On doit enlever également les petits adénômes compliqués de névralgie mammaire ; j'ai guéri plusieurs de ces adénômes par la compression, et j'ai du même coup fait disparaître la névralgie. Mais si la douleur avait persisté sous le bandage, j'aurais promptement pratiqué l'opération. Je traiterai particulièrement de ces cas dans le chapitre suivant.

Je ne décrirai pas le manuel opératoire, qui varie dans les diverses régions, et qui est assez délicat lorsque l'adénôme occupe la parotide, à cause du danger de la section du nerf facial, et aussi à cause du voisinage de la carotide externe. Les préceptes relatifs aux opérations spéciales ne sauraient trouver place ici. Je me bornerai à dire que, l'adénôme étant une tumeur très-circonscrite, et n'ayant aucune tendance à récidiver *par lui-même*, on doit se borner à l'enlever sans empiéter sur les parties voisines. Les adénômes du voile du palais s'énucléent avec une facilité extrême ; une simple incision sur la muqueuse, et une légère traction avec des pinces suffisent le plus souvent pour détacher la tumeur.

CHAPITRE XV

DES ADÉNOMES COMPLIQUÉS DE NÉVRALGIE ET DES TUMEURS IRRITABLES.

§ 1. — Des tumeurs irritables en général.

Les tumeurs irritables ne constituent pas une espèce particulière de productions accidentelles. Les phénomènes névralgiques qui les accompagnent ne constituent pas un caractère essentiel. Ils sont la conséquence tantôt du siége spécial de la tumeur, et de son action sur les nerfs qui la traversent et qui l'entourent, tantôt de l'idiosyncrasie particulière des malades. La plupart des tumeurs chroniques sont habituellement indolentes ; la plupart cependant peuvent donner lieu à une douleur plus ou moins vive, qui, dans des conditions en apparence identiques, peut présenter les caractères les plus variables et être passagère ou permanente, spontanée ou provoquée seulement par de légères pressions, locale ou irradiée, légère ou excessive. Les cancers et les épithéliômes du col de l'utérus en fournissent des exemples frappants. Ces affections parcourent quelquefois toutes leurs périodes sans donner lieu à de véritables souffrances ; chez d'autres malades d'atroces douleurs surviennent dès le début et persistent presque sans interruption jusqu'à la fin; le plus souvent enfin la douleur se manifeste irrégulièrement, sous forme de crises plus ou moins longues, plus ou moins fortes, plus ou moins fréquentes. Je fais abstraction des cas où la tumeur, soit par propagation directe, soit par l'intermédiaire des ganglions spécifiquement engorgés, envahit, comprime et détruit les nerfs du plexus sacré. Je parle seulement de ceux où le mal, limité à la matrice, n'agit que sur les nerfs du tissu utérin. A quoi tiennent les différences si extrêmes que je viens de signaler ? Elles ne dépendent ni de la nature de la production accidentelle, ni de son siége, ni de l'action qu'elle exerce sur les nerfs ; et on ne peut les attribuer qu'à l'inégale susceptibilité nerveuse des malades.

C'est du reste un fait bien connu que la cause la plus légère peut, chez certains individus, à la faveur d'une prédisposition particulière du système nerveux, développer une quantité considérable de douleur. La carie dentaire qui, chez beaucoup de personnes, est tout à fait indolente, à tel point qu'elle peut à l'insu des malades pénétrer jusque dans la cavité de la dent, et évider presque entièrement la couronne, donne lieu chez d'autres personnes à d'atroces névralgies. En d'autres termes, le contact de l'air ou des liquides buccaux sur les nerfs presque microscopiques de la pulpe, est tantôt tout à fait indolent, tantôt horriblement douloureux. Dira-t-on d'après cela qu'il y a deux espèces de carie, l'une indolente, l'autre irritable ? Évidemment non, mais on dira que la carie peut atteindre des individus diversement aptes à la douleur, et que la carie irritable n'est qu'une carie existant chez un individu irritable.

Ces exemples feront comprendre la différence qui existe entre les tumeurs irritables et les tumeurs douloureuses. Il est dans la nature de certaines tumeurs de produire de la douleur. Par exemple, un névrôme *central* qui écarte et refoule de toutes parts les fibres nerveuses, les soumet à une distension, à une compression qui sont douloureuses par elles-mêmes, et qui le deviennent surtout lorsqu'une action mécanique extérieure vient s'y joindre (1). Cette douleur peut s'irradier au loin jusqu'à la périphérie du nerf, et retentir même sur tout le système nerveux du membre. Elle peut être beaucoup plus limitée, elle peut enfin s'éteindre à la longue, lorsque la tumeur, en s'accroissant, finit par déterminer l'atrophie des fibres nerveuses qui l'entourent. Ces diverses éventualités s'expliquent aisément, sans qu'on soit obligé, dans la plupart des cas, de faire intervenir la susceptibilité particulière des malades. Ainsi, quelque vives que puissent être les douleurs qui accompagnent certains névrômes, et quoique le caractère de l'irritabilité y soit quelquefois porté au maximum, il n'y a pas lieu de désigner ces tumeurs sous le nom de tumeurs irritables. Nous dirons seulement que ce sont des tumeurs douloureuses, parce que le trouble fonctionnel qu'elles produisent paraît en rapport avec l'altération des cordons nerveux.

De même, les douleurs qui surviennent par intervalles, pendant l'accroissement du cancer, ou de toute autre tumeur susceptible de se propager, peuvent être attribuées à l'action que les éléments pathologiques exercent sur les filets nerveux. Ces douleurs pré-

(1) Les névrômes *latéraux*, ne déviant pas et ne distendant pas les tubes nerveux, sont souvent indolents, même à la pression, à moins que celle-ci ne soit dirigée de manière à agir directement sur le nerf ou à lui être transmise par la tumeur.

sentent des alternatives de rémission ou de recrudescence, et des degrés divers d'intensité, suivant que les fibres sensitives sont refoulées, comprimées, atrophiées, érodées ou détruites. Ici encore, l'élément de la douleur paraît en rapport avec une lésion nerveuse probable ou possible. Les tumeurs peuvent être plus ou moins douloureuses, mais il n'y a pas lieu de dire qu'elles sont irritables.

Ce qui caractérise l'irritabilité, c'est le défaut de proportion entre l'intensité et l'étendue de la douleur, et la lésion locale qui en est le point de départ. Lorsqu'une expérience cent fois répétée a établi qu'une tumeur d'un siége, d'une nature et d'un volume déterminés, est presque toujours indolente, ou ne provoque que des douleurs modérées, passagères et explicables, les cas exceptionnels où, dans les mêmes conditions anatomiques, l'élément de la douleur se développe outre mesure, et paraît tout à fait hors de proportion avec les causes qui pourraient le produire, doivent être attribués à la disposition particulière des individus. On dit alors que la tumeur est irritable, et elle l'est en effet, mais cette irritabilité n'est pas intrinsèque et essentielle ; la lésion locale n'en est que la cause occasionnelle, et c'est le malade en réalité qui est irritable, bien plutôt que la tumeur.

Ceci n'est point une vaine distinction de mots. Faute d'avoir suffisamment analysé les phénomènes, on a pu croire que le caractère de l'irritabilité pouvait servir de base à la détermination de certaines espèces de tumeurs. On a supposé qu'un symptôme aussi prédominant devait être caractéristique et dépendre de la nature particulière du mal. Et comme ce symptôme était d'autant plus frappant qu'il paraissait plus inexplicable, les auteurs, sans se préoccuper des cas où l'irradiation névralgique a pour point de départ une tumeur volumineuse, ulcérée et capable de faire subir aux cordons nerveux des altérations anatomiques importantes, ont réservé toute leur attention, et tout leur étonnement, pour les cas où l'irritabilité se manifeste dans une tumeur très-petite et très-circonscrite. Certaines tumeurs du tissu conjonctif sous-cutané et certaines tumeurs de la mamelle ont ainsi reçu la dénomination de *tumeurs irritables*. Cette distinction, qui ne repose que sur un phénomène symptomatologique, n'est pas de celles qui peuvent trouver place dans notre cadre anatomo-pathologique ; et comme nous ne pouvons nous dispenser cependant de traiter la question de l'irritabilité des tumeurs, nous avons cru devoir le faire dans un chapitre annexé au chapitre des adénômes, parce que la plupart des tumeurs irritables s'observent dans la mamelle, et parce que les tumeurs mammaires irritables sont presque toujours des adénômes.

Nous parlerons successivement des tumeurs irritables sous-cutanées, et des tumeurs irritables de la mamelle.

§ 2. — Des tumeurs irritables sous-cutanées.

Les tumeurs irritables sous-cutanées ont été désignées par W. Wood, sous le nom de *tubercules sous-cutanés douloureux* (1). Ce nom est assez généralement adopté aujourd'hui, mais tout le monde convient que la tumeur n'est nullement tuberculeuse, que le mot tubercule exprime seulement la forme arrondie et le petit volume de la production accidentelle, et que c'est l'épithète et non le substantif qui caractérise le mal. La douleur paraît quelquefois au début même de la tumeur, alors que celle-ci est à peine appréciable au toucher ; d'autres fois la tumeur reste indolente pendant plusieurs mois ou plusieurs années et ne devient irritable qu'après avoir acquis le volume d'un pois, d'un haricot, ou d'une noisette ; elle le devient tantôt spontanément, tantôt à la suite d'une contusion plus ou moins forte. La douleur se manifeste en général sous forme de crises dont l'intensité et la durée sont fort variables, et qui sont séparées par des intervalles de repos non moins variables. Ces crises surviennent quelquefois sans cause connue, même pendant le sommeil, et plus souvent elles sont provoquées par une pression, par un attouchement même léger, par un mouvement brusque, par le simple contact des vêtements. Elles durent de quelques minutes à plusieurs heures. Partant toujours de la tumeur, qui en est quelquefois, mais rarement, le siége exclusif, elles s'irradient subitement dans les parties voisines, le plus souvent suivant une direction centrifuge, quelquefois suivant une direction centripète, ou dans les deux directions à la fois. Elles peuvent être assez violentes pour provoquer la syncope ou encore des convulsions générales, et même de véritables attaques d'épilepsie (2).

Cette description rappelle tout à fait celle des névrômes cen-

(1) Will. Wood, *on Painful Subcutaneous Tubercles*, dans *Edinburgh Medical and Surg. Journal*, 1812, vol. VIII, p. 283. — *Further Observ. on Painful Subc. Tubercles*, ibid., p. 429. On trouve dans ce second article l'indication des observations antérieures de Cheselden et de Camper. Mais l'auteur n'a pas mentionné une observation de Valsalva, publiée par Morgagni (*De sedibus et causis morborum*, lib. IV, Epist. L, n° 15). La tumeur, située près d'une malléole, donnait lieu depuis 16 ans à des douleurs tellement vives, que la malade avait voulu plusieurs fois se couper le pied. Valsalva enleva cette « glande » et la douleur ne revint plus.

(2) Portal, *Anatomie médicale*, t. IV, p. 247, Paris, 1803, in-8°.

traux ; et il était naturel de supposer que les tubercules sous-cutanés douloureux étaient réellement des névrômes. Telle fut l'opinion de Camper qui les considéra comme de *véritables ganglions* formés sur les cordons nerveux (1), et de Marc-Antoine Petit qui les décrivit sous le nom de *ganglions nerveux* (2). Depuis lors, beaucoup d'auteurs ont admis que les tumeurs irritables sous-cutanées devaient être des névrômes. Cette conclusion semblait si naturelle, qu'elle s'imposait en quelque sorte à l'esprit. On savait bien qu'il est presque toujours impossible, même par la dissection la plus minutieuse, de découvrir dans les tumeurs irritables le moindre filet nerveux, et c'était pour cela que Dupuytren, corrigeant une erreur pour en promulguer une plus grande, avait considéré ces tumeurs comme des squirrhes (3), mais on répondait que l'insuccès de la dissection prouvait seulement la petitesse et non l'absence des nerfs. Ce fut ainsi que Velpeau fut conduit à confondre en une seule et même description, sous le nom de *tumeurs névromatiques*, les névrômes proprement dits et les tubercules sous-cutanés douloureux (4). Mais il a bien fallu se rendre à l'évidence lorsque le microscope est intervenu. L'étude histologique a démontré d'une manière irrécusable que la plupart des tumeurs irritables ne renferment, soit à leur surface, soit dans leur épaisseur, aucune fibre nerveuse ; et, s'il est vrai de dire que quelques-unes de ces tumeurs sont réellement des névrômes des filets nerveux sous-cutanés, il est tout à fait certain que, dans l'immense majorité des cas, elles n'ont absolument aucune connexion avec les nerfs. Un relevé intéressant de M. Paget montre d'ailleurs que les conditions de développement sont différentes pour les névrômes et pour les tubercules sous-cutanés douloureux. Sur 26 cas de névrômes, cet auteur a compté 19 individus du sexe masculin, soit 73 p. 100, tandis que sur 28 cas de tubercules sous-cutanés douloureux, il n'y avait que 5 hommes ou 17 p. 100.

(1) P. Camper, *Demonstrationum anatomico-chirurgicarum* Libri duo. Lib. I, p. 11. Amstelodami, 1760, in-folio. *Non raro in nervis cutaneis tubercula parva ac dura observantur quæ vera ganglia sunt. Pisi magnitudinem non excedunt... Albicant intus, cartilagineæ duritiæ sunt, renitentia, et intra nevrorum tunicas sedem habent.*

(2) Marc Ant. Petit. *Discours sur la douleur*, Lyon, an VIII, broch. in-8°, p. 15.

(3) Dupuytren, *Leçons orales de clinique chirurgicale*, t. I, p. 538 et 532, Paris, 1832, in-8°. Voir aussi la thèse de Jaume, intitulée : *Dissertation sur une espèce de tumeur squirrheuse enkystée attribuée mal à propos à une affection des nerfs*. Paris, 1828, in-4° (n° 151).

(4) Velpeau, *Médecine opératoire*, t. III, p. 101-119, Paris, 1839, in-8°.

L'hypothèse du névrôme a donc été mise de côté, et, comme les observations modernes ont permis de constater au microscope que la plupart des tubercules sous-cutanés douloureux ne renferment que du tissu fibreux, on a cru pouvoir les décrire sous le nom de *fibrômes sous-cutanés*. C'est ce qu'a fait, par exemple, mon regrettable ami Follin, dans son *Traité de pathologie externe*, ouvrage de premier ordre que sa mort prématurée a laissé inachevé, mais qui sera bientôt complété par son digne élève, M. Simon Duplay (1); toutefois le chapitre, d'ailleurs excellent, qu'il a consacré à cette étude ne résout pas la difficulté que soulève l'interprétation des tumeurs sous-cutanées irritables. Quand même il serait démontré que ces tumeurs sont toujours des fibrômes, il resterait à dire pourquoi elles sont irritables, pourquoi beaucoup d'autres fibrômes de même siége, de même structure et de même volume, ou même d'un volume plus grand, sont et restent indolents pendant un temps illimité, et pourquoi enfin ceux qui sont irritables ne le deviennent quelquefois qu'au bout d'un certain nombre d'années, sans qu'aucun changement anatomique puisse expliquer l'apparition de ce symptôme nouveau et anormal. On serait donc obligé, en tout état de cause, de chercher ailleurs que dans l'état local la cause véritable de ce symptôme, quand même un grand nombre de faits ne prouveraient pas que le caractère de l'irritabilité peut se manifester dans des tumeurs sous-cutanées tout à fait différentes des fibrômes.

Il y a d'abord les fibroïdes ou tumeurs fibroplastiques. M. Paget en a cité deux cas. Dans l'un de ces cas il y avait « une obscure apparence de structure filamenteuse, mais point de filaments séparables ; la tumeur semblait entièrement composée d'un blastème nucléaire, à noyaux ovales et allongés. » Dans l'autre cas, l'apparence fibrillaire n'existait même pas ; la tumeur se composait seulement de grands noyaux transparents situés au sein d'une gangue homogène incomplétement transparente (2). La parenté qui existe entre les fibroïdes et les fibrômes diminue peut-être la signification de ces faits. Mais M. Miller a décrit et figuré un tubercule sous-cutané douloureux qui présenta au microscope la structure fibro-cartilagineuse, et qui était par conséquent un chondrôme (3). L'apparence cartilagineuse, qui a été signalée dans plusieurs autres observations, n'a pas une grande signification, parce que l'examen microscopique n'a pas été fait ; toutefois le

(1) Follin, *Traité de pathol., externe*, t. II, p. 101-108.
(2) Paget, *Lectures on Tumours*. Lond., 1853, in-8°, p. 122-33.
(3) Paget, *loc. cit.*, p. 123.

cas de M. Miller permet de prendre ces faits en considération.

Viennent maintenant d'autres cas où, il est vrai, le témoignage du microscope n'a pas été invoqué non plus, mais où l'on a constaté bien nettement que la tumeur n'était pas un fibrôme. Tel est par exemple le cas de Windsor. La tumeur, située sous la peau de la face antérieure de l'avant-bras, et grosse comme une petite fève, avait donné lieu depuis plusieurs années aux symptômes les plus caractéristiques des tubercules sous-cutanés douloureux ; Windsor en pratiqua l'extirpation : « Ayant ouvert, dit-il, la petite tumeur, « je trouvai son intérieur formé de petits grains nombreux qui fai- « saient éprouver au toucher la sensation de petits corps tout à fait « sablonneux et terreux (1). » C'était probablement un kyste développé dans une glande de la peau, et devenu ensuite sous-cutané, ainsi que j'en ai vu un exemple (2). Mais à coup sûr, ce n'était pas un fibrôme.

Lorsqu'on cherche, dans les leçons cliniques de Dupuytren, la raison d'être de l'opinion qu'il avait adoptée sur la nature squirrheuse, c'est-à-dire cancéreuse, des tubercules sous-cutanés douloureux, on est surpris de la faiblesse des raisons théoriques sur lesquelles ce chirurgien s'est appuyé ; mais on y trouve cependant un fait clinique qui prouve que les tubercules sous-cutanés douloureux peuvent être cancéreux, ou plutôt que les cancers sous-cutanés peuvent devenir irritables. Dans ce cas, intéressant parce qu'il est, je pense, unique jusqu'ici, une tumeur sous-cutanée douloureuse de la partie supérieure du bras fut extirpée. On trouva qu'elle était déjà ramollie. Au bout de quelque temps les ganglions axillaires s'engorgèrent, et le mal repullula (3).

On conçoit d'autant moins la conclusion générale tirée de ce fait par Dupuytren, qu'il a emprunté à l'ouvrage de Descot (sans le citer) deux cas de tumeurs irritables évidemment bénignes. L'un est celui d'un cordonnier, chez lequel la piqûre de l'index par une alêne produisit une cicatrice irritable, surmontée d'une toute petite tache rouge. Cette induration cicatricielle présenta au plus haut degré, pendant 8 ans, les symptômes les plus caractéristiques des tu-

(1) Descot, *Dissert. sur les affections locales des nerfs*, Paris, 1825, in-8°, p. 243.

(2) Cette tumeur, grosse comme une petite noisette et un peu aplatie, occupait exactement le même siége que celle de la malade de Windsor. C'était une tanne remplie de matière calcaire. Elle était quelquefois douloureuse, mais ne pouvait cependant passer pour irritable. Je l'enlevai à travers une petite incision, et je constatai qu'elle n'avait plus aucune connexion avec la peau, quoique sa paroi fût tapissée d'épithélium et qu'elle fût par conséquent d'origine glandulaire.

(3) Dupuytren, *loc. cit.*, p. 542.

meurs irritables ; et tous les accidents disparurent, lorsque Higginbottom eut excisé la petite tumeur (1).

L'autre cas est intéressant à plus d'un titre. Lorsque le célèbre professeur Béclard, père de l'éloquent secrétaire de l'Académie de médecine, était interne à l'hôtel-Dieu d'Angers, l'administration paternelle de l'hôpital l'avait logé dans une alcôve en sous-sol, creusée dans l'épaisseur du mur de l'hôpital. Quelques mois de séjour dans ce caveau lui donnèrent, on le croira sans peine, une arthrite rhumatismale du gros orteil. « Peu de temps après il se forma sous la peau de la jambe, sur le trajet de la veine et du nerf saphène interne, une tumeur dure, grosse comme un grain de blé et qui, toutes les fois qu'elle était touchée par le malade, soit en mettant ou ôtant ses vêtements, soit en toute autre circonstance, occasionnait une douleur qui s'étendait comme un choc électrique sur le pied, dans la direction des ramifications du nerf. » Les administrateurs de l'hôpital se décidèrent alors à loger Béclard au-dessus du sol ; au bout de quelques mois le tubercule sous-cutané *disparut spontanément*, et la névralgie se dissipa en même temps (2). Quelle était la nature de cette petite tumeur sous-cutanée irritable ? C'est ce qu'il est bien difficile de déterminer, mais la résolution qui s'est effectuée spontanément exclut l'idée du squirrhe aussi bien que celle du fibrôme (3). C'était selon toute

(1) Descot, *loc. cit.*, p. 236-241. L'observation, recueillie en 1801, a été publiée par Marshall Hall dans *the Edinburgh Med. and Surg. Journal*, vol. XI.

(2) Descot, *loc. cit.*, p. 211. L'observation publiée a été rédigée par Béclard lui-même.

(3) S'il y avait des ganglions lymphatiques sur le trajet de la veine saphène interne, on n'hésiterait pas à considérer cette petite tumeur comme un engorgement ganglionnaire. Si l'on songe qu'elle s'est développée à la suite d'une affection inflammatoire du gros orteil, et si l'on songe en outre que les vaisseaux lymphatiques du gros orteil suivent sous la peau le trajet de la veine saphène, on est autorisé à supposer qu'un léger degré d'angioleucite a été la cause de la petite tumeur de la jambe. L'existence de l'angioleucite était inconnue à l'époque où le fait s'est passé ; il serait possible que les signes de cette affection eussent échappé à Béclard. On sait que des indurations noueuses se produisent souvent sur le trajet des vaisseaux lymphatiques enflammés, et qu'elles sont dues selon toutes probabilités à l'inflammation du tissu conjonctif péri-vasculaire. Mais ces engorgements se terminent rapidement soit par suppuration, soit par résolution, bien différents en cela des engorgements ganglionnaires, qui peuvent passer à l'état chronique et persister fort longtemps. Je ne puis me dispenser de citer à ce propos un cas qui m'a vivement frappé, et qui m'a laissé la conviction que de petits ganglions lymphatiques peuvent exceptionnellement exister le long de la jambe, sur le trajet de la veine saphène interne. J'extirpai, en 1851, un ongle incarné qui existait depuis huit ans chez une jeune fille de 20 ans, d'une constitution lymphatique. La plaie s'ulcéra et guérit très-difficilement, et, avant

probabilité un engorgement de nature inflammatoire, et la douleur extraordinaire qui l'accompagnait doit être attribuée exclusivement à l'irritabilité particulière du sujet. Voici d'ailleurs ce qui le prouve sans réplique. Quelques années après Béclard, étant déjà fixé à Paris, eut sous le menton un petit furoncle qui suppura et laissa une cicatrice. Pendant plusieurs mois cette petite cica-

qu'elle eût cessé de suppurer, une tuméfaction presque indolente se produisit lentement sur le dos de l'articulation postérieure du premier métatarsien ; c'était un abcès froid qu'il fallut ouvrir quelque temps après, et qui demeura fistuleux pendant plusieurs années. A diverses reprises d'autres abcès se formèrent sur le dos et la face interne du pied, laissant également des fistules qui persistèrent aussi longtemps que la première. La malade n'a été définitivement guérie que sept ans après l'opération. Je me suis d'ailleurs assuré que le mal n'atteignait ni les os ni les articulations ; celles-ci ont conservé toute leur mobilité. Voici maintenant ce qui constitue l'intérêt principal de ce fait. Un an environ après l'ouverture du premier abcès, et lorsque, en outre, il existait encore une ulcération assez étendue derrière la racine de l'ongle, il se forma à la partie interne de la jambe, sur le trajet de la veine saphène, à 9 centimètres au-dessus de l'articulation tibio-tarsienne, une petite tumeur indolente, ronde, mobile, qui, d'abord grosse comme un pois, acquit en quelques mois le volume d'une noisette. Elle présentait à s'y méprendre tous les caractères des engorgements ganglionnaires, mais j'écartai cette idée comme incompatible avec les notions anatomiques. Les émollients, les frictions iodées ou iodurées, les résolutifs de toute sorte, rien n'y fit. Je ne parle pas du traitement interne anti-scrofuleux, qui était déjà depuis longtemps en fonction. Trois mois après l'apparition de cette tumeur une seconde tumeur tout à fait semblable commença à se développer à 5 centimètres plus haut, toujours sur le trajet de la saphène, et enfin un mois plus tard les ganglions cruraux devinrent à leur tour le siége d'un engorgement qui atteignit peu à peu le volume d'une noix. J'en croyais à peine mes yeux, et je priai M. Jarjavay de voir avec moi la malade. Il constata comme moi que les deux tumeurs de la jambe étaient exactement pareilles à la tumeur crurale, et présentaient comme elle tous les caractères des engorgements ganglionnaires chroniques. Quelques mois après, la tumeur inférieure de la jambe se ramollit, devint peu à peu fluctuante ; je l'incisai et j'en retirai au moins une demi-cuillerée à bouche d'un pus pâle et filant, semblable à celui des abcès froids ganglionnaires. La plaie de l'incision devint fistuleuse, et mit quatre mois à se cicatriser. Quant à l'autre tumeur de la jambe, elle ne suppura pas. Elle persista quelque temps encore, puis entra lentement en résolution, en même temps que la tumeur crurale.

L'interprétation de ce fait serait toute naturelle si l'anatomie avait constaté l'existence de ganglions le long de la jambe, sur le trajet de la veine saphène interne, et d'un autre côté je ne vois pas quelle autre interprétation on pourrait faire intervenir. Je me demande donc s'il n'y aurait pas chez quelques sujets des ganglions supplémentaires sur le trajet des lymphatiques de la jambe. Je rappelle à ce propos que M. Jules Dubois a présenté en 1850, à la Société anatomique (Bulletins de 1850, p. 343-352), un avant-bras sur lequel une inflammation chronique, consécutive à une carie du carpe, avait mis en évidence une chaîne de ganglions engorgés, situés sur le trajet de l'artère cubitale et de l'artère radiale. On sait pourtant que jusqu'ici les anatomistes n'ont pu injecter de ganglions en ce lieu.

trice donna lieu à une vive douleur, qui s'irradiait au-devant du cou et de la poitrine, et qui était excitée surtout par le passage du rasoir. Cette particularité, omise par Dupuytren, est consignée dans l'auto-observation, communiquée à Descot par Béclard.

Après cet exemple, on ne sera pas surpris d'apprendre que les lipômes eux-mêmes peuvent devenir irritables. Bégin et Sanson en ont publié une curieuse observation dans leur édition de la *Médecine opératoire* de Sabatier. Le fait se présenta à l'Hôtel-Dieu peu de temps avant 1832. Une femme de 40 ans fut admise à l'hôpital dans un état de dépérissement marqué, produit par les vives douleurs qui s'irradiaient autour d'un lipôme. Cette tumeur, datant de 10 ans, et « d'un volume médiocre, » était située au niveau de la partie supérieure et postérieure de l'os des iles. Elle présentait au toucher tous les caractères d'un lipôme, d'un lipôme non enflammé, les auteurs le disaient expressément. L'ablation de la tumeur fut suivie d'une guérison parfaite. En parlant de ce fait, qu'il avait très-probablement vu, Dupuytren dit que « de petits lipômes, ayant subi la dégénérescence carcinomateuse, peuvent « déterminer des douleurs très-vives, » et donne à entendre que la tumeur décrite par Sanson et Bégin avait subi cette dégénérescence; mais on voit dans l'observation que le lipôme n'était nullement altéré, qu'on y trouvait seulement des cloisons fibreuses irradiées au milieu de la graisse, disposition qui s'observe comme on sait dans beaucoup de tumeurs adipeuses (1).

Maintenant, à la liste si variée des tumeurs sous-cutanées qui peuvent devenir irritables, nous devons ajouter aussi les véritables névrômes des petits filets nerveux superficiels. Je ne parle pas des cas où le nerf malade était assez volumineux pour rendre compte de la douleur, comme cela avait lieu, par exemple, chez une femme, opérée par Camper d'un petit névrôme du nerf musculo-cutané (2). Mais lorsque le filet nerveux est microscopique, la production d'une vive douleur ne peut s'expliquer que par l'irritabilité des malades. M. Paget (3) en a cité un exemple fort intéressant. En étudiant au microscope un tubercule sous-cutané douloureux du genou, extirpé par M. Stanley, il y a découvert un filet nerveux excessivement délié, dont les fibrilles s'éparpillaient à la surface de la petite tumeur. Celle-ci était un fibrôme développé dans le

(1) Sabatier et Dupuytren, *Médecine opératoire*, édit. Bégin et Sanson, Paris, 1832, t. III, p. 98-99. Comparer avec Dupuytren, *Leçons orales*, t. I, p. 547.

(2) Camper, *loc. cit.*, p. 11.

(3) Paget, *Lectures on Tumours*, p. 125-6.

névrilemme du nerf. Elle avait paru deux ans auparavant, mais il y avait trois mois seulement qu'elle était devenue irritable. Il n'y avait évidemment aucun rapport entre l'intensité de la douleur et l'importance de la lésion anatomique.

Ainsi, la catégorie disparate des tumeurs sous-cutanées irritables comprend, outre les fibrômes du tissu conjonctif, des fibroïdes, des chondrômes, des squirrhes, des lipômes, des kystes, des indurations inflammatoires ou cicatricielles, et enfin de véritables névrômes; et cette énumération, sans aucun doute, est encore loin d'être complète. Je suis convaincu pour ma part que toute tumeur sous-cutanée peut devenir irritable, et si les fibrômes y sont plus exposés que les autres, ils doivent probablement ce privilége à leur dureté, et non à la nature de leurs éléments. Les tumeurs irritables, comme on l'a vu, sont presque toujours indépendantes des nerfs; mais les accidents névralgiques qu'elles provoquent sont dus certainement à leur action sur les filets nerveux adjacents, à l'irritation qu'ils y produisent et qu'ils y entretiennent, et l'on conçoit que leur dureté favorise cette irritation. Les tumeurs qui ont le plus de tendance à devenir irritables, sont celles qui sont très-mobiles sous la peau; la moindre pression, le moindre mouvement les ébranle et se transmet par leur intermédiaire aux filets nerveux. On a remarqué que les tumeurs irritables sous-cutanées sont presque toujours très-petites; est-ce parce que les tumeurs plus volumineuses sont moins mobiles? ou parce qu'elles n'ont pu s'accroître sans refouler, comprimer et anesthésier les petits filets nerveux du voisinage? On sait qu'une pression modérée excite la douleur des nerfs, qu'une pression plus forte les rend au contraire insensibles. L'irradiation quelquefois très-étendue de la douleur, qui peut se prolonger jusqu'à l'extrémité du membre, a fait supposer que l'action irritante devait s'exercer sur des troncs nerveux d'un certain volume, comme le nerf saphène à la jambe, ou le nerf musculo-cutané au bras. Mais l'expérience a prouvé que les tumeurs irritables sont le plus souvent situées dans des points où ne passe aucun filet nerveux assez gros pour être décrit par les anatomistes, et je pense pour ma part que les nerfs irrités par ces tumeurs sont presque toujours des filets sans nom, des ramifications déjà microscopiques ou presque microscopiques qui se détachent du tissu conjonctif sous-cutané pour se rendre à la peau. Ces filaments déliés, ne possédant qu'un névrilemme excessivement mince, sont bien plus exposés que les cordons nerveux proprement dits aux irritations mécaniques, on conçoit ainsi pourquoi les tumeurs profondes, abstraction faite de celles de la mamelle dont il sera question tout à l'heure, sont beaucoup moins souvent irritables que les tumeurs sous-cutanées (1).

Ainsi les conditions anatomiques qui paraissent prédisposer les tumeurs à devenir irritables sont leur siége sous-cutané, leur mobilité, leur dureté et leur petitesse. De toutes les tumeurs sous-cutanées, les fibrômes sont celles qui réunissent le plus souvent ces conditions; aussi la plupart des tumeurs irritables sous-cutanées sont-elles des fibrômes. Mais on a vu que les productions accidentelles les plus diverses peuvent aussi devenir irritables, et d'une autre part on ne doit pas oublier qu'un grand nombre de fibrômes sous-cutanés sont tout à fait indolents.

Nous ne saurions trop répéter, en effet, que ce phénomène de l'irritabilité des tumeurs est un accident névralgique, dont le point de départ, sans doute, est dans les filets nerveux environnants, mais dont la véritable cause est dans l'idiosyncrasie nerveuse du sujet. C'est ce que M. Paget a voulu exprimer en disant que cette douleur est *subjective* (2). Cela est si vrai que dans des conditions locales identiques la douleur est nulle chez la plupart des sujets, médiocre chez quelques-uns, et enfin excessive chez quelques autres. Il est bien clair, en outre, que c'est le malade qui est irritable, et non pas la tumeur, lorsqu'on voit l'irritabilité se manifester successivement, chez le même individu, dans des productions accidentelles de nature différente, ou encore lorsqu'on voit une même tumeur présenter des phases alternatives d'irritabilité ou d'indolence complète, au gré des circonstances qui exercent leur action sur l'ensemble de l'organisme. On n'a pas oublié l'exemple de Béclard qui, après avoir eu un petit engorgement irritable à la jambe, eut une petite induration cicatricielle irritable au menton.

(1) Comme exemple de tumeurs profondes irritables je citerai une curieuse observation recueillie en 1720 par Short chez une femme âgée de 38 ans, qui était atteinte depuis douze ans d'attaques d'épilepsie. Depuis quelque temps les attaques revenaient plusieurs fois par jour; elles duraient chaque fois une heure et demie, et laissaient la malade stupide. Les accès étaient annoncés par une sensation particulière à la partie inférieure du mollet. Il n'y avait en ce point aucune tuméfaction appréciable, mais une incision de deux pouces ($0^m,054$), pratiquée par Short pendant un accès, permit de sentir un petit corps dur qui était situé dans l'épaisseur des muscles. Ce corps, du volume d'un très-gros pois, fut extrait, et la malade fut définitivement guérie de son épilepsie. *Essais et observations de la Soc. de méd. d'Edimbourg*, trad. fr., t. IV, p. 523, art. 27. Paris, 1742, in-12). L'auteur ajoute que la tumeur était située sur un nerf; mais les détails ne suffisent pas pour prouver que ce fût un névrôme.

(2) Paget, *On Tumours*, Lond., 1853, p. 129.

Wood a inséré dans le mémoire que j'ai déjà cité une observation de Bisset, qui n'est pas moins significative. Une petite tumeur de la jambe, qui avait paru à l'âge de 13 ans chez une jeune fille, devint irritable au plus haut degré pendant toute la durée de la première grossesse. La douleur disparut après l'accouchement. L'irritabilité se manifesta de nouveau pendant une seconde grossesse ; une incision cruciale, suivie d'une excision incomplète, calma la douleur ; mais à la troisième grossesse la tumeur redevint aussi irritable que la première fois. Bisset eut alors recours à une cautérisation énergique, qui détruisit entièrement la tumeur, et qui fit définitivement cesser les accidents. Ceux-ci ne reparurent pas pendant les grossesses suivantes (1). On trouve dans le même mémoire l'observation d'une malade de Pearson, chez laquelle l'irritabilité d'une tumeur sous-cutanée se manifestait non-seulement pendant les grossesses, mais encore pendant la durée des époques mensuelles (2).

A l'exception du cas unique de squirrhe irritable observé par Dupuytren, toutes les autres tumeurs irritables sous-cutanées dont nous venons de parler étaient de la nature des productions accidentelles les plus bénignes. La plupart étaient stationnaires, quelques-unes depuis dix ans, douze ans, et même trente ans. Des tumeurs exactement semblables, mais indolentes, existent chez beaucoup d'individus qui ne songent même pas à réclamer l'intervention de l'art, et ils font bien, car ces tumeurs, petites, bénignes et stationnaires, peuvent rester en place sans aucun inconvénient. Mais lorsqu'elles sont irritables, il est tout à fait nécessaire de les opérer. Le cas de Béclard est trop exceptionnel pour qu'on puisse compter sur une résolution spontanée. Les médications locales ou générales et la compression elle-même n'auront évidemment aucune prise sur des fibrômes très-durs, sur des chondrômes, des lipômes, des kystes, etc. On doit donc enlever ces tumeurs sans hésitation, d'autant mieux que leur petitesse et leur position superficielle rendent l'opération tout à fait insignifiante. Plusieurs chirurgiens ont eu recours à des applications de caustique : on en trouve quelques exemples dans le mémoire de Wood ; mais l'instrument tranchant est bien préférable. Il suffit d'une très-courte incision, à travers laquelle la tumeur se laisse le plus souvent extraire par énucléation. On cite un petit nombre d'exemples de récidive, mais de ré-

(1) *Edinburgh Med. and Surg. Journal*, 1812, vol. VIII, p. 431

(2) *Loc. cit.*, p. 432.

cidive toute locale ; cet accident a été observé surtout à la suite des opérations par le caustique, et toujours d'ailleurs une seconde opération a amené la guérison radicale.

L'opération est tellement légère qu'il ne vaut pas la peine de chercher à guérir les malades par une autre méthode chirurgicale. Il est probable que, dans certains cas, une compression méthodique pourrait sinon faire résorber la tumeur, du moins faire atrophier les filets nerveux qu'elle irrite, et amener pour un temps la guérison de la névralgie ; mais ce traitement, dont les effets ne seraient sans doute que passagers, serait sans doute aussi le plus souvent inefficace ; il ne serait d'ailleurs applicable que dans des cas spéciaux où la tumeur est peu éloignée d'un plan résistant. Je ne parle donc ici de la compression que pour la déclarer inopportune. Mais si une tumeur irritable était de nature à s'atrophier et à se résoudre, si elle était située dans un lieu aisément accessible à l'action des bandages, si enfin elle était assez profonde pour ne pouvoir être extirpée que par une opération de quelque importance, les indications ne seraient plus les mêmes, et il y aurait lieu d'essayer la compression avant de recourir à l'instrument tranchant. On trouve ces trois conditions réunies dans les cas de tumeurs irritables de la mamelle, dont nous allons maintenant nous occuper.

§ 3. — Des tumeurs irritables de la mamelle.

On a beaucoup discuté et on discute encore sur la nature de l'affection décrite par A. Cooper sous le nom de *mamelle irritable*, et il résulte de ces divergences d'opinions qu'on a confondu sous cette dénomination plusieurs états morbides entièrement différents. C'est ce qui arrive souvent en pathologie, lorsqu'on prend un symptôme pour point de départ d'une division ou d'une classification, comme s'il n'était pas possible qu'un symptôme, même prédominant, fût la conséquence de plusieurs espèces de lésions parfaitement distinctes.

Déjà A. Cooper avait reconnu que cette affection présentait deux *formes* distinctes. Cela ressort bien clairement de la première phrase de son mémoire : « La mamelle, dit-il, peut devenir *irritable* sans « la formation d'aucune tumeur appréciable ; mais il s'y forme aussi « quelquefois une *tumeur irritable*, offrant une structure différente « de celle de la mamelle et, par conséquent, de nature spécifique. « Ces deux formes de la maladie se présentent, dans la plupart

« des cas, chez de jeunes femmes de 16 à 30 ans (1). » On conçoit difficilement qu'après avoir si nettement caractérisé ces deux *formes*, qu'après avoir établi entre elles une distinction qui en fait deux maladies différentes, le chirurgien de Guy's Hospital les ait ensuite continuellement confondues l'une avec l'autre dans le reste de son mémoire.

Il n'est pas douteux que ces deux maladies ont un symptôme commun, la névralgie mammaire; qu'elles s'accompagnent l'une et l'autre de douleurs fort vives, quelquefois tout à fait intolérables (2), rémittentes ou intermittentes, tantôt spontanées, tantôt éveillées par la plus légère pression, partant d'un point circonscrit de la région mammaire, et s'irradiant aussitôt soit dans le cou, soit dans l'épaule et le membre thoracique, soit dans les parois de la poitrine, soit simultanément dans plusieurs de ces directions. Mais dans le premier cas la névralgie est idiopathique, c'est-à-dire qu'on n'en connaît pas la cause ; dans le second cas, au contraire, les accidents ont leur point de départ dans une lésion matérielle appréciable, dans une tumeur plus ou moins distincte du reste de la mamelle, et on conçoit qu'il puisse découler de ces deux ordres de conditions des indications thérapeutiques très-différentes.

Je n'ai jamais eu l'occasion d'observer la névralgie simple de la mamelle, c'est-à-dire la *mamelle irritable sans tumeur*. Il faut croire que je ne suis pas le seul, puisque l'existence de cette affection a été niée par plusieurs chirurgiens. On a dit que la névralgie n'était jamais idiopathique, qu'elle émanait toujours d'une tumeur ou d'une induration de la glande, et que si l'on avait méconnu quelquefois l'existence de cette lésion locale, c'était faute d'un examen suffisant. Il est certain que dans beaucoup de cas les tumeurs irritables sont très-petites, très-peu distinctes des tissus environnants; on sait en outre qu'il est quelquefois très-difficile de trouver, dans une glande mammaire ferme et volumineuse, un petit noyau d'induration, surtout lorsque les lobes et les lobules sont naturellement séparables, comme on l'observe sur beaucoup de femmes. Toutefois, lorsqu'un chirurgien comme A. Cooper affirme avoir vu plusieurs cas de mamelle irritable sans tumeur appréciable, on ne

(1) A. Cooper, *Œuvres chirurgicales*, trad. Chassaignac et Richelot. Paris, 1837, in-8°, p. 332.

(2) Velpeau cite l'exemple d'une jeune dame chez laquelle une toute petite tumeur du sein droit, grosse comme une lentille, produisait des douleurs si violentes, qu'il en résultait presque chaque jour des accès de convulsions épileptiformes. (*Traité des maladies du sein*, Paris, 1854, in-8, p. 263.)

peut vraiment pas mettre en doute l'habileté de l'observateur. D'ailleurs, il n'y a pas de raison pour que les filets nerveux de la région de la mamelle soient à l'abri des causes ordinaires des névralgies.

Je ne me crois donc pas autorisé à nier l'existence de la *mamelle irritable sans tumeur ni engorgement*, qui constitue la première des deux formes admises par A. Cooper. Si plusieurs chirurgiens, et je suis du nombre, n'en ont pas vu d'exemple, s'ils n'ont vu, comme moi, que des névralgies symptomatiques de tumeurs mammaires, c'est sans doute parce que la première affection est plus rare que la seconde, et aussi parce que les malades qui n'ont pas de tumeur vont consulter les médecins plutôt que les chirurgiens.

Je n'ai vu qu'un seul cas de mamelle irritable sans tumeur proprement dite, chez une femme que j'ai traitée pendant quelques semaines à l'hôpital Saint-Antoine, en 1867 ; la mamelle affectée n'était pas le siége d'une véritable tumeur, on n'y trouvait aucun noyau d'engorgement, mais elle était uniformément tuméfiée, et excédait de près d'un tiers le volume de l'autre mamelle. Sa consistance n'était pas sensiblement modifiée, et était d'ailleurs parfaitement uniforme ; quoique la main pût y reconnaître une légère élévation de température, on n'y trouvait aucun signe d'inflammation. Aux époques mensuelles la tuméfaction s'accroissait un peu, et s'accompagnait d'un peu de tension. La glande était-elle simplement congestionnée ? était-elle en outre le siége d'un certain degré d'hypertrophie générale ? La compression méthodique amena pendant les premiers jours une légère amélioration, et réduisit quelque peu le volume de la mamelle ; mais la névralgie reparut bientôt et la malade demanda sa sortie. La nature de la lésion est restée indéterminée, mais l'existence de cette lésion était évidente, et cela suffit pour que le diagnostic d'une névralgie essentielle doive être écarté.

Valleix, qui n'avait pas eu l'occasion d'observer les tumeurs irritables de la mamelle, et qui parlait seulement des névralgies mammaires sans tumeur, pensait que cette affection n'était qu'une forme de la névralgie intercostale. On sait en effet que la douleur de la névralgie intercostale se localise principalement sur trois points, dont l'un, le point latéral, correspond à peu près à la partie externe de la région mammaire, lorsque les nerfs affectés sont compris entre le troisième et le sixième espace intercostal. On sait en outre que, dans certaines névralgies, tous les points douloureux ordinaires peuvent manquer, à l'exception d'un seul. Par exemple, on a vu la douleur de la sciatique se limiter à la partie inférieure de la jambe. Valleix expliquait ainsi comment la névralgie intercostale pouvait ne se manifester que dans la région mammaire, comment, en d'autres termes, la névralgie mammaire pouvait être intercostale, quoique les signes ordinaires de la névralgie intercostale fissent défaut. M. Lechat, auteur d'une thèse sur la névralgie du sein, a accepté cette interprétation (1), et il y a effectivement dans son travail une observation qui tend à en établir l'exactitude. Une femme de 22 ans, qui venait d'accoucher pour la troisième fois, raconta que, depuis l'âge de 14 ans, elle avait une névralgie de la mamelle gauche. La douleur, qui redoublait à chaque époque menstruelle, et s'irradiait alors dans le bras et dans le dos, avait cessé pendant les deux premières grossesses. Mais pendant la troisième grossesse elle se manifesta plusieurs fois, et redoubla encore après l'accouchement. Quelques jours après, M. Charrier, chef de clinique d'accouchement à l'hôpital des cliniques, constata l'état suivant : « La santé est bonne, les mamelles ne sont plus gonflées. En palpant celle du côté gauche, on ne trouve aucune induration, la glande est parfaitement élastique. En palpant *au-dessous de la mamelle* à sa partie inférieure, on développe une douleur très-vive qui s'irradie dans la peau du sein suivant l'espace intercostal ; elle s'irradie aussi dans la partie supérieure du thorax, dans le cou et le bras correspondant. Il était évident que, puisqu'on ne remarquait ni rougeur, ni tumeur, ni chaleur, on avait affaire à une névralgie de la mamelle se propageant dans les branches thoraciques supérieures, dans le cou et dans le bras (2). » Cette évidence ne me frappe nullement. Il me paraît au contraire qu'il ne s'agissait pas plus d'une névralgie mammaire que d'une névralgie cervicale ou brachiale, puisque le point de départ de l'irradiation névralgique était non dans la mamelle, mais au-dessous d'elle, dans l'espace intercostal. C'était une névralgie intercostale sans point douloureux sternal ni dorsal, et c'est bien à tort que M. Lechat a confondu ce cas avec la *mamelle irritable*, décrite par les auteurs.

Je ne prétends pas que cette dernière affection, que je n'ai pas observée, soit réelle ; il serait possible que les cas qu'on y a rattachés fussent relatifs, comme celui qui précède, à des névralgies intercostales sous-mammaires ; et il est digne de remarque que M. Lechat, pour établir l'existence de la névralgie mammaire *sans tumeur ni engorgement*, n'a trouvé d'autres observations que celle que je

(1) J.-B. Lechat, *De la névralgie de la mamelle*, th. inaug. 1859, p. 44.
(2) *Loc. cit.*, p. 21.

viens de rapporter. Toutes les autres observations qu'il a citées sont des cas de *tumeur mammaire irritable*, et non point de mamelle irritable. J'attendrai donc, avant d'admettre définitivement l'existence de la mamelle irritable idiopathique, que les observateurs aient constaté l'existence d'une névralgie mammaire indépendante de toute lésion de la glande et de tout point douloureux intercostal.

J'arrive maintenant aux tumeurs irritables de la mamelle. A. Cooper n'en admet qu'une espèce, laquelle est, suivant lui, de *nature spécifique*, c'est-à-dire essentiellement différente de toutes les autres espèces de tumeurs du sein. Cette tumeur irritable n'appartient pas au tissu glandulaire, mais au tissu conjonctif environnant; elle dépend si peu de la glande, qu'elle peut se former dans le tissu conjonctif des autres parties du corps, où elle constitue les tubercules sous-cutanés douloureux. « A la dissection, dit A. Cooper, on la trouve constituée par une substance solide, demi-« transparente, entremêlée de fibres dont la distribution est ir-« régulière. » Il ajoute qu'il n'y a jamais découvert le moindre filament nerveux, ce qui n'a pas empêché Velpeau de désigner certaines tumeurs irritables du sein sous le nom de *tumeurs névromatiques* (1). Que les filets nerveux de la mamelle puissent être atteints de névrômes, c'est une chose qu'il serait peut-être imprudent de nier ; mais j'ose dire que l'existence de cette affection est jusqu'ici purement hypothétique. Dans tous les cas où l'examen des tumeurs irritables de la mamelle a pu être fait, soit à l'œil nu, soit au microscope, on a constaté que ce n'étaient pas des névrômes. L'opinion de Velpeau n'est donc pas soutenable. Quant à celle d'A. Cooper, elle ne l'est pas davantage. On va voir, en effet, que, loin d'être d'une nature spécifique, les tumeurs irritables de la mamelle constituent au contraire un groupe très-hétérogène, et tout à fait artificiel.

Les observations suivantes prouvent que la nature des tumeurs irritables de la mamelle est très-variable.

1° Une dame était en proie, depuis dix-huit mois, à une atroce névralgie mammaire, que rien n'avait pu calmer. La mamelle parraissait saine ; mais, en y regardant de plus près, Velpeau découvrit derrière cette glande une large plaque *cancéreuse*, qui semblait adhérer aux côtes (2). Voilà donc une tumeur mammaire irritable, étrangère à la mamelle, et de nature cancéreuse.

(1) Velpeau, *Traité des maladies du sein*. Paris, 1854, in-8, p. 258.
(2) Velpeau, *loc. cit.*, p. 271.

2° Une fille de vingt-sept ans, qu'une claudication congéniale exposait à des chutes fréquentes, se fit plusieurs contusions dans les deux seins, qui s'engorgèrent peu à peu, et devinrent le siége de douleurs d'abord légères, puis plus fortes, surtout à l'époque des règles, enfin extrêmement vives, — à tel point que la malade, après plusieurs années de souffrances incoercibles, vint à Paris pour se faire opérer. Les deux mamelles paraissaient presque saines ; toutefois on y trouvait, surtout à gauche, quelques noyaux d'induration, quelques bosselures très-douloureuses à la pression. Il y avait en outre dans l'aisselle gauche trois tumeurs ganglionnaires. « Sans l'engorgement des glandes axillaires, dit Velpeau, on eût pu « ranger cette maladie parmi les maladies du sein sans dégénéres« cence ; mais la présence des ganglions m'engagea à pratiquer l'o« pération. » Le chirurgien enleva toute la mamelle gauche, et prolongea l'incision jusque dans l'aisselle pour enlever en même temps les ganglions. La malade guérit et fut délivrée de toute douleur du côté opéré ; mais le sein droit resta douloureux comme auparavant. — Je transcris le passage relatif à l'examen de la tumeur extirpée : « La glande, coupée tranche par tranche, présente en « dehors quatre à cinq noyaux bien distincts par leur dureté, leur « *aspect rougeâtre ;* le tissu qui les enveloppe ressemble assez à celui « de la glande même, mais il est plus dur, plus homogène et d'un « blanc de lait. » A ces caractères on reconnaît l'inflammation chronique de plusieurs lobules de la mamelle, inflammation consécutive à des contusions répétées. « Les tumeurs axillaires ne sem« blent pas de même nature ; ce sont de gros ganglions lymphati« ques remplis de matière tuberculeuse ou caséeuse rassemblée « en petits foyers solides (1). » L'examen microscopique de cette matière caséeuse n'a pas été fait ; mais on sait que l'inflammation chronique des ganglions lymphatiques donne souvent lieu à des foyers d'une matière caséeuse qui ressemble à du tubercule ramolli, et qui se compose uniquement de globules de pus, sans mélange de sérosité. Il résulte de là que chez cette malade la tumeur irritable était une *mammite chronique*, et que l'engorgement des ganglions axillaires était une complication purement inflammatoire.

3° Une dame de trente ans avait dans le sein droit une *tumeur irritable* dure, rénitente, adhérente à la glande et mal circonscrite. Les douleurs, éveillées par le moindre mouvement, au point que la malade ne pouvait plus coudre, s'irradiaient dans le dos et dans le

(1) Velpeau, *loc. cit.*, p. 266.

membre thoracique. La *compression*, appliquée par M. Rufz en décembre 1839, réduisit au bout d'un mois la tumeur au volume d'une grosse amande, et fit disparaître les douleurs. Mais celles-ci revinrent en mai 1841. M. Rufz pratiqua alors une incision qui pénétra dans une poche à parois dures et comme cartilagineuses : c'était un kyste rempli d'un liquide jaune sale. La plaie étant restée fistuleuse, la malade se décida, au bout de quelques mois, à subir l'ablation du kyste, et guérit parfaitement. « Le kyste avait près de « 2 pouces de profondeur ; ses parois étaient blanchâtres et fibro- « cartilagineuses ; il était placé en partie du côté externe et en avant « de la glande mammaire. On eût dit l'une de ces synoviales pla- « cées au-devant des articulations et qui présentent souvent une « altération pareille (1). »

Ici, par conséquent, la *tumeur irritable* était constituée par un *kyste uniloculaire de la glande mammaire.*

4° Une jeune fille de dix-huit ans, Emily Jones, était atteinte, depuis dix-huit mois environ, d'une *hypertrophie générale* des deux mamelles. A la date du 17 novembre 1833, le sein gauche avait 12 pouces et demi de circonférence, et le droit 15 pouces, mais il est dit dans l'observation que six mois auparavant le sein droit était considérablement plus gros. La tumeur du sein gauche était indolente. Celle du côté droit était, au contraire, très-irritable ; sa surface était si sensible, que la malade ne pouvait y supporter le plus léger contact. Les douleurs s'irradiaient dans toute la moitié droite du tronc, jusqu'à la région lombaire inclusivement, et dans le bras droit jusqu'au coude. Elles étaient assez vives pour empêcher le sommeil.

Pendant plusieurs mois les médecins et les chirurgiens de Londres épuisèrent toute la série des remèdes internes ; ils firent un grand nombre de saignées générales, plusieurs saignées locales, des frictions de toute sorte : le tout sans succès durable. La malade, désespérée, allait de service en service, d'hôpital en hôpital. Enfin, au mois de février 1834, étant dans le service de Guthrie, elle eut le bonheur de se faire, par accident, une fracture de côte. On appliqua sur la poitrine un bandage roulé, et les accidents ne tardèrent pas à se calmer. Le bulletin du 1er mars porte : « État satisfaisant ; « mamelle *indolente* et diminuant de volume. » La malade quitta alors l'hôpital, promettant bien de revenir aux consultations ; mais

(1) Rufz, *Affection douloureuse des glandes mammaires*, dans *Archives générales de médecine*, série IV, t. III, p. 83, septembre 1843.

on n'en entendit plus parler, ce qui paraît indiquer que la douleur ne reparut pas (1).

Dans ce cas, une simple *hypertrophie générale de la mamelle* était devenue le point de départ d'accidents identiquement semblables à ceux qui accompagnent les tumeurs les plus irritables. Mais on notera que la même cause existait des deux côtés, et que cependant les phénomènes névralgiques existaient seulement à droite. Le chirurgien ne paraît pas avoir compris l'heureuse influence de la fracture de côte, qui nécessita l'application d'un bandage serré autour de la poitrine; mais je n'hésite pas à attribuer à cette compression involontaire la prompte cessation des douleurs et la diminution de la tumeur. Je n'ai pas besoin d'ajouter que l'hypertrophie générale dont il est question diffère de l'*hypertrophie partielle* qui constitue les adénômes.

On trouve dans le même journal (2) une observation de White relative à une jeune fille hystérique nommée Elisabeth Pollar, âgée également de dix-huit ans, et atteinte d'une *hypertrophie générale* de la mamelle droite, compliquée de névralgie. La douleur retentissait surtout dans le dos, le long de la colonne vertébrale; elle était si vive, que la malade ne pouvait se coucher sur le dos, et qu'on se demanda un instant si elle n'avait pas une affection du rachis. Ventouses, sangsues, vésicatoires, frictions, acupuncture, remèdes internes, tout fut inutile : l'état de la maladie ne fit qu'empirer. L'observation en était là lorsqu'elle fut publiée. On n'avait pas essayé la compression, et pourtant le docteur White avait fait remarquer à ses élèves que, dans la névralgie des mamelles, alors qu'une pression très-légère est tout à fait insupportable, il arrive très-souvent qu'une pression très-forte ne détermine aucune douleur (3).

5° Une mulâtresse de quarante-huit ans éprouvait depuis dix ans dans le sein gauche des élancements profonds, parfois insupportables. La douleur revenait par accès irréguliers et très-rapprochés. Elle s'irradiait dans les clavicules et dans le dos. Le sein gauche paraissait à peine un peu plus volumineux que l'autre. La malade ne pouvait y supporter la moindre pression. Elle avait fait inutilement un grand nombre de remèdes. Enfin, le 8 mai 1839, M. Rufz se décida à enlever la *totalité du sein*. La guérison fut radicale. Voici la description de la tumeur : « Elle est environnée d'un tissu cel-

(1) *The London Med. and Surg. Journal*, vol. VI, p. 190, septembre 1834.

(2) *Loc. cit.*, vol. VI, p. 222.

(3) *Loc. cit.*

« lulaire graisseux très-abondant : son tissu propre est ferme, na-« cré, blanc, ayant l'aspect et la consistance d'un ligament ; on ne « distingue point de granulations ; deux ou trois points, qui sem-« blaient des noyaux pendant la vie, ont une texture homogène « avec le reste, et en ces points le tissu glandulaire est peut-être « un peu plus tassé. Çà et là on retrouve des pelotons de tissu cel-« lulaire graisseux. Sans crier sous le scalpel, le tissu glandulaire « est dur ; on n'en peut faire sortir aucun liquide. La membrane « propre de la glande s'en détache facilement et n'envoie point « dans la glande de prolongements remarquables. En un mot, cette « glande paraît presque à l'état naturel ; son tissu est seulement un « peu plus dur, plus nacré ; mais dans ces deux nuances on ne sau-« rait voir un commencement de dégénération (1). »

Il s'agissait, dans ce cas, d'une *induration fibreuse de la mamelle*, et cette affection, qui occupait toute l'étendue de la glande, ne paraissait pas de nature inflammatoire.

6° Dans le cas que j'ai cité plus haut (p. 485), et que j'ai observé l'année dernière à l'hôpital Saint-Antoine, la mamelle irritable n'était le siége d'aucune tumeur proprement dite. Mais elle présentait une tuméfaction générale accompagnée d'une légère élévation de température, sans signes d'inflammation véritable. Je puis me tromper en supposant qu'il s'agissait d'une *congestion chronique* de la mamelle ; mais ce qui est certain, c'est que ce cas se range dans une catégorie différente de celles qui précèdent, et de celles qui vont suivre.

7° Velpeau a vu plusieurs fois des *grains glanduleux hypertrophiés*, variant du volume d'une lentille au volume d'un pois, donner lieu à tous les accidents des tumeurs irritables, et il rapporte un cas où il en pratiqua l'excision (2). Quoique l'observation soit intitulée *grains glanduleux hypertrophiés*, il reste des doutes sur la nature de la petite tumeur, qui était ancienne et qui avait le volume d'un pois, mais dont les caractères anatomiques ne sont nullement indiqués. C'étaient sans doute des productions analogues à la précédente, qui provoquaient les irradiations névralgiques chez une femme de 42 ans dont M. Wickham a publié l'observation, très-curieuse quoique incomplète. Dix-neuf ans auparavant, à la suite d'un coup reçu sur la mamelle gauche, des douleurs très-vives s'étaient manifestées, et en même temps plusieurs petites tumeurs s'étaient formées dans

(1) Rufz, *mém. cit.*, dans *Archives générales*, 1843, t. III, p. 79.

(2) Velpeau, *Maladies du sein*, 1854, p. 264.

cette glande. Au bout de quelques années, les douleurs ayant redoublé d'intensité, le médecin de la malade se décida à enlever l'une des tumeurs ; puis une seconde. Il y eut du soulagement, mais les crises ne tardèrent pas à reparaître, et en outre de nouvelles tumeurs irritables se développèrent successivement dans les deux seins. Ces tumeurs toujours petites, et dont le volume ne dépassait pas celui d'une aveline, furent extirpées l'une après l'autre, par une série d'opérations dont le nombre s'éleva à 8 pour le sein gauche, à 7 pour le droit ; en y joignant les deux premières opérations pratiquées à gauche, on obtient un total de 17 opérations d'exérèse subies par cette malheureuse femme. N'ayant obtenu chaque fois qu'un soulagement momentané, elle se décida à venir à Paris, où elle fut admise d'abord à la Charité, dans le service de Velpeau, puis dans plusieurs autres hôpitaux, puis à l'hôpital Sainte-Marguerite, dans le service de Valleix qui lui fit six cautérisations au fer rouge sur le sein droit, cinq sur le sein gauche, et enfin à l'hôpital Beaujon, dans le service de Robert. A son entrée dans ce dernier hôpital, elle souffrait tellement qu'elle osait à peine se remuer dans son lit et qu'on était obligé de lui donner à manger. Sur les deux seins existaient diverses cicatrices provenant des opérations ; les deux mamelons avaient été enlevés, et on évalua qu'il ne restait qu'environ le tiers de chaque mamelle. La malade suppliait qu'on l'opérât encore. C'était le cas d'extirper largement et complétement tout ce qui restait des deux seins, en deux opérations successives et suffisamment espacées. Mais Robert voulut d'abord essayer les sétons, suivant le procédé de M. Rufz. Au bout d'un mois, les sétons ayant échoué, il pratiqua la cautérisation circulaire au fer rouge, méthode qui avait récemment réussi sur un autre malade de son service, mais qui cette fois resta sans efficacité. Finalement la malade sortit dans le même état qu'auparavant (1).

Les tumeurs ayant été extirpées en province, et la malade n'ayant pu donner aucun renseignement sur leur nature, la détermination de ce cas remarquable reste indécise. Il est à peu près certain toutefois que ces tumeurs très-nombreuses et toutes très-petites ne devaient pas être des adénômes proprement dits. Beaucoup de femmes présentent dans les deux seins de petits noyaux sphériques d'induration qui sont tout à fait indolents, qui n'ont aucune tendance à s'accroître, qui font corps avec le tissu glandulaire dont

(1) Wickham, *Propositions de pathologie. Des affections douloureuses des glandes mammaires*, etc., th. inaug. Paris, 1850, in-4, p. 15 (obs. v.)

ils ne se distinguent que par leur dureté, et qui jusqu'ici n'ont pas été étudiés par les anatomo-pathologistes. C'est cette lésion que Velpeau a désignée sous le nom de *grains glanduleux hypertrophiés ;* et je crois volontiers que le travail qui la produit participe de la nature de l'hypertrophie, mais d'une hypertrophie autre que celle qui produit les adénômes, et peut-être d'une hypertrophie purement fibreuse.

8° J'ai eu l'occasion d'examiner au microscope, en 1847, une tumeur irritable du volume d'une noisette, provenant d'une jeune fille de 20 ans opérée à l'Hôtel-Dieu par Blandin. Une autre tumeur de la même mamelle avait été enlevée par le même chirurgien deux ans auparavant ; la récidive s'était faite au bout de quelques mois, à 2 centimètres de la cicatrice ; mais tandis que la première tumeur était indolente, la seconde était devenue le siége de douleurs vives irradiées dans le cou et dans le bras. Ce fut cette seconde tumeur que j'étudiai au microscope : c'était un *adénôme* des mieux caractérisés, *avec prédominance de l'élément glandulaire.* J'ai eu, deux ans après, des nouvelles de l'opérée ; elle était toujours parfaitement guérie. C'est le seul cas d'adénôme irritable que j'aie pu jusqu'ici étudier anatomiquement. Mais le diagnostic des adénômes mammaires est assez précis aujourd'hui, pour qu'on puisse utiliser aussi les observations purement cliniques. Or, j'ai constaté plusieurs fois les signes les plus caractéristiques de l'adénôme chez des femmes atteintes de tumeurs irritables de la mamelle ; j'ai traité ces tumeurs par la compression, elles se sont comportées sous le bandage comme de véritables adénômes, et la névralgie a le plus souvent disparu en même temps que la résolution s'effectuerait d'une manière plus ou moins complète. Je dois ajouter que tous les cas de tumeurs irritables de la mamelle que j'ai vus, à l'exception d'un seul que j'ai déjà cité, m'ont paru être des adénômes.

9° Enfin Robert a observé un cas où l'état irritable de la mamelle paraissait entretenu simplement par une cicatrice, qui avait succédé à l'extirpation d'une tumeur irritable du volume d'une noisette. Les douleurs avaient cessé après l'opération, mais avaient reparu au bout de deux mois, dès que la cicatrisation avait été achevée. Un an après Robert constata que la mamelle était souple, mobile et *indolente.* Il n'y avait pas de névralgie intercostale, et il me paraît résulter de ces détails que le point de départ des douleurs était dans la cicatrice, qui était longue de 5 centimètres. Je rappellerai à cette occasion qu'un cas de cicatrice irritable du menton a été observé par Béclard sur lui-même (voy. plus haut p. 478). Robert pratiqua avec le fer rouge une cautérisation circulaire qui fut suivie de guérison, mais la malade fut perdue de vue au bout de deux mois, et on ne peut savoir si la guérison fut durable (1).

L'énumération qui précède n'est sans doute pas complète, et permet de penser que la plupart des tumeurs du sein, quelle qu'en soit la nature, peuvent devenir irritables; nous avons vu, en effet, qu'une névralgie, toujours à peu près la même, peut venir compliquer la marche des *cancers*, des *mammites chroniques*, des *kystes uniloculaires*, de l'*hypertrophie générale*, de la *congestion de la glande*, des *cicatrices de son tissu*, de l'*induration fibreuse*, de l'*hypertrophie isolée des petits grains glanduleux*, et enfin des *adénômes* proprement dits.

L'état irritable n'est donc pas inhérent à la nature des tumeurs. Il ne dépend pas de leur siége, puisque des tumeurs situées même en dehors de la mamelle, comme le cancer sous-mammaire observé par Velpeau, peuvent devenir irritables. Enfin il ne dépend pas davantage de leur volume, puisque, dans beaucoup de cas, elles sont très-petites, assez petites même pour être douteuses. Si nous songeons maintenant que toutes les affections que nous venons d'énumérer existent presque toujours sans complication névralgique, nous reconnaîtrons que l'état irritable est une complication dépendant de l'idiosyncrasie individuelle. Telle tumeur, qui chez la plupart des femmes serait tout à fait indolente, pourra provoquer, chez une femme très-irritable, des accidents névralgiques de la plus haute intensité. Le plus léger trouble de nutrition pourra donner lieu à des accidents semblables, et peut-être faut-il attribuer à des cas de ce genre, à des lésions trop peu caractérisées pour être appréciables au toucher, les observations relatives à des névralgies mammaires paraissant idiopathiques.

Après ces réserves faites, je dois dire pourtant qu'il y a une espèce de tumeur mammaire qui paraît tout particulièrement exposée à cette complication : ce sont les adénômes. Depuis le fait de Blandin, qui date de 1847, j'ai observé et traité six cas de tumeurs irritables de la mamelle, dont cinq étaient des adénômes. J'ajoute que le kyste glandulaire de l'une des observations de M. Rufz pouvait très-bien avoir eu pour point de départ un petit adénôme, parce que telle est l'origine la plus ordinaire des kystes de la mamelle. J'ajoute encore que l'hypertrophie isolée et probablement fibreuse des petits grains glanduleux, décrite par Velpeau, n'est pas sans

(1) Wickham, *thèse citée*, p. 21.

avoir quelque analogie de nature avec l'hypertrophie partielle qui constitue les adénômes. Enfin une analogie pareille existe entre les adénômes et les hypertrophies générales. On peut dire, par conséquent, que la plupart des névralgies mammaires ont pour point de départ les tumeurs qui sont la conséquence des divers modes d'hypertrophie glandulaire, et notamment les adénômes.

Or, il est clair que la compression tient le premier rang parmi les moyens propres à arrêter un travail d'hypertrophie. Les faits consignés dans le chapitre précédent ont montré que ce traitement fait résoudre et disparaître bon nombre d'adénômes, et que, lorsqu'il ne va pas jusque-là, presque toujours, du moins, il modifie avantageusement la marche de ces tumeurs. Il n'y a pas de raison pour que les adénômes irritables soient plus rebelles que les autres à l'action du bandage ; mais, avant de les traiter ainsi, il y a lieu de se demander si la complication névralgique est assez étroitement liée à l'état anatomique de la tumeur pour que le symptôme doive nécessairement s'amender en même temps que la lésion. Je pense que les faits connus jusqu'ici permettent de répondre par l'affirmative.

Il est certain, en premier lieu, que les malades qui ont été soumises à l'ablation de toute la glande mammaire, ou seulement à l'ablation de la tumeur, ont presque toujours été guéries radicalement de leur névralgie. On peut donc compter sur un résultat aussi heureux dans les cas où l'adénôme est susceptible de disparaître entièrement sous l'influence de la compression. Celle-ci paraît même avoir sur l'extirpation pure et simple de la tumeur l'avantage de modifier la nutrition du reste de la glande et de mettre obstacle à l'hypertrophie ultérieure de certains autres lobules qui, en produisant de nouvelles tumeurs, ont amené dans plusieurs cas la récidive des douleurs névralgiques.

D'un autre côté, deux observations de M. Rufz montrent qu'il suffit de modifier la structure des tumeurs irritables pour leur faire perdre plus ou moins complétement leur irritabilité. Ce chirurgien a traité deux femmes par les *incisions sous-cutanées* pratiquées avec un ténotome à travers la glande malade. Les plaies sous-cutanées ont guéri sans suppuration, et la névralgie, grandement améliorée dans un cas, s'est entièrement dissipée chez l'autre malade. M. Rufz paraît attribuer ce résultat avantageux à la section des nerfs mammaires. Il est fort probable qu'effectivement quelques filets nerveux ont dû être atteints par ces incisions multipliées ; mais le tissu de la tumeur, profondément divisé en plusieurs sens, a été le siége d'un travail de réparation qui en a certainement modifié la structure, et c'est à cette cause que, pour ma part, je crois pouvoir rapporter les effets constatés par M. Rufz.

Enfin M. Rufz a vu deux fois les accidents de la mamelle irritable disparaître à la suite du mariage. L'une des femmes eut trois enfants, qu'elle nourrit. La concision du texte ne permet pas de savoir si la guérison survint avant la première grossesse; mais l'auteur ne dit pas que l'autre malade ait eu des enfants. On sait que chez beaucoup de femmes, la seule influence des plaisirs conjugaux suffit pour faire développer les glandes mammaires, et si cette simple modification physiologique a pu guérir une mamelle irritable, c'est la preuve qu'il n'est pas nécessaire d'enlever les tumeurs, qu'il suffit de les modifier pour avoir le légitime espoir de faire cesser la névralgie.

Je ne puis donc me ranger à l'avis de Velpeau, qui considère le traitement des tumeurs irritables par la compression comme une sorte de pis aller. Il accorde qu'on peut y avoir recours, si l'on veut, avant d'en venir à l'opération; mais il est clair qu'il n'y attache aucune confiance (1), et il ne paraît pas qu'il ait essayé par lui-même d'en apprécier l'efficacité.

Je pense, au contraire, que ce traitement est le plus rationnel de tous; qu'il doit être employé avant tous les autres. Si la tumeur s'atrophie et disparaît entièrement, la guérison de la névralgie paraît à peu près assurée; si elle ne subit qu'une atrophie incomplète, tout permet de croire que cette modification de structure est suffisante pour mettre fin aux douleurs, ou du moins pour les rendre beaucoup plus supportables. Que la compression doive quelquefois échouer, c'est ce qui me semble fort probable, par le double motif qu'il y a des adénômes rebelles à ce moyen, et qu'il y a des tumeurs irritables qui ne sont pas des adénômes. Mais les résultats que j'ai obtenus dans les cinq cas d'adénômes irritables où j'y ai eu recours, permettent de considérer la méthode compressive comme l'une des plus efficaces, j'ajoute même comme la plus efficace de toutes celles qui ont été employées jusqu'ici; je ne parle pas, bien entendu, de l'ablation totale de la mamelle, ressource certaine selon toutes probabilités, mais aussi humiliante pour la chirurgie qu'effrayante pour les malades.

J'ai cité plus haut l'observation d'une jeune fille qui était en traitement depuis plusieurs mois pour une mamelle irritable, et

(1) Velpeau, *loc. cit.*, p. 268.

chez laquelle on vit disparaître la névralgie et diminuer la tumeur peu de jours après une fracture de côte qui avait nécessité l'application d'un bandage roulé autour de la poitrine. Ce fait est bon à rappeler; mais on a vu que le chirurgien n'avait pas même soupçonné que son bandage compressif eût exercé quelque influence sur la marche de la maladie.

J'ai lieu de croire que M. Rufz est le premier praticien qui ait eu recours sciemment à la compression, dans le cas de tumeur irritable. Il a appliqué deux fois cette méthode avec un succès qui n'a été que temporaire. La première malade, âgée de dix-sept ans, avait déjà, depuis dix mois, essayé inutilement toutes sortes de remèdes, lorsqu'il la décida à se soumettre à la compression. Au bout de six semaines, les douleurs disparurent, le sein devint plus souple ; la malade, paraissant entièrement guérie, retourna chez elle ; mais M. Rufz apprit ultérieurement que les douleurs avaient reparu au bout de deux mois (1). La seconde malade était celle dont j'ai déjà parlé, et qui était atteinte d'un kyste uniloculaire de la mamelle. On avait déjà appliqué trois cents sangsues et toutes sortes de remèdes, lorsque M. Rufz fut consulté. Cette fois, la compression, appliquée pendant un mois seulement, fit entièrement disparaître la douleur, qui ne revint qu'au bout de dix-huit mois (2). Les kystes n'étant pas de nature à se résoudre sous l'influence de la compression, il n'est pas étonnant que la tumeur ait persisté et que de nouveaux accidents se soient manifestés à une époque ultérieure. Il est probable que cette récidive aurait pu être traitée par le même moyen et avec le même succès que la première névralgie ; mais on n'en fit pas la tentative, et j'ai déjà dit que le chirurgien eut recours avec succès à l'opération sanglante.

Je ne connaissais pas encore ces trois faits lorsque j'eus pour la première fois, en 1855, l'occasion de traiter une tumeur irritable de la mamelle. La tumeur étant évidemment un adénôme, je pensai que la compression, dont j'avais déjà éprouvé l'efficacité dans les cas d'adénôme simple, pourrait amener, avec la résolution de la tumeur, la cessation des douleurs. J'obtins un succès immédiat très-satisfaisant ; mais la malade ayant quitté l'hôpital et ne m'ayant plus donné de ses nouvelles, le résultat définitif est resté inconnu. Depuis lors, j'ai traité de la même manière quatre autres cas d'adénômes irritables, et ces quatre malades ont été entièrement déli-

(1) *Archives générales*, 1843, série IV, t. III, p. 75.

(2) Rufz, *loc. cit.*, p. 82. Voyez plus haut, p. 489.

vrées de leur névralgie, quoique chez deux d'entre elles un petit noyau d'engorgement dur et indolent, dernier vestige de l'adénôme, ait persisté dans la mamelle. Dans l'un de ces cas, la tumeur était tellement irritable, et la malade éprouvait de telles douleurs au moindre attouchement, que je crus devoir recourir à l'inhalation du chloroforme pour l'application du premier bandage. Je n'insisterai pas plus longtemps sur ces observations, que j'ai publiées *in extenso* dans un mémoire spécial (1), à l'exception toutefois de la dernière, qui ne date que du mois de mai 1867. Dans ce dernier cas, l'adénôme a été réduit, en six semaines, du volume d'une noix à celui d'une très-petite noisette. Les douleurs, notablement atténuées dès la première semaine, se sont éteintes au bout d'un mois, et elles n'avaient pas reparu en janvier 1868, époque où j'ai eu pour la dernière fois des nouvelles de la malade.

Je ne prétends pas que la compression doive toujours réussir aussi bien. Je puis avoir rencontré une série heureuse ; et d'ailleurs je n'ai eu à traiter que des cas où l'affection était peu ancienne, puisque chez aucune de mes malades elle ne datait de plus de deux ans. Les cas invétérés seraient peut-être plus rebelles ; c'est ce que l'expérience nous apprendra plus tard. Quoi qu'il en soit, il me semble bien établi qu'il est toujours indiqué de recourir avec persévérance à la compression avant de se décider à traiter les adénômes irritables par l'opération sanglante. Quant aux tumeurs mammaires irritables qui ne sont pas des adénômes, et il y en a beaucoup, sans aucun doute, la compression ne pourra probablement pas les guérir aussi bien, et on a vu effectivement que je n'ai pu réussir par ce moyen, dans un cas où le gonflement du sein m'a paru la conséquence d'une congestion générale de la glande. Il me paraît probable néanmoins que la compression méthodique est de nature à déterminer l'atrophie des parties qui sont le point de départ de l'irritation, et à diminuer la sensibilité de la glande. Je n'hésiterais donc pas à en faire l'essai, alors même que je n'espérerais pas obtenir la résolution de la tumeur.

Si la compression échoue, on est autorisé, je pense, à proposer l'extirpation de la tumeur, car les autres moyens qui ont été proposés sont peu efficaces. Je ne parle pas des calmants locaux ou généraux qui ne sont que des palliatifs tout à fait insuffisants. Les vésicatoires volants préconisés par Velpeau, les saignées locales,

(1) Broca, *Sur le traitement des adénômes et des tumeurs irritables de la mamelle par la compression*, dans *Bulletin de thérapeutique*, 1862, t. LXII, p. 209 et 246.

les cautérisations transcurrentes, ne sont guère plus utiles. Les badigeonnages d'iode, continués pendant longtemps, pourraient être essayés peut-être, dans certains cas d'engorgement général, avec plus de chances de succès; mais ce n'est qu'une conjecture sans base expérimentale. Restent les moyens chirurgicaux proprement dits. M. Rufz a essayé l'acupuncture, le séton, les incisions sous-cutanées; ces deux derniers procédés ont été appliqués, après lui, par d'autres chirurgiens; ils ont donné une guérison, quelques améliorations, mais ils ont le plus souvent échoué. Somme toute, c'est l'extirpation qui me paraît mériter la préférence, d'autant mieux que, la tumeur étant en général très-petite, l'opération offre fort peu de gravité. La récidive qui, comme on l'a vu dans plusieurs des observations précitées, est due presque toujours à l'apparition d'une nouvelle tumeur indépendante de la première, réclamerait le même traitement; toutefois, si plusieurs récidives se produisaient successivement, comme dans ce cas si remarquable dont j'ai emprunté l'histoire à M. Wickham (voy. plus haut, p. 491), il faudrait se décider à pratiquer l'extirpation totale de la glande mammaire, et cette opération serait suivie sans doute d'une guérison radicale.

Un mot enfin sur les cancers irritables de la mamelle ou du tissu conjonctif sous-mammaire. La compression ici ne doit pas être tentée si la tumeur est opérable; elle doit céder le pas à l'opération. Mais, lorsqu'un cancer mammaire inopérable est compliqué de très-vives douleurs, la compression peut être employée comme moyen palliatif. Je l'ai essayée deux fois, à la Salpêtrière, dans des cas de ce genre, malgré l'existence d'une large ulcération, qui fournissait une quantité notable d'ichor, et qui m'obligeait à changer le bandage tous les matins. La première malade fut soulagée pendant quelques jours. L'autre ne put supporter le bandage. — Ces résultats ne m'ont pas paru encourageants, et je ne les mentionne ici que pour mémoire. J'ai parlé ailleurs (t. I, p. 401) de plusieurs autres moyens palliatifs qui ne sont pas beaucoup plus efficaces.

CHAPITRE XVI

DES ADÉNOMES MULTIGLANDULAIRES OU POLYADÉNOMES

§ 1. — Généralités. — Historique.

Les polyadénômes sont des tumeurs constituées principalement par l'hypertrophie simultanée d'un grand nombre de petites glandes de même nature, très-rapprochées les unes des autres.

Ils ont cela de commun avec les monadénômes qu'ils sont dus à un travail d'hypertrophie, et même d'hypertrophie *partielle*, comme nous le prouverons tout à l'heure; mais ils en diffèrent en ce qu'ils sont dus à une cause moins localisée. Cette cause n'agit plus seulement sur un point circonscrit, elle exerce son action sur une région plus ou moins étendue. En d'autres termes, le monadénôme paraît se développer en vertu d'un simple accident de nutrition parfaitement local, n'atteignant qu'un seul organe, n'atteignant même le plus souvent qu'un point très-limité de cet organe; tandis que, dans le polyadénôme, l'hypertrophie simultanée d'un grand nombre de petits organes, semblables entre eux et très-voisins, mais parfaitement indépendants les uns des autres, est l'indice d'une sorte de diathèse partielle qui plane à la fois sur tous ces organes. Or, parmi les conditions qui concourent à donner plus ou moins de gravité aux productions accidentelles, l'une des plus importantes est sans contredit l'élément étiologique, et on peut dire d'une manière assez générale, quoique cette règle ne soit pas sans exception, que plus la cause d'une tumeur est locale et restreinte, plus il y a de chances pour que cette tumeur soit inoffensive. Il est donc permis de prévoir, d'après ce premier aperçu, que les polyadénômes ont des tendances plus fâcheuses que les monadénômes. Mais on prévoit en même temps que la gravité des polyadénômes doit présenter de très-grandes variations, suivant que la cause dont ils dépendent agit sur une région plus ou moins étendue. Beaucoup d'entre eux, dont la cause est limitée à un très-petit espace, forment des tumeurs assez bien circonscrites, et, quoiqu'ils puissent se propager et devenir le point de départ d'une affection très-grave, ils peuvent aussi, et c'est le cas le plus ordinaire, rester stationnaires ou du moins respecter l'intégrité des tissus environnants. On a donc toute chance d'obtenir une guérison radicale lorsqu'on les enlève à temps et d'une manière complète. Mais d'autres polyadénômes sont diffus. Au delà des glandes franchement hypertrophiées, on en trouve d'autres qui sont en voie d'hypertrophie, et on passe de ces dernières aux glandes tout à fait saines par des transitions insensibles; la cause qui produit la tumeur déborde par conséquent les limites apparentes du mal et on ne peut savoir jusqu'où s'étend son influence. Il en résulte que la récidive est à craindre non-seulement lorsqu'on enlève tout ce qui paraît malade, mais encore lorsqu'on dépasse notablement les limites de la tumeur, et que la section porte de tous côtés sur des tissus actuellement tout à fait sains.

Nous allons essayer de donner une description *générale* des polyadénômes, comme nous l'avons fait pour les monadénômes, sans nous dissimuler qu'ici nous nous engageons sur un terrain encore fort peu connu. Cette description générale n'existe pas jusqu'ici dans la science. On trouve bien çà et là quelques observations détaillées et même des mémoires partiels sur telle ou telle espèce de polyadénômes; ce sont des matériaux précieux que nous chercherons à utiliser. Mais personne encore n'a nettement circonscrit ce groupe, en y faisant rentrer toutes les tumeurs particulières qui s'y rattachent, et en le séparant de celles qui, sans se confondre avec lui, s'en rapprochent par divers caractères. Cette délimitation est assez épineuse. La ligne de démarcation entre les polyadénômes d'une part, et les monadénômes, les hypertrophies simples, les épithéliômes, d'autre part, est loin d'être toujours parfaitement tranchée; il existe en outre des différences assez notables entre les diverses espèces et les diverses variétés de polyadénômes. Pour nous retrouver au milieu de ces gradations nuancées, nous aurons besoin de tenir compte de tous les caractères cliniques ou physiologiques, tout en prenant pour point de départ ceux que révèle l'anatomie pathologique.

L'origine de nos connaissances sur les polyadénômes est récente; car les glandules qui sont le siége de cette affection sont pour la plupart microscopiques, et quoiqu'on connût depuis longtemps l'existence de beaucoup d'entre elles, c'est depuis une vingtaine d'années seulement qu'on en a découvert la structure.

On a vu dans l'*Historique général* (t. I, p. 21) que dès 1775, Girard avait attribué les loupes du cuir chevelu à la dilatation des glandes sébacées ; cette opinion, tour à tour rejetée ou reprise, avait fini par prévaloir ; on savait donc que de petits organes glandulaires microscopiques peuvent devenir le point de départ de tumeurs volumineuses. D'un autre côté, les dermatologistes avaient attribué avec raison à l'hypertrophie de ces glandes sébacées certaines tumeurs multiples de la peau, confondues avec beaucoup d'autres sous les noms d'*acné* et de *molluscum*. Enfin un grand nombre d'autres glandes, notamment celles de la vulve (Huguier, Robert), avaient été reconnues comme donnant lieu à de petites tumeurs multiples, mais indépendantes les unes des autres. De là à l'idée de rapporter certaines tumeurs cutanées ou muqueuses au développement simultané de plusieurs glandes voisines, il n'y avait qu'un pas ; cette idée s'est présentée sans aucun doute à l'esprit d'un grand nombre de personnes, et elle a paru tellement simple qu'elle s'est répandue sans qu'il soit possible de l'attribuer à quelqu'un en particulier. Ainsi j'ai vu plusieurs fois à la Société anatomique, de 1846 à 1850, des tumeurs polypiformes de l'estomac ou de l'intestin, tumeurs dont la nature ne fut pas déterminée au microscope, mais qui furent cependant considérées par plusieurs personnes comme des hypertrophies folliculaires.

J'ai lieu de croire que M. Fuhrer, d'Iéna (*Deutsche Klinik*, mai 1850, n° 20), est le premier auteur qui ait nettement déterminé la nature des polyadénômes. Examinant au microscope plusieurs meurs globuleuses et pédiculées qui s'étaient développées chez une femme de 60 ans dans le sillon naso-labial, et que M. Langenbeck venait d'enlever par excision, M. Fuhrer trouva que chacune de ces tumeurs se composait presque exclusivement d'un grand nombre de glandes *sudoripares* hypertrophiées. Cette observation remonte à 1849. L'année suivante, M. Fuhrer étudia plusieurs tumeurs de même nature développées sur la tête d'un jeune enfant, et sur ces nouvelles pièces il put suivre pas à pas les principales modifications de structure que le travail hypertrophique fait subir aux glandes sudoripares. La question des polyadénômes venait ainsi de faire un grand pas, mais les tumeurs examinées et décrites par M. Fuhrer étaient circonscrites, pédiculées, n'avaient manifesté aucune tendance à la propagation ni à l'ulcération, et paraissaient tout à fait bénignes. On ignorait encore que ces tumeurs pouvaient simuler des tumeurs cancéreuses et surtout des tumeurs épithéliales. On ne connaissait pas celles qui sont diffuses, et les micrographes eux-mêmes, par une erreur qui sera expliquée plus loin, les confondaient constamment avec les autres épithéliômes.

Tous ceux qui avaient étudié au microscope les cancroïdes de la peau ou des muqueuses, avaient reconnu que ces tumeurs renferment fréquemment des glandes plus ou moins hypertrophiées, et dès 1846 M. Mayor fils, de Genève, avait signalé une forme de cancroïde de la peau qu'il appelait la *forme folliculeuse*. Mais on considérait ces lésions des glandes comme étant toujours l'effet et jamais la cause des cancroïdes, erreur bien naturelle, car il était certain que, dans beaucoup d'épithéliômes, l'altération des glandes n'était que consécutive.

Ce fut M. Robin qui en 1852, dans une *Note sur quelques hypertrophies glandulaires* (1), signala pour la première fois les cancroïdes d'origine polyadénique. Après avoir montré que beaucoup de tumeurs *circonscrites* et polypiformes de la muqueuse utérine sont constituées par l'hypertrophie d'un grand nombre de glandules, il décrivit une affection *diffuse* de la même membrane, et montra que l'hypertrophie des glandules utérines pouvait donner lieu à des tumeurs ulcérées, végétantes, confondues jusqu'alors avec l'épithéliôme du col utérin. Il alla plus loin, car il indiqua très-exactement la nature du travail pathologique qui, à un moment donné, amène la destruction des parois de certains tubes glandulaires, puis l'effusion de leur contenu épithélial dans les tissus adjacents, et qui dès lors fait suivre à la maladie une marche semblable à celle de l'épithéliôme. On peut dire qu'à partir de ce moment la question particulière des polyadénômes utérins était en grande partie résolue. Mais M. Robin ne s'était pas borné à cette étude spéciale ; il avait compris que ces faits étaient susceptibles de généralisation ; il en avait rapproché un cas de polyadénôme de la muqueuse nasale, qui s'était présenté d'abord sous la forme d'un simple polype, et qui avait récidivé après l'arrachement, en pénétrant dans le sphénoïde et l'ethmoïde, et en produisant une méningite mortelle. Enfin, il avait annoncé que certaines tumeurs polypiformes de la muqueuse rectale sont dues à l'hypertrophie des glandules de cette membrane. Pour s'élever du premier coup jusqu'à une généralisation plus étendue, il ne lui manquait peut-être que de connaître les observations de M. Fuhrer sur les glandes cutanées, observations déjà publiées en Allemagne depuis deux ans, mais qui n'avaient eu en France aucun retentissement.

La même année, 1852, un de mes élèves, M. Rombeau, me remit, de la part de M. Guersant, une tumeur diffuse et non ulcérée

(1) *Gaz. des hôpitaux*, 1852, p. 41.

qui provenait du doigt d'un jeune enfant. J'y trouvai, au milieu d'une assez notable quantité de tissu fibreux, un nombre considérable de glandes sudoripares qui étaient évidemment agrandies, mais qui n'étaient d'ailleurs pas déformées. L'hypertrophie dont ces glandes étaient le siége était-elle primitive, et essentielle, en quelque sorte? ou n'était-elle pas plutôt consécutive à l'hypertrophie de la peau? Je me ralliai à cette dernière opinion. Mais M. Verneuil à qui je montrai la pièce, rapprochant ce fait de ceux de M. Fuhrer, de ceux de M. Robin et de quelques autres observations antérieures où il avait vu des glandes sudoripares hypertrophiées dans le tissu de certains épithéliômes ulcérés, M. Verneuil, dis-je, pensa au contraire que les glandes sudoripares étaient le siége primitif de la lésion, qu'elles constituaient l'élément essentiel de la tumeur, et que celle-ci, abandonnée à elle-même, aurait pu revêtir plus tard la marche des cancroïdes. Cette idée me parut alors un peu hasardée, mais les recherches ultérieures de M. Verneuil prouvèrent qu'il avait vu juste, et son remarquable mémoire *sur quelques maladies des glandes sudoripares*, publié en 1854 (1), ne tarda pas à dissiper tous les doutes. Il avait eu l'occasion d'étudier sur plusieurs pièces l'évolution des hypertrophies sudoripares, depuis la simple ampliation des glandes jusqu'à la transformation de la tumeur en épithéliôme, par suite de la rupture des parois glandulaires, et de l'infiltration de leurs éléments épithéliaux dans le tissu conjonctif environnant; il avait assisté à la déformation des tubes dilatés par l'épithélium, aux modifications de cet épithélium et à la production des globes épidermiques. Il put ainsi donner une description à peu près complète d'une affection dont personne avant lui n'avait connu l'importance, les conséquences et la gravité.

En résumé, M. Fuhrer a découvert l'*existence* des polyadénômes *sudoripares*, mais n'en a pas connu l'évolution. M. Robin a découvert les polyadénômes des *muqueuses*, il en a étudié l'évolution et les a distingués de l'épithéliôme primitif de ces membranes. Enfin, M. Verneuil, étudiant à son tour l'évolution des polyadénômes sudoripares, a montré que les altérations dont ils deviennent le siége peuvent amener la formation d'une espèce particulière de cancroïde, distincte sinon par sa marche, du moins par son origine, des autres variétés d'épithéliômes de la peau.

(1) *Arch. générales de médecine* 1854, 5e série, t. IV, p. 447-468, et p. 693-705. C'est dans ce travail, p. 448, que M. Verneuil a fait connaître pour la première fois les abcès des glandes sudoripares.

Après la découverte de ces trois faits principaux, il ne restait plus pour ainsi dire qu'à glaner. J'ai ajouté, si je ne me trompe, aux catégories déjà connues de polyadénômes, celles qui sont constituées par l'hypertrophie des *glandes sébacées* de la peau, celles qui ont leur siége dans les petites *glandes lacrymales accessoires* dites de Rosenmüller, dans les *glandes sous-muqueuses de la bouche*, dans les *glandes tubuleuses* de l'estomac, de l'intestin grêle et du colon, et dans le groupe des *follicules mucipares* qui entourent chez la femme l'orifice extérieur de l'urèthre. Il faut y joindre peut-être l'*hypertrophie de la caroncule lacrymale*, dont j'ai déjà parlé plus haut (p. 426). Cette caroncule, quoique formée en réalité par un amas de glandules, constitue un organe assez circonscrit pour qu'on puisse le considérer comme une seule glande, et rattacher son hypertrophie au groupe des adénômes proprement dits. Au point de vue de l'examen anatomique, au point de vue surtout de la forme et du volume des culs-de-sac glandulaires et de la disposition de l'épithélium, l'hypertrophie de la caroncule lacrymale se rapproche des adénômes bien plus que des polyadénômes. Mais au point de vue de la marche clinique, et de la possibilité de la transformation en épithéliôme, elle se rapproche plutôt des adénômes multiglandulaires. A ce titre, j'aurai l'occasion d'en dire plus loin quelques mots, qui auraient été moins bien placés peut-être dans le chapitre des monadénômes.

En résumé, dans toute région où existent un grand nombre de glandules très-rapprochées, l'hypertrophie collective de ces petits organes peut donner lieu à des tumeurs tantôt diffuses, tantôt circonscrites. Quoique l'évolution particulière qui amène la transformation de ces tumeurs en épithéliômes n'ait été observée jusqu'ici que dans quelques-unes des régions où elles se développent, elles n'en constituent pas moins un groupe anatomo-pathologique parfaitement défini, pour lequel j'ai proposé depuis longtemps le nom, aujourd'hui assez généralement adopté, de *polyadénômes*.

§ 2. — Siége et division.

Les glandules dans lesquelles jusqu'ici on a vu naître des polyadénômes sont les suivantes : 1° les glandes sudoripares ; 2° les glandes sébacées de la peau ; 3° les glandes lacrymales accessoires de Rosenmüller ; 4° les glandes sous-muqueuses de la lèvre et du voile du palais ; 5° les glandes muqueuses de la pituitaire ; 6° les glandes de la muqueuse stomacale ; 7° les glandes de Lieberkuhn (intestin grêle) ; 8° les glandes tubuleuses de la muqueuse du gros intestin, et notamment de la moitié inférieure du rectum; 9° les glandes de la muqueuse utérine; 10° enfin les follicules muqueux de la vulve, et particulièrement ceux qui entourent l'orifice de l'urèthre.

Toutes ces glandes, à l'exception des palatines et des labiales, qui sont sous-muqueuses, font partie intégrante de la peau ou des muqueuses. On peut donc diviser les polyadénômes en trois groupes, sous le rapport de leur siége : ceux de la peau, ceux des muqueuses, et enfin ceux du tissu conjonctif sous-muqueux.

Sous le rapport de la nature, ou plutôt de la structure des glandes qui les constituent, les polyadénômes peuvent être ramenés à deux catégories : 1° ceux qui occupent des glandes *tubuleuses* ou en *cæcum;* 2° ceux qui occupent des glandes *acineuses* ou *en grappe.* Les polyadénômes des glandes sudoripares, ceux de l'estomac, de l'intestin grêle, du gros intestin, et de l'utérus, rentrent dans la première catégorie. La seconde comprend les polyadénômes sous-muqueux, ceux des glandes sébacées de la peau, ceux de la membrane pituitaire, et enfin ceux des follicules mucipares de la vulve et de l'urèthre. En établissant cette dernière division nous nous proposons seulement de rendre plus simple la description anatomique des polyadénômes; cela nous permettra d'éviter de nombreuses répétitions. Mais nous reconnaissons que cette division est artificielle, car il n'y a pas plus d'analogie clinique entre les polyadénômes de chacune de ces deux catégories qu'il n'y en a entre eux et ceux de l'autre catégorie.

Une division beaucoup plus importante, à tous égards, est celle qui consiste à distinguer les polyadénômes *circonscrits* des polyadénômes *diffus*. Les premiers forment des tumeurs bien nettement limitées, à contours arrondis, et ont le plus souvent la forme pédiculée. Ils sont ordinairement inoffensifs, et, lorsqu'on les enlève, ils ont peu ou point de tendance à récidiver. Les polyadénômes diffus, au contraire, sont disposés à s'ulcérer, à se propager, à récidiver et à se comporter comme des cancroïdes; ces accidents sont la conséquence de leur transformation en épithéliômes.

§ 3. — Anatomie et physiologie pathologiques.

Les polyadénômes se composent principalement d'éléments glandulaires, au milieu desquels on retrouve le plus souvent les autres éléments anatomiques de la région affectée; mais ceux-ci ne s'y montrent qu'en proportion minime, et bien inférieure à celle qui s'observe à l'état normal. L'hypertrophie n'a donc pas atteint uniformément tous les éléments normaux; elle a porté principalement ou même exclusivement sur les glandules. Lorsqu'une membrane tégumentaire possède deux espèces de glandes, comme cela a lieu à la peau, l'hypertrophie se limite toujours aux glandules d'une seule espèce. Ainsi, dans les polyadénomes sudoripares, les glandes sébacées sont atrophiées et même, le plus souvent, entièrement détruites; de même, on ne trouve pas de glandes sudoripares dans les polyadénômes sébacés. Il résulte de là que les polyadénômes, considérés par rapport à la région où ils se développent, doivent être rangés dans la classe des hypertrophies *partielles*.

Si maintenant, au lieu d'envisager la région dans son ensemble, on considère en particulier chacune des glandules, on trouve que celles-ci ne sont pas simplement élargies, et qu'elles n'ont pas conservé leur structure normale, comme cela aurait lieu s'il s'agissait d'une hypertrophie *générale*. On sait que la cavité glandulaire la plus simple se compose de deux éléments; une membrane d'enveloppe, et une couche intérieure d'épithélium: or, l'hypertrophie, dans les polyadénômes, porte principalement sur l'épithélium; les parois des cavités glandulaires, loin de s'hypertrophier au même degré, sont toujours distendues et amincies, souvent atrophiées, quelquefois entièrement détruites, de telle sorte qu'alors la masse épithéliale, privée d'enveloppe, se trouve en contact avec les tissus environnants, et fait irruption au milieu d'eux. Le travail d'hypertrophie n'a donc pas atteint uniformément tous les éléments de la glande.

Ainsi, par rapport à chaque glandule en particulier, comme par rapport à l'ensemble de la région affectée, les polyadénômes doivent être considérés comme des *hypertrophies partielles*.

Cette proposition est générale, si l'on ne considère que les polyadénômes chirurgicaux, c'est-à-dire ceux de la peau et des muqueuses accessibles à la vue et au toucher; mais j'ai vu, dans l'estomac et dans l'intestin grêle, de petites tumeurs polypiformes constituées par des glandes tubuleuses qui semblaient à peu près uniformément hypertrophiées. Quoique le contenu épithélial fût assez abondant pour distendre et déformer les tubes glandulaires, ceux-ci avaient des parois au moins aussi épaisses qu'à l'état normal. Le tissu conjonctif interposé était plutôt hypertrophié qu'atrophié; la coupe de la tumeur était lisse, sa trame était souple, nullement friable. Ces caractères diffèrent assez notablement de ceux des autres polyadénômes que nous allons décrire maintenant.

La tumeur, étant due principalement au développement de l'épithélium glandulaire, qui ne possède presque aucune cohérence, présente une consistance en général assez molle. Son tissu est assez fragile pour qu'on puisse l'écraser sous la pression des doigts. Lorsqu'on y pratique préalablement une coupe au bistouri, on peut ensuite y pénétrer aisément avec l'ongle. Cette coupe n'est jamais lisse, lors même qu'on l'aurait faite avec un instrument bien tranchant. Elle est comme granuleuse, et cet aspect granuleux se prononce bien plus encore sur les coupes obtenues par déchirure. Il n'en peut pas être autrement, au moins dans l'origine, parce que les glandules hypertrophiées ne forment pas un tout continu; elles sont isolées de leurs voisines, quoiqu'elles soient presque toujours en contact immédiat avec elles. Mais, à une époque plus avancée, certains polyadénômes peuvent perdre cet aspect granuleux dans une partie de leur étendue, lorsque les parois des cavités glandulaires sont détruites, et que leur contenu épithélial se répand dans les interstices interglandulaires. Jamais toutefois, même dans les polyadénômes les plus avancés, je n'ai vu la coupe de la tumeur perdre entièrement son apparence granuleuse, qui persiste toujours sur quelques points à un degré suffisant pour permettre de distinguer la tumeur de la plupart des autres, et notamment des cancers encéphaloïdes.

J'ai enlevé, en 1855, à l'Hôtel-Dieu, chez un vieillard de 82 ans, un polyadénôme sébacé du nez qui datait déjà d'un grand nombre d'années, mais qui avait pris, depuis peu de temps, un accroissement rapide. La tumeur avait atteint le volume d'une noix muscade. Elle était circonscrite et un peu pédiculée. Son tissu était très-friable et offrait au plus haut degré l'apparence granuleuse. On y apercevait en outre un assez grand nombre de *lacunes* qui se présentaient sur la coupe sous l'aspect de *petits trous irréguliers*.

La consistance des polyadénômes est subordonnée à la proportion relative d'éléments glandulaires qu'ils renferment. Elle est d'autant plus molle, le tissu est d'autant plus fragile, que ces éléments prédominent davantage. On comprend ainsi pourquoi beaucoup de polyadénômes se ramollissent en se développant. C'est un phénomène entièrement semblable à celui qui se produit fréquemment dans les monadénômes avec prédominance des acini.

Le tissu des polyadénômes, surtout de ceux de la peau, est peu vasculaire, à moins que la tumeur ne soit ulcérée, auquel cas un très-riche réseau de capillaires peut se développer dans la couche la plus superficielle qui forme le fond de l'ulcère. C'est surtout dans les cas où la surface ulcérée se recouvre de végétations, que ces vaisseaux superficiels deviennent abondants. Ils forment des anses enroulées et innombrables qui donnent aux végétations une couleur d'un rouge plus ou moins vif, et qui saignent avec la plus grande facilité. Mais cette vascularité exubérante n'occupe jamais qu'une couche peu épaisse, au-dessous de laquelle le tissu de la tumeur est à peine parcouru par quelques stries capillaires. Je ne dois pas insister ici plus longuement sur une disposition qui a été décrite en détail dans les généralités relatives à l'ulcération des tumeurs (voy. plus haut, t. I, p. 231 et suiv.).

La substance propre des polyadénômes, abstraction faite de la couche superficielle de ceux qui sont ulcérés, possède une couleur pâle, blanchâtre, grisâtre ou jaunâtre. Lorsqu'elle est très-molle, elle offre bien quelque ressemblance avec l'encéphaloïde; mais elle en diffère d'abord par l'aspect granuleux précédemment décrit, ensuite et surtout par l'absence d'un véritable suc lactescent. L'espèce de pulpe qu'on en extrait par le grattage ne se mêle pas à l'eau; elle s'y divise en petites masses flottantes, inégales, souvent irrégulières, qui, placées sous le microscope, présentent la structure et la disposition des épithéliums glandulaires.

Parlons maintenant des résultats de l'examen microscopique. Il est toujours caractéristique pour un observateur exercé; mais les déformations consécutives des éléments glandulaires peuvent rendre cet examen difficile. C'est dans les tumeurs qui n'ont pas encore subi ces altérations qu'on apprécie le plus nettement la nature des polyadénômes.

On reconnaît alors, *sous de faibles grossissements,* que la tumeur est composée principalement de cavités glandulaires, dont la structure fondamentale est la même que celle des glandes normales de la région. Là où les glandes normales sont tubuleuses, les glandes du polyadénôme sont tubuleuses; là où celles-là sont acineuses, celles-ci le sont également. Si l'on se bornait à examiner la partie centrale de la tumeur, on pourrait être tenté quelquefois de méconnaître cette ressemblance; mais si l'on étudie le tissu couche par couche, jusqu'aux limites du mal, on reconnaît bien manifestement que la tumeur ne comprend qu'une seule espèce de glandes, et que celles-ci proviennent de l'hypertrophie partielle des glandes normales, car on trouve toutes les transitions entre ces dernières et celles qui sont le plus altérées.

Les modifications que l'hypertrophie fait subir aux glandes des polyadénômes sont relatives au volume des cavités glandulaires, à leur forme, à l'épaisseur de leur paroi, enfin à l'état de l'épithélium.

Sous le rapport du volume, les cavités glandulaires sont en général élargies à un degré très-notable. Mais cette ampliation ne rend compte que d'une manière très-insuffisante du volume de la tumeur. Cette dernière constitue quelquefois une masse cent fois plus considérable que ne l'était dans l'origine la petite portion de membrane tégumentaire qui en a été le point de départ. C'est ce qui a lieu dans beaucoup de polyadénômes circonscrits, implantés sur les muqueuses, ou même sur la peau, par un pédicule étroit. Or, dans beaucoup de ces tumeurs, les cavités glandulaires sont à peine deux ou trois fois plus larges qu'à l'état normal, et quoique les volumes des corps soient proportionnels aux cubes de leurs diamètres, cette ampliation est bien inférieure à celle qui pourrait donner à la tumeur son volume total. D'ailleurs il arrive souvent que les cavités glandulaires sont à peine plus larges que les cavités des glandes normales. J'ai parlé à une autre occasion d'une dame à qui j'ai enlevé par écrasement linéaire une énorme tumeur végétante du col utérin (voy. t. I, p. 233). Cette tumeur était un polyadénôme. Elle remplissait tout le vagin, et si on la comparait à la masse totale de la muqueuse du col de l'utérus, on trouvait que le volume de cette dernière avait plus que centuplé. Le diamètre des tubes glandulaires cependant n'était guère plus que doublé. Ce n'est donc pas la seule ampliation des cavités glandulaires qui constitue les polyadénômes. Le volume de la tumeur est dû en grande partie à la *multiplication* de ces cavités.

Les glandes sébacées normales sont à peu près les plus simples de toutes les glandes en grappes. Quelques-unes sont de simples cavités en forme de bourse, et ne se composent par conséquent que d'un seul cul-de-sac. La plupart se composent de 3 à 4 culs-de-sac qui donnent sous le microscope un aspect comparable à celui d'une feuille à trois ou quatre lobes. Enfin les glandes sébacées les plus compliquées possèdent au plus 15 à 20 culs-de-sac glandulaires disposés en quatre ou cinq petits groupes secondaires. Or, dans les polyadénômes sébacés, j'ai vu le nombre de culs-de-sac s'élever à plusieurs centaines pour une seule glande, ainsi que je pouvais m'en assurer en voyant ces culs-de-sac former de petits lobules fusionnés à leur base. La multiplication des culs-de-sac glandulaires s'effectue, dans les polyadénômes des glandes en grappes, par suite d'un travail bien simple dont on suit aisément les phases dans les préparations faites sur les limites de la tumeur. On voit alors que de nouveaux culs-de-sac naissent des culs-de-sac déjà formés, par une sorte de *protrusion*. C'est d'abord une petite dépression latérale qui devient de plus en plus profonde, et qui finit par constituer un cul-de-sac en forme de foliole. Cette modification ne porte d'ailleurs aucune atteinte à la disposition proprement dite de la glande. Celle-ci conserve son caractère de glande en grappe, lequel va même en se prononçant de plus en plus (voy. fig. 25). Mais dans les polyadénômes des glandes tubuleuses les cavités glandulaires sont quelquefois entièrement défigurées; elles présentent une disposition qui, au premier coup d'œil, ressemble beaucoup à celle des glandes en grappe, et si l'on se contentait d'un examen superficiel, on pourrait être tenté de méconnaître la véritable nature des glandes hypertrophiées. M. Verneuil a parfaitement décrit le mécanisme de ces transformations apparentes. La figure 26 que j'extrais de son

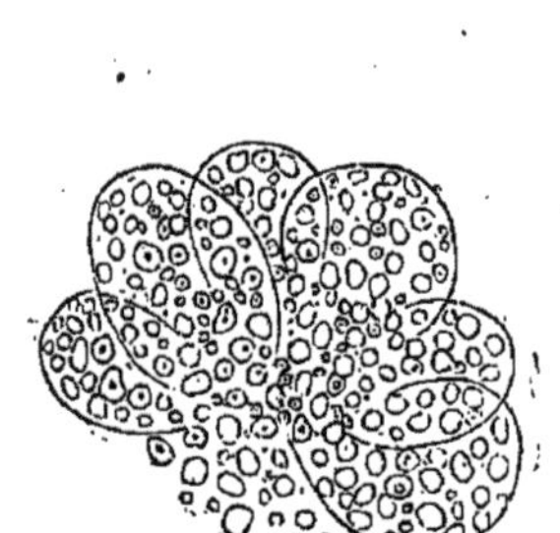

Fig. 25.

Culs-de-sac glandulaires d'un polyadénome sébacé du nez.

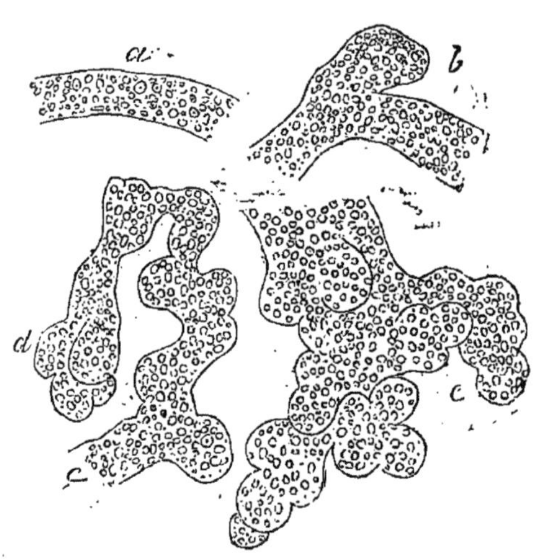

Fig. 26.

Polyadénôme sudoripare de la région temporale. Déformation des tubes.

Mémoire sur quelques maladies des glandes sudoripares (1), montre en *a* un tube sudoripare cylindrique, ayant conservé sa disposition normale. On voit en *b* une bosselure latérale constituée par une dépression de la paroi du tube, et située sur le côté de ce tube, comme un anévrysme commençant sur le côté d'une artère. En *c* il y a des bosselures multiples qui se succèdent à droite et à gauche, le long du trajet du tube. Celui-ci se terminait primitivement

(1) *Archives générales de médecine*, sér. v, t. IV, p. 461, 1854.

en un cul-de-sac cylindrique, fermé en *d*, mais l'extrémité du cul-de-sac présente maintenant trois bosselures, comme dans les glandes en grappe les plus simples. Enfin on voit en *e* l'extrémité d'un autre tube sudoripare; cette fois le nombre des bosselures est beaucoup plus considérable; en outre elles sont superposées, et la disposition des culs-de-sac est tout à fait semblable à celle qu'on observe dans les véritables glandes en grappes. Ces modifications de forme paraissent dues au développement de l'épithélium glandulaire; celui-ci remplit d'abord toute la cavité du tube sudoripare, il l'oblitère entièrement, puis il distend la paroi, qui est d'ailleurs amincie, et dont la dilatation inégale donne lieu à des bosselures successives. J'ai eu plusieurs fois l'occasion de constater l'exactitude de cette description, qui est due à M. Verneuil. Dans un cas de polyadénôme ulcéré de la région sternale, je ne vis d'abord, dans une première préparation, que des cavités glandulaires de forme acineuse; et je fus tenté de croire qu'il s'agissait d'un polyadénôme sébacé. Mais en cherchant mieux j'y découvris quelques fragments de tubes moins déformés, et d'autres préparations me permirent de suivre toutes les phases des transformations des tubes sudoripares. Lorsqu'on étudie ce genre de tumeurs, il est bon de commencer par faire des préparations avec des parcelles de tissu prises près de la circonférence du polyadénôme. C'est là qu'on trouve les glandules les moins altérées et les plus faciles à reconnaître.

Les adénômes sudoripares sont jusqu'ici les seuls dans lesquels j'aie vu les tubes glandulaires déformés au point de ressembler à des acini. Toutefois j'ai vu des bosselures latérales en assez grand nombre dans un polyadénôme du rectum. Je n'en ai pas vu dans les tumeurs de la muqueuse utérine que j'ai eu l'occasion d'examiner. Mais les tubes glandulaires de ces dernières tumeurs présentent fréquemment une disposition déjà indiquée par M. Robin. On sait qu'à l'état normal les glandes utérines sont des boyaux cylindriques longs et étroits terminés en cul-de-sac. La plupart de ces boyaux sont simples, c'est-à-dire sans aucune bifurcation; cependant on en trouve quelques-uns qui se bifurquent en deux boyaux terminés chacun en cul-de-sac. Dans les polyadénômes, les glandes bifurquées sont beaucoup plus nombreuses que dans la muqueuse normale; les boyaux sont en outre beaucoup plus longs, tout en conservant la forme cylindrique. Enfin, on voit souvent naître d'un seul boyau primitif plusieurs boyaux secondaires qui s'en détachent successivement, et qui peuvent se bifurquer à leur tour; mais jamais les glandes ainsi altérées ne perdent leur caractère de glandes tubuleuses, jamais elles ne prennent l'aspect de glandes acineuses, parce que les tubes secondaires et tertiaires conservent la forme de doigts de gant très-allongés.

Les changements de forme ou de disposition que nous venons de décrire coïncident avec une altération croissante des parois des cavités glandulaires. Ces parois deviennent de plus en plus minces, et finissent souvent par disparaître dans beaucoup de points. Ce dernier phénomène, que je n'ai constaté que dans des polyadénômes diffus et à marche envahissante, a une signification très-fâcheuse, attendu que le contenu épithélial des tubes dont les parois sont détruites s'épanche dans les interstices interglandulaires et s'infiltre dans les tissus, comme cela a lieu dans l'épithéliôme. Les tumeurs dans lesquelles survient cette altération peuvent même être considérées comme constituant une variété d'épithéliôme. Le polyadénôme toutefois conserve encore quelques-uns de ses caractères anatomiques : quoique privés de leur membrane d'enveloppe, les amas d'épithélium ne se dissocient pas immédiatement ; ils gardent longtemps encore la forme des tubes ou des culs-de-sac qui les limitaient naguère, de telle sorte que l'origine glandulaire de la tumeur peut toujours être reconnue.

Parlons enfin des modifications que subit l'épithélium glandulaire dans les polyadénômes. Elles sont très-diverses et ne peuvent être constatées que sous des grossissements assez forts, de 300 à 500 diamètres. Tantôt un épithélium normalement *nucléaire* se transforme en épithélium *pavimenteux*, composé de cellules plus ou moins larges ; tantôt au contraire les glandes qui possèdent un épithélium pavimenteux ne présentent plus qu'un épithélium nucléaire. Souvent, dans une seule tumeur, et même dans une seule glande, on trouve ces deux espèces d'épithéliums, et il n'y a pas lieu de s'en étonner, car dans certaines glandes normales, comme les glandes sébacées, les cellules de l'épithélium pavimenteux deviennent de plus en plus petites à mesure qu'on se rapproche davantage des culs-de-sac ; la paroi de la cellule finit par se confondre avec la surface du noyau, et enfin, dans le cul-de-sac proprement dit, l'épithélium devient exclusivement nucléaire.

Il est assez rare que les cellules épithéliales des polyadénômes prennent un grand développement, et je ne les ai jamais vues acquérir les dimensions considérables des cellules de l'épithéliôme ordinaire ; elles n'ont pas non plus la forme lamellaire que celles-ci présentent si fréquemment. Mais on trouve quelquefois, dans les tubes des polyadénômes sudoripares, des corps à peu près sphériques, qui paraissent formés de lamelles épithéliales enroulées et qui portent le nom de *globes épidermiques*. Ces corps singuliers, découverts par M. Lebert dans les épithéliômes, où ils s'observent fréquemment, ont été considérés d'abord comme exclusivement propres à cette dernière espèce de tumeurs. M. Verneuil les a retrouvés dans les polyadénômes sudoripares; ils existaient en grand nombre dans la cavité de certains tubes glandulaires. Ceux-ci, dont les parois étaient encore entières, étaient distendus en certains points par les globes épidermiques (voy. fig. 27). Un tube sudoripare *a*, qui se termine en *b* en cul-de-sac, renferme dans son extrémité terminale six globes épidermiques qui sont plus larges que le tube lui-même et qui le distendent par conséquent en forme de chapelet. La préparation est grossie cent fois. En *d* on voit un petit globe épidermique dessiné sous un grossissement de 300 diamètres; il est formé d'un noyau central qui paraît composé d'un grand nombre de petits nucléoles, et autour duquel s'enroulent des cellules épithéliales minces, larges et écailleuses. Celles-ci forment une espèce de peloton qui ressemble à un peloton de fibres, parce que les cellules sont aplaties et transparentes, et ne laissent apercevoir que leurs bords linéaires. Cette figure est empruntée, comme la précédente, à l'important mémoire de M. Verneuil (1). Je n'ai vu jusqu'ici que deux fois des globes épidermiques dans les polyadénômes sudoripares, mais M. Verneuil en a rencontré plusieurs exemples. Je ne pense pas que cette disposition ait été constatée jusqu'ici dans les autres espèces de polyadénômes.

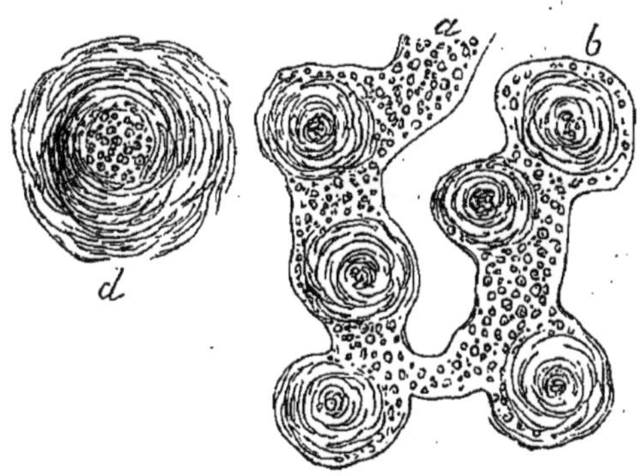

Fig. 27.

Globes épidermiques d'un polyadénôme sudoripare ulcéré de l'index. *a b*, tube sudoripare renfermant plusieurs globes (100 diam.); *d*, globe épidermique isolé (300 diam.).

Nous devons nous demander maintenant si tous les éléments glandulaires des polyadénômes proviennent des glandes primitives par voie de bourgeonnement, et s'il n'y aurait pas dans leur tissu des glandes de formation entièrement nouvelle. Cette question ne peut être résolue *de visu* dans les cas les plus ordinaires. L'observation directe a démontré que les tubes et culs-de-sac se multi-

(1) *Loc. cit.*, p. 698.

plient réellement par bourgeonnement, ou plutôt par *protrusion*, et ce mécanisme suffit parfaitement pour expliquer l'accroissement et même l'accroissement indéfini de la tumeur. Mais il y a des cas, auxquels j'ai déjà fait plusieurs fois allusion, où l'on est bien obligé d'admettre la formation de glandes entièrement nouvelles, par organisation directe d'un blastème épanché en dehors des glandes préexistantes. Les figures 28 et 29 représentent un

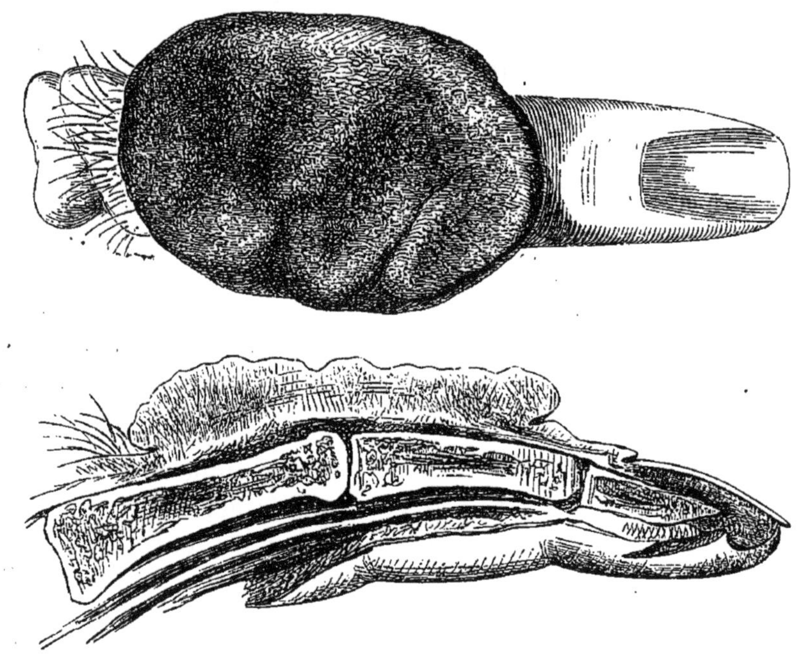

Fig. 28. Polyadénôme ulcéré du doigt médius.
Fig. 29. Coupe longitudinale de ce doigt.

polyadénôme du doigt médius, amputé par M. Huguier, chez un homme qu'on croyait atteint d'épithéliôme. Une large ulcération en saillie, rouge et saignante à sa surface, occupait la plus grande partie de la face dorsale du doigt. Il était évident que la tumeur avait débuté dans l'épaisseur même de la peau, mais elle s'était propagée au tissu conjonctif sous-cutané, qui était transformé en une couche lardacée de 2 millimètres d'épaisseur environ, et qui renfermait, comme la tumeur elle-même, un grand nombre de glandes sudoripares. Les détails qui suivent ont été constatés par une dissection attentive, après que la coupe longitudinale du doigt a été dessinée. Ils n'ont donc pas été rendus sur le dessin, et je n'aurais pu les représenter d'ailleurs que sur une figure schématique, qui n'aurait pas été plus probante que ma description. Au-dessous de la couche lardacée sous-cutanée, l'aponévrose d'enveloppe du doigt et le tendon extenseur avaient gardé leur intégrité; cette enveloppe fibreuse ne paraissait perforée en aucun point, et cependant, au-dessous d'elle, existait une couche grisâtre assez mince où l'on voyait çà et là, surtout à la loupe, de petites stries jaunâtres, allongées, ayant la forme de grains de riz, mais beaucoup plus petites, car elles n'avaient guère plus de 1 millimètre de longueur sur une largeur deux ou trois fois moindre. Ces petites masses, tout à fait indépendantes les unes des autres, étaient situées au sein d'une gangue demi-transparente et comme lardacée; c'étaient autant de glandules, dont la structure était semblable à celle des glandules sudoripares de la tumeur principale. Enfin on trouvait quelques-unes de ces glandules jusque sous le périoste de la deuxième phalange, quoique cette membrane fibreuse parût parfaitement intacte. Après un examen prolongé et minutieux, il fut démontré pour moi que des glandes analogues aux sudoripares s'étaient formées, sous l'*influence de la région* (voy. t. II, p. 112), dans des couches voisines, mais indépendantes de la peau, et sans qu'il fût possible de considérer ces nouvelles glandes comme des dépendances des glandes sudoripares primitives.

Jusqu'à quel point ce mode de multiplication des glandes est-il commun? C'est ce que je ne puis préciser. Les cas où il est possible d'en démontrer la réalité sont très-rares. Il faut pour cela un concours de circonstances anatomiques tout à fait exceptionnel, et il faut en outre que l'examen soit fait à une époque déterminée, car si l'affection eût marché quelques jours de plus chez le malade de M. Huguier, les couches fibreuses auraient pu être perforées; la continuité se serait établie entre les glandes superficielles et les glandes profondes, et il n'aurait plus été possible de prouver que celles-ci étaient indépendantes de celles-là. On peut donc tenir pour certain que ce phénomène, lors même qu'il existe, échappe le plus souvent à l'observation, ou plutôt à la démonstration; il serait possible qu'il ne fût nullement exceptionnel, et qu'il se produisît assez fréquemment dans les polyadénômes en voie de propagation.

Revenons maintenant sur la forme des tumeurs polyadéniques. Elles sont tantôt *circonscrites*, tantôt *diffuses*. Celles-ci font peu de saillie dans l'origine, mais elles ont beaucoup de tendance à s'ulcérer, et alors elles se recouvrent fréquemment de végétations qui peuvent prendre beaucoup d'accroissement et affecter la forme de choux-fleurs. Ces végétations se développent surtout lorsque le polyadénôme diffus occupe une membrane muqueuse, comme celle du col de l'utérus ou du rectum. Elles sont rares, plus petites, moins molles et moins saignantes dans les polyadénômes de la peau.

Les deux cas de polyadénômes sous-muqueux que j'ai vus étaient diffus (glandes labiales dans un cas, glandes palatines dans l'autre). Les autres polyadénômes diffus qui ont été observés occupaient la peau, la muqueuse utérine, celle de l'extrémité inférieure du rectum, et enfin la muqueuse pituitaire dans un cas étudié par M. Robin. Mais dans ce dernier cas il était probable que la tumeur avait commencé par être circonscrite. Tous les polyadénômes que j'ai vus dans l'estomac, l'intestin grêle et le gros intestin, y compris les deux tiers supérieurs du rectum, étaient circonscrits. Mais je n'en conclus pas qu'il n'y ait jamais de polyadénômes diffus dans ces organes. L'expérience ultérieure en décidera.

Les polyadénômes circonscrits sont beaucoup plus communs que les précédents. Tous occupent l'épaisseur de la peau ou celle des muqueuses ; débutant dans une région bien limitée, et ordinairement très-restreinte, ils forment dans l'origine une petite tumeur arrondie. Celle-ci en s'accroissant se développe du côté où elle trouve le moins de résistance, c'est-à-dire du côté de la surface de la membrane tégumentaire. Il en résulte une petite saillie hémisphérique qui, en s'accroissant, tend souvent à se pédiculiser. Sur les membranes muqueuses, ces petites tumeurs portent le nom de *polypes*, qui n'indique absolument que leur forme pédiculée, et qui leur est commun avec une foule de productions accidentelles cancéreuses, fibreuses, fibro-plastiques ou autres, développées soit dans l'épaisseur des muqueuses, soit au-dessous d'elles. Certains polypes des fosses nasales, la plupart des polypes dits *muqueux* de l'utérus, ceux de l'estomac, de l'intestin grêle, si je m'en rapporte à ce que j'ai vu, et enfin la majeure partie des polypes du rectum, ne sont autre chose que des polyadénômes circonscrits. Ce fait a été mis en évidence, pour les polypes muqueux de l'utérus, par M. Robin, et se trouve consigné dans une thèse soutenue à Paris en 1852, par un de ses élèves, M. Luna. M. Huguier a également reconnu la nature de ces polypes, qu'il désigne sous le nom de polypes *utéro-folliculaires*. L'orifice des follicules hypertrophiés s'aperçoit souvent à l'œil nu à la surface de ces tumeurs glandulaires. C'est également M. Robin qui a annoncé en 1852 que les polypes du rectum, assez fréquents chez les enfants, sont presque toujours des polyadénômes. Mais ici la nature glandulaire de la tumeur n'a pu être révélée que par le microscope, parce que l'orifice extérieur des glandes tubuleuses n'est pas apparent.

Les polyadénômes de la caroncule lacrymale ne sont pas très-rares, et sont confondus sous le nom général d'*encanthis* avec toutes les autres tumeurs, et même avec les cancers de cet organe. Les encanthis qui ne sont pas de nature cancéreuse ont été divisées en deux espèces principales : 1° l'*encanthis simplex*, tumeur assez ferme, rarement plus grosse qu'un petit haricot, restant presque indéfiniment stationnaire, et n'ayant aucune tendance à se propager ou à s'ulcérer ; 2° l'*encanthis fungosa*, tumeur mollasse, mamelonnée, très-rouge, susceptible d'acquérir un volume égal ou même supérieur à celui d'un œuf de pigeon, de se ramollir, de s'ulcérer, de récidiver, et même, au dire de quelques auteurs, susceptible de dégénérer en cancer (c'est-à-dire en épithéliôme). Je ne suis pas convaincu qu'il y ait une différence essentielle entre ces deux catégories d'encanthis. Je suis plutôt disposé à les considérer comme deux états de l'hypertrophie glandulaire, correspondant aux deux états que nous montrent les polyadénômes sudoripares de la peau, lesquels tantôt restent définitivement stationnaires sous un petit volume, et tantôt s'accroissent, s'ulcèrent, se propagent, se transforment en épithéliômes. Il serait possible toutefois que l'*encanthis simplex* ne fût qu'une hypertrophie simple et générale, dans laquelle la glande, simplement élargie, conserverait sa structure, tandis que l'*encanthis fungosa* serait une hypertrophie irrégulière, une hypertrophie partielle avec excès de production épithéliale, comme celle qui constitue les polyadénômes véritables. Je n'ai pas eu l'occasion d'étudier la structure de l'*encanthis simplex*. Mais j'ai examiné au microscope une *encanthis fungosa*, du volume et de la couleur d'une cerise, provenant d'une chienne que j'avais opérée moi-même. Cette tumeur mollasse, et cependant un peu friable, ne renfermait que des traces de tissu conjonctif. Elle se composait presque exclusivement de larges culs-de-sac glandulaires, distendus par de l'épithélium nucléaire, et dont les parois amincies étaient très-pâles, à peine visibles. J'ai donné plus haut le dessin microscopique de cette tumeur, qui était évidemment de la nature des adénômes ou des polyadénômes (voy. plus haut, fig. 23, p. 426). J'ajoute que j'ai examiné depuis une autre tumeur un peu moins grosse, que j'ai trouvée à Bicêtre sur le cadavre d'un vieillard, et qui ne différait de la précédente que par la présence d'une quantité assez notable de tissu conjonctif, par la moindre largeur des culs-de-sac glandulaires.

Les polyadénômes circonscrits et polypiformes des muqueuses sont souvent multiples. On en trouve fréquemment trois ou quatre dans la cavité du col de l'utérus. J'en ai vu cinq ou six d'inégal volume, implantés à de petites distances les uns des autres sur la muqueuse rectale, à deux ou trois travers de doigt au-dessus de l'anus. Ils ne dépassaient pas le volume d'une noisette. MM. Chassaignac, Huguier et Richet, ont cité à la Société de chirurgie des faits du même genre. M. Richet en particulier a vu un homme chez lequel la muqueuse rectale était le siége d'un très-grand nombre de ces tumeurs, toutes assez petites. J'ai vu cinq ou six fois dans l'estomac d'individus adultes des polypes multiples au nombre de trois, de six, de vingt, de cinquante dans un cas présenté à la Société anatomique par M. Xavier Richard (1), et même au nombre de 150 à 200 dans un autre cas présenté à la même société par M. Leudet (2). N'ayant pas examiné moi-même ces dernières pièces au microscope, je ne puis en préciser la nature. La Société parut croire qu'il s'agissait dans le cas de M. Leudet d'une hypertrophie des villosités de l'estomac, erreur fort excusable à cette époque où les études microscopiques étaient encore si peu répandues en France. On sait aujourd'hui qu'il n'y a pas de villosités proprement dites dans l'estomac, que les petites saillies qu'on y aperçoit sont de simples amas de glandes tubuleuses : ce qu'on appelait alors hypertrophie des villosités stomacales, n'était donc, selon toute probabilité, qu'une hypertrophie de ces glandules. Quoi qu'il en soit, j'ai eu depuis lors l'occasion d'examiner au microscope des tumeurs polypiformes de l'estomac, semblables aux précédentes par leurs caractères extérieurs, et j'ai constaté de la manière la plus positive que c'étaient des polyadénômes, formés de glandes tubuleuses semblables aux glandes normales de la muqueuse stomacale. L'une de ces tumeurs pédiculées avait atteint sans s'ulcérer le volume d'une grosse noisette. J'ai étudié en 1855 une tumeur de la muqueuse de l'S iliaque, développée chez une femme d'une cinquantaine d'années. Cette tumeur, dont le volume total égalait celui d'un gros œuf, était formée d'une vingtaine de petites tumeurs sphériques rougeâtres, grosses comme des grains de raisin, mobiles les unes sur les autres, séparées par des sillons profonds, et formant une masse qui s'implantait sur la muqueuse par un pédicule large d'environ un centimètre et demi. La dissection montra que ces tumeurs partielles étaient indépendantes les unes des autres. C'étaient donc autant de polypes distincts, qui, nés sur des points très-rapprochés de la

(1) *Bull. de la Soc. anatomique*, 1846, p. 210.
(2) Id., 1847, p. 206.

muqueuse, avaient constitué un gros polype en forme de grappe, et dont les pédicules partiels paraissaient confondus en un seul. L'examen microscopique montra que toutes ces tumeurs étaient des polyadénômes, car elles se composaient presque exclusivement de glandes tubuleuses semblables à celles de la muqueuse du gros intestin. Enfin, dans le cas unique où j'ai pu étudier les polypes de la muqueuse de l'intestin grêle, il y avait quatre petites tumeurs, dont la plus grosse ne dépassait pas le volume d'un haricot. Elles étaient implantées sur la muqueuse, à quelques centimètres les unes des autres, non loin de la valvule iléo-cœcale; leur surface était recouverte de petites villosités, et leur tissu était formé principalement de glandes tubuleuses hypertrophiées (glandes de Lieberkuhn). On sait que les polypes de la muqueuse de l'iléon sont quelquefois plus nombreux. J'en ai vu plusieurs centaines sur une pièce présentée en 1847 à la Société anatomique par M. Lucien Corvisart; mais je ne puis dire si c'étaient réellement des polyadénômes, parce que l'attention des observateurs n'avait pas encore été appelée sur cette affection. Elles sont décrites dans les *Bulletins* de la Société sous le nom d'*hypertrophie partielle de la muqueuse* (1).

Ces exemples prouvent suffisamment que les polyadénômes circonscrits des membranes muqueuses sont très-souvent multiples. Mais ceux de la cavité du col utérin et ceux de l'extrémité inférieure du rectum sont souvent uniques.

Les polyadénômes circonscrits de la peau ont, comme ceux des muqueuses, beaucoup de tendance à se pédiculiser. Ils sont très-communs au visage, notamment sur le nez, sur la paupière inférieure, et sur la joue. Ils forment la plupart de ces petites tumeurs ovoïdes, grosses comme des pois ou des grains de riz, et implantées par un pédicule, qui ont été désignées sous le nom de verrues charnues, ou sous le nom de *tétines de rat*. D'autres fois, ils forment seulement une saillie hémisphérique, à la surface de laquelle on aperçoit, sous forme de petits points, un certain nombre d'orifices. Ces polyadénômes, pédiculés ou non pédiculés, ne pénètrent pas au delà de l'épaisseur de la peau ; ceux qui sont de nature sébacée surtout sont très-superficiels, car ils n'occupent que la couche superficielle du derme. Ces tumeurs peuvent acquérir le volume d'une noisette et même d'une petite noix. Elles sont recouvertes d'une couche cutanée très-mince qui ne paraît pas sensiblement malade ; elles sont assez molles ; j'ai cru remarquer que

(1) *Bull. de la Soc. anatomique*, 1re série, t. XXII, p. 400 (1847).

celles qui sont sébacées sont plus molles que les sudoripares ; elles ont en même temps une structure plus granuleuse, plus lâche et plus *lacuneuse*. Toutefois l'examen à l'œil nu ne permet pas toujours de distinguer nettement ces deux espèces de polyadénômes l'une de l'autre, et l'examen microscopique lui-même doit être fait très-attentivement, pour éviter l'erreur qui résulte de la transformation des tubes sudoripares en cavités aciniformes.

Les polyadénômes circonscrits de la peau, pédiculés ou non pédiculés, sont très-souvent multiples. Il y a des individus qui en ont un grand nombre sur le visage. Ce sont surtout les polyadénômes sébacés qui ont de la tendance à être multiples.

§ 4. — Etude clinique.

Étiologie. — Les causes des polyadénômes sont souvent inconnues. Quelques faits montrent toutefois que les actions irritantes favorisent le développement de ces tumeurs. On vient de voir qu'elles sont très-souvent multiples, et on doit les rapporter alors à une diathèse partielle, limitée non-seulement à une seule membrane, mais encore, le plus ordinairement, à une partie assez restreinte de cette membrane. Il n'y a du reste aucune relation entre les causes qui produisent telle ou telle espèce de polyadénômes multiples. Toutes les tumeurs qui existent chez le même individu ont le même siége anatomique et sont formées des mêmes glandes. Celles de la peau sont toutes sébacées ou toutes sudoripares, et l'existence d'une espèce de polyadénôme ne prédispose en aucune façon au développement des polyadénômes d'une autre espèce.

Les polyadénômes deviennent plus fréquents chez les individus qui ont dépassé l'âge moyen de la vie. Mais les sujets les plus jeunes ne sont pas à l'abri de ce genre d'affection. M. Fuhrer a vu des polyadénômes sudoripares multiples du cuir chevelu sur un enfant de six mois.

Signes, marche, pronostic. — C'est ici surtout qu'il sera nécessaire de distinguer les polyadénômes circonscrits de ceux qui sont diffus.

1° Les *polyadénômes circonscrits* se présentent sous la forme de tumeurs bien limitées, à contours arrondis, de consistance assez molle, ayant de la tendance à se pédiculiser, indolentes, en général très-lentes dans leur développement, recouvertes dans l'origine par une membrane mince qui paraît se confondre avec elles, et dont la surface ne diffère pas notablement de celle de la membrane tégumentaire environnante. Elle en diffère toutefois par la couleur, lorsque la tumeur dépend d'une membrane muqueuse. Dans ce cas, la surface du polyadénôme est en général d'une couleur rose, rouge, ou même d'un rouge vif, qui est due au développement considérable du réseau capillaire superficiel. Quelquefois, enfin, elle est violacée; c'est ce qu'on observe dans certains polyadénômes polypiformes de l'extrémité inférieure du rectum.

Ces tumeurs, uniques ou multiples, sont ordinairement assez petites; celles des muqueuses toutefois peuvent atteindre la grosseur d'une noix, et même d'un œuf. Celles de la peau restent en général stationnaires sous un petit volume, pendant un grand nombre d'années, ou même pendant toute la vie. Quels que soient leur siége et leur nature, elles ont peu de tendance à s'ulcérer, et il est permis de les ranger au nombre des productions accidentelles peu nuisibles par elles-mêmes.

Quelques faits qu'il ne m'a pas été donné d'observer, mais dont l'authenticité est bien établie, prouvent cependant que les polyadénômes sudoripares peuvent, en s'accroissant sous la peau, acquérir un volume considérable. L'un de ces faits a été recueilli en septembre 1861, par M. Azam, à l'hôpital Saint-André de Bordeaux. La tumeur, située à la nuque, avait le volume de la tête d'un enfant de quatre ans, et présentait plusieurs bosselures. Elle fut extirpée, et l'opéré mourut d'infection purulente (1). MM. Hénocque et Souchon ont publié un autre fait analogue, recueilli en 1866 à l'hôpital Lariboisière, dans le service de M. Verneuil. La tumeur, dont le début remontait à huit années, était placée au milieu du dos, vers le niveau de l'angle de l'omoplate; elle avait 10 centimètres de long sur 4 de large. Elle fut enlevée avec succès par M. Verneuil, qui l'avait prise pour un lipôme, mais qui constata, de la manière la plus nette, par l'examen microscopique, que c'était un polyadénôme sudoripare (2). Dans les deux cas qui précèdent, les tumeurs, malgré leur grand volume, étaient encore nettement circonscrites.

Les polyadénômes circonscrits des membranes muqueuses peuvent exister longtemps sans révéler leur présence; les accidents qu'ils déterminent sont presque purement mécaniques et rentrent dans la symptomatologie des tumeurs connues sous le nom général de polypes. Ce n'est pas ici le lieu d'exposer en détail cette symptomatologie, qui varie suivant les organes, et qui doit être

(1) Communication de l'auteur.

(2) *Gazette hebdomadaire*, 1866, p. 310.

étudiée par conséquent dans chaque organe en particulier, utérus, rectum, fosses nasales, etc. Les polypes de l'estomac, de l'intestin grêle, de la partie supérieure du gros intestin, n'ont été reconnus jusqu'ici qu'à l'autopsie. D'ailleurs nous n'avons pas à nous en occuper ici, car ces affections sont du domaine de la pathologie interne ; mais nous aurons à parler tout à l'heure, à l'occasion du diagnostic, des polyadénômes de la partie inférieure du gros intestin.

Le pronostic des polyadénômes circonscrits, indépendamment des accidents mécaniques provoqués quelquefois par leur présence dans des organes internes, est le plus souvent sans gravité. Ces tumeurs sont locales, alors même qu'elles sont multiples, c'est-à-dire que chacune d'elles, considérée isolément, reste circonscrite dans la partie de la peau ou de la muqueuse sur laquelle elle a pris naissance, sans menacer d'envahir les organes adjacents. Mais les polyadénômes circonscrits peuvent, par exception, revêtir une marche plus fâcheuse en passant à l'état de polyadénômes diffus. Ceux qui occupent les membranes muqueuses, échappant en général à l'observation directe pendant leurs premières périodes, n'ont guère pu être étudiés sous ce rapport; lorsqu'on trouve sur ces membranes un polyadénôme diffus, on ignore le plus souvent quel a été le début de l'affection, et on ne peut savoir si elle était primitivement circonscrite ou diffuse. Toutefois, M. Robin a publié l'observation d'un polype polyadénique des fosses nasales; tumeur d'abord circonscrite, et traitée par l'arrachement, mais bientôt suivie d'une récidive diffuse avec propagation du mal aux parois osseuses des fosses nasales (sphénoïde et ethmoïde). On sait en outre que l'*encanthis fungosa* ou polyadénôme de la caroncule lacrymale, a quelquefois fini par s'ulcérer, se propager, et se comporter à la manière des cancroïdes; cette tumeur est cependant toujours circonscrite dans l'origine. Il est donc démontré par ces exemples que les polyadénômes circonscrits des membranes muqueuses peuvent, au bout de quelque temps, passer à l'état de polyadénômes diffus ; mais tout permet de croire que cela est assez rare.

Les polyadénômes sébacés ou sudoripares de la peau suivent plus souvent cette marche. On sait que beaucoup d'ulcères cancroïdes ont leur point de départ dans de petites verrues molles de la peau, qui sont presque toujours des polyadénômes. Ceux-ci ont quelquefois persisté pendant de longues années sans le moindre accident, puis ils ont commencé à s'accroître avec plus ou moins de rapidité, tout en restant circonscrits, enfin ils sont devenus diffus, et n'ont pas tardé à s'ulcérer. Le passage de l'état circonscrit à l'état diffus est une sorte de propagation; l'hypertrophie a gagné de proche en proche les glandules adjacentes. Il paraît bien certain, pour ce qui concerne au moins les polyadénômes de la peau, que les irritations locales, les écorchures ou les froissements répétés, enfin les cautérisations partielles intempestives, sont souvent la cause déterminante de ce changement d'état. A partir de ce moment l'histoire des polyadénômes circonscrits se confond avec celle des polyadénômes diffus.

2° Les *polyadénômes qui sont primitivement diffus* sont infiniment plus rares que les précédents. Il n'y a d'exception à cette rareté que pour ceux de la muqueuse utérine; peut-être même l'exception n'est-elle qu'apparente, car la situation de cette membrane la soustrait à l'observation directe; la tumeur ne se révèle que lorsqu'elle a déjà pris un certain accroissement; il ne serait donc pas impossible qu'elle eût débuté par une hypertrophie circonscrite. Je suis disposé à croire toutefois que les polyadénômes diffus de la muqueuse utérine sont ordinairement diffus dès leur origine, parce que l'observation de ce qui se passe sur les autres muqueuses montre que les polyadénômes circonscrits ont peu de tendance à passer à l'état diffus.

A la peau, où les premiers débuts de la tumeur sont plus faciles à constater, on peut se convaincre que la plupart des polyadénômes diffus ont eu pour point de départ de petites tumeurs circonscrites. Il est certain toutefois qu'il y a des polyadénômes cutanés primitivement diffus; j'ai parlé plus haut d'une tumeur du doigt enlevée par M. Guersant sur un enfant. Cette tumeur, constituée par des glandes sudoripares, était encore rapprochée de son début, elle était diffuse et l'avait toujours été.

Les deux polyadénômes sous-muqueux que j'ai observés étaient diffus et paraissaient l'avoir été dès leur origine.

Les polyadénômes diffus s'accroissent en général avec une certaine rapidité. Ils s'étendent à la fois en surface et en épaisseur; ils tendent à s'ulcérer; ils peuvent se propager au tissu conjonctif, aux muscles, et pénétrer même dans les os. Leur marche est donc comparable à celle des cancers, des épithéliômes et des autres tumeurs plus ou moins malignes. Dès lors, on ne s'étonnera pas qu'après avoir été longtemps confondus avec les cancers, ils l'aient été pendant plusieurs années avec les épithéliômes, auxquels ils ressemblent par leur siége, leur marche, et même jusqu'à un certain point par leur structure, car on n'a pas oublié qu'à une époque avancée de leur évolution, ils présentent dans leur tissu une infiltration épithéliale diffuse, par suite de la destruction des parois glandulaires. Noùs déterminerons plus amplement, dans le chapitre de l'épithéliôme, les relations qui existent entre ces deux espèces de cancroïdes.

Les polyadénômes diffus se comportent d'une manière un peu différente à la peau et sur les muqueuses. Ceux de la peau ont en général une marche moins rapide. Ils s'ulcèrent plus lentement; cette ulcération commence par une excoriation légère qui se recouvre de croûtes écailleuses; elle peut persister dans cet état pendant plusieurs années. En voici un exemple remarquable : La femme d'un cordonnier de Sainte-Foy eut, à l'âge de 50 ans environ, près de la pointe du nez, un bouton à base diffuse qui s'excoria bientôt légèrement, et se recouvrit d'une petite croûte. Celle-ci se détachait de temps en temps, laissant apercevoir une ulcération superficielle, et était bientôt remplacée par une autre croûte. Quatre ans après, en 1842, l'ulcération occupait une étendue de près de 1 centimètre. Une cautérisation fut pratiquée, et suivie de cicatrisation; mais il resta dans la peau environnante un engorgement diffus, sur lequel une nouvelle érosion croûteuse se montra au bout de quelques années. En 1850, je fus consulté pour la première fois. La cicatrice de la première cautérisation était toujours solide; mais immédiatement au-dessus existait une tumeur à deux mamelons, dont l'un avait le volume d'une petite noisette, et l'autre celui d'un haricot. Cette tumeur occupait le dos du nez; le mamelon le plus volumineux était ulcéré, et couvert de petites végétations mollasses. Du reste le mal paraissait limité à la peau. La malade ayant refusé l'opération sanglante, je dus me borner à pratiquer une cautérisation qui fut faite avec la pâte de Vienne, et qui fut suivie d'une cicatrisation parfaite. La malade resta guérie pendant six ans. Mais alors une nouvelle tumeur diffuse se produisit au-dessus de la seconde cicatrice, en tirant vers le grand angle de l'œil gauche. Cette fois la marche de la récidive fut plus rapide; le mal se propagea progressivement, et en trois ans il envahit tout le nez, y compris les cicatrices, qui étaient restées intactes jusqu'alors. En septembre 1859, je revis cette malade, qui se résigna enfin à subir une opération sanglante. Il fallut enlever la totalité du nez, et empiéter même un peu sur la joue au-dessous de la paupière gauche. La guérison se fit sans accident, la malade vécut encore six ans, et n'eut aucune récidive.

La tumeur diffuse que j'ai enlevée était le siége de trois bosselures assez molles, grosses comme des noisettes, légèrement ulcérées à leur sommet, et elle se composait presque exclusivement de glandes sébacées hypertrophiées.

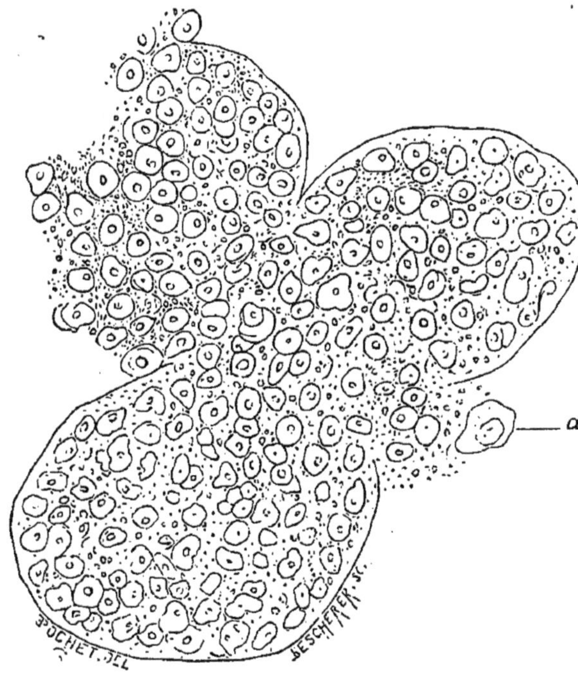

Fig. 30.
Polyadénôme sébacé du nez (400 diam.).

Cette tumeur était molle, friable; son tissu, d'un gris jaunâtre, présentait une apparence granuleuse ou plutôt grumeleuse; lorsqu'on l'écrasait entre les doigts, il se décomposait en de petites masses inégales plus ou moins arrondies, dont le diamètre variait de 2 millimètres à un demi-millimètre. Sous le microscope (fig. 30), ces petits fragments arrondis ne présentaient que des culs-de-sac glandulaires, très-larges, arrondis et remplis d'un épithélium exclusivement nucléaire, dont les noyaux avaient en général 0^{mm},015. C'était à peine si l'on apercevait çà et là quelques très-petites cellules. Celle qui est représentée en *a*, et qui avait 0^{mm},03 de diamètre, était une des plus grandes. Ces cellules étaient d'ailleurs arrondies, et montraient fort peu de tendance à revêtir la forme aplatie et polygonale des cellules des épithéliums ordinaires. Les parois des culs-de-sac étaient très-minces, peu visibles et incomplètes, de sorte que leur contenu épithélial paraissait extravasé par places. Enfin, il n'y avait presque aucune trace de tissu

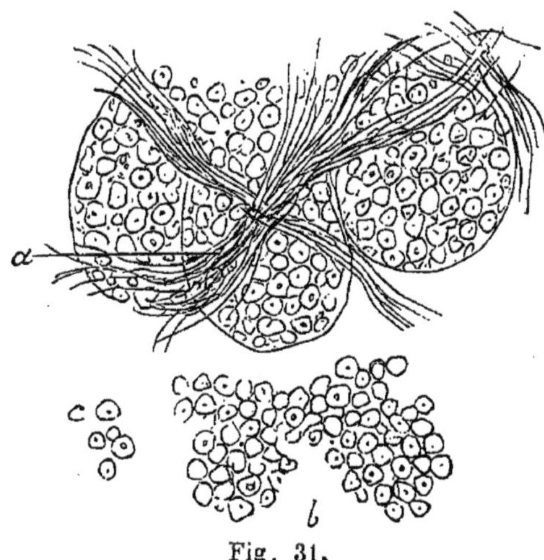

Fig. 31.
Adénôme de la mamelle (250 diam.). *a*, tissu fibreux du stroma.

conjonctif. Si l'on compare cette figure avec celles qui représentent les polyadénômes sudoripares (voy. plus haut, p. 512 et 515), on sera frappé de la différence que présentent les cavités glandulaires sous le rapport de leur forme, de leur volume, et de l'épithélium qu'elles renferment. A tous ces points de vue, la structure des polyadénômes sébacés ressemble bien plus à celle des adénômes qu'à celle des polyadénômes sudoripares; et pour qu'on puisse mieux en juger, je place, à côté de la figure que je viens de décrire, une autre figure sur laquelle sont représentés les culs-de-sac glandulaires d'un petit adénôme de la mamelle (fig. 31).

L'observation que je viens de rapporter montre que les polyadénômes de la peau peuvent marcher très-lentement, même lorsqu'ils sont diffus et ulcérés ; que leur ulcération peut rester longtemps superficielle ou même n'avoir aucune tendance à creuser. D'après ce que j'ai vu, je suis disposé à croire que ce caractère de bénignité relative est assez commun, et, lorsqu'il existe, il constitue un élément important de diagnostic entre les polyadénômes et les épithéliômes, car ceux-ci creusent bien plus rapidement les tissus quand une fois ils sont ulcérés. Mais il faut savoir que beaucoup de polyadénômes diffus de la peau se propagent, s'ulcèrent et creusent aussi promptement que les épithéliômes. J'ai trouvé que sous ce rapport les polyadénômes sudoripares étaient plus graves que les polyadénômes sébacés. Ces derniers m'ont paru avoir beaucoup moins de tendance à envahir le tissu conjonctif sous-cutané et les couches subjacentes.

Sur les muqueuses, la marche des polyadénômes diffus est ordinairement beaucoup plus prompte, et leur propagation, leur ulcération se montrent quelquefois à une époque qui paraît très-rapprochée de leur début. Je ne puis parler ici que de ceux de la muqueuse utérine, parce que ce sont les seuls que j'aie observés assez souvent pour pouvoir en suivre l'évolution. La situation normale des glandes de cette muqueuse permet de comprendre la facilité avec laquelle les polyadénômes se propagent dans le col utérin. Il n'existe aucune couche isolante, aucune ligne de démarcation entre la muqueuse et le tissu musculaire; les glandes tubuleuses, toutes parallèles entre elles et perpendiculaires à la surface de la muqueuse, s'étendent presque en ligne droite depuis cette surface jusqu'aux fibres utérines, au milieu desquelles elles se terminent en culs-de-sac, et, lorsqu'elles s'allongent par un travail d'hypertrophie, elles n'ont aucun obstacle à vaincre pour pénétrer plus profondément dans ce tissu, où elles avaient déjà accès à l'état normal. Nous avons dit que l'ulcération de ces tumeurs est également très-précoce. Elle se fait par un mécanisme qui diffère quelque peu de celui de l'ulcération ordinaire des tumeurs, car on ne saisit pas le moment où la muqueuse s'entame. Le polyadénôme en s'accroissant pousse des végétations mamelonnées et mollasses, qui sont d'abord recouvertes de l'épithélium de la muqueuse, et qui bientôt, par de nouveaux progrès, se ramifient en forme de chou-fleur. Leur surface, désormais privée d'épithélium, sécrète une sorte d'ichor roussâtre, purulent; et dès lors elles ne diffèrent en rien des végétations qui naissent des tumeurs ulcérées; mais, dans l'ulcération proprement dite, il y a un travail moléculaire, produisant une solution de continuité avec perte de substance, tandis qu'ici il n'y a ni perte de substance, ni solution de continuité: il y a au contraire excès de formation. La couche superficielle du derme, distendue, amincie, et envahie peu à peu, cesse de produire de l'épithélium, et devient le siége d'une exhalation séro-purulente, comme le derme dénudé par un vésicatoire. Le résultat est donc le même que si les végétations avaient pris naissance sur une ulcération préalable. D'ailleurs, il arrive un moment où le tissu de la tumeur s'entame réellement; cela peut avoir lieu partout, mais surtout dans les sillons qui séparent les mamelons et les branches du chou-fleur. Certaines végétations peuvent être détachées en bloc par suite de la destruction de leur pédicule; d'autres peuvent se fondre couche par couche et s'en aller molécule à molécule par suite de l'ulcération de leur surface, et, dans les deux cas, la tumeur peut se creuser de cavités profondes, anfractueuses, où le pus séjourne et s'altère. Rappelons enfin que les végétations des polyadénômes utérins sont très-vasculaires à leur surface, qu'elles saignent avec la plus grande facilité, qu'elles donnent lieu tantôt à un suintement de sang presque continuel, tantôt à des hémorrhagies véritables plus ou moins abondantes, plus ou moins rapprochées.

Des végétations analogues par leur forme et par les accidents qu'elles déterminent se montrent également quelquefois dans le véritable cancer et dans l'épithéliôme du col utérin, surtout dans cette variété d'épithéliôme qui porte le nom de *cancroïde papillaire* et qui a été longtemps confondue avec les polyadénômes sous le nom de *cancer végétant*, ou en *chou-fleur*, de l'utérus. La ressemblance est telle que la distinction ne peut être établie que par l'examen microscopique.

Les polyadénômes du col utérin ne se propagent pas seulement dans le tissu musculaire sous-jacent. Ils se propagent plus aisément encore dans la muqueuse elle-même, et, remontant ainsi dans la cavité du col, ils s'étendent presque toujours plus haut dans cette cavité que ne le feraient croire les limites apparentes de la tumeur. C'est une cause fréquente de récidive, et celle-ci est presque inévitable lorsque l'opération n'est pas pratiquée de très-bonne heure.

Il résulte de ce qui précède que le pronostic des polyadénômes diffus est beaucoup plus grave sur les muqueuses qu'à la peau, parce que les polyadénômes de la peau ont une marche moins rapide, qu'ils suppurent moins abondamment après leur ulcération, qu'ils n'exposent pas aux hémorrhagies, qu'ils ne menacent pas des organes importants, et qu'ils sont plus aisément et plus promptement accessibles à la chirurgie, parce qu'enfin on peut avec plus de certitude les enlever ou les détruire complétement, et mettre les malades à l'abri de la récidive par continuation.

Pour en finir avec le pronostic des polyadénômes diffus, nous aurons à examiner trois questions relatives à leur récidivité, à leur action sur les ganglions lymphatiques, et leur action générale sur l'ensemble de l'économie.

Nous savons déjà que ces tumeurs peuvent récidiver par continuation; elles ont cela de commun avec la plupart des productions accidentelles, et notamment avec celles qui ont de la tendance à se propager. Il suffit de laisser en place quelques glandules hypertrophiées, pour que l'affection se reproduise presque inévitablement; la récidive alors est toujours assez prompte; elle a lieu sur les bords de la cicatrice.

Mais il y a une autre espèce de récidive, contre laquelle il est bien difficile de se mettre en garde. C'est la récidive par repullulation. J'ai cité plus haut une observation de polyadénôme sébacé du nez, qui a fini par nécessiter l'amputation complète de cet organe. J'avais, neuf ans auparavant, détruit entièrement la tumeur par cautérisation, et la malade, que je revoyais chaque année, était restée complétement guérie pendant six ans. La peau qui avoisinait la cicatrice était parfaitement souple et n'était le siége d'aucun engorgement. La récidive qui eut lieu au bout de ces six années ne pouvait pas être considérée comme une simple continuation de la précédente tumeur; c'était donc une repullulation véritable. Cet exemple suffit pour établir la réalité des récidives par repullulation. Il n'est pas nécessaire pour les expliquer de recourir à l'hypothèse d'une diathèse générale, analogue à celle qui fait récidiver le cancer; car elles s'effectuent sur place, dans les glandes qui entourent les bords de la cicatrice; elles dépendent simplement d'une prédisposition commune aux glandes de la région, et on peut les comparer assez exactement aux récidives des monadénômes de la mamelle.

Je n'ai jamais vu les polyadénômes récidiver à distance, mais cela doit certainement avoir lieu quelquefois. On n'a pas oublié qu'il est fréquent de voir plusieurs polyadénômes, parfaitement distincts les uns des autres, se développer simultanément ou successivement chez le même individu, sous l'influence d'une diathèse *partielle*, analogue à celle qui fait développer des lipômes multiples dans le tissu conjonctif sous-cutané, ou des fibrômes multiples dans les cordons nerveux. Si l'on suppose qu'un polyadénôme encore unique soit extirpé, cela n'empêchera évidemment pas le développement ultérieur des autres tumeurs de même nature qui étaient destinées à se former plus tard sur le même individu, et celles-ci pourront paraître plus ou moins loin du siége de la tumeur, en constituant des récidives à distance. Et peu importe que la nouvelle tumeur subisse ou non l'altération qui fait souvent naître un épithéliôme au sein d'un polyadénôme. La nature de la récidive restera la même dans les deux cas, c'est-à-dire qu'elle sera sous la dépendance d'une diathèse partielle, et non sous la dépendance d'une diathèse générale, comme la récidive à distance des tumeurs cancéreuses.

L'engorgement des ganglions lymphatiques faisait défaut dans tous les cas de polyadénômes circonscrits ou diffus que j'ai eu l'occasion d'observer. Mais on sait que l'épithéliôme peut infecter les ganglions correspondants, et que certains polyadénômes diffus, arrivés à un état avancé, deviennent le siége d'une altération tout à fait semblable à celle de l'épithéliôme. On peut donc s'attendre à trouver quelquefois les ganglions malades à la suite des polyadénômes diffus, compliqués d'infiltration épithéliale. M. Topinard en a communiqué un exemple à la Société anatomique en 1856 (1). L'interprétation de ce fait peut donner prise à quelques objections; nous y reviendrons en parlant de l'épithéliôme. Les engorgements ganglionnaires dus à cette cause dépendent de l'épithéliôme et non du polyadénôme lui-même. Ce ne sont pas des culs-de-sac glandulaires, ce sont des éléments épithéliaux infiltrés sans ordre, qu'on trouve dans les ganglions malades. C'était du moins la disposition qui existait dans le cas de M. Topinard.

En théorie, on comprendrait à la rigueur qu'un polyadénôme

(1) *Bull. de la Soc. anatomique*, 2e série, t. I, p. 96.

pur, sans mélange d'épithéliôme, pût donner lieu à un polyadénôme ganglionnaire, composé de glandules semblables à celles de la tumeur primitive. Le blastème épanché sur les limites de celle-ci peut, comme on l'a vu, s'organiser en culs-de-sac glandulaires tout à fait indépendants des glandes primitives. Le blastème absorbé par les lymphatiques et transporté dans les ganglions pourrait, par conséquent, y produire des éléments glandulaires sans qu'il y eût lieu de s'en étonner beaucoup. Mais je n'ai jamais rien vu de semblable.

Les polyadénômes peuvent-ils se généraliser? Présentée sous cette forme, la question devrait, d'après les faits connus, être résolue par la négative, car la généralisation est la production de tumeurs multiples de *même nature* que la tumeur primitive, sans connexion avec elle, et développées à la faveur d'une infection générale. Or, on n'a jamais vu de polyadénômes multiples se développer dans les viscères à la suite d'une infection produite par un polyadénôme. Mais on a vu une chose infiniment plus embarrassante au point de vue doctrinal que ne peut l'être la généralisation d'une tumeur quelconque. On a vu l'infection et la généralisation *cancéreuses* se manifester chez un individu atteint de polyadénôme sudoripare. Ce fait, jusqu'ici unique, a été observé par M. Verneuil et par moi. Il s'agit d'un malade qui avait deux tumeurs primitives, l'une ulcérée, occupant le cuir chevelu, l'autre non ulcérée, occupant la face dorsale de la main. Ces deux tumeurs furent enlevées le même jour par Lenoir; M. Verneuil reconnut au microscope que c'étaient des polyadénômes sudoripares diffus. Les plaies se cicatrisèrent régulièrement, mais, au bout de quelques mois, la tumeur du dos de la main récidiva sur les bords de la cicatrice. Une cautérisation pratiquée sur ce point par Lenoir fut suivie d'une nouvelle récidive; mais celle-ci marcha très-lentement. Le malade, qui était retourné à ses travaux, rentra à l'hôpital Necker dans le courant de l'été de 1856. Sa santé était fort altérée. Il accusait une douleur sourde et continuelle dans l'hypochondre droit, douleur dont le début remontait à *plusieurs mois*. En examinant cette région, Lenoir reconnut l'existence d'une tumeur assez volumineuse du foie. Au mois de septembre suivant, je fus chargé de remplacer Lenoir dans son service, et j'observai le malade pendant plusieurs semaines. Il présentait déjà la teinte jaune-paille des cancéreux, et, malgré l'existence d'une ascite assez considérable, due sans doute à la compression de la veine-porte, il était facile de reconnaître que la tumeur du foie s'accroissait rapidement. La tumeur du dos de la main, au contraire, était stationnaire sous un très-petit volume; elle était diffuse, mais peu étendue et sans adhérence, et portait à son centre une croûte que recouvrait une petite ulcération très-superficielle. Il ne survint aucun changement jusqu'au retour de Lenoir; mais aux mois de novembre et décembre, les signes de l'infection cancéreuse s'aggravèrent de plus en plus, le malade tomba dans le marasme : il mourut au commencement de janvier 1857 dans la cachexie la plus avancée. A l'autopsie, on trouva dans le foie, la rate, les reins, les poumons et les ganglions abdominaux, un grand nombre de tumeurs cancéreuses parfaitement caractérisées et reconnues telles au microscope. Celles du foie étaient énormes. La petite tumeur récidivée du dos de la main fut divisée en deux parties, qui furent envoyées séparément à M. Verneuil et à moi. L'aspect de cette tumeur était assez singulier. Son tissu avait la couleur de la gelée de groseille, et différait entièrement par ses caractères extérieurs de celui des cancers et des épithéliômes ordinaires. Il renfermait à la fois des glandes sudoripares hypertrophiées, et des cellules cancéreuses infiltrées dans les intervalles de ces glandes. Dans le fragment de tumeur examiné par M. Verneuil, les tubes glandulaires étaient très-nombreux et les cellules cancéreuses peu abondantes, tandis que dans le fragment qui me fut confié, les cellules cancéreuses étaient au contraire prédominantes (1). Ainsi, tandis que la tumeur du dos de la main était à la fois cancéreuse et polyadénique, toutes les autres tumeurs étaient exclusivement cancéreuses. Pour interpréter ce fait, si insolite à tous égards, il s'agit de déterminer les relations qui ont pu exister entre la première maladie et l'infection cancéreuse qui lui a succédé. La tumeur du dos de la main, qui était d'abord un polyadénôme pur, a subi, soit pendant, soit après la récidive, une modification grave et profonde : elle est devenue cancéreuse. On peut se demander maintenant si cette complication a été la cause ou l'effet de l'infection cancéreuse. Les deux hypothèses sont possibles. La première, au premier abord, paraît plus simple que l'autre : le polyadénôme, devenu cancéreux par une de ces dégénérescences ou plutôt de ces modifications exceptionnelles dont j'ai discuté ailleurs la signification (voy. t. I, p. 175 et suiv.), aurait ensuite joué dans l'économie le rôle d'un cancer primitif; comme tel, il aurait produit l'infection générale et la généralisation cancéreuse. Mais,

(1) *Bulletin de la Société anatomique*, 2e série, t. II, p. 9 (1857).

d'une part, il ne s'était pas comporté comme se comportent ordinairement les cancers primitifs; ce n'était qu'une induration diffuse, très-peu étendue en largeur, encore moins en épaisseur; à peine ulcéré à son centre, il suppurait si peu qu'il était presque toujours couvert d'une croûte, et presque stationnaire depuis plusieurs mois; il ne s'était pas propagé au tissu cellulaire sous-cutané; il n'avait déterminé aucun engorgement dans les ganglions du membre; en un mot, il ne présentait aucun des caractères cliniques du cancer; son tissu ne ressemblait pas davantage au tissu des tumeurs cancéreuses, et il a fallu le secours du microscope pour y découvrir des éléments hétéromorphes. Dans l'évolution ordinaire de la maladie cancéreuse, la tumeur primitive, avant de déterminer l'infection, prend bien plus d'accroissement, et présente une évolution locale beaucoup moins simple. D'une autre part, le microscope a démontré que le dépôt des éléments cancéreux ne constituait qu'une partie de la tumeur; qu'il y avait encore partout des tubes glandulaires, et que ceux-ci en certains points prédominaient bien manifestement sur les cellules cancéreuses. Il en eût été autrement, sans doute, si le polyadénôme eût été envahi par le cancer depuis le début de la maladie cancéreuse (c'est-à-dire depuis près d'une année); car les éléments hétéromorphes auraient eu le temps de détruire entièrement la structure primitive, comme cela a lieu dans des cancers infiniment plus récents. Pour tous ces motifs, je suis disposé à croire que la maladie cancéreuse a eu son point de départ dans l'un des organes internes, très-probablement dans le foie, dont la tumeur, déjà volumineuse et apparente plus de six mois avant la mort, avait sans doute précédé toutes les autres tumeurs viscérales. Le cancer primitif du foie aurait été la cause de l'infection générale, et, sous l'influence de cette dernière, des dépôts cancéreux secondaires se seraient effectués dans les poumons, la rate, les reins, et enfin dans le polyadénôme du dos de la main, qui n'aurait été envahi que peu de temps avant la mort. On comprendrait ainsi que le tissu primitif du polyadénôme eût persisté en grande partie au milieu des éléments cancéreux récemment déposés.

Quoi qu'il en soit, et malgré les difficultés que soulève l'observation précédente, on peut dire que les polyadénômes constituent presque toujours des affections entièrement locales, et on nous permettra de résumer ici leur histoire en quelques propositions :

1° Les polyadénômes circonscrits de la peau restent le plus souvent stationnaires et inoffensifs pendant un grand nombre d'années, et même pendant toute la vie. Ceux des muqueuses ont plus de tendance à s'accroître, et ont plus de gravité à cause de leur siége et à cause des hémorrhagies qu'ils peuvent provoquer. Mais ces tumeurs, tant qu'elles restent circonscrites, n'ont aucune malignité.

2° Les polyadénômes circonscrits peuvent, à une époque quelconque, quelquefois au bout d'un grand nombre d'années, passer à l'état diffus.

3° Les polyadénômes diffus développés primitivement, aussi bien que ceux qui succèdent à des polyadénômes circonscrits, tendent à se propager, à s'ulcérer. L'épithélium glandulaire peut même, après avoir détruit les parois des tubes ou culs-de-sac, s'infiltrer dans les tissus, et alors l'affection passe à l'état d'épithéliôme véritable. En d'autres termes, les polyadénômes doivent être considérés comme une des causes de l'épithéliôme.

4° Les polyadénômes ont paru jusqu'ici incapables, par eux-mêmes, de déterminer l'engorgement spécifique des ganglions; mais cette complication peut se présenter lorsqu'un polyadénôme diffus est passé à l'état d'épithéliôme.

5° Les polyadénômes diffus peuvent récidiver une ou plusieurs fois, même lorsqu'on a enlevé toutes les glandes actuellement malades, mais ces récidives ont lieu sur place, et sous l'influence d'une cause qui paraît limitée à la région affectée.

6° Ils paraissent n'exercer par eux-mêmes aucune influence spéciale sur l'ensemble de l'économie ; dans l'immense majorité des cas, ils se comportent comme des tumeurs purement locales, et le seul fait connu jusqu'ici, où ils aient été accompagnés d'une infection cancéreuse, peut être expliqué par une pure coïncidence, c'est-à-dire par le développement d'une maladie cancéreuse indépendante, chez un individu déjà atteint de polyadénômes. Si d'autres faits semblables se présentaient de nouveau en nombre suffisant, il faudrait renoncer à cette interprétation, et il faudrait admettre qu'il y a quelque affinité entre les deux maladies; mais il n'en serait pas moins certain que cette affinité ne se manifeste que dans des cas très-exceptionnels, et que, d'une manière générale, les polyadénômes, même les polyadénômes diffus, ont une malignité bien inférieure à celle du cancer.

Diagnostic. — Le diagnostic des polyadénômes est encore peu avancé. Ceux qui sont circonscrits et *qui occupent la peau*, peuvent être confondus avec des verrues ou hypertrophies papillaires et avec des hypertrophies générales et circonscrites de tous les éléments du derme. Les verrues sont ordinairement plus dures, leur surface est hérissée d'un grand nombre de petites papilles hypertrophiées ; elles sont par conséquent assez faciles à distinguer. Mais les hypertrophies circonscrites du derme peuvent quelquefois se pédiculiser et ressembler beaucoup à des tumeurs glandulaires. Celles-ci présentent ordinairement une consistance plus mollasse, mais ce caractère est bien incertain. Si la tumeur s'accroît au delà d'un petit volume, le diagnostic du polyadénôme devient de plus en plus probable. Lorsque la surface de la tumeur est criblée d'un grand nombre d'orifices semblables à ceux des glandes sébacées normales, mais plus développés, il est très-probable qu'il s'agit d'un polyadénôme sébacé.

Les polyadénômes diffus, primitifs ou consécutifs, ne ressemblent plus aux affections précédentes, mais ressemblent beaucoup aux épithéliômes. Ce point de diagnostic sera examiné plus loin (voy. ÉPITHÉLIÔME).

J'ai signalé plus haut, d'après deux faits empruntés à M. Azam et à M. Verneuil, la forme particulière que peuvent revêtir les polyadénômes sudoripares en s'étendant sous la peau, dans le tissu conjonctif sous-cutané. Dans ces deux cas, les tumeurs avaient acquis un volume considérable, leurs contours étaient arrondis et surmontés de bosselures. Leur consistance était semblable à celle d'un lipôme un peu ferme, enfin leur siége dans les régions de la nuque et du dos, où les lipômes sont fréquents, contribuait encore à les faire confondre avec des tumeurs graisseuses. Ce fut seulement après l'opération que les chirurgiens, à leur grande surprise, reconnurent que c'étaient des polyadénômes sudoripares. Je ne connais jusqu'ici aucun caractère qui puisse permettre d'éviter cette erreur de diagnostic. Il y a là une lacune que je signale à ceux qui auront l'occasion d'observer plus tard des faits analogues.

Les polyadénômes circonscrits des muqueuses sont confondus, sous le nom de polypes, avec un grand nombre d'autres tumeurs. Il s'agit d'abord de reconnaître l'existence du polype, et ensuite d'en déterminer la nature. Le premier point est fort embarrassant lorsqu'il s'agit d'une muqueuse inaccessible à la vue et au toucher. Les polypes de l'estomac, de l'intestin grêle et du colon n'ont pu jusqu'ici être reconnus qu'à l'autopsie. J'ai vu une fois un polyadénôme pédiculé de l'S iliaque descendre jusqu'à l'anus, mais ce fait, sur lequel je vais revenir, est unique jusqu'ici. Les polypes encore contenus dans la cavité du col utérin ne peuvent être soupçonnés que s'ils donnent lieu à des hémorrhagies. Le diagnostic n'acquiert quelque précision, que si ces tumeurs se présentent à l'orifice du col. Celles qui font saillie jusque dans le vagin, se reconnaissent au toucher, ainsi que celles de la moitié inférieure du rectum. C'est alors seulement que l'on est conduit à se demander quelle est la nature du polype.

Les polyadénômes circonscrits du col utérin ne peuvent être confondus ni avec les cancers, ni avec les épithéliômes, ni avec les polypes fibreux. Je ne connais aucun caractère appréciable au toucher qui permette de les distinguer des polypes par hypertrophie générale et circonscrite de la muqueuse. Mais on aperçoit quelquefois, dans le fond du spéculum, de petits orifices multiples à la surface des polyadénômes polypiformes. Lorsque ce caractère existe, il lève toutes les difficultés.

Les polyadénômes diffus du col utérin ressemblent à toutes les productions accidentelles végétantes du même organe, et ont été pour cela confondus avec elles sous le nom commun de *cancer en chou-fleur*. On sait que la tumeur du polyadénôme revêt toujours plus ou moins la forme végétante. Ainsi les cancers et les épithéliômes non ulcérés ou ulcérés et sans végétation ne peuvent être pris pour des polyadénômes. Lorsque ces tumeurs deviennent végétantes, le diagnostic est beaucoup plus difficile. La forme d'épithéliôme qui porte le nom d'*épithéliôme papillaire*, et qui a pour point de départ les papilles du col utérin, ressemble plus que toute autre au polyadénôme diffus.

Les polyadénômes circonscrits du rectum me paraissent fort difficiles à distinguer des hypertrophies générales de la muqueuse. Celles-ci sont ordinairement moins nettement pédiculées; mais il y a aussi dans le rectum des polyadénômes peu saillants. J'ai lieu de croire que les polypes *multiples* du rectum sont presque toujours des polyadénômes. Cet élément ne doit pas être négligé dans le diagnostic. L'âge des sujets doit aussi entrer en ligne de compte. Ainsi les polypes du rectum chez les enfants sont presque toujours des polyadénômes. Chez l'adulte, ces polypes peuvent ressembler beaucoup à des tumeurs hémorrhoïdales pédiculées.

Pour les polypes dont le doigt n'atteint pas l'implantation, il peut surgir une difficulté assez grave, relativement au siége véritable du polyadénôme. Voici un fait malheureux qui ne doit pas être perdu, parce qu'il porte avec lui un grave enseignement. En 1856, pendant mon intérim à l'hôpital de la Charité, je trouvai dans le service une femme âgée d'une cinquantaine d'années, qui se plaignait d'une difficulté croissante pour aller à la garde-robe. Les selles provoquaient des tiraillements douloureux dans le ventre ; quelquefois les efforts d'expulsion faisaient sortir hors de l'anus une tumeur assez volumineuse, que la malade ne pouvait pas toujours réduire elle-même. Dans l'intervalle des garde-robes, le toucher rectal atteignait l'extrémité inférieure de cette tumeur, qui me parut implantée sur la paroi postérieure de la partie supérieure du rectum. Les garde-robes étaient devenues tellement douloureuses que la malade se privait de manger ; elle était tombée dans un tel état de maigreur et de faiblesse, que sa fin paraissait prochaine. Un matin, je trouvai la tumeur à l'extérieur, et, au lieu de la réduire, je crus devoir en pratiquer l'ablation. J'hésitai entre la ligature en masse et l'écrasement linéaire ; je me décidai en faveur de cette dernière méthode qui me paraissait préférable, parce que la ligature aurait laissé séjourner pendant plusieurs jours encore dans le rectum une tumeur qui aurait pu déterminer de graves accidents d'obstruction. Je passai donc avec précaution autour du pédicule la chaîne de l'écraseur, et je détachai la tumeur d'une seule pièce. Il survint une péritonite suraiguë, et la malade succomba au bout de 48 heures. A l'autopsie, je trouvai à la partie moyenne de l'S iliaque une perforation large de trois millimètres. C'était en ce point que s'implantait la tumeur, qui, repoussée en bas dans les efforts de la défécation, avait produit l'invagination totale de l'S iliaque, et avait entraîné la paroi de cet intestin jusque dans le rectum. La paroi intestinale invaginée et repliée sur elle-même se trouvait ainsi dans le pédicule de la tumeur, et la séreuse péritonéale avait été ouverte par l'écraseur. Je regrettai alors, mais trop tard, de n'avoir pas eu recours à la ligature en masse, qui aurait pu faire oblitérer le pédicule péritonéal avant de le diviser. Et j'ai cru devoir citer cet exemple pour inviter les praticiens à attaquer par la ligature, à l'exclusion de toute autre méthode d'exérèse, les polypes du rectum dont l'implantation se fait au delà des limites accessibles au toucher.

Traitement. — Les polyadénômes circonscrits des muqueuses doivent être enlevés ou détruits par des procédés et des méthodes qui varient suivant les régions. Nous n'avons pas à décrire ici ces opérations spéciales, dont le choix dépend de la forme et de l'implantation des polypes bien plus que de leur nature.

Les polyadénômes circonscrits de la peau sont presque toujours inoffensifs, et peuvent être laissés en place. Mais dès qu'ils paraissent disposés à prendre le plus léger accroissement, il faut les exciser ou les détruire pour les empêcher de devenir diffus. En tout cas, il faut éviter tous les traitements empiriques, les pommades irritantes, et surtout les cautérisations partielles qui sont fréquemment la cause du passage de la tumeur à l'état diffus. Il faut aussi vivement recommander aux malades de ne pas les écorcher et les irriter, comme cela a lieu si souvent. Chez les hommes qui tiennent à se raser, le moindre polyadénôme situé dans la région exposée au rasoir, doit être excisé par le chirurgien, et excisé d'une manière complète. En un mot, ces tumeurs sont de véritables *noli me tangere*. Il faut les enlever tout à fait, ou n'y pas toucher.

Les polyadénômes diffus de la peau ou des muqueuses, ulcérés ou non ulcérés, doivent être enlevés sans retard, par des opérations aussi complètes que possibles. Le traitement de ces tumeurs ne diffère pas de celui des épithéliômes.

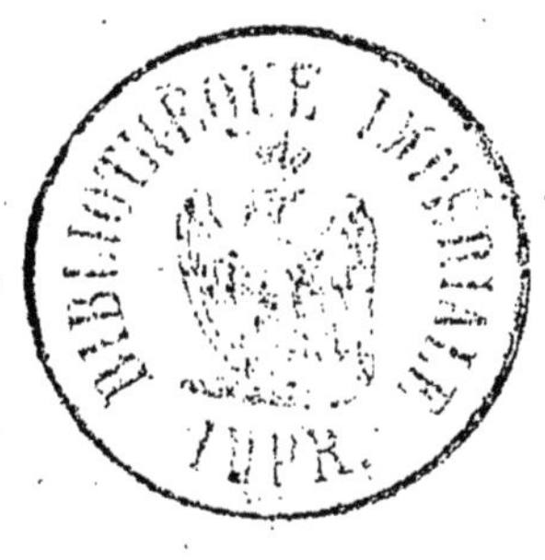

TABLE DES MATIÈRES

CONTENUES DANS LA PREMIÈRE PARTIE DU TOME DEUXIÈME.

FIN DE LA TABLE DES MATIÈRES

CONTENUES DANS LA PREMIÈRE PARTIE DU TOME DEUXIÈME.

CORBEIL. — TYP. ET STÉR. DE CRÉTÉ.

www.ingramcontent.com/pod-product-compliance
Ingram Content Group UK Ltd.
Pitfield, Milton Keynes, MK11 3LW, UK
UKHW020309200726
13857UKWH00001B/121

9 782012 973596